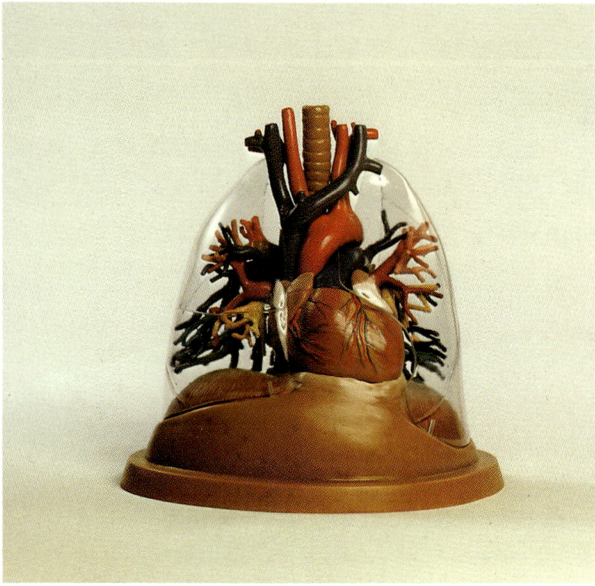

Herz-Lungen-Tischmodell nach Nakhosteen
Herstellung: CLA, Coburg

J. A. Nakhosteen N. Niederle
D. C. Zavala

Atlas und Lehrbuch der Bronchoskopie

Qualitätssicherung, Diagnostik und Therapie

Unter Mitarbeit von K. M. Müller und Z. Atay

Zweite, völlig neubearbeitete und erweiterte Auflage

Mit 242, teilweise farbigen Abbildungen und 12 Tabellen

Springer-Verlag Berlin Heidelberg New York
London Paris Tokyo Hong Kong

Prof. Dr. med. John A. Nakhosteen
Chefarzt, Abteilung für Pneumologie, Augusta-Kranken-Anstalt
Akademisches Lehrkrankenhaus
Bergstraße 26, 4630 Bochum

Prof. Dr. med. Norbert Niederle
Innere Klinik und Poliklinik (Tumorforschung)
Universitätsklinikum der Gesamthochschule Essen
Hufelandstraße 55, 4300 Essen 1

Prof. Donald C. Zavala, MD, FCCP
Department of Chest Disease, Pulmonary Diagnostic Laboratories
Hospitals and Clinics, University of Iowa
Iowa City, IA 52242, USA

Mitarbeiter

Prof. Dr. med. K.-H. Müller
Institut für Pathologie, Bergbau-Berufsgenossenschaft an den
Berufsgenossenschaftlichen Krankenanstalten Bergmannsheil
Universitätsklinik, 4630 Bochum

Prof. Dr. med. Z. Atay
Siegesstraße 3, 3000 Hannover 1

ISBN 3-540-19296-4 Springer-Verlag Berlin Heidelberg New York
ISBN 0-387-19296-4 Springer-Verlag New York Berlin Heidelberg

ISBN 3-540-12436-5 1. Auflage Springer-Verlag Berlin Heidelberg New York Tokyo
ISBN 0-387-12436-5 1st edition Springer-Verlag New York Heidelberg Berlin Tokyo

Cip-Titelaufnahme der Deutschen Bibliothek
Nakhosteen, John A.:
Atlas und Lehrbuch der Bronchoskopie: Qualitätssicherung, Diagnostik und Therapie/
J.A. Nakhosteen; N. Niederle; D.C. Zavala. Unter Mitarb. von K.M. Mülleru. Z. Atay. –
2. Aufl.-Berlin; Heidelberg; New York; London; Paris; Tokyo; Hong Kong: Springer, 1989
ISBN 3-540-19296-4 (Berlin ...)
ISBN 0-387-19296-4 (New York ...)
NE: Niederle, Norbert:; Zavala, Donald C.:

Gesamtherstellung: Brühlsche Universitätsdruckerei, Gießen
2119/3140-54321 – Gedruckt auf säurefreiem Papier.

Vorwort zur zweiten Auflage

Als der zweite Nachdruck der ersten Auflage schon Anfang 1987 relativ schnell ausverkauft war, standen wir vor dem grundsätzlichen Problem, entweder einen erneuten Nachdruck oder eine völlig neue Überarbeitung dieses Buches vorzunehmen. Im Hinblick auf die enorme Weiterentwicklung endoskopischer Instrumente einerseits und auf die immer breitere Anwendung neuerer diagnostischer und therapeutischer Verfahren andererseits, fiel uns diese Entscheidung nicht schwer. Die jetzige Überarbeitung beinhaltet ganz neue bzw. erheblich erweiterterte Kapitel über die Qualitätssicherung in der Bronchologie, die bronchoalveoläre Lavage, die Lasertherapie und die Kleinraumbestrahlung (Brachytherapie). Die morphologischen Kriterien der endobronchialen und pulmonalen Pathologie haben eine erhebliche Bereicherung durch die Beiträge von Prof. K.-H. Müller und Prof. Z. Atay erfahren. Die einschlägige Weltliteratur seit 1982 (über 1500 Stellen) wurde studiert und, wo zutreffend, ins neue Manuskript integriert. Da sich über 20% dieser Veröffentlichungen mit Aids und bronchologischen Verfahren befassen, wurde ein eigenes Kapitel über dieses Thema verfaßt. Das primäre Manuskript wurde in vielen wesentlichen Punkten vollständig überarbeitet.

Redaktionelle Verbesserungen beinhalten durchgehend neue Zeichnungen; wo endoskopische Bilder bei der 1. Auflage geringste Mängel aufwiesen, wurden diese ebenfalls erneuert. In diesem Zusammenhang muß die stets freundliche und kompetente redaktionelle Unterstützung von Frau Dr. Osthoff Springer-Verlag dankend erwähnt werden. Ein solches Buch kann nur durch die harmonische Zusammenarbeit einer Vielzahl von Mitarbeitern entstehen; ganz besonders möchten wir Frau Christel Hartwich, Frau Dorothea Schwitanski und Frau Gabriele Wydra-Bartel für ihren unermüdlichen Einsatz in der letzten Phase der Manuskriptherstellung danken.

Wie bei der 1. Auflage ließ sich auch jetzt ein noch vertretbarer Ladenpreis nur durch die großzügige Unterstützung der Firmen Glaxo und Olympus erreichen.

Wir hoffen, daß alle endoskopisch tätigen Kolleginnen und Kollegen viele lehrreiche Stunden mit diesem in wesentlichen Teilen neu verfaßten Buch verbringen werden.

August 1989

John A. Nakhosteen, Bochum, FRG
Norbert Niederle, Essen, FRG
Donald C. Zavala, Iowa City, USA

Vorwort zur ersten Auflage

Dieses Buch soll zunächst dem Unerfahrenen eine umfangreiche Darstellung bronchofiberskopischer Untersuchungsmethoden bieten, darüber hinaus aber auch dem schon Fortgeschrittenen wesentliche Detailinformationen vermitteln. Dabei waren wir stets zunächst um das didaktisch Wesentliche und erst in zweiter Linie um das mehr Spekulative bemüht. Die eingehende Behandlung der flexiblen und starren Untersuchungsverfahren soll dazu beitragen, eine objektive Indikationsstellung zu ermöglichen.

Die Herstellung dieses Buches wäre ohne Hilfe oder Beratung von zahlreichen Kollegen und Mitarbeitern nicht möglich gewesen. Insbesonders danken wir Herrn Professor Dr. med. W. Maaßen, Chefarzt der Ruhrlandklinik, Essen-Heidhausen, für die Publikationserlaubnis der in seiner Klinik erhobenen Daten und endoskopischen Befunde; sowie Herrn Professor Dr. Dr. E. Kuwert, Direktor des Institutes für Medizinische Virologie und Immunologie und Herrn Professor Dr. Reidemeister, Direktor der Abteilung für Thorax und Kardiovaskuläre Chirurgie, Universitätskliniken der Gesamthochschule Essen, für die Unterstützung in der Herstellungsphase dieses Buches. Unser herzlicher Dank gilt Schwester Raija Hakulinen und ihren Mitarbeitern der Bronchologischen Abteilung der Ruhrlandklinik für ihre Freundlichkeit und Hilfsbereitschaft gegenüber Patienten und Untersuchern; Herrn Chris Stanley für seine hervorragenden Graphiken; Herrn Manfred Leiendecker aus der Ruhrlandklinik sowie dem Technischen Labor der Universitätskliniken Essen (Leiter: Dr. ing. A. Trauschel) für Fotoarbeiten sowie Frau Barbara Seidel für ihre sorgfältige Schreibarbeit in der Manuskriptvorbereitung.

Herrn Dr. med. Graf Baumann und Frau Claudia Berger vom Springer-Verlag Heidelberg sind wir für ihre redaktionelle Hilfe besonders dankbar.

Bei den zahlreichen Farbaufnahmen war ein noch „erschwinglicher“ Ladenpreis nur durch die Unterstützung der Firmen Olympus Hamburg, Glaxo Bad Oldesloe und Bristol-Myers Neu-Isenburg, möglich.

Juli 1983

John A. Nakhosteen Bochum, FRG
Donald C. Zavala, Iowa City, USA
Norbert Niederle, Essen, FRG

Inhaltsverzeichnis

1 Zur Qualitätskontrolle bronchologischer Untersuchungen

1.1 Überblick

Die Einführung der flexiblen Bronchoskopie in den 70er Jahren führte zu einer vorher ungeahnten Erweiterung des diagnostischen und therapeutischen Spektrums. Bis zu dieser Zeit waren bronchologische Untersuchungen mit dem starren Instrument fast ausschließlich das Privileg von Thoraxchirurgen, Pulmonologen und HNO-Ärzten. Die relativ einfache und komplikationsarme Anwendung des flexiblen Bronchoskops bedingte dann innerhalb weniger Jahre eine lawinenartige und oft unkontrollierte Zunahme der endobronchialen Untersuchungen, jetzt vorzugsweise bei Internisten und Anästhesisten. Während z. B. in Großbritannien 1986 noch weniger als 230 Ärzte bronchoskopierten (Simpson et al. 1986), führten in der Bundesrepublik Deutschland mindestens 1 500 diese Untersuchung durch. Mehr als die Hälfte dieser 1 500 bronchoskopierenden Ärzte hatte die Untersuchungsmethode entweder als Gastarzt in einer Fachklinik, durch Teilnahme an einem Einführungskurs oder als Autodidakt gelernt. Diese insgesamt unbefriedigende Situation führte zu einer Reihe von Maßnahmen auf Bundesebene und in einzelnen Kliniken, um zunächst ein Mindestqualitätsniveau zu erreichen. Auf dieser Basis sollte später eine Erweiterung der Kenntnisse durch Fortbildungskurse möglich sein.

1.2 Ergebnis einer Umfrage

1985 wurden von Nakhosteen 4 500 Fragebögen an Chefärzte internistischer, pneumologischer, thoraxchirurgischer, anästhesiologischer und HNO-ärztlicher Abteilungen in der BRD versandt, von denen 1 500 beantwortet worden sind. Die Ergebnisse sind in ***Abb. 1–3*** wiedergegeben. Aus ihnen geht zunächst hervor, daß die größte Gruppe der bronchoskopierenden Ärzte (45,9%) internistisch orientiert ist. Nur eine recht kleine Gruppe von Kliniken führt 500–1 000 oder sogar auch mehr Bronchoskopien pro Jahr durch, während 65,9% der Antwortenden eine Untersuchungsfrequenz von 50–100 pro Jahr aufweisen. Zu diesen „Weniguntersuchern" gehören besonders Internisten und Intensivmediziner, die die Bronchoskopie entweder als Gastärzte an einer Fachabteilung, nur durch Teilnahme an einem Einführungskurs oder gar als Autodidakten erlernt haben.

Damit war die Ursache der unnötigen und teuren Reparaturkosten, der ungenügenden diagnostischen Treffsicherheit, der falsch-negativen Befunde und der zunehmenden Ablehnung gegenüber flexiblen Bronchoskopien zumindest zum Teil in der Tatsache zu sehen, daß eine große Zahl mangelhaft (oder überhaupt nicht) ausgebildeter Kollegen und Kolleginnen bronchoskopierte. Da diese Situation unbedingt gebessert werden mußte, wurde – v. a. durch die Initiative von Rudolf Ferlinz – die Arbeitsgruppe für

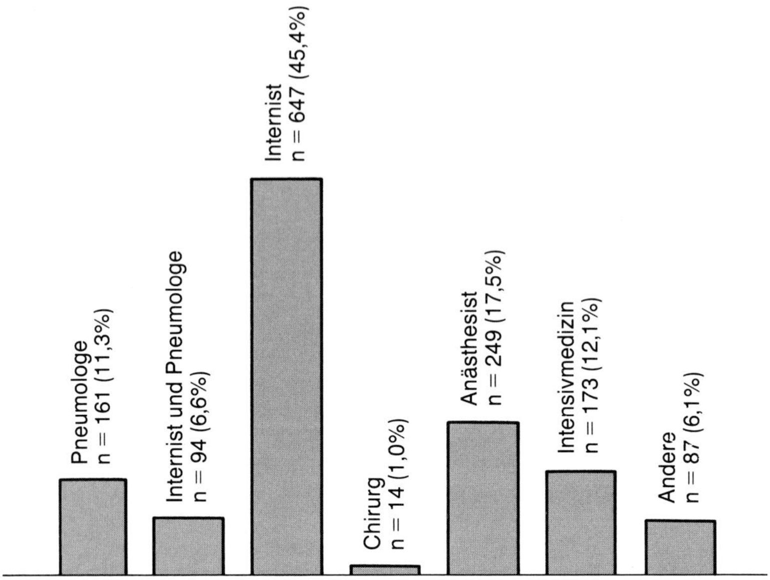

Abb. 1. Fachrichtungen bronchologisch tätiger Ärzte in der Bundesrepublik Deutschland 1986

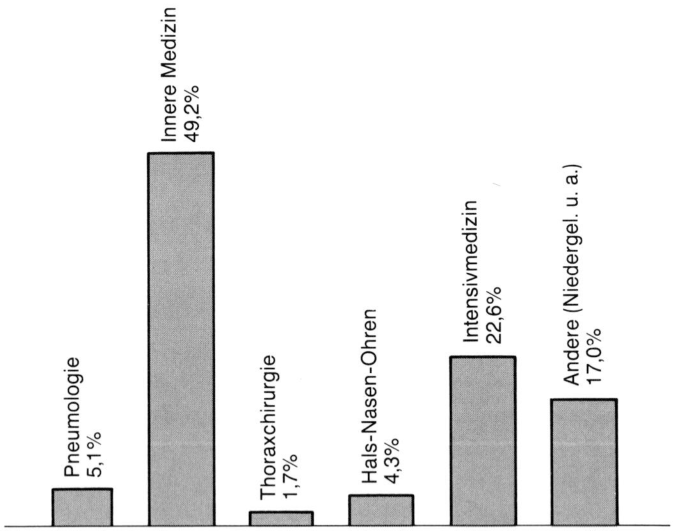

Abb. 2. Kliniken und Abteilungen bronchologisch tätiger Ärzte in der Bundesrepublik Deutschland 1986

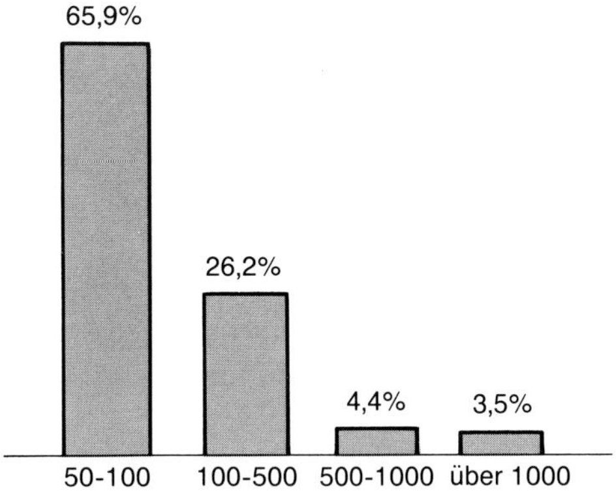

Abb. 3. Zahl der Bronchoskopien pro Klinik pro Jahr in der Bundesrepublik Deutschland 1986

Qualitätssicherung in der Bronchologie der Deutschen Gesellschaft für Pneumologie und Tuberkulose ins Leben gerufen [Mitglieder: P. Bölskei, U. Costabel, R. Dierkesmann, H.P. Emslander, D. Greschuchna, W. Kroidl, H. Kronenberger, R. Loddenkemper, W. Mahl, H. Magnussen, J.A. Nakhosteen (federführend), P. Schlimmer, V. Schulz].
Erklärtes Ziel der Arbeitsgruppe war es, Richtlinien für eine ausreichende Mindestausbildung zu erarbeiten, wobei v.a. erkannt werden sollte, welche Patienten an Fachkliniken weitergeleitet werden müssen.

1.3 Anatomische und theoretische Kenntnisse, Übungs- und Lehrmodelle

Das vorliegende Buch soll zunächst die wichtigsten instrumentellen und anatomischen Kenntnisse vermitteln: Physiologie und Pathologie des Bronchialsystems; Topographie im Gefäß- und Bronchialsystem; Konstruktion, Pflege und Aufbewahrung des Fiberskops; Indikationen und Kontraindikationen zur Untersuchung; Komplikationen und deren Vorbeugung; Methoden der Intubation. Dieses Grundwissen muß man auf jeden Fall besitzen, bevor die praktischen Übungen beginnen können.
Erst nach Beherrschung der Theorie folgen die Übungen an einem Phantom. Sie sollen zunächst immer von einem erfahrenen Untersucher begleitet werden. Dazu eignet sich besonders das Scopin-Phantom (engl. broncho*scop*y und *in*troduction; CLA Coburg, ***Abb. 4***), das mit integriertem Nasotracheobronchialsystem sowohl für die transnasale Bronchofiberskopie als auch für die transorale Einführung eines Endotrachealtubus oder eines starren Bronchoskops benutzt werden kann. Eine weitere Entwicklung ist das SICK-Scopin, bei dem ein auswechselbares Tracheobronchialsystem typische endoskopische Befunde (z.B. Plattenepithelkarzinom, Adenom, Lymphknotenperforation) bietet und es darüber hinaus ermöglicht, aus dem rechten Oberlappenbronchus Biopsate zu entnehmen. Eine andere Entwicklung dieser Reihe, das Nakhosteen-Herz-Lungen-Tischmodell (CLA, Coburg), eignet sich zum Erlernen der topographischen Verhältnisse in Bronchien, Pulmonalgefäßen und Herz (***Abb. 5***).

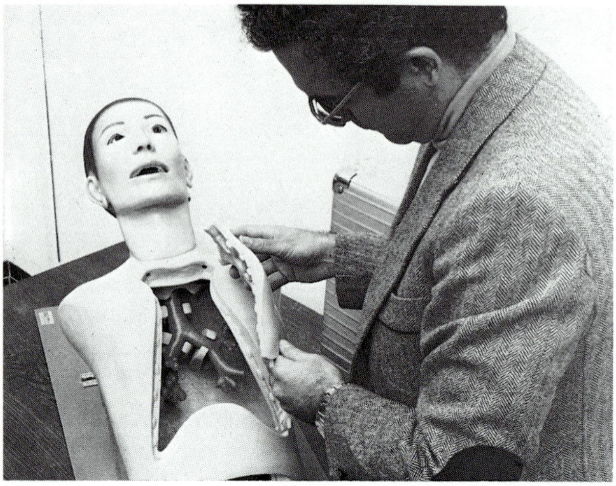

Abb. 4. Das SCOPIN (engl. „broncho*scop*y“ und „*in*troduction“), Übungsphantom nach Nakhosteen, eignet sich für die Einarbeitung mit Bronchofiberskopen sowie starren Endoskopen. Das normale Tracheobronchialsystem kann mit dem SICK SCOPIN ausgetauscht werden, der pathologische Befunde und Biopsiemöglichkeiten bietet

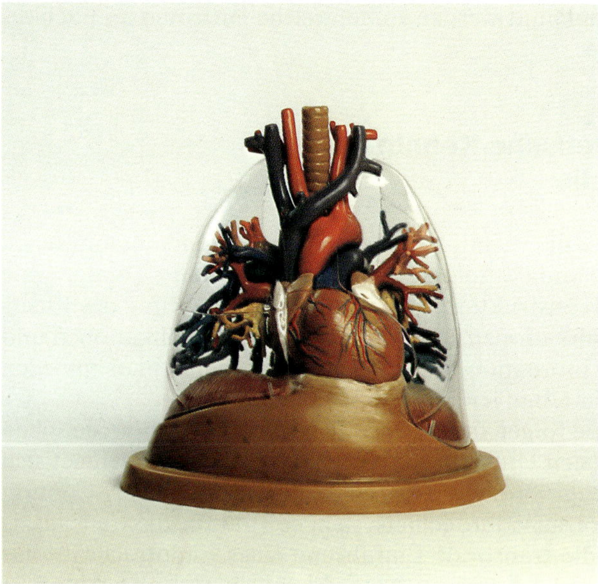

Abb. 5. Das von Nakhosteen entwickelte Herz-Lungen-Tischmodell (in $^2/_3$ natürlicher Größe) ist gut geeignet zum Erlernen der topographischen Verhältnisse zwischen Pulmonalgefäßen und Bronchien (CLA Coburg)

1.4 Voraussetzungen für die selbständige Durchführung einer Bronchoskopie

Die Empfehlungen der Arbeitsgruppe Bronchologie beginnen mit der Feststellung, daß bronchologische Untersuchungen nur ein Aspekt einer vielschichtigen Diagnostik und Therapie im Fachgebiet „Pneumologie" sind und nur von entsprechend qualifizierten Ärzten durchgeführt werden sollten (Guidelines for Competency 1982; Guidelines for Fiberoptic Bronchoscopy 1986). Da, wie oben dargestellt, dieses Ziel in der Bundesrepublik Deutschland noch nicht ganz erreicht ist, wird eine entsprechende Aus- und Weiterbildung empfohlen. Die Bronchoskopieausbildung von Nichtpneumologen soll nur an solchen Ausbildungsstätten erfolgen, die die volle Anerkennung zur Weiterbildung im Teilgebiet Lungen- und Bronchialheilkunde (Pneumologie) besitzen und dabei jährlich mehr als 300 diagnostische Bronchoskopien durchführen. Bei dieser Ausbildung zum selbständigen Bronchoskopieren müssen folgende Mindestvoraussetzungen erfüllt werden:

- Teilnahme an einem Fortbildungskurs (z. B. MEDICA);
- 3monatige ganztägige Tätigkeit als Gastarzt an einer Ausbildungsstätte mit selbständiger Durchführung von mindestens 50 Bronchoskopien (eine Gastarzttätigkeit dient dabei der Einführung in die Bronchoskopie und ersetzt in keiner Weise die profunden Erfahrungen, die im Rahmen einer pneumologischen Weiterbildung gewonnen werden).

Vor einer Bronchoskopie am Patienten sollte am Bronchoskopiephantom mindestens 10 Stunden (h) lang geübt werden. Dabei prägen sich nicht nur die anatomischen Merkmale deutlich ein, sondern der Untersucher gewinnt auch praktische Erfahrungen in der Handhabung des Bronchoskops im beengten Raum. Diese Übungen der *Hand* und des *Auges* können heute problemlos unter Videokontrolle durch einen erfahrenen Endoskopisten kontrolliert werden. Fehlt eine Videoanlage, so kann ein Leeraufsatz ("Teaching") den gleichen Zweck, wenn auch etwas umständlicher, erfüllen. Im Sinne einer Abschlußprüfung sollte der Lernende die segmentale Anatomie des Trachealbaums am Patienten demonstrieren können.
Erst nach dieser Abschlußprüfung sollte die erste selbständige Intubation vorgenommen werden. Obwohl Sackner (1975) einen Zeitraum von 5 Minuten (min) für diesen ersten eigenen Versuch empfiehlt, scheint es uns wichtiger, daß dem Patienten keine Unannehmlichkeiten bereitet werden.

1.5 Therapeutische Fiberbronchoskopie auf Intensiveinheiten

Eine spezielle Situation stellt das bronchoskopische Absaugen auf Intensivstationen bei intubierten Patienten oder in der postoperativen Phase dar. Auch hier kann das Vorgehen nur vor dem Hintergrund bronchoskopischer Erfahrungen zur Anwendung kommen. Mindestvoraussetzung für diese Tätigkeit ist deshalb die Teilnahme an einem Einführungskurs der Bronchoskopie.

1.6 Durchführung der Untersuchung

Es wird unterschieden zwischen obligaten und fakultativen Voraussetzungen für die Durchführung einer Bronchoskopie.

1.6.1 Obligate Voraussetzungen

a) Anamnese, genaue klinische Fragestellung,
b) klinische Untersuchung,
c) i. v.-Zugang,
d) Sauerstoffinsufflation während der Untersuchung,
e) Bereitstellung einer Notfallausrüstung zur Reanimation.

1.6.2 Fakultative Voraussetzungen

Folgende Voruntersuchungen werden als fakultativ bezeichnet:

a) Ekg,
b) Lungenfunktionsprüfung,
c) Blutgasanalyse,
d) Gerinnungsstatus und Thrombozytenzählung,
e) Blutbild.

Wenn klinisch und anamnestisch Hinweise für entsprechende Risiken bestehen, ist die Indikation für diese Voruntersuchungen *großzügig* zu stellen.

1.7 Einverständniserklärung

Wenn auch eine mündliche Einverständniserklärung in Anwesenheit eines Zeugen rechtlich genügt, sollte möglichst eine schriftliche Einverständniserklärung vom Patienten eingeholt werden. Die unterschriebene Einverständniserklärung sollte dem Durchschlag des Untersuchungsprotokolls beigefügt und zur Dokumentation abgelegt werden. Eine einheitliche Einverständniserklärung ist erstrebenswert, ein akzeptables Beispiel bietet das Merkblatt für Spiegelungen der Atemwege (Perimed-Verlag). Zur Prämedikation, Befundung, Durchführung spezieller Verfahren sowie Pflege- und Gerätedesinfektion siehe die entsprechenden Buchkapitel.

Zum Abschluß dieses mehr allgemeinen Kapitels weisen wir darauf hin, daß bei einem röntgenologisch oder endoskopisch suspekten Befund ohne histologische Diagnosesicherung durch Probeentnahmen der Patient umgehend einer Spezialklinik zugeleitet werden muß. Wiederholte Bronchoskopien bei schwer faßbaren pathologischen Veränderungen verschwenden kostbare Zeit – auch Zeit des Untersuchers, aber besonders Zeit des Patienten, für den jede Verzögerung eine positive Antwort auf die häufig lebenswichtige Frage der Operabilität unmöglich machen kann. *Wenn also Schwierigkeiten oder Unklarheiten auftreten, sofort Rat holen oder – noch besser – den Patienten an eine kompetente Stelle weiterleiten!*

2 Das Bronchofiberskop

2.1 Geschichtliche Entwicklung

Die verbreitete Anwendung von Fiberglasfasern in der heutigen Technologie geht auf die Beobachtung von Tyndall aus dem Jahre 1870 (Ikeda 1974) zurück, daß diese Fasern Licht zu leiten vermögen. Durch diese besondere Eigenschaft der Fiberglasfasern in Kombination mit einem optischen System gelang erstmals Baird 1927 (Ikeda 1974) eine winklige Lichtführung auf engstem Raum. Eine Weiterentwicklung erbrachte die Entdeckung von Heel 1950, daß eine Glasschicht mit einer niedrigeren Refraktion um jede Faser zu einer Verbesserung der optischen Eigenschaften führt (***Abb. 6***). Darauf basiert schon in den 50er Jahren die Entwicklung des fiberoptischen Gastroskopes.
Ganz unabhängig davon entwickelte sich zunächst die Bronchoskopie. Durch Benutzung eines Ösophagoskopes mit Kokainbetäubung konnte Killian (***Abb. 7***), der Vater der Bronchoskopie (Zöllner 1965), erstmals am 30. März 1897 einen aspirierten Fremdkörper (einen Knochensplitter) aus dem rechten Hauptbronchus eines Schwarzwaldbauern entfernen. Dieses spektakuläre Ereignis machte Freiburg, wo Killian Professor für Otorhinolaryngologie war, zu einem „Mekka" für interessierte Kollegen aus aller Welt. Zum Fortschritt der Bronchoskopie in Amerika trug entscheidend Jackson (1915) bei, der spezielle Instrumente und Methoden entwarf, die in verbesserter Form z.T. noch heute Anwendung finden. Diese Entwicklung wurde in Europa vor allem durch Soulas, Lemoine, Huzly und Friedl weitergeführt. Die Fa. Storz ist wahrscheinlich der bedeutendste Hersteller starrer Bronchoskope.
Die getrennten Entwicklungswege der Fiberglasfasern und der Bronchoskope vereinigten sich erstmalig 1964 (Ikeda et al. 1968) in dem revolutionären Entwurf des fiberoptischen Bronchoskopes (***Abb. 8***). Die Bemühungen von Ikeda um die Frühdiagnose des Bronchialkarzinoms veranlaßten ihn, ein Instrument zu entwerfen, mit dem es möglich

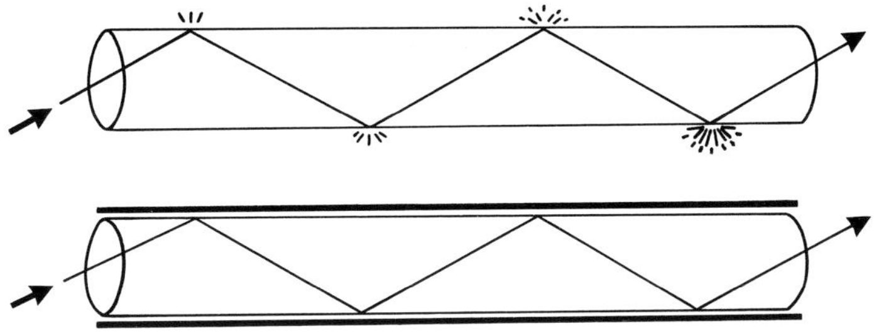

Abb. 6. Glasfaser. Ein Bronchofiberskop enthält etwa 15000 solcher Glasfasern, die aus jeweils einem Kernteil höherer und einem Außenmantel niedrigerer Refraktion zusammengesetzt sind (*Pfeil* Lichtstrahl, *oben* Kernteil, *unten* Kernteil mit Außenmantel)

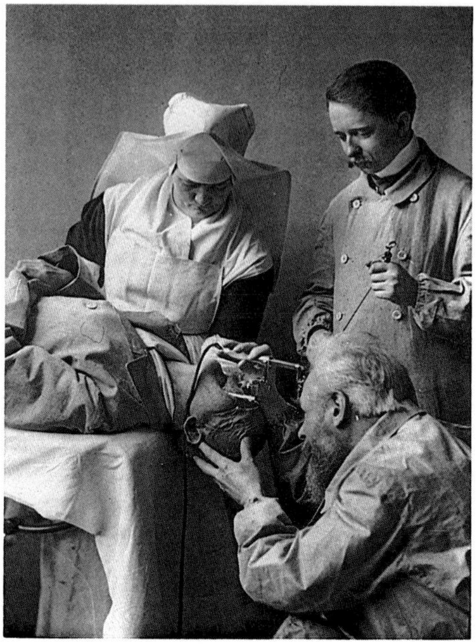

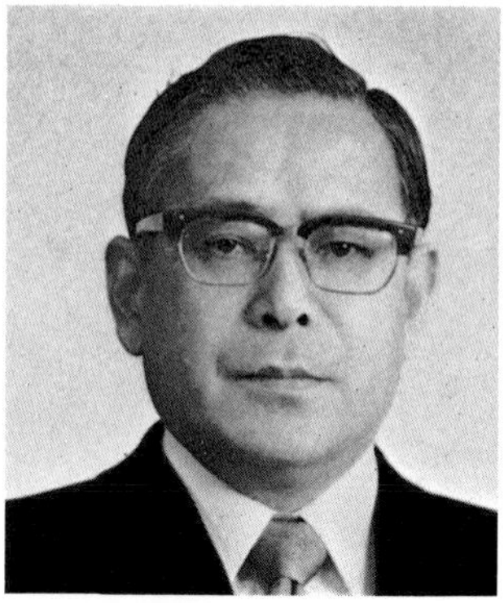

Abb. 8. Shigeto Ikeda. Sein flexibles, fiberoptisches Bronchoskop hat eine revolutionäre Ära der Pneumologie eingeleitet

Abb. 7. Gustav Killian, der „Vater der Bronchoskopie", bei einer endoskopischen Untersuchung 1896

war, einerseits die subsegmentalen Bronchien einzusehen, andererseits gleichzeitig Probeexzisionen zu entnehmen (Ikeda 1968, 1970; Ikeda et al. 1971). Auf dem europäischen Kontinent war Huzly ein Pionier der Bronchofiberskopie; er berichtete schon 1972/1973 über 400 eigene Untersuchungen. Das Patent des flexiblen Bronchoskopes übergab Ikeda den Firmen Olympus und Machida zur Weiterentwicklung der flexiblen Instrumente. Neben diesen beiden Firmen stellen heute noch Fuji, Pentax, Storz, Wappler (ACMI) und Wolf fiberoptische Bronchoskope her.

2.2 Konstruktion

Ein fiberoptisches Bronchoskop (***Abb. 9***) besteht aus einem Kopfteil mit dem Fixfokus und Dioptrienausgleich, dem Lenkmechanismus in Form eines Hebels und der Mündung für einen Instrumentierkanal. Hieran schließt sich ein flexibles Rohr von durchschnittlich 70–80 cm Länge mit einem Durchmesser von 3,5 bis 6,2 mm an. Es enthält neben den gebündelten Fiberglasfasern im wesentlichen den Kanal für Instillation, Aspiration und Biopsiezwecke sowie die Seilzüge für die Abwinklung der Spitze. Sie kann je nach Modell zwischen 130° und 180° abgewinkelt werden.
Zu den neuesten Entwicklungen gehören ultradünne Geräte mit einem Außendurchmesser von 2 mm ohne Biopsiekanal und mit (Olympus XPF-25 A-5) oder ohne (Olympus XPF-18 N-5) Abwinklung. Das abwinkelbare Gerät kann z. B. als Schiene dienen, um einen Katheter unter Sicht einem peripheren Lungenrundherd so weit zu nähern, daß nach Entfernung des Endoskops eine Biopsie durchgeführt werden kann. Das "Mother-Baby"-System ist geeignet für Biopsien aus Tumoren im Bereich der Ordnung IV–VIII (***Abb. 10*** und ***Abb. 11a,b***).

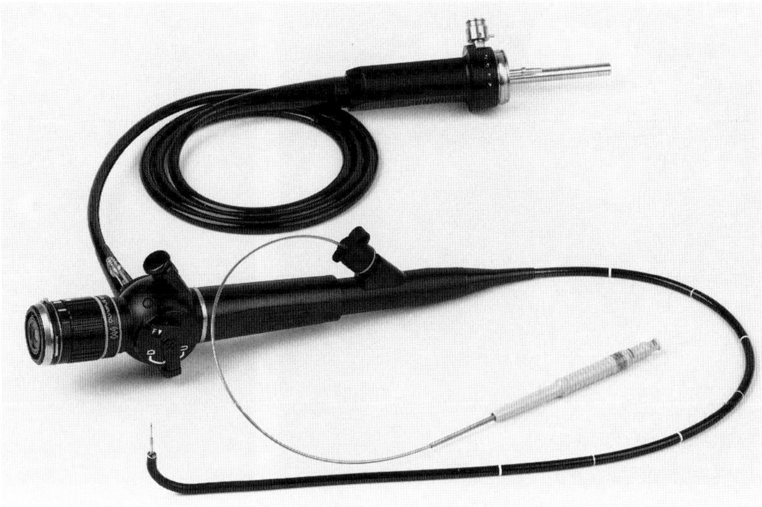

Abb. 9. Ein Bronchofiberskop vom Typ BFP 20 D (Olympus); im Instrumentierkanal befindet sich eine flexible Nadel

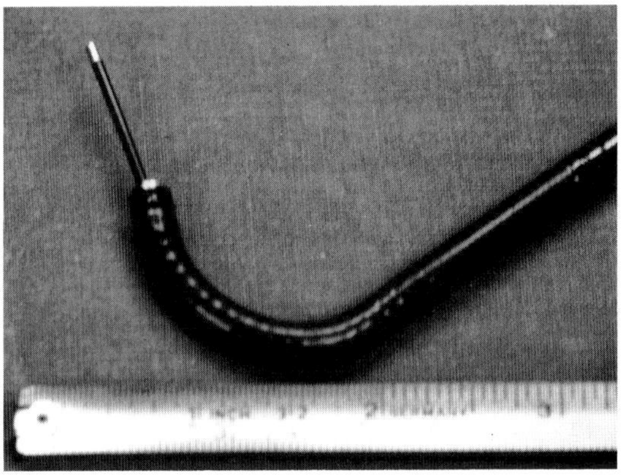

Abb. 10. Das „Mother-Baby-Scope"-System. Der extrem dünne Außendurchmesser des Baby-Scopes erlaubt endoskopische Sichtung von Tumoren VII. oder VIII. Ordnung

Neuere Bronchofiberskope besitzen am Kopfteil einen Knopf für die Betätigung der Saugfunktion. Der Eingang für Instillation und Instrumentation befindet sich weiter distal. Hier das BF 20 D (Olympus), in dessen Biopsiekanal sich eine flexible Nadel befindet (***Abb. 8***).
Jede einzelne Fiberglasfaser mit einem Durchmesser zwischen 10 und 15 μm wird durch das Einschmelzen und Zusammenlegen zweier Glassorten mit verschiedenen Refraktionsindizes hergestellt. Dabei wird das geschmolzene Glas mit der höheren Refraktion durch eine Öse gezogen, mit der zweiten Glassorte überschichtet (***Abb. 6***) und auf einer Trommel aufgerollt (***Abb. 12***). Danach werden in einem höchst arbeitsintensiven Vorgang die einzelnen Fasern zu einem sogenannten *kohärenten Bündel* zusammengelegt und an den prospektiven Durchtrennungsstellen gekittet. Das Faserbündel eines Ga-

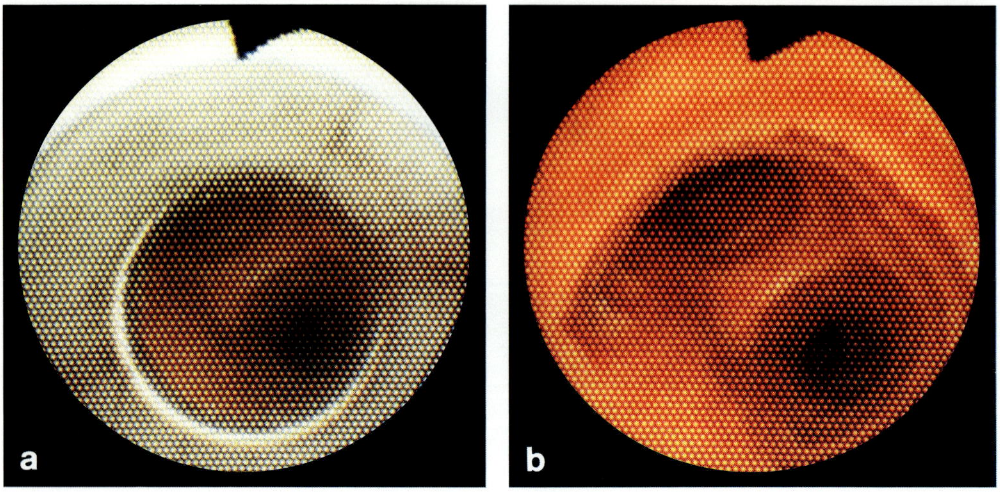

Abb. 11 a, b. Einblick ins „Innenleben“ eines Bronchoskops. **a** Die Auskleidung des Instrumentierkanals eines Routinebronchoskops, gesehen durch das „Baby-Scope“; Außendurchmesser 2 mm. **b** Die Hauptkarina des SCOPIN-Phantoms, gesehen durch das „Baby-Scope“

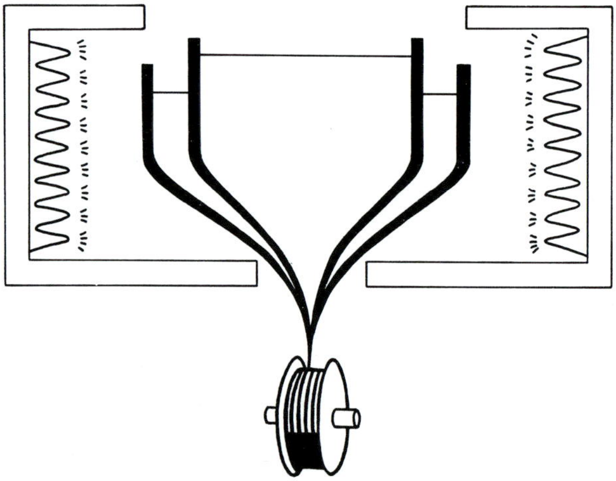

Abb. 12. Glasfaserherstellung. Die 2 Glassorten (*Bildmitte*) werden durch Konvektoren (*links* und *rechts*) geschmolzen und durch eine winzige Öse (∅ 10–12 μ) auf einer Trommel zusammengebracht

stroskopes enthält etwa 22000, das eines Bronchofiberskopes etwa 14000 einzelne Fasern. An der Durchtrennungsstelle (***Abb. 13***) werden beide Enden poliert. Erst dadurch entsteht ein Glasfaserbündel (***Abb. 14***), das in der Lage ist, einen Gegenstand als Bild über verschiedene Krümmungen weiterzuleiten. Die Räume zwischen den einzelnen kohärenten Fasern sind optisch „tot“ und damit verantwortlich für das typische fiberoptische „Facetten-“ oder „Hühnerdrahtbild“. Je geringer die Faseranzahl im Bündel ist, um so größer werden die „Toträume“ und desto gröber wirkt das Facettenbild (***Abb. 15***, vgl. auch ***Abb. 11*** und ***23***).

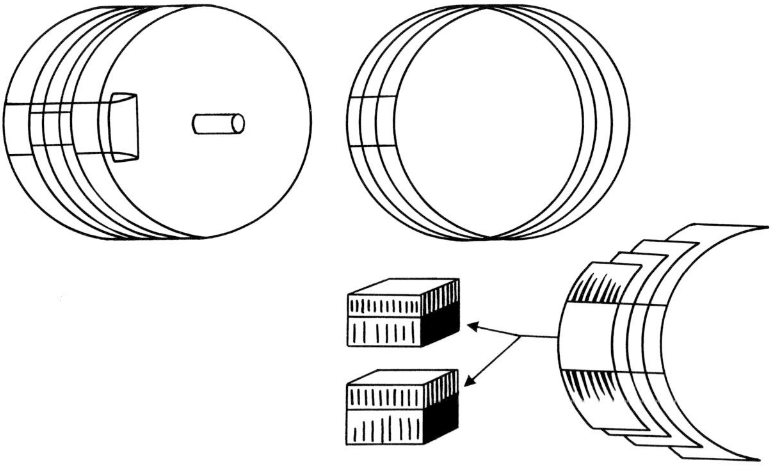

Abb. 13. Lichtbündelherstellung. Nachdem etwa 15000 Glasfasern auf eine Trommel zum Lichtbündel kohärent geordnet sind, wird das Bündel an einer Stelle getrennt, und die Enden werden poliert

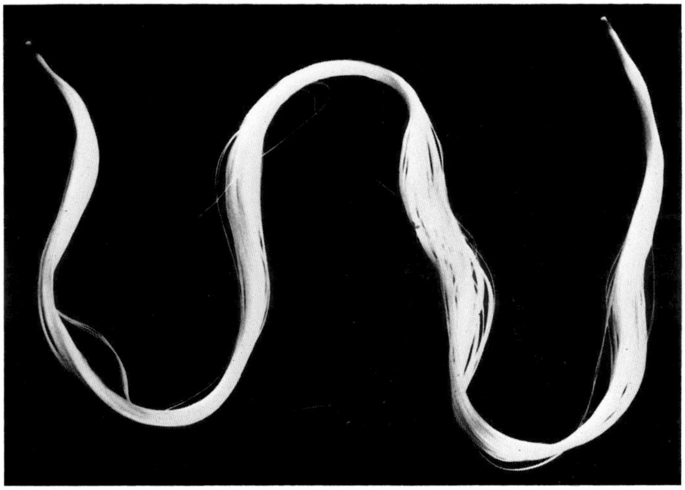

Abb. 14. Fiberglasfaserbündel eines Bronchofiberskops. Das Bild veranschaulicht die Geschmeidigkeit des Faserbündels (Aufnahme Leiendecker)

Da mit Endoskopen Körperhöhlen, die keine eigene Beleuchtung besitzen, untersucht werden, sind neben dem Bildfaserbündel auch ein oder zwei Bündel für die Zufuhr von Licht aus einer Lichtquelle integriert (***Abb. 16***). Sie bilden, zusammen mit zwei Seilzügen für die Spitzenabwinklung sowie dem Biopsiekanal den *Intubationsteil* jedes Bronchofiberskopes.

Zwei Größen limitieren die optischen und bioptischen Eigenschaften eines Bronchofiberskopes.

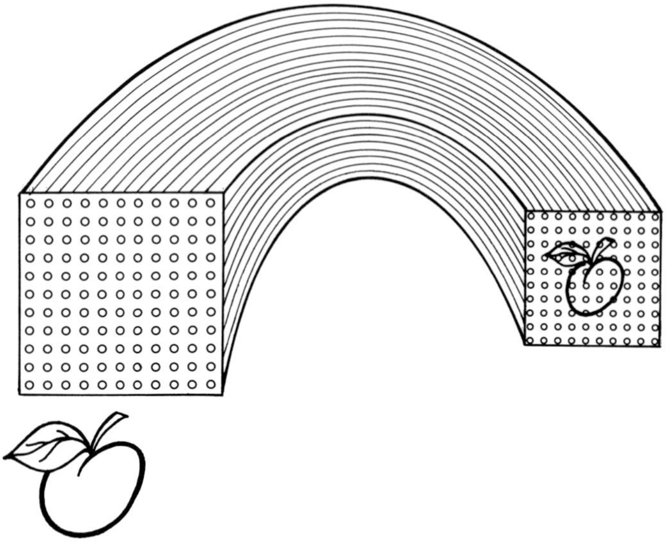

Abb. 15. Lichtbündeleigenschaften. Das Bild eines kohärenten Lichtbündels entspricht dem Facettenbild des Insektenauges. Eine einzige inkohärente Lichtfaser macht das Fiberglasbündel unbrauchbar

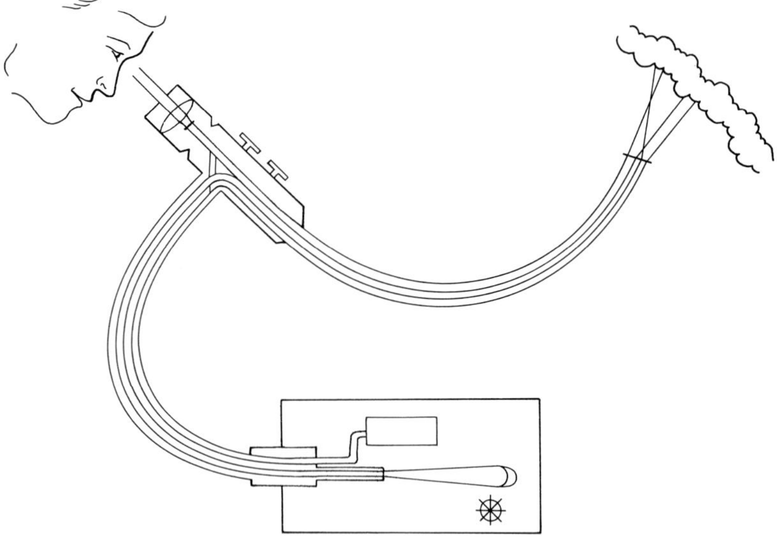

Abb. 16. Lichtleitsystem flexibler Endoskope. Von der Lichtquelle leitet ein Lichtbündel die Beleuchtung zum Gegenstand, ein zweites Lichtbündel das Bildnis zum Beobachter

1. Die Glasfasern können nicht dünner als 8 µm sein – sonst würde die Lichtwellenamplitude unterschritten und eine Bildweitergabe unmöglich gemacht werden (Hopkins 1976);
2. die Außendurchmesser des Intubationsteils darf 6,2 mm nicht überschreiten – sollte aber möglichst kleiner sein.

In den letzten Jahren (1983–1989) sind einige wesentliche technische Fortschritte erzielt worden. Durch Annäherung an die theoretische untere Durchmessergrenze der einzelnen Glasfasern und eine Vergrößerung des Glasfaserbündels ist die optische Resolution verbessert worden. Durch Größenvariation des Außendurchmessers, des Glasfaserbündels und des Instrumentierkanals ergeben sich die Haupttypen der heute erhältlichen Bronchofiberskope. Die wichtigsten Variationen sollen im folgenden demonstriert werden.

2.3 Haupttypen

Die verwirrende Vielfalt flexibler Endoskope hat zwangsweise 2 Ursachen: einerseits die zunehmend differenzierteren klinischen Notwendigkeiten und andererseits den technologischen Fortschritt der Industrie. Um einen anschauchlichen Überblick über die vorhandenen Geräte zu geben, sind zunächst die Endteile der erhältlichen Bronchoskope der Fa. Olympus in ***Abb. 17*** dargestellt. Eine ähnliche Auswahl bietet die Fa. Pentax an. Eine Betrachtung der Endteile dieser Endoskope läßt die Hauptvarianten erkennen: Größe des Biopsiekanals und des Außendurchmessers sowie Stärke der distalen Objektivlinse.
Um die optische Auflösung der verschiedenen Gerätetypen zu demonstrieren, wurde jeweils die Hauptkarina bzw. rechter Hauptbronchus des Scopin-Phantoms bei im distalen Drittel der Trachea liegenden Bronchoskopende photographiert (***Abb. 18–23***). Die technischen Daten der einzelnen Geräte sind in ***Tabelle 1*** wiedergegeben.

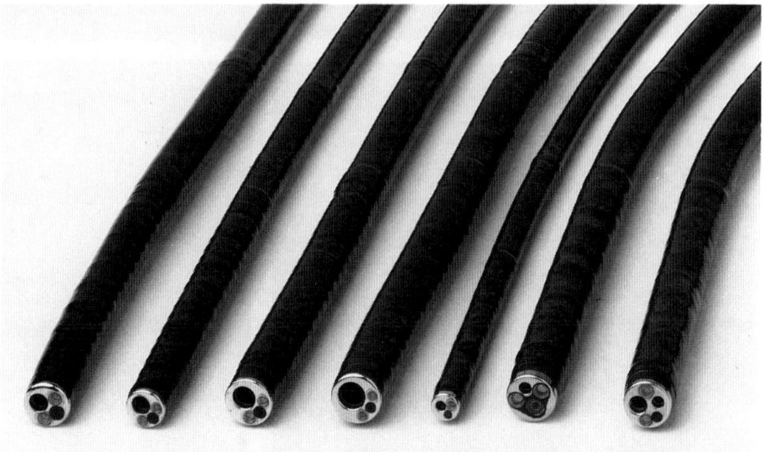

Abb. 17. Die Spitzen aller Routinebronchoskope nebeneinander verdeutlichen die Variationen der Außen- und Innenkanaldurchmesser und der optischen Stärke (von links nach rechts hier entspricht von oben nach unten in Tabelle 1)

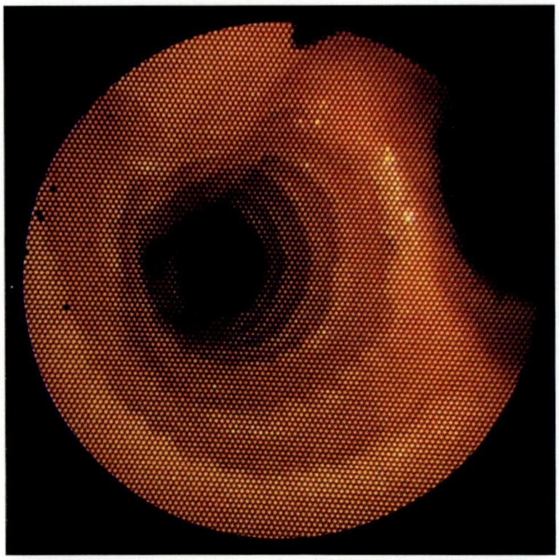
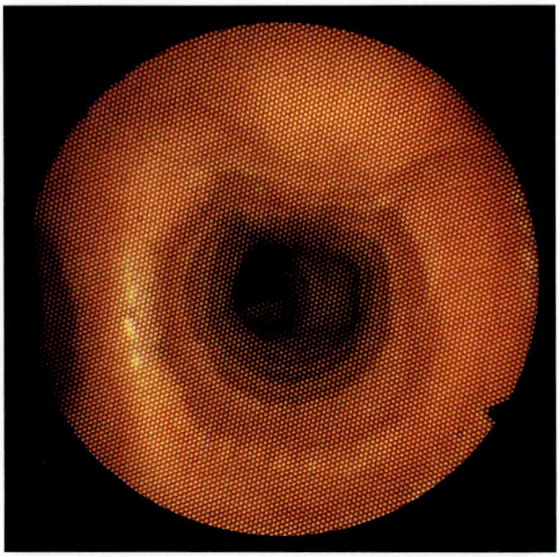
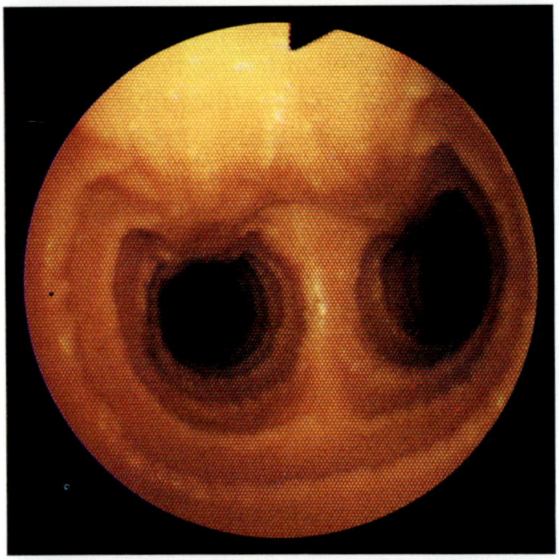
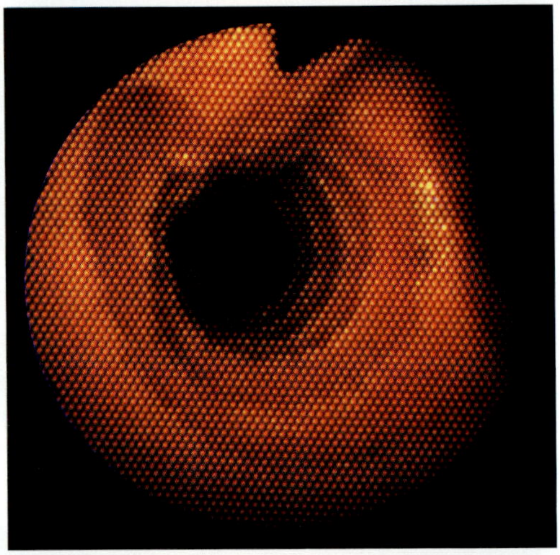
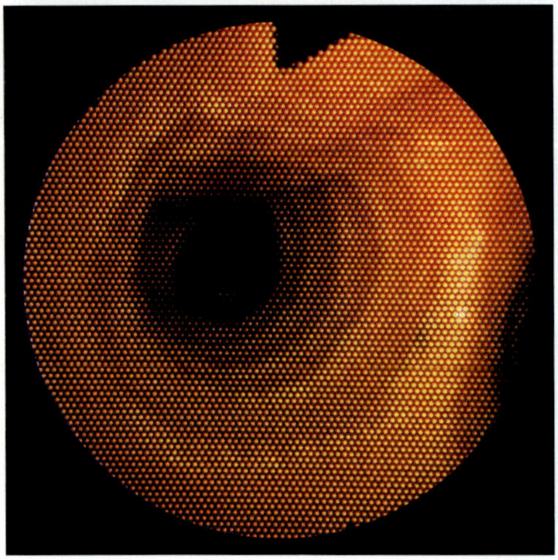
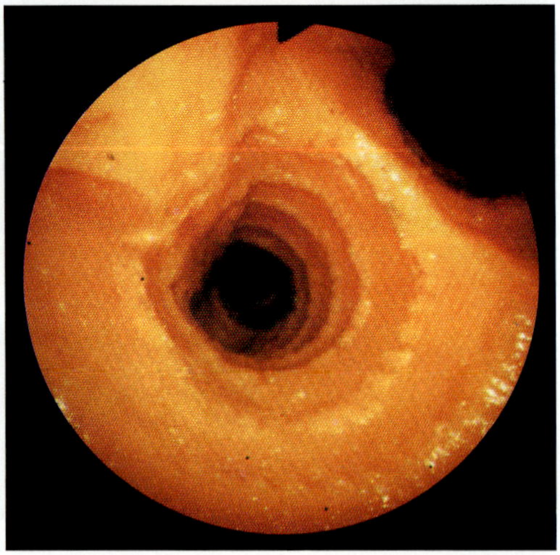

◄ **Abb. 18** *(oben links)*. Aufnahme der Hauptkarina und des rechten Hauptbronchus durch ein sehr dünnes Gerät mit einem PE-Kanal von 1,2 mm (BF 3C 10)

Abb. 19 *(oben rechts)*. Aufnahme des rechten Hauptbronchus mit dem dünnsten Routinebronchoskop (außen: 5,0 mm, innen: 2,2 mm; BFP 20 D)

Abb. 20 *(Mitte links)*. Aufnahme der distalen Trachea und Hauptkarina durch Routineinstrument mit 2,2-mm-PE-Kanal und sehr guter Optik (BF 20 D)

Abb. 21 *(Mitte rechts)*. Das Routinetherapiebronchoskop (BF 1T 10) besitzt einen PE-Kanal von 2,6 mm und eine gute Optik

Abb. 22 *(unten links)*. Ein außergewöhnliches Bronchoskop (BFX T20) mit einem Instrumentierkanal von 3,2 mm, geeignet für gezielte Therapieeinsätze (z. B. Laser)

Abb. 23 *(unten rechts)*. Das Dokumentationsbronchoskop (BF 6C 10) mit sehr guter Optik und PE-Kanal von 1,5 mm (vgl. Abb. 24)

Tabelle 1. Technische Daten der Geräte, die von links nach rechts in Abb. 17 abgebildet sind. Die Angaben sind für Olympus-Geräte; ähnliche Geräte mit kleineren Abweichungen stellt Pentax her

Produktbezeichnung	Blickwinkel	Außendurchmesser [mm]	Abwinkelungsbereich		Arbeitslänge [mm]	Biopsiekanaldurchmesser [mm]
			auf	ab		
BF-20D	120°	6,0	180°	130°	550	2,2
BF-P20D	100°	5,0	180°	100°	550	2,2
BF-1T20D	100°	6,0	180°	100°	550	2,8
BF-XT20	90°	6,4	160°	100°	550	3,2
BF-3C20	90°	3,6	160°	100°	550	1,2
BF-6C20	120°	6,0	160°	100°	550	1,5
BF-2T10	90°	6,0	160°	100°	550	2,0/1,5

Aus dieser Fülle von Geräten sollen für den Routinegebrauch die folgenden Typen kurz besprochen werden:

1. Das Bronchofiberskop BFP 20 D (P = Pediatric) hat einen Außendurchmesser von nur 5 mm, eine recht gute Optik mit einem Blickwinkel von 100°, eine distale Abwinklung von 180° auf und 100° ab sowie einen Biopsiekanal mit einem Durchmesser von 2,2 mm. Ein entsprechendes Gerät von Pentax ist das BF 15 H, mit einem Außendurchmesser von 4,9 mm und einem Innendurchmesser des Instrumentierkanals von 2,0 mm.
2. Am anderen Ende des Spektrums finden sich größere Geräte mit einem Durchmesser der Instrumentierkanäle bis zu 3,2 mm. Sie sind hauptsächlich für therapeutische Zwecke gedacht. So wurde besonders für Situationen wie große Absaugkapazität, reichliche Materialgewinnung durch Biopsien, Fremdkörperentfernung oder auch Lasertherapie das BFXT 20 von Olympus mit einem Außendurchmesser von 6,4 mm, einem Instrumentierkanal von 3,2 mm, einem Blickwinkel von 90° und di-

staler Abwinklung von 160° auf und 100° ab entwickelt. Das entsprechende Gerät von Pentax (FB 19 H) hat einen Instrumentierkanaldurchmesser von 2,6 mm.

3. Ein Routinebronchoskop mit einer hervorragenden Optik ist das BF 20 D (Olympus, Außendurchmesser 6 mm, Biopsiekanal 2,2 mm) mit einem recht breiten Blickwinkel (120°) sowie einer distalen Abwinklung von 180° auf und 130° ab. Die optischen Eigenschaften dieses Geräts nähern sich denjenigen des Dokumentationsbronchofiberskops.
4. Die beschriebenen Standardbronchofiberskope mit einem Außendurchmesser von über 4,8 mm finden routinemäßig bei der Diagnose pulmonaler Erkrankungen von Erwachsenen Anwendung. Kleinere Bronchoskope (Olympus BF 3 C 10; Pentax FB 10 H) gewinnen besonders bei peripheren Herden zunehmend an Bedeutung. Prakash (1985) berichtet von der Anwendung des dünnen Olympus-Bronchoskops bei 3 Patienten, die vorher erfolglos mit einem Routinebronchoskop wegen Hämoptoe (2mal) und unklarem Husten (1mal) untersucht worden waren. Erst die Untersuchungen mit dem pediatrischen Bronchofiberskop ließen pathologische Veränderungen bei allen 3 Patienten erkennen. Wir haben in einem Fall das Mother-Baby-System (***Abb. 10*** und ***11***) angewendet, um einen peripheren Tumor zu sichten und zu biopsieren (Histologie: Plattenepithelkarzinom). Bei besonderen Fragestellungen sind diese kleineren Geräte sicherlich sehr nützlich – wenn auch die Benutzung der ultradünnen Geräte eines größeren zeitlichen und personellen Aufwands bedarf.
5. Ist man an photographischer Dokumentation, Fernsehübertragung oder Filmanfertigung interessiert, sollte z. Z. das Olympus BF 6 C 20 Anwendung finden (***Abb. 23*** und ***24***). Es besitzt die dünnsten Einzelfasern (9 μ) und das dickste Faserbündel aller Geräte. Seine optische Resolution beträgt etwa 95% derjenigen einer 0° starren Optik (nach Hopkins 1976). Wird eine Xenonlichtquelle benutzt, bedarf es keiner Blitzeinrichtung für Photoaufnahmen. Bei diesem Gerät wurde das Glasfaserbündel im Instrumentierkanal des „Normalgeräts" untergebracht, während einer der lichtzuführenden Kanäle (Durchmesser 1,2 mm) zu einem kleinen Instrumentierkanal um-

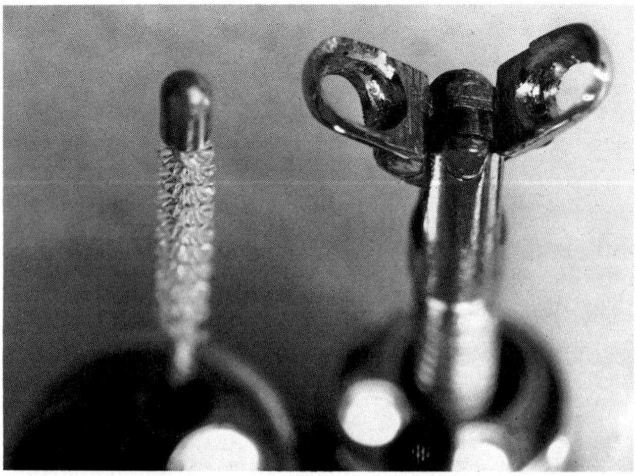

Abb. 24. Vergleich bioptischer Möglichkeiten des Dokumentationsbronchofiberskops *(links)*, das nur eine Bürstenentnahme erlaubt, mit dem dünnen Routineinstrument *(rechts)*, bei dem eine Zangenbiopsie möglich ist

gewandelt worden ist. Er erlaubt die Schleimhautbetäubung, die Entfernung kleinerer Schleim- und Blutmengen sowie die zytologische Materialgewinnung, jedoch keine Gewebeentnahme zur histologischen Befundung.

2.4 Elektronische Endoskopsysteme (Videoendoskopie)

Die Entwicklung wird mittel- und langfristig zu endoskopischen Verfahren und Dokumentationen auf digitaler Basis mit elektrischer Datenverarbeitung führen. Prototypen entsprechender Bronchoskope sind schon in Gebrauch (z. B. Pentax Modell EB 1900). Zur Zeit der Abfassung dieses Buches liegt die Genehmigung der technischen Überwachungsvereine nicht vor.
Diese Geräte haben noch den Nachteil, daß sie einen Biopsiekanal von nur 1,0 mm Durchmesser besitzen. diese Beschränkung wird noch bedingt durch die miniaturisierten Photochips an der Spitze des Gerätes; deren weitere Verkleinerung, wodurch große Instrumentierkanäle ermöglicht werden, ist abzusehen.
Diese Videoendoskope sind kombiniert mit einem Prozessor, einem Monitor sowie Speicherungs- und Photodokumentationssystemen. Eine digital gesteuerte Bildinformation ermöglicht eine schärfere optische Resolution.
Die Anwendung dieser Informationsprozessoren eröffnet neue Aspekte der Patientenversorgung, wobei die endoskopischen Befunde nur einen Teil des gesamten Informationspakets bilden. So ist die Möglichkeit gegeben, Patienteninformationen aus anderen Abteilungen oder sogar anderen Krankenhäusern abzurufen und mit den momentanen Befunden zu vergleichen.

2.5 „Welches Gerät soll ich kaufen?“

Eine Antwort sollte sowohl im Hinblick auf Geräte*marke* als auch Geräte*typ* gesucht werden.
Betreffs Optik, Handhabung, Spitzenabwinklung und automatischer Ventileinrichtung weisen die Geräte von Pentax und Olympus einen gleichermaßen hohen Standard auf. Der potentielle Käufer sollte sich von beiden Firmen das für ihn in Frage kommende Gerät vorführen lassen und vor dem Kauf auch Serviceangebot sowie Preis vergleichen. Wichtig scheint in diesem Zusammenhang die grundsätzliche Entscheidung für die eine oder andere Firma, da ein ständiger Wechsel zwischen verschiedenen Gerätemarken schon durch das Fehlen von Standardanschlüssen und den Gebrauch von Adaptern erschwert wird.
Die Wahl des Geräts muß aber entscheidend am Anwendungszweck orientiert sein. Will man überwiegend ein *diagnostisches* Bronchoskop, bietet sich eher ein dünneres Gerät wie das Olympus BFP 20 D oder das Pentax FB 15 H an. Soll das Gerät vorzugsweise *therapeutischen* Zwecken dienen, z. B. auf einer Intensivstation, dann ist ein großkanaliges Instrument wie das Olympus BF 1 T 20 D oder BFXT 20 oder auch von Pentax das BF 19 H von Vorteil. Sicherlich gibt es aber auch Situationen, auf die sich diese etwas schematische Einteilung nicht anwenden läßt. Bei häufiger Benutzung und größerem finanziellen Spielraum sollte sowohl ein *diagnostisches* als auch ein *therapeutisches* Gerät vorhanden sein. Größere Abteilungen oder Kliniken mit Lehr- und/oder Demonstrationsaufträgen sollten noch ein Dokumentationsbronchoskop besitzen. Hier wird sicherlich die Videoendoskopie zunehmend an Bedeutung gewinnen.

2.6 Lehraufsatz („Teaching-Optik“)

Der Lehraufsatz (***Abb.*** *25*) beinhaltet ein Prisma, das einen Teil des Lichtsignals abzweigt und über ein zusätzliches optisches System einem zweiten Beobachter zuführt. Da die Gesamtintensität des Lichtsignals geteilt wird, ist sowohl für den Zuschauer als auch für den Untersucher das Bild abgeschwächt. Einen weiteren Qualitätsverlust stellt das sog. Ungleichphänomen dar (Berci 1978). Wird ein kohärentes Lichtfaserbündel (das Bronchofiberskop, ***Abb.*** *26*) mit einem zweiten (dem Lehraufsatz) gekoppelt, müssen beide Systeme optisch übereinstimmen, um ein identisches Bild weiterzugeben. Das zweite kohärente Bündel ist hier jedoch mechanisch (nicht optisch) an das Bronchofiberskop gekoppelt.

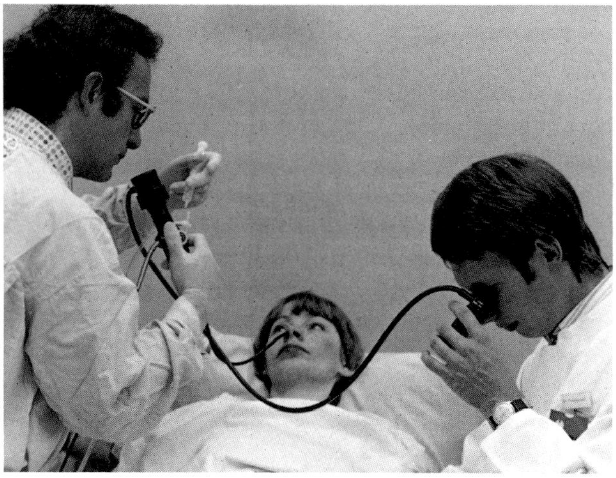

Abb. 25. Lehraufsatz („Teaching-Optik“, „Spion“). Zur Beobachtung des Endoskopiervorganges durch zwei Untersucher

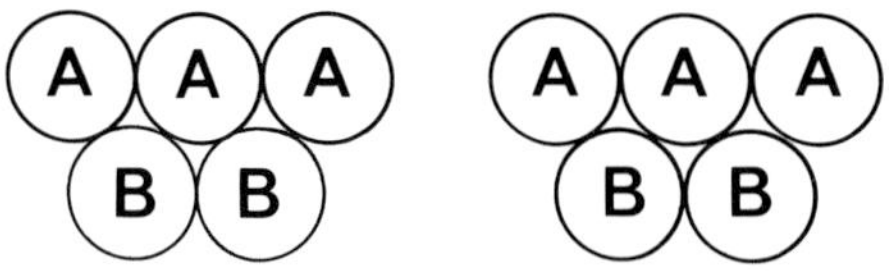

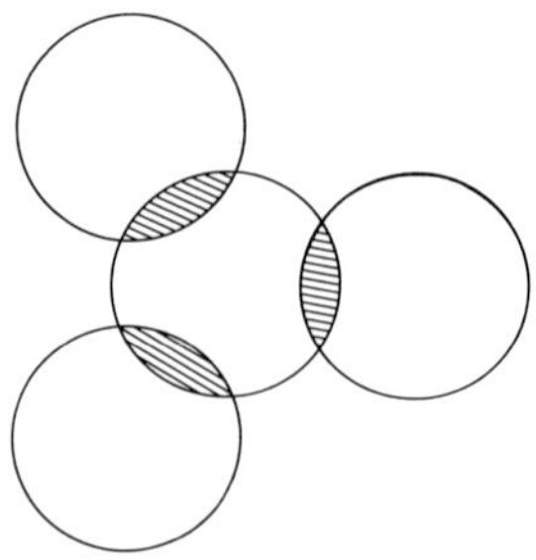

Abb. 26 *(links)*. Kohärente Lichtbündel. Die einzelnen Bildabschnitte *(links)* bilden in genau derselben Zusammensetzung das Bildnis *(rechts)* für den Beobachter

Abb. 27 *(rechts)*. „Mismatch“ oder Ungleichphänomen. Die mechanische (nicht optische) Koppelung des Lehraufsatzes am Bronchofiberskop bewirkt eine Bilddistorsion und -abschwächung. (Mod. nach Berci 1978)

Daher können Bildfaser am Endoskop und Leeraufsatz nur zufällig überlappen (***Abb. 27***), so daß eine gewisse Bilddistorsion und -abschwächung nicht zu umgehen ist.
Mit der zunehmenden Anwendung von Videoanlagen (s. Dokumentation) verliert die Teaching-Optik an Bedeutung. Die Demonstrationsmöglichkeit ist nur auf jeweils einen Beobachter beschränkt, so daß die Anschaffung wahrscheinlich nur für kleinere Abteilungen oder niedergelassene Kollegen nützlich sein dürfte.

2.7 Lichtquellen

Grundsätzlich lassen sich zwei Lichtquellentypen unterscheiden: Halogen und Xenon. Die Halogenlichtquellen sind für den Routinegebrauch geeignet und besitzen zum Teil auch eine Blitzeinrichtung für endoskopische Aufnahmen. Die Glühbirnen (150 W) haben eine Lebensdauer von etwa 50–60 h.
Die Xenonlichtbirnen liefern 300 W, weisen eine Lebensdauer von über 500 h auf und sind unerläßlich für Film-, Fernseh- und Fotoaufnahmen ohne Blitz. Die Aufnahmen dieses Buches wurden mit der Olympus-CLV-Xenonlichtquelle, die mit einer Beleuchtungs- und Belichtungsautomatik ausgerüstet ist, angefertigt. Diese „Hochleistungsgeräte“ sind natürlich teuer. Sie kosten mindestens 3- bis 4mal soviel wie eine Halogenlichtquelle.
Es empfiehlt sich, Sicherungen und Halogenglühbirnen in ausreichender Zahl vorrätig zu haben. Auch sollten Untersucher und Endoskopiepersonal genau wissen, wo und wie eine defekte Sicherung oder Birne ausgewechselt wird, damit die Routine durch solch einfache Defekte nicht wesentlich gestört wird. Ist bei laufendem Ventilator kein Licht vorhanden, sollte man zunächst den *Lichtstärkeregler* prüfen (versehentlich heruntergedreht?); ist dieser in Ordnung, dürfte die Birne defekt sein. Läuft aber auch der Ventilator nicht, müssen zuerst Stecker und Steckdose überprüft werden; sind diese intakt, wird die Sicherung ausgewechselt.
Fast alle Bronchofiberskope können über Adapter mit den Lichtquellen anderer Firmen angeschlossen werden. Schließt man ein Machida-Endoskop an einer Olympus-Lichtquelle an, so muß *der Ring* an der Steckdose zuerst abgeschraubt und entfernt, und *dann* der Machida-Adapter angeschraubt werden. Will man danach ein Olympus-Bronchofiberskop anschließen, so *muß* der Ring wieder angebracht werden, weil er für eine sehr präzise Dezentrierung zwischen dem konzentrierten Lichtstrahl der Lichtquelle und dem Ende des Lichtkabels sorgt. Ohne Ring kann das Lichtbündel durch das konzentrierte Licht beschädigt werden.

3 Handhabung, Pflege und Desinfektion, Aufbewahrung

Bronchofiberskope sind hoch entwickelte und empfindliche Instrumente. Zu Beginn dieses Kapitels sollen deswegen drei Grundregeln für Untersucher und Personal betont werden, durch deren Einhaltung eine lange und reparaturfreie Anwendung des Instrumentes gewährleistet wird.

Richtige Handhabung	Vorsichtige Pflege und Desinfektion	Sachgerechte Aufbewahrung

3.1 Die richtige Handhabung

Defekte am distalen Ende (Abwinklungsteil) und im Abwinklungsmechanismus (Seilzüge) werden am häufigsten beobachtet. Zwei Hauptgründe lassen sich anführen:

1. Durch kräftige Schließung einer Biopsiezange wird der sonst flexible (gewundene) Teil relativ starr und unbiegsam. Dies erschwert die Spitzenabwinklung. Will man beispielsweise LB1 u. 2 mit einer Zange erreichen und versucht, durch Gewalt die Spitze abzuwinkeln, werden die Seilzüge beschädigt. Beinhaltet der Instrumentierkanal eine Zange, muß die Zange in einer *locker* geschlossenen Stellung gehalten werden.
2. bei maximaler Spitzenabwinklung, z. B. im Oberlappenbronchus, müssen forcierte axiale (torquierende) Drehungen auf alle Fälle vermieden werden. So ausgelöste Scherbewegungen üben eine zu starke Kraft auf den Übergangsteil zwischen Spitze und Intubationsteil des Bronchofiberskopes aus und können zu Faserbrüchen und sogar Spitzendislokationen führen.
   Weitere Vorsichtsmaßnahmen sind zu beachten:

Vermeiden übermäßigen seitlichen Druck auf das Lichtkabel und den Intubationsteil durch

a) Quetschung im Transportkoffer;
b) Heben des Instrumentes an flexiblen Teilen;
c) Ablegen schwerer Gegenstände (z. B. Lichtquelle) auf Lichtkabel oder Intubationsteil;

Weil der seitliche Druck sowohl am Intubationsteil als auch am Lichtleiter schweren Schaden anrichten kann.

Vermeiden Eintauchen des Kopfteils nicht wasserdichter Bronchoskope in Wasser oder Desinfektionsflüssigkeit;

Weil das Eindringen der Flüssigkeit in die Kontrolleinheit Defekte verursacht, die größere Reparaturen nötig machen.

Vermeiden Gebrauch der Spitzenarretierung.

Weil sie selten notwendig ist, es aber sehr leicht passieren kann, daß bei arretierter, stark abgewinkelter Spitze das Gerät extubiert wird, entsprechende Schädigungen der Seilzüge, Trennungen der Glasfasern und Schleimhauttraumata entstehen können.

Vermeiden alle spitzen Abwinklungen des Intubationsteils,

Weil Lichtleiter, Lichtbündel und Seilzüge schwer beschädigt werden können.

Vermeiden Abkoppeln des Lichtkabels von der Lichtquelle, indem man am Kabel zieht, statt am Stecker,

Weil das Kabel vom Lichtleiter abgetrennt und der Lichtleiter an dieser Stelle beschädigt werden kann.

Vermeiden zu festes Umgreifen des Intubationsteils während der Reinigung,

Weil es nach längerer Zeit zu einer Streckung des Mantels mit Unebenheiten am distalen Ende kommen kann.

Vermeiden Eine Abwinklung der Intubationsspitze, wenn sich die Spitze im Endotrachealtubus befindet,

Weil es zur Abschwächung der Seilzüge mit Einschränkung der maximalen Abwinklung kommt.

Vermeiden Einführen einer Zange, Kürette, Bürste o.ä. durch eine abgewinkelte Spitze.

Weil Schädigungen der Auskleidung des Instrumentierkanals und der Seilzüge verursacht werden können. Unebenheiten der Auskleidung führen im günstigsten Falle zu gelegentlichen Schwierigkeiten bei der Instrumentenpassage, schlimmstenfalls zu undichten Stellen, die das Eindringen von Flüssigkeit in das Faserbündel gestatten.

Bei wasserdichten Bronchoskopen muß der Dichtigkeitstest regelmäßig durchgeführt werden. Kleinste Perforationen, z. B. im Abwinklungsgummi oder im Biopsiekanal, können durch den Dichtigkeitstest festgestellt und ohne großen Kostenaufwand repariert werden. Einmal in das Gerät eingedrungene Flüssigkeit verursacht dagegen immer größere Reparaturen.

Wegen der erhöhten Beschädigungsgefahr bei Gassterilisationen wird allg. von ihnen abgeraten. Entscheidet man sich trotzdem für sie, dann sollte unbedingt bei wasserdichten Fiberskopen darauf geachtet werden, daß während der Gassterilisation und Auslüftungsphase die Entlüftungsklappe am Versorgungsstecker aufgesetzt ist, da sonst kein Druckausgleich stattfinden kann und das Abwinklungsgummi platzt (Marx 1988).

Wie in ***Abb. 28*** zu sehen ist, hat jede Zange am distalen Ende einen rigiden Teil, der je nach Konstruktion 8–15 mm betragen kann. Ein abgewinkelter Instrumentierkanal kann diesen Teil nur dann passieren lassen, wenn die Abwinklung einen kritischen Wert nicht übersteigt. Zwingt man trotzdem den rigiden Teil einer Zange durch eine zu starke Kurve, dann kann eine Schädigung der Zange, des Instrumentierkanals und/oder des Lenkmechanismus entstehen.

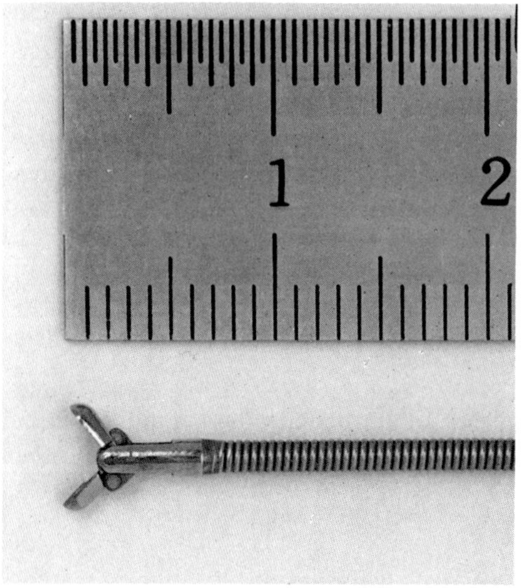

Abb. 28. Das distale Ende einer Biopsiezange mit dem starren Teil

3.2 Vorsichtige Pflege – gründliche Desinfektion

Die größte Bedeutung kommt der adäquaten Desinfektion zu, ein in der Literatur vieldiskutiertes Problem (73 Literaturangaben bei Leeks 1980), das hier aus der Sicht des klinisch tätigen Endoskopisten dargestellt werden soll. Die unumgängliche Voraussetzung für einen infektionshygienisch annehmbaren Erfolg des nicht automatisierten Desinfektionsverfahrens mit flüssigen Medien ist ein standardisiertes bzw. schematisiertes Vorgehen. Eine besonders sorgfältige und verantwortungsbewußte Arbeitsweise des mit dieser Tätigkeit betrauten Personals ist notwendig (Schenk u. Schroll 1980). *Zur Reinigung und Desinfektion ist eine genaue Kenntnis von Aufbau und Umgang mit Bronchofiberskopen notwendig.*

3.2.1 Reinigung

Der erste Schritt nach einer Untersuchung ist die mechanische Reinigung oder Dekontamination des Instrumentes. Er muß unmittelbar im Anschluß an die Untersuchung vorgenommen werden. Die Spitze des Instrumentes wird in 50 ml Seifenlösung eingetaucht und durch Betätigung des Saugventils werden etwa 10 ml abgesaugt. Der Saug- und Biopsiekanal wird mit einer passenden Reinigungsbürste bei gestrecktem Instrument gesäubert. Anschließend, während die restliche Seifenlösung maschinell durch den PE-Kanal gesaugt wird, wird der Außenmantel des Instrumentes vorsichtigt mit einer in Seifenlösung getauchten Kompresse 5mal abgewischt. Die Spitze des Instrumentes legt man danach in eine mit 50 ml aqua dest. gefüllte Schale. Während das Wasser wieder maschinell durch den Biopsiekanal gesaugt wird, wischt man den Außenmantel wiederum 5mal mit einer in das Wasser getauchten Kompresse ab.

Desinfektion des nicht wasserdichten Bronchofiberskops

1. Die Bronchofiberskope müssen nach jedem Gebrauch sofort gereinigt und desinfiziert werden.
2. Intubationsteil bis etwa 5 cm unterhalb des Bedienungsteils in Desinfektionslösung (5% Gigasept) einhängen bzw. einlegen.
3. Desinfektionslösung durch eine am Absaugventil befestigte Spritze aufziehen.
4. Das Zuleitungskabel hochschlagen und neben dem eingeklemmten Bedienungsknopf befestigen.
5. Das Gerät in der Regel 20 min, bei Tuberkuloseverdacht 60 min und bei Hepatitis-B-Verdacht 120 min in dieser Stellung belassen.
6. Anschließend Desinfektionslösung durch Durchsaugen von Wasser entfernen, gleichzeitig den Außenmantel mit einem wassergetränkten Lappen abwischen.
7. 50 ml 70%ige Alkohollösung durch den Biopsiekanal maschinell durchsaugen und den Außenmantel mit einem alkoholgetränkten Lappen 5mal abwischen.
8. Zum Trocknen des Biopsiekanals ca. 1 min lang Luft aspirieren.
9. Absaugventil lösen, in seine Einzelteile zerlegen, reinigen und in Desinfektionslösung legen. Ein bereits desinfiziertes Ventil auf dem Bronchoskop anbringen (s. ***Abb. 5b*** und ***Abb. 6b***).
10. Kopfteil und Zuleitungskabel mit einer in Alkohol eingetauchten Mullkompresse abwischen.
11. Gerät in eine entsprechende Aufhängevorrichtung einhängen (Transportkoffer für die Aufbewahrung nicht geeignet).

Desinfektion des wasserdichten Bronchoskops

1. Vor der Desinfektion immer mechanische Reinigung des Bronchoskops.
2. Alle Ventile entfernen.
3. Das gesamte Gerät ohne Befestigung der Schutzkappe in die Desinfektionslösung einlegen.
4. Das Gerät in der Regel 20 min, bei Tuberkulose-, Hepatitis- und HIV-Nachweis oder -verdacht 60 min in der Desinfektionslösung belassen.
5. Nach Herausnahme der Desinfektionslösung die gleichen Maßnahmen wie bei nicht wasserdichten Bronchoskopen.

3.2.2 Desinfektion

Die einzelnen Schritte der Desinfektion sind in den obenstehenden Übersichten aufgeführt. Sie setzen immer eine Reinigung (s. 3.2.1) voraus.
Die Möglichkeit der Hepatitis-B-Virus-Transmission durch nicht ausreichend desinfizierte Endoskope war bis vor kurzem der Grund der Kontraindikation zur Bronchofiberskopie bei Hepatitis-B-Erkrankten (Zavala 1978). Um so erstaunlicher war daher die Empfehlung 1978 des Center for Disease Control, Atlanta, Georgia (USA), daß eine 15minütige Desinfektion in 2%iger Glutaraldehydlösung ausreichend sein soll.
Da das Hepatitis-B-Virus nicht in einfachen In-vitro- oder In-vivo-Systemen auf seine Infektiosität zu prüfen ist, wurde von Kuwert et al. (1981) der Morphologisch-Alterations- und Desintegrations-Test (MADT) am Hepatitis-B-Virion entwickelt, bei dem die Morphologie des Hepatitis-B-Virion elektronenmikroskopisch vor und nach Desinfektionsmitteleinwirkung festgestellt wird und Alteration der Substrukturen des Virion als Beurteilungsparameter verwendet werden (Thraenhardt et al. 1978; Kuwert et al. 1981). Die im MADT geprüfte und für HBV-wirksam erachteten Desinfektionsmittel

Tabelle 2. Beispiele für Desinfektionsverfahren von im MADT geprüften und für HBV-wirksam erachteten Desinfektionsmitteln zur Flächen- und Instrumentendesinfektion (Langzeitdesinfektion)

Perverbindungen		
Dentavon	2%	1 h
Perform	1%	1 h
Sekusept steril	1%	1 h
Aldehyde		
Aldasan 2000	8%	1 h
Aldasan 2000 K	6–8%	1 h
Aldospray-Konzentrat	6–8%	1 h
Alhydex Compact	4%	1 h
Buraton 10F	5%	15 min
(=Lysetol V)	2%	6 h
Desoform	4%	1 h
Gigasept	5%	2 h
Incidin perfekt	3%	2–3 h
Lysoformin 2000	5%	2 h
Sekusept forte	2%	2–3 h
Aldehyde und Alkohol		
Aerodesin 2000	100%	4–6 h
Incidin Spezialspray	100%	1–2 h
Mikrozid	100%	1 h

HBV-Wirksamkeit = HBV-Zerstörung, keine DANE-Partikel mit Alterationsphase 0 und/oder 1 im Elektronenmikroskop nachweisbar, 80% Desintegration. Bei Instrumentendesinfektionsverfahren wurde entsprechend der DGHM nur 1 h als Einwirkungszeit empfohlen. (Aus Kuwert et al. 1981.)

auf der Basis von Perverbindungen und Aldehyden sind in ***Tabelle 2*** zusammengestellt.

Auch bei HIV-kontaminierten Bronchoskopen genügen, sofern die 60minütige Desinfektionszeit eingehalten wird, die angegebenen Maßnahmen. Die AIDS-Problematik wirkt sich allerdings in vielfacher Hinsicht auf den Endoskopiebetrieb aus. So sollten bei der endoskopischen Untersuchung von AIDS-Patienten Schutzkittel, Handschuhe, Mundschutz und Brille getragen werden (Mertens et al. 1987; Rudolph 1987). Ob man diese Maßnahmen überall regelmäßig einhalten muß, wird durch die äußeren Gegebenheiten bestimmt, so z. B. den Ort der Bronchologieeinheit. Die Wahrscheinlichkeit des Zusammentreffens mit HIV-Infizierten wird in Frankfurt viel höher einzuschätzen sein als in Coburg.

Nur unter genauer Einhaltung der oben angegebenen Desinfektionsschritte für Bronchoskope ist eine Übertragung von Infektionen nahezu ausgeschlossen (Bezel et al. 1985; Leers 1980). Ein akribisches Vorgehen kann nicht häufig genug betont werden, da jeder Endoskopiebetrieb eine potentielle Drehscheibe für Keime darstellt.

3.2.3 Gassterilisation

Die Gassterilisation mit Ethylendioxid ist zur Zeit die einzige Methode, die eine Sterilisation des gesamten Bronchofiberskopes ermöglicht. Sie findet allerdings nur selten Anwendung, da sich in der täglichen Praxis kaum eine Indikation für ein steriles Instrument ergibt. Darüber hinaus ist ihre Durchführung sehr zeitaufwendig: vor der Sterilisation muß das Instrument gründlich mechanisch gereinigt und mit Folien- bzw. Verpackungsmaterial umwickelt werden, nachher ist eine 24stündige Belüftung notwendig.

3.2.4 Automatische Desinfektion

Die Verwendung spezieller automatisierter Pumpgeräte zur Desinfektion von Bronchofiberskopen hat den Vorteil, daß eine Gesetzmäßigkeit im Ablauf des Desinfektionsvorganges gewährleistet ist und zugleich Arbeitsbelastung und Infektionsgefährdung des Personals vermindert werden. Das Arbeitsprinzip der Desinfektionsgeräte besteht in einer Kreislaufspülung des Instrumentierkanals der Fiberskope. Aber auch hierbei ist eine vorherige mechanische Reinigung notwendig. Solche Geräte werden von verschiedenen Firmen angeboten (Georg Pauldrach, Garbsen; Wolf, Knittlingen).

3.2.5 Endothermodesinfektion

Die Firmen Miele, Henkel und Olympus haben gemeinsam eine automatische Spülmaschine (technische Bezeichnung Endo-Thermo-Disinfector) unter Berücksichtigung der besonderen Eigenschaften flexibler Endoskope entwickelt. Das Gerät reinigt, desinfiziert und trocknet in einem Arbeitsgang, der 27 min dauert. Es können gleichzeitig 2 flexible Endoskope aufbereitet werden. Unter einer höheren Arbeitstemperatur von 60 °C sind relativ geringe Konzentrationen von Desinfektions- und enzymatischen Reinigungsmitteln notwendig. Klinische Erprobungen scheinen die Wirksamkeit solcher Systeme zu bestätigen (Hagenmüller 1988), auch die Wirksamkeit bei der Abtötung von HIV ist nachgewiesen. Solche vollautomatischen chemothermisch arbeitenden Desinfektionsautomaten optimieren die Hygiene der Endoskopieabteilung und erleichtern gleichzeitig die Arbeit für das Endoskopiepersonal.

3.2.6 Ultraschallinstrumentenreinigung

Auch bei sorgfältigster mechanischer Reinigung von Zangen und Bürsten bleiben noch Reste von Blut, Zellen oder Fremdgewebe in schwer zugänglichen Rillen und Winkeln zurück. Baecker et al. (1984) berichteten von einem Versuch, bei dem 5 Zytologiebürsten in operativ frisch entferntes malignes Gewebe gesteckt, anschließend mechanisch gereinigt, in eine Desinfektionslösung eingetaucht und dann luftgetrocknet worden sind. Nach mehreren Tagen wurden Zytologieabstriche von diesen offenbar sauberen Bürsten angefertigt, und man stellte Schleim, Alveolarmakrophagen, Leukozyten und Flimmerepithelien fest. Diese Untersuchung beweist damit eindeutig, daß die mechanische Reinigung allein die Instrumente nicht ausreichend von Fremdmaterial befreien kann. Eine Lösung für dieses Problem bietet nach Meinung der Autoren ein Ultraschalldesinfektionsgerät (z. B. Keysonic, Olympus), in das nach der mechanischen Reinigung die Instrumente eingelegt und darin durch Ultraschallwellen gereinigt werden. Solche Reinigungssysteme sind für Instrumente generell empfehlenswert. Im Anschluß müssen sie jedoch immer sterilisiert werden.

3.3 Die sachgerechte Aufbewahrung

Es ist grundsätzlich falsch, den Transportkoffer eines Bronchofiberskopes auch für die Aufbewahrung des Gerätes zu benutzen. Hierfür gibt es vornehmlich zwei Gründe:

1. Das Schaumstoffpolster ist schwer zu reinigen und zu desinfizieren und bildet deshalb einen ständigen Nährboden für Bakterien. Frisch desinfizierte Instrumente werden durch den Schaumstoffkontakt wieder verunreinigt;
2. das ständige Herausnehmen und Abschließen des Gerätes führt früher oder später zu schwersten Schädigungen, die Reparaturen bis zu mehreren Tausend Mark verursachen. Gravierende Beschädigungen entstehen, wenn bei noch aus dem Koffer heraushängendem Intubationsteil und/oder Lichtkabel der Deckel schon geschlossen wird. Die hierdurch entstehenden Quetschungen können zu gebrochenen Lichtfasern und -bündeln, Einengungen des Biopsiekanals und Brüchen am Seilzug führen.

Wenn man sich zum Kauf eines Bronchofiberskopes entschließt, sollte man die verhältnismäßig geringe Investition für eine adäquate Aufhängungsvorrichtung nicht scheuen. Im Prinzip muß das Gerät nur an zwei Stellen aufgehängt sein: am Bedienungsteil und am Stecker (***Abb. 29***). Aufhängevorrichtungen werden kommerziell angeboten (z. B.

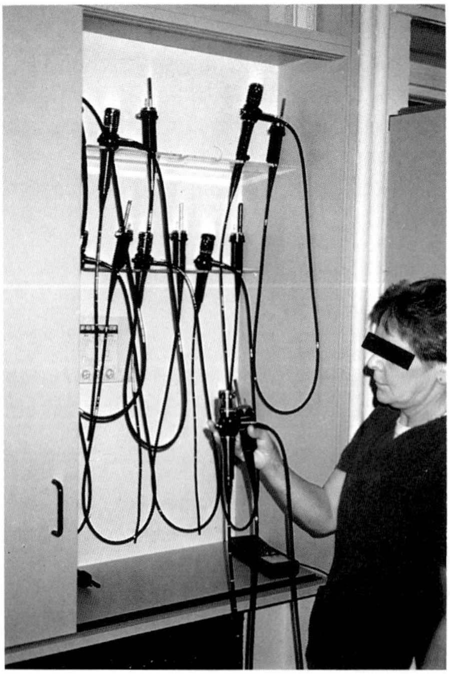

Abb. 29. Aufhängevorrichtung. Die Spitze des Instruments muß frei hängen. Eine Mindestentfernung von 35 cm von der Schranktür soll eingehalten werden, um die Möglichkeit der Quetschung beim Verschließen der Türe auszuschalten

Modell Endofix, Pauldrach). Zusätzlich kann ein Reinigungsrohr für die Desinfektion geliefert werden. Aber auch Schreiner oder selbst ein Hobbybastler können eine solche Einrichtung leicht konstruieren. Die Aufhängung muß mit der Zahl der vorhandenen Bronchoskope erweitert werden. Am besten wird sie an der Hinterwand eines abschließbaren Schrankes angebracht, so daß die Gefahr einer akzidentellen Quetschung durch das Schließen der Tür möglichst ausgeschaltet ist. Auch Zangen und Bürsten können in einem solchen Schrank aufgehängt werden, wobei aber immer darauf zu achten ist, daß eine gewisse Entfernung zur Tür (ca. 25 cm) eingehalten wird.

3.4 Die Bronchologieeinheit

Das Bronchoskop ist das Kernstück einer Bronchologieeinheit. Zur weiteren apparativen Ausstattung der Einheit ist z. B. ein Röntgenbetrachtungsschirm selbstverständlich. Nicht selten wird die Frage gestellt, ob auch eine Durchleuchtungskette für bronchologische Untersuchungen unabdingbar ist. Hier ist der Standpunkt vertretbar, daß, wenn transbronchiale Biopsien in Erwägung gezogen werden, eine Durchleuchtungskette unbedingt vorhanden sein sollte (s. transbronchiale Biopsien). Darüber hinaus ergeben sich für den pneumologisch orientierten Arzt immer wieder Situationen, wie z. B. eine Zwerchfellparese, in denen eine Durchleuchtung notwendig wird. Auch über eine Videoeinheit kann diskutiert werden (s. Teaching-Optik). Nach unserer Meinung ist der Gewinn der regelmäßigen Benutzung einer Videoanlage sowohl für die Diagnostik als auch zur Didaktik so groß, daß man nicht auf sie verzichten sollte (***Abb. 30***).

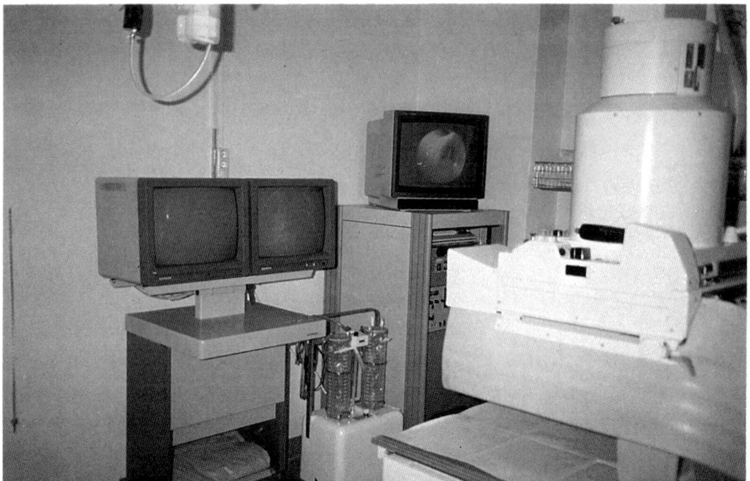

Abb. 30. Eine Endoskopieeinheit. *Links oben* ein Teil der Zentralversorgung mit Druckluft, Sauerstoff, elektrischen Anschlüssen usw. *Mitte* Durchleuchtungsmonitor mit Standbildmonitor, Videoanlage, Hochleistungssaugpumpe, Durchleuchtungseinheit (Augusta-Krankenanstalt Bochum)

4 Indikationen zur flexiblen oder starren Bronchoskopie

4.1 Das starre Bronchoskop

Eine Indikation zur diagnostischen Bronchoskopie besteht bei bronchopulmonalen Symptomen und radiologisch nachweisbaren Veränderungen im Bereich der Lunge, die sich durch andere Maßnahmen nicht abklären lassen. Die therapeutischen Indikationen werden ständig erweitert. In der Regel wird die Bronchoskopie mit dem flexiblen Instrument in Lokalanästhesie vorgenommen. Es bestehen jedoch weiterhin wichtige Indikationen zur Bronchoskopie mit dem starren Instrument in Allgemeinnarkose.
Die Grundausrüstung des rigiden Bronchoskopes mit den entsprechenden Hopkins-Optiken (0°, 30°, 90°) und Zangen kostet etwa 15% weniger als die des Bronchofiberskopes mit Zangen, Bürsten und Kathetern. Die Lichtquellen sind durch Adapter für beide Systeme verwendbar. Der eigentliche und wichtigste Vorteil dieses Instrumentes liegt in seiner weiten Lichtung. Sie erlaubt das Einführen größerer Zangen, dickerer Katheter sowie von Tamponaden und Koagulationssonden. Deswegen verlangen die folgenden Situationen immer den Einsatz des rigiden Instrumentes:

4.1.1 Massive pulmonale Blutung

Eine durch Bronchiektasen, Gefäßanomalien oder Tumoren bedingte Blutung, die zu einer erheblichen Hämoptoe führt und die Trachea teilverlegt, muß schnellstens beseitigt werden, so daß eine ausreichende pulmonale Ventilation gewährleistet ist. Nach der Intubation saugt man mittels eines dicken Katheters (z. B. Métras) das Blut ab, identifiziert die Blutungsquelle und stillt die Blutung durch Koagulation und/oder Tamponade.

4.1.2 Pädiatrische Bronchoskopie

Da Säuglinge und Kleinkinder im allgemeinen unkooperativ sind, ist eine Untersuchung in Vollnarkose immer angezeigt. Für Patienten dieser Altersgruppe mit ihrem kleinen Kehlkopf und ihrer engen Luftröhre mußten spezielle starre Bronchoskope, Optiken und Zangen (Doesel 1969) entwickelt werden.

4.1.3 Fremdkörperentfernung bei Kindern

Da sich Aspirationen von Zähnen, Nüssen u. ä. vorzugsweise bei Kleinkindern ereignen (***Abb. 31***), ergibt sich die Indikation für eine Fremdkörperentfernung mit dem rigiden Bronchoskop in Vollnarkose.

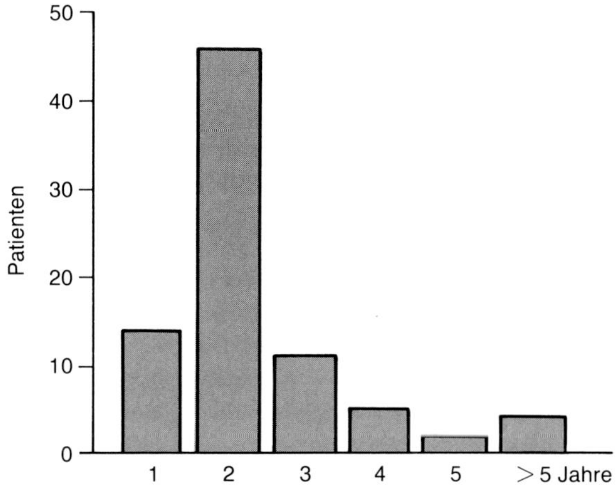

Abb. 31. Die Altersverteilung von 82 Patienten mit Fremdkörperaspiration zeigt immer wieder die Dominanz im Alter zwischen 1 und 3 Jahren. (Nach Stallinger u. Wurnig 1989)

In einer retrospektiven Aufarbeitung von Fremdkörperentfernungen bei 262 Kindern im Alter von 2–13 Jahren konnten Black et al. (1984) folgende Hauptsymptome feststellen: Husten, Würgen und Giemen (91%), positive Thoraxaufnahmen in Inspiration *und* Exspiration (81%).

4.1.4 Biopsie stark vaskularisierter Tumoren

Besteht makroskopisch der Verdacht auf ein Adenom (s. ***Abb. 223***), sollte die Probeentnahme nur mittels eines starren Instrumentes erfolgen. Es kann im Falle einer massiven Blutung sofort in den Hauptbronchus der gesunden Seite geschoben werden, so daß eine adäquate Belüftung jederzeit gewährleistet ist. Diese vorbeugende Maßnahme ist bei Bronchialkarzinomen nicht notwendig, da die Blutungsgefahr relativ gering ist und in der Regel jederzeit beherrscht werden kann (s. Kap. 5).

4.1.5 Abtragung von Granulomen und Tumoren der Trachea und der Hauptbronchien

Größere Granulombildungen, z. B. im Bereich von Resektionsnarben oder von Trachealkanülen, können leichter mit der dicken Biopsiezange entfernt werden. Liegt eine tumorbedingte hochgradige Trachealstenose vor, so darf eine Abtragung aus zwei Gründen nur durch das starre Bronchoskop vorgenommen werden:

a) Die Abtragung wird durch die Größe der Zange begünstigt;
b) mögliche Blutungen, die das Restlumen zu verlegen drohen, können besser beherrscht werden.

Bei einer hochgradigen tumorösen Stenose der Trachea darf auf keinen Fall eine Probeentnahme mittels des Bronchofiberskopes erfolgen.

4.1.6 Dehnung einer narbenbedingten Trachealstenose

Diese Maßnahme führt – wenn auch meist nur vorübergehend – zu einer subjektiven Besserung und ist gelegentlich sogar lebensrettend. Mit „sanfter Gewalt" wird zunächst ein kleines Bronchoskop mittels rotierender Bewegungen durch die Stenose geschoben. Anschließend intubiert man auf größere Bronchoskope um, bis sich ein 8,5 mm Instrument durch die Stenose schieben läßt. Jetzt wird die notwendige Trachealresektion zum selektiven Eingriff und eine unter Umständen gefährliche Notoperation vermieden.

4.1.7 Präoperative Bronchoskopie, Bronchoskopie kombiniert mit Mediastinoskopie

Obwohl ein chirurgischer Eingriff mit der flexiblen oder starren Bronchoskopie kombiniert werden kann, ziehen manche Operateure das rigide System vor.

4.1.8 Größere Lasereingriffe in einer Sitzung

Lasereingriffe bei ausgedehnten Stenosen der Trachea oder der Hauptbronchien sollten mittels des starren Instruments durchgeführt werden (s. 16.1 Lasertherapie). Insbesondere wenn die Entfernung karbonisierten Gewebes durch Debridement vorgenommen wird, bietet das starre Gerät ein besseres Vorgehen.

4.1.9 Nachteile des rigiden Systems

In den bisher aufgeführten klinischen Situationen gilt die rigide Bronchoskopie als Methode der Wahl. Ihr haften aber auch eine Reihe von Nachteilen an, die im folgenden kurz dargestellt werden sollen.
Wie aus ***Abb. 32*** zu ersehen ist, bereitet die Intubation mit einem starren Bronchoskop dem Patienten so erhebliche Unannehmlichkeiten, daß die Untersuchung bevorzugt in Vollnarkose mit entsprechender Muskelrelaxation vorgenommen wird.
Die personellen und apparativen Voraussetzungen für eine sachgemäß durchgeführte starre Bronchoskopie sind:

- 1 Anästhesist
- 1 Instrumentenschwester
- 1 „Springer" (hilft dem Anästhesisten bei der Narkose, dem Untersucher beim Bronchographieren, usw.)
- 1 Narkosegerät
- 1 Beatmungsautomatik (Injektomat).

Die schon erhebliche zeitliche Belastung der Anästhesisten durch die tägliche Routine erschwert die Planung für eine Untersuchung mit dem starren Bronchoskop: Man muß Anmeldefristen und Wartezeiten in Kauf nehmen. Negativ wirken sich auch wirtschaftliche Faktoren aus: das Gehalt des Anästhesisten, das zusätzliche Hilfspersonal, die Kosten der Narkose- und Beatmungsgeräte. Die zusätzliche Belastung des Patienten bedingen vorzugsweise zwei Faktoren: die Möglichkeit der Traumata durch das rigide Bronchoskop (z. B. Zahnverlust) und das Narkoserisiko (Lukomsky et al. 1981).

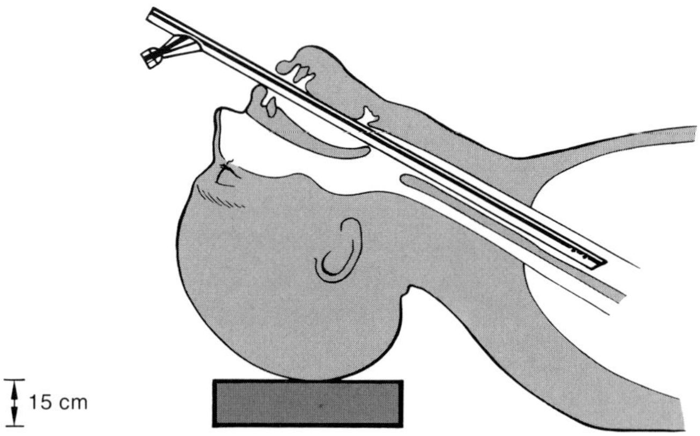

Abb. 32. Starre Bronchoskopie. Wegen der sehr unbequemen Stellung ist sowohl für Patient als auch für Operateur die Durchführung in Vollnarkose wesentlich einfacher

4.2 Vergleichbarkeit der starren und flexiblen Bronchoskopie

Durch entscheidende Verbesserungen des Bronchofiberskopes, insbesondere seiner optischen und bioptischen Möglichkeiten gelten heute bei zahlreichen klinischen Indikationen beide Systeme als in etwa gleichwertig. In diesen Fällen dürften allerdings zunehmend, auch wegen der eben besprochenen Nachteile des starren Bronchoskopes, Untersuchungen mit dem flexiblen Gerät bevorzugt werden.

4.2.1 Zentrale Tumoren

Die Abklärung zentraler, makroskopisch tumorverdächtiger Befunde kann mit beiden Geräten erfolgen. Bei 90 Untersuchungen mit makroskopisch direkten Tumorzeichen ergab die Bronchofiberskopie 72 (80%) feingeweblich positive und 8 (9%) zytologisch stark verdächtige Befunde (Papanicolaou IV), während nur 10 (11%) tumornegativ waren (Untersuchungen Ruhrlandklinik 1.1.–31.7.1981, erste Veröffentlichung hier). Auch bei der diagnostisch schwierigen Morphologie von Tumoren nach Chemo- und/oder Radiotherapie konnte bronchofiberskopisch eine diagnostische Treffsicherheit von 87% (21/24) erzielt werden (Nakhosteen u. Niederle 1983). Vergleichbar dürften die Ergebnisse mit dem rigiden Bronchoskop sein.

4.2.2 Bronchographie

Durch die Auskleidung des Instrumentierkanals der Bronchofiberskope mit neuen Materialien ist es jetzt möglich, Kontrastmittel unter Umgehung aufwendiger Katheter und Führungsdrähte unmittelbar durch den PE-Kanal in das Bronchialsystem einzubringen (s. Kap. *11*). In Vollnarkose kann entweder durch den Métras-Katheter oder nach Umintubation durch den Carlens-Tubus die Kontrastmitteldarstellung erfolgen. Vergleichende Aufnahmen sind im Bronchographie-Kapitel reproduziert.

4.2.3 Katheterung

Die Katheterbiopsie peripherer Lungenherde im Rahmen einer Narkosebeatmungsbronchoskopie wurde 1959 von Friedel (Friedel 1961 a, b entwickelt). Sie hat das Ziel, röntgenologisch verdächtige Lungenverschattungen durch endoskopische Materialentnahmen einer histologischen Diagnosesicherung zuzuführen. Ergebnisse dieser Methode bei 817 Patienten mit peripheren Lungentumoren wurden von Wetzer 1981 mitgeteilt: bei 570 (69,8%) ergab die histologische Untersuchung der Katheterbiopsie die Diagnose eines Bronchialkarzinoms. Die Trefferquote erhöhte sich auf 76% in den jüngsten Ergebnissen dieser Arbeitsgruppe. Die spezielle Anwendung dieser Methode zur Sekretgewinnung aus der Peripherie bei Tuberkuloseverdacht nannte Maassen die „Segmentsondierung" (1969 a, b). Die Entwicklung des Führungsinstrumentes von Maassen (1974, 1976), mit dem ein modifizierter 8 Charr Herzkatheter besser gelenkt werden kann, führte zu einer Erhöhung der Trefferquote. Allerdings fiel die Treffsicherheit durch eine spätere Modifizierung der Firma Storz (7 Charr Katheter) wieder ab. Parallel zu diesen Entwicklungen verbesserte Atay die zytologische Diagnostik des Kathetermaterials (Worch et al. 1981), so daß relevante Ergebnisse bei bis zu 80% der untersuchten Patienten erzielt werden können.
Die in den späten 70er Jahren entwickelten großkanaligen Bronchofiberskope, durch deren Instrumentierkanäle der 7 Charr Katheter paßte, machten die Untersuchung peripherer Herde mittels bronchofiberskopischer Katheterung möglich. In der Ruhrlandklinik (1. 1.–31. 7. 1981) erbrachten 234 während einer transnasalen Bronchofiberskopie vorgenommene Katheterungen eine endgültige Tumorsicherung in 108 Fällen, bei 71 ergab die Zytologie des entnommenen Gewebes einen als PAP V und bei 10 als PAP IV zu klassifizierenden Befund (insgesamt 81 aus 108 oder 75%).

4.2.4 Transbronchiale Punktion (früher perbronchiale Punktion)

Die perbronchiale oder paratracheale Feinnadelsaugbiopsie mittels des starren Bronchoskopes wurde erstmalig von Schieppati 1949 (zitiert nach Loddenkemper et al. 1981) im Ausland und in Deutschland von Brandt 1955 beschrieben. Die Gruppe um Brandt verfügt über eine sehr große Erfahrung – so wurden im Rahmen rigider bronchoskopischer Untersuchungen der letzten 30 Jahre über 9 000 Patienten punktiert. Eine 1978 durchgeführte repräsentative Studie bei 318 Patienten mit Tumoren ergab eine Gesamttreffsicherheit von 23%; bei 120 Sarkoidosen um 63% im Stadium I, um 31% im Stadium II und von 10% im Stadium III (Loddenkemper et al. 1981).
Eine flexible Nadel (Einzelheiten s. Kap. 8) fand zunächst bei der bronchofiberskopischen intramuralen Injektion von BCG-CWS (Ogawa 1978) Anwendung. Modifikation dieser Nadel durch Oho et al. (1979); Kato et al. (1981) und Nakhosteen et al. (1982) ermöglichten ihre Benutzung auch bei der perbronchialen Punktion. Bisher sind allerdings wenige Patienten untersucht worden. So fand sich bei Bronchialkarzinomträgern mit Lymphknotenbefall ein positives Ergebnis in 7 von 17 (Wang u. Terry 1981), 14 von 18 (Kato et al. 1981) und 5 von 21 (Nakhosteen et al. 1982) Erkrankten. Über Patienten mit Sarkoidose liegen bisher keine Untersuchungen vor.

4.2.5 Kontrollbiopsien zentraler neoplastischer Prozesse bei negativem Vorbefund

Bleibt bei zentralen endobronchialen Veränderungen trotz ausreichender bronchofiberskopischer Biopsiezahl – als optimal gelten vier Probeentnahmen aus einem Tumor – die Histozytologie negativ, sollte eine Kontrolluntersuchung mit dem rigiden Bronchoskop vorgenommen werden. Das gleiche gilt aber auch vice versa: Bei negativem Befund nach starrer Bronchoskopie ist die bronchofiberskopische Kontrolle indiziert. Gelegentlich findet man Tumoren, deren Oberfläche durch nekrotisches oder entzündliches Gewebe so massiv belegt ist, daß nur die starre Zange den Tumor erreicht. Als Alternative bietet die durch das Bronchofiberskop eingebrachte flexible Nadel die Möglichkeit, dickere Nekroseschichten zu penetrieren und den Tumor zu erreichen.

4.2.6 Intubation nicht möglich

Sehr selten kann ein Patient wegen reflektorischen Stimmbandverschlusses mit dem flexiblen Endoskop nicht intubiert werden. Etwas häufiger sind Patienten wegen eines sehr kurzen Nackens bei HWS-Lordose mit dem rigiden Instrument nicht intubierbar. In diesen Fällen ist die Alternativmethode immer indiziert.

4.2.7 Endoskopische Dokumentation

Entsprechend den physikalischen Gesetzen kann die optische Resolution von Fiberglassystemen diejenige von starren Hopkins Optiken nicht erreichen (vgl. Stradling). Die ständige Verbesserung der Leiteigenschaften der einzelnen Glasfaser bei Verkleinerung ihres Durchmessers und damit Möglichkeit der Vermehrung ihrer Anzahl in dem jeweils vorgegebenen Durchmesser, haben jedoch zu sehr guten Dokumentationsmöglichkeiten der flexiblen Geräte geführt. Sie können im besten Fall bis zu 95% der Resolution von 0°-Optiken starrer Systeme betragen. Als Beispiel mögen die Aufnahmen dieses Buches, fast ausschließlich mit dem BF 6C von Olympus angefertigt, dienen.

4.2.8 Zeitlicher Aufwand

Die Untersuchungsdauer hängt mehr von der Erfahrung des Untersuchers, als von der angewendeten Methode ab. In der Regel werden geübte Untersucher für beide Methoden in etwa die gleiche Zeit aufwenden müssen.

4.2.9 Fremdkörperentfernung bei Erwachsenen

Durch die Entwicklung von Greif- und Fanginstrumenten, die mittels Bronchofiberskop angewendet werden können, ergibt sich bei Erwachsenen zunehmend die Indikation der fiberoptischen Fremdkörperentfernung in Lokalanästhesie. Die Autoren haben kleinere und größere Fremdkörper sowohl aus den zentralen als auch peripheren Segmenten durch Anwendung flexibler Techniken entfernt – siehe z. B. vorderen Einband: Ein Molarzahn, der unter Anwendung der flexiblen Fremdkörperzange aus dem Zwischenbronchus einer 19jährigen Frau extrahiert wurde. Die Entscheidung über die

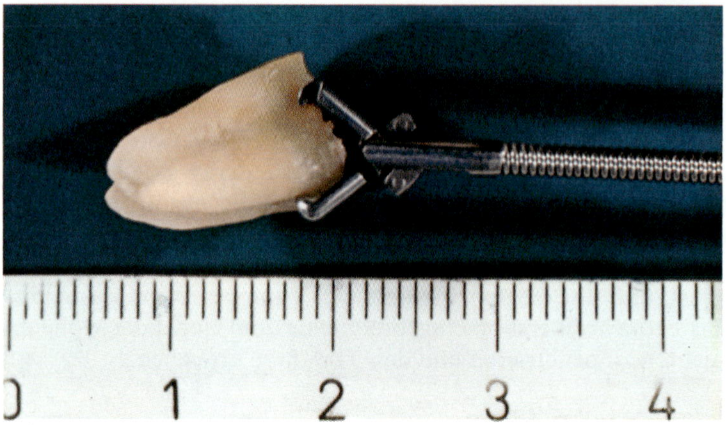

Abb. 33. Fremdkörperentfernung. Ein 1,5 cm langer Zahn, der aus dem Zwischenbronchus einer jungen Frau mit der flexiblen Fremdkörperzange entfernt wurde

Verwendung starrer oder flexibler Systeme für diese Indikation wird vor allem von der Erfahrung des Untersuchers abhängen; prinzipielle Vorteile des einen gegenüber dem anderen Verfahren gibt es jedoch nicht (vgl. 4.1.2; ***Abb. 33***).
Obwohl Erwachsene mit Fremdkörperaspiration häufig symptomatisch sind, kommen immer wieder Patienten zur Vorstellung, bei denen ein relativ langes symptomfreies Intervall besteht (Casson u. Guy 1987).

4.3 Bronchoskopie mit dem flexiblen Bronchoskop

Neben klinischen Situationen, die weiterhin eine Untersuchung mit dem starren Bronchoskop notwendig machen, haben sich in den letzten Jahren auch eindeutige Indikationen für die flexible Bronchoskopie erarbeiten lassen.

4.3.1 Intensivmedizin

Zur therapeutischen Bronchiallavage, der Lageprüfung endotrachealer Tuben, der Stumpfkontrollen nach Lungenresektion und der Instillation von Medikamenten, ist das Bronchofiberskop von der Intensivstation kaum noch wegzudenken.
Die schon 1978 beschriebene Methode der bronchofiberskopischen Lavage mit anschließender Salbutamolinstillation bei exazerbierten und schwer beherrschbaren chronischen Atemwegserkrankungen (Nakhosteen 1978c, d) hat sich mittlerweile so bewährt, daß sie zu einer bronchofiberskopischen Standarduntersuchung geworden ist.

4.3.2 Beurteilung der Atemwegsdynamik

Eine Atemweginstabilität zeigt sich am besten beim wachen und kooperativen Patienten. Mittels Bronchofiberskop wird die dynamische Bewegung der Trachealknorpel und der Pars membranacea während verschiedener Atemmanöver beobachtet.

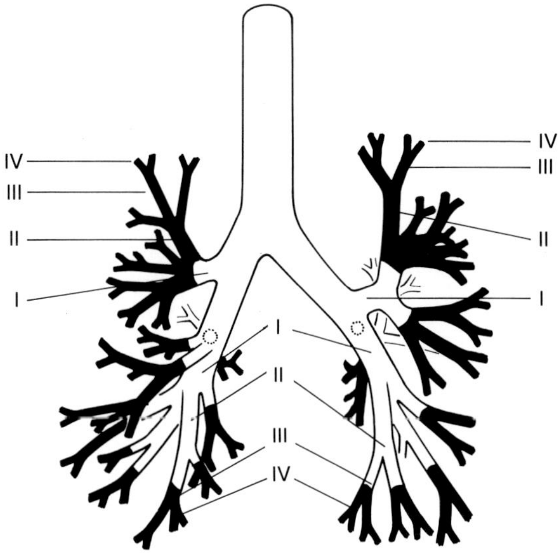

Abb. 34. Einsehbereiche rigider *(hell)* und flexibler *(dunkel)* Bronchoskope (römische Zahlen entsprechend Segmentordnungen)

4.3.3 Beurteilung und Biopsien pathologischer Veränderungen der Bronchien III. bis VIII. Ordnung

Wie ***Abb. 34*** zeigt, reicht der Einsehbereich des flexiblen Bronchoskopes bis zu den Bronchien VIII. Ordnung. Dies bedeutet besonders in den Bronchien der Oberlappen, daß Zangen, Katheter und flexible Nadeln an etwaige Biopsiestellen besser herangeführt werden können so daß die Diagnosequoten höher werden (Webb u. Clarke 1980). Das „Baby-Scope" eröffnet hier neue Horizonte.

4.3.4 Endoskopische Therapiekontrollen inoperabler Bronchialkarzinome

Die sehr geringe Belastung des Erkrankten ermöglicht regelmäßige ambulante Kontrolluntersuchungen zur möglichst exakten Definition des Therapieerfolges (Niederle et al. 1981 a, b; Nakhosteen u. Niederle 1983). Kontrollen bei bisher 64 Patienten mit klinischer und röntgenologischer Vollremission ließen endoskopisch und zytohistologisch einen Resttumor bei 18% der Erkrankten erkennen, so daß weitere therapeutische Maßnahmen notwendig wurden.

4.3.5 Bronchoskopien bei nicht narkosefähigen Patienten

Die geringe kardiorespiratorische Belastung des Erkrankten durch die Bronchofiberskopie ermöglicht ihren Einsatz auch bei vital gefährdeten Patienten.
Diese geringe Belastung des Patienten ist der Hauptgrund, daß die Bronchofiberskopie bei *allen* Indikationen angewendet werden soll, in denen das rigide Instrument nicht absolut indiziert ist (s. 4.1.1–4.1.9). Hinzu kommen die schon oben ausgeführten wirtschaftlichen Faktoren, denen besonders bei der Einrichtung neuer Abteilungen eine

große Bedeutung zukommen dürfte. Gegenüber diesen regelmäßig anfallenden finanziellen Belastungen kommt der höheren Reparaturbedürftigkeit flexibler Systeme nur eine geringe Bedeutung zu.

4.3.6 Hämoptoe

Ist die Hämoptoe, wie früher behauptet, eine absolute Indikation zur Bronchoskopie? Die Frage wird in der Literatur ausgiebig unterschiedlich beantwortet. In einer Serie von 45 Patienten mit Hämoptoe und negativem Röntgenthoraxbefund, die über 3 Jahre kontrolliert wurden und sowohl aus Rauchern als auch aus Nichtrauchern bestanden, wurde kein Bronchialkarzinom entdeckt (Heimer et al. 1985). Die Autoren äußern die Meinung, daß die Routinebronchoskopie bei einer Hämoptoe ohne röntgenologisch faßbaren Befund nicht angezeigt ist. Adelman et al. (1985) verfolgten eine Gruppe von 67 Patienten mit Hämoptoe und normalen Röntgenthoraxuntersuchungen sowie negativer Bronchofiberskopie über 38 Monate. Die Autoren kamen zu der Schlußfolgerung, daß die fiberoptische Bronchoskopie eine spezifische Ursache von Hämoptoe mit Sicherheit ausschließen kann und daß solche Patienten eine recht gute Prognose haben. Obwohl die Bronchoskopie bei Hämoptoe häufig nicht diagnostisch ist, stellte Gong (1983) mittels dieses Verfahrens bei 6 von 34 Patienten ein Bronchialkarzinom fest. Andererseits konnte durch Bronchographie die Diagnose einer Hämoptoe (Bronchiektasie) bei 11 von 96 Patienten, die von Jones et al. (1985) untersucht worden waren, festgestellt werden. Nach Meinung der Autoren und anderer (Jackson et al. 1985; Poe et al. 1988) muß die Frage differenziert beantwortet werden. Weist der Patient Risiken für ein Bronchialkarzinom auf (über 40 Jahre, Jackson et al., oder über 50 Jahre, Poe et al.; Raucher und/oder Blutung über 30 ml/Tag und länger als eine Woche), so ist eine Bronchoskopie unbedingt indiziert. Besteht keiner dieser Risikofaktoren, kann eine abwartende Haltung eingenommen werden.

4.3.7 Das okkulte Karzinom

Eine besondere Anwendung des flexiblen Bronchoskops, z. T. sogar in Vollnarkose, stellt die Suche nach einem okkulten Tumor bei positiven Sputum- oder negativen radiologischen Befunden dar. Die Arbeitsgruppe von Fontana (Mayo Lung Project) konnte bei allen 54 Patienten einen röntgenologisch okkulten Tumor lokalisieren. Von den operierten Patienten betrug die Fünfjahresüberlebensrate 90% (Cortese et al. 1983).

4.4 Kombinierte starre und flexible Bronchoskopie

Nach eigenen Erfahrungen ist es nicht zweckmäßig, das flexible Bronchoskop durch ein starres zu schieben, da ein großer Teil der Flexibilität, und damit der Manövrierfähigkeit des Bronchofiberskopes verloren geht. Darüber hinaus wird der Patient den Risiken der Vollnarkose und den mechanischen Belastungen des starren Systems ausgesetzt. Die Kombination erscheint nur dann sinnvoll, wenn Untersucher mit langjährigen Erfahrungen mit dem starren Bronchoskop unter Beibehaltung dieser Methode das flexible Instrument für mehr peripher liegende Veränderungen zu Hilfe nehmen.

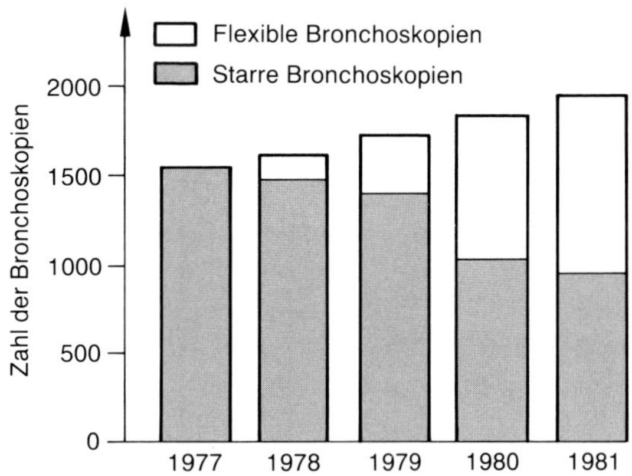

Abb. 35. Zahlenmäßige Verteilung starrer und flexibler Bronchoskopien an der Ruhrlandklinik Essen (BRD) von 1977 bis 1981; dagegen beträgt der prozentuale Anteil starrer gegenüber flexiblen Bronchoskopien in der Augusta-Krankenanstalt z. Z. (1989) 5%

4.5 Untersuchungsergebnisse flexibler und starrer Instrumente

Unter Einbeziehung der Angaben aus der Literatur und den Befunden eines Teils des Untersuchungsgutes der Ruhrlandklinik, Essen, BRD, werden im folgenden Indikationen und Ergebnisse starrer und flexibler Bronchoskopien dargestellt. In der Zeit vom 1. 1.–31. 7. 1981 fanden in der Ruhrlandklinik insgesamt 1 097 endoskopische Untersuchungen statt, 120 waren aus verschiedenen Gründen – in der Regel unvollständige Dokumentationen – nicht auswertbar. Von den restlichen 979 Untersuchungen wurden 406 oder 41,5% mit dem flexiblen System durchgeführt.
Hinzu kamen noch etwa 150 therapeutische bronchofiberskopische Lavagen, die auf der Intensivstation vorgenommen wurden. Das Verhältnis von flexiblen zu starren Untersuchungen im Laufe der Jahre 1977–1981 zeigt ***Abb. 35***.

4.5.1 Indikationen zur Bronchoskopie

Die häufigste Indikation stellt der röntgenologische Verdacht auf ein Bronchialkarzinom dar. Eine genaue Unterteilung nach röntgenologischen, klinischen und therapeutischen Indikationen ist aus ***Tabelle 3*** ersichtlich.

4.5.2 Tumorendifferenzierung, Geschlechts- und Altersverteilung

Entweder durch Bronchoskopie, Mediastinoskopie oder Operation wurden 1981 in der Ruhrlandklinik insgesamt 228 Tumoren diagnostiziert, 32 (14%) bei Frauen und 196 (86%) bei Männern. Von insgesamt 217 untersuchten Patientinnen wiesen in der Altersgruppe über 41 Jahre 27 (12,4%) Tumoren auf, in der Altersgruppe zwischen 31 und 40 Jahren (***Abb. 36***) fanden sich Tumoren ebenso oft wie bei Männern (5 von insgesamt 10 Tumoren). Der jüngste war ein 27jähriger Mann mit einem Plattenepithelkarzinom.

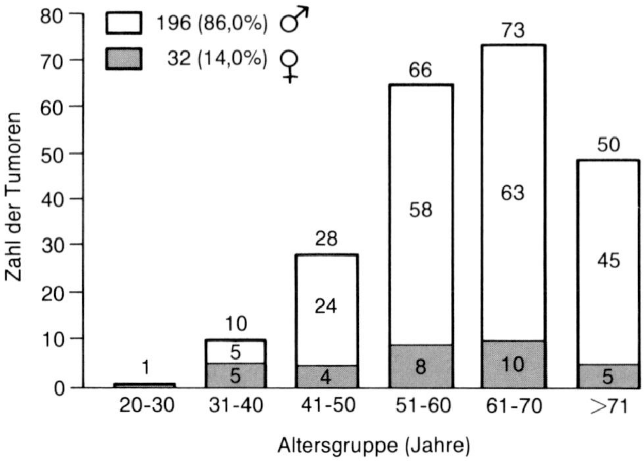

Abb. 36. Alters- und Geschlechtsverteilung von 228 Lungentumoren

Die Tumordiagnosen der weiblichen Patienten sind in ***Tabelle 4*** zusammengestellt, die der männlichen in ***Tabelle 5***.

4.5.3 Ergebnisse

Notwendigkeit und Wert der flexiblen und starren Bronchoskopie sollen auf dem Boden einer retrospektiven Analyse flexibler Untersuchungen der Ruhrlandklinik (1.1.–31.7.1981) mit vergleichbaren Ergebnissen rigider Bronchoskopien aus der Literatur besprochen werden. Bewertungskriterien sind:

a) Histozytologische Ergebnisse bei endoskopisch sichtbaren Tumoren,
b) zusätzliche Befunde nach Katheterung und gegebenenfalls Nadelsaugpunktionen,
c) Komplikationen.

Bei der vergleichenden statistischen Auswertung der diagnostizierten Tumoren in der Ruhrlandklinik 1981 sowie in der Augusta-Kranken-Anstalt 1988 (***Tabellen 4*** und ***5***) fällt vor allem auf, daß der Prozentsatz der Patientinnen von 14 auf 18% ansteigt.

4.5.3.1 Ergiebigkeit bei sichtbaren Tumoren

„Sichtbare Tumoren" mußten makroskopisch eindeutig beschreibbar sein, z.B. „blumenkohlartige, höckrige Schleimhaut", „tumoröse Masse", „eindeutiges Tumorgewebe". 90 solcher Befunde fanden sich nach fiberoptischen Untersuchungen. Die feingeweblichen Befunde sind in ***Tabelle 6*** zusammengefaßt.
Diese Ergebnisse lassen erkennen, daß bei zentralen Tumoren die flexible Bronchoskopie nicht eine Ergänzung, sondern eine Alternative – ja u.U. sogar einen Ersatz – der starren Bronchoskopie darstellen kann. Norris (1948), Sommer et al. (1958) und Oswald et al. (1971) erzielten mit dem starren Bronchoskop positive histologische Befunde in 71, 61 bzw. 50%. Zur Treffsicherheit starrer und flexibler Bronchoskope durch Chirurgen konnten Ashraf et al. (1983) in einer prospektiven Studie demonstrieren, daß bei

Tabelle 3. Indikationen zu bronchologischen Untersuchungen

		n	[%]
Röntgenologisch n=740	Zentrale Verdichtung	281	28,70
	Rundherd	101	10,31
	Tuberkulose	84	8,58
	„Tumorausschluß"	57	5,82
	Bronchiektasen	63	6,43
	Sarkoidose	22	2,24
	Erguß	21	2,14
	Pneumonie	25	2,55
	Atelektase	18	1,83
	„Hilusverdichtung"	12	1,22
	Tb-Kaverne/TU	13	1,32
	Lungenfibrose	10	1,02
	Differenzphänomene (Interkost. Raum, Zwerchfell, Mediastinum)	4	0,41
	Andere	29	2,96
Klinisch n=127	Hämoptoe	41	4,18
	Husten, Dyspnoe	34	3,47
	Asthma	26	2,65
	Trachealstenose	15	1,53
	Atemwegdynamik	11	1,12
Therapeutisch n=112	Lavage[a] und Therapiekontrolle	71	7,25
	inoperable Karzinome	37	3,77
	Tumorabtragung	4	0,41
		979	100,00

[a] Die Zahl beinhaltet nicht über 150 therapeutische Lavagen, die während des 7monatigen Untersuchungszeitraums auf der Intensivstation durchgeführt wurden.

Tabelle 4. Lungentumoren

	Bei 32 Patientinnen der Ruhrlandklinik (1981)		Bei 27 Patientinnen des Augusta-Lehrkrankenhauses (1988)	
	n	[%]	n	[%]
Undifferenzierte Karzinome				
Kleinzellig (Oat cell)	4	13	5	19
Polymorph	1	3	1	1
Großzellig	1	3	–	–
Differenzierte Karzinome				
Plattenepithel	12	37	9	33
Adeno (Metastasen?)	6	19	8	30
Pleuramesotheliom	2	6	–	–
Lipofibrochondrom	3	10	–	–
Broncho-alveolär	1	3	–	–
Rhabdomyosarkom	1	3	–	–
„Tumor"	1	3	4	15
Gesamt	32	100	27	100

Tabelle 5. Lungentumoren

	Bei 196 Patienten der Ruhrlandklinik (1981)		Bei 121 Patienten des Augusta-Lehrkrankenhauses (1988)	
	n	[%]	n	[%]
Undifferenzierte Karzinome				
Kleinzellig (Oat cell)	28	14,2	21	17
Großzellig	11	5,6	–	–
Undifferenziert	3	1,5	–	–
Solide	2	1,0	–	–
Polymorph	1	0,5	–	–
Differenzierte Karzinome				
Plattenepithel	95	48,5	54	46
Adeno	17	8,6	26	22
„Mischtumoren“ [a]	13	6,6	5	4
Pleuramesotheliom	4	2,0	–	–
Broncho-alveolär	2	1,0	–	–
Weitere Neoplasien				
Tumor (nicht weiter differenziert)	8	4,0	–	–
Metastasen/Lymphangitis	8	4,0	–	–
Andere Tumoren	4	2,0	15	13
Gesamt	196	100,0	121	100

[a] Bei den „Mischtumoren“ stimmten zytologische und histologische Diagnose nicht überein. In den meisten Fällen (11 und 13) ergaben sich aus den Diskrepanzen keine therapeutischen Folgen, zweimal wurde jedoch sowohl die Diagnose kleinzelliges als auch Plattenepithelkarzinom gestellt.

Tabelle 6. Histologische Ergebnisse endoskopisch sichtbarer Tumoren

	Makroskopisch positiv	Histologisch positiv	PAP IV
Bronchofiberskopie	90 (100%)	72 (80%)	8 (8,9%)
Starre Bronchoskopie [a]	164 (100%)	83 (51%)	–

[a] Webb u. Clarke (1980).

sichtbaren zentralen Tumoren eine Treffsicherheit von 73% mit dem flexiblen und ebenfalls 73% mit dem starren Bronchoskop erreicht werden kann.
Demgegenüber konnte trotz diagnostischer Schwierigkeiten wegen der alterierten Tumormorphologie nach Radio- und/oder Chemotherapie fiberskopisch eine diagnostische Trefferquote von 87% (21 von 24) erzielt werden (Nakhosteen u. Niederle 1983).
In Anbetracht dieser Ergebnisse scheint die oft wiederholte Behauptung, daß die „starre Bronchoskopie jedoch für die zentralen Aufgaben entscheidend bleibt“ (Blaha u. Cujnik 1980) einer Korrektur zu bedürfen. Bei den heutigen bioptischen Möglichkeiten sollte unter Anwendung flexibler Geräte eine diagnostische Treffsicherheit von über 90% bei sichtbaren Tumoren verlangt werden.

Tabelle 7. Komplikationen nach flexibler und starrer Bronchoskopie

Bronchofiberskopie		Spezielle Maßnahmen
Gesamtuntersuchungen	406[a]	
Mantelpneumothorax bei Mittellappen TB	1	Beobachtung
Mittelschwere Blutung nach Tumorbiopsie (Hauptbronchus)	1	Umlagerung, Kreislaufunterstützung
Trachealverlegung nach PE aus tumoröser Stenose	1	Umintubation mit starrem Skop
Insgesamt:	3 (0,7%)	
Starre Bronchoskopie		
Gesamtuntersuchungen	3449[b]	
Leichte Komplikationen	125	
Schwere Komplikationen	48	
Insgesamt:	173 (5,0%)	

[a] Ruhrlandklinik 1.1.–31.7.1981.
[b] Lukomsky et al. (1981).

4.5.3.2 Katheterung

Wie schon erwähnt (s. 4.2.3), erbrachte die Katheterung mittels Bronchofiberskop eine Gesamttreffsicherheit von 75% (81 von 108) – eine Quote, die fast identisch mit Ergebnissen der rigiden Bronchoskopiekatheterung ist (Wetzer 1981).

4.5.4 Komplikationen

Die einzige gravierende Komplikation bei der flexiblen Bronchoskopie entstand durch Probeentnahme aus einem fortgeschrittenen Trachealtumor (***Tabelle** 7*). Die insgesamt leichte Blutung führte zu einer Verlegung des engen Tracheallumens und machte eine Umintubation notwendig. Dieser Fall belegt, daß bei einem fortgeschrittenen Trachealtumor eine solche Probeentnahme nur mittels des starren Bronchoskopes erfolgen darf.
Betrachtet man die Summe der schweren und leichten Komplikationen beider Methoden, so fällt die statistisch signifikant höhere Komplikationsrate ($P < 0{,}01$) bei der starren Bronchoskopie auf, obwohl die Erfahrungen von Lukomsky et al. (1981) mit dieser Untersuchungsmethode sehr groß sind.

4.5.5 Abschließende Bemerkungen

Hohe Treffsicherheit bei der Diagnose von Bronchialkarzinomen, geringer personeller und materieller Aufwand, geringe Patientenbelastung und niedrigere Komplikationsrate machen die Bronchofiberskopie zur Methode der Wahl bei über 90% aller bronchologischen Eingriffe. Die Indikationen zur starren Bronchoskopie – hauptsächlich die Dehnung von Trachealstenosen, endoskopische Tumor- und Granulomabtragung, pädiatrische Bronchoskopie und Fremdkörperentfernung – sind jedoch in der Regel von vitaler Bedeutung. Es gilt also weiterhin das Zitat „der beste Endoskopist ist der, der beide Methoden gut beherrscht" (Eden 1981).

Die sachgerechte Durchführung der therapeutischen Eingriffe mit dem rigiden Bronchoskop stellt sowohl an den Untersucher, das Personal und die apparative Einrichtung sehr hohe Anforderungen. Deswegen empfiehlt es sich, solche Untersuchungen nur in speziell ausgestatteten Kliniken durchführen zu lassen.

5 Vorbeugung und Behandlung von Komplikationen

5.1 Vorbeugung von Komplikationen

Die Bronchofiberskopie ist eine so wenig belastende Untersuchung, so daß die Indikation gelegentlich zu großzügig gestellt wird. Daher stellen die Einhaltung einer strengen Indikationsstellung sowie relativ starre Vorsichtsmaßnahmen die Voraussetzungen für eine Aufrechterhaltung des bisherigen niedrigen Komplikationsniveaus dar. Bei schwerkranken Patienten muß immer die Frage der *therapeutischen Konsequenzen* gestellt werden; fehlt diese, ist die Indikationsstellung zu überprüfen.

5.1.1 Kontraindikationen

Kontraindiziert sind bronchofiberskopische Untersuchungen nach *frischem Herzinfarkt, manifester respiratorischer oder schwerer kardialer Dekompensation oder bei einem* pO_2 *unter 50 mm Hg und/oder* pCO_2 *über 50 mm Hg*. Anders ist bei diesen Patienten eine therapeutische Lavage ggf. mit Sekretgewinnung einzuschätzen, da der Eingriff zu einer symptomatischen Besserung führen soll. Bieten diese Patienten klinische, röntgenologische oder blutgasanalytische Zeichen einer Schleimretention, kann eine therapeutische Lavage unter Sauerstoffgabe durchgeführt werden. Bei Kindern und auch unkooperativen Erwachsenen ist die Endoskopie in Lokalanaestesie kontraindiziert.

5.1.2 Große Blutungsgefahr

Bestimmte Patientengruppen neigen zu Blutungen nach Biopsien: Zu ihnen gehören insbesondere solche mit einer Urämie oder Anämie, Patienten unter immunsuppressiver Therapie und – besonders wichtig – mit einer hämorrhagischen Diathese. Eine transbronchiale Biopsie ist hier besonders gefährlich. Nach Störungen der Blutgerinnung muß immer gefragt werden. Ein *Quick-Wert* über 60% ist Voraussetzung für eine Probeentnahme. Die Vorbeugung gegen Blutung ist aber nicht nur auf die Identifizierung gefährdeter Patientengruppen beschränkt. Folgende Tumoren dürfen bronchofiberskopisch *nicht biopsiert* werden:

- Adenome
- fortgeschrittener Trachealtumor

Darüber hinaus sollen vor einer Probeexzision eines sichtbaren Tumors 4 ml einer verdünnten Noradrenalinlösung unmittelbar am Tumor instilliert werden (1 ml einer 1:1000 Lösung Arterenol auf 10 ml mit physiologischer Kochsalzlösung verdünnt). Auch vor transbronchialen Gewebeentnahmen – ob vom Lungenparenchym oder von einem peripheren Herd – sollten in das betroffene Segment 4 ml dieser Lösung eingebracht werden. Noradrenalin, als klassischer α-Rezeptorstimulator, bewirkt eine Gefäßengstellung und vermindert so die Blutungsneigung nach Probeentnahmen.

5.1.3 Asthmatiker

Aufschluß über den respiratorischen Zustand geben zunächst die Anamnese, danach gezielt die Ergebnisse der Lungenfunktionsprüfung. Besteht ein Bronchialasthma, muß die Prämedikation 50 mg Methylprednisolon beinhalten, intrabronchial *muß* zusätzlich Salbutamol (Sultanol) instilliert werden (15 Tropfen Sultanolinhalationslösung + 10 ml physiologische Kochsalzlösung in 2 ml-Portionen; Nakhosteen 1978 c, d). Seit der generellen Anwendung dieser prophylaktischen Maßnahmen während der Bronchofiberskopie – d. h. seit 1978 – wurde kein schwerer Bronchospasmus mehr beobachtet. Bis dahin war diese Komplikation ein zwar seltenes, aber gefürchtetes Ereignis (Suratt et al. 1976 b; Albertini et al. 1974; King 1973). Sahn u. Scoggin berichteten 1976 über drei schwere asthmatische Zwischenfälle, von denen einer tödlich endete.

5.1.4 Essen und Rauchen

Der Patient muß 10 h nüchtern gewesen sein – er darf also auch nicht geraucht haben. Gelegentlich kann es zu Erbrechen und damit zu einem Untersuchungsabbruch kommen. Außerdem führen die parasympathischen Reizeffekte einer Mahlzeit zu einer gesteigerten Schleimproduktion, die sowohl im Rachen wie auch endobronchial störend wirken kann.

Das Rauchen hat einen anderen Effekt: Die Hustenschwelle wird gesenkt. Dies ist besonders unangenehm bei Bronchitikern, die durch die Hustengewohnheit einerseits und die ständige Tabakrauchexposition andererseits eine erhöhte Hustenbereitschaft haben. Bei ihnen wird durch die unentbehrliche morgendliche Zigarette die Hustenschwelle noch zusätzlich vermindert. Erlauben es die Dringlichkeit und äußere Umstände, sollten diese Patienten einen neuen Untersuchungstermin bekommen. *Muß* die Untersuchung stattfinden, dann sollten nach einer 3stündigen Wartezeit und unter Berücksichtigung des respiratorischen Zustandes die volle Prämedikation (s. Prämedikation, Kap. 6) und zusätzlich Diazepam (um 3 mg) verabreicht werden, worauf die Bronchofiberskopie 30–45 min später unter Sauerstoffinsufflation vorgenommen werden kann. Hier gilt für die Prämedikation der allgemeine Hinweis: Je schlechter der klinische und kardiorespiratorische Zustand, desto weniger sollte verabreicht werden.

Ein *EKG-Monitor* ist nur dann notwendig, wenn stark ausgeprägte Herzrhythmusstörungen vorliegen.

5.1.5 Ist die routinemäßige Sauerstoffinsufflation notwendig?

Im angloamerikanischen Schrifttum sind einige Autoren (Dubrawski et al. 1975; Karetzky et al. 1974; Kleinholz et al. 1973) dieser Frage nachgegangen und haben festgestellt, daß der Sauerstoffpartialdruck um rund 20 mm Hg im Laufe einer Bronchoskopie abfällt. Aus diesem Grunde hat die Arbeitsgruppe für die Qualitätssicherung in der Bronchologie die generelle Sauerstoffinsufflation bei allen bronchoskopischen Untersuchungen in Lokalanästhesie empfohlen.

5.1.6 Lokalanästhesie

Der wichtigste Hinweis bezüglich der *Lokalanästhesie* ist, daß *Tetracain absolut kontraindiziert* ist. Fast alle lokalanästhesiebedingten Komplikationen, über die in großen Übersichtsarbeiten berichtet wurde, kamen durch die potente negativ inotrope und dromotrope Wirkung dieser Substanz zustande (Credle et al. 1974; Suratt et al. 1976). Aber auch eine *Lidocaingesamtdosis* –heute das Mittel der Wahl – *von 500 mg* darf nicht überschritten werden (Grimes u. Cates 1976).
Ruffels u. Gayles (1987) berichteten von einem tödlichen Bronchospasmus nach Lokalanästhesie mit Lidocain und schon vor Beginn der Bronchoskopie. Andererseits konnten Smith et al. (1985) bei 6 Patienten mit Lungentumoren und hepatischen Metastasen keine höhere Serumkonzentration von Lidocain im Vergleich zu Patienten ohne Lebermetastasen nach Verabreichung einer Gesamtdosis von 400 mg feststellen. Die Plasma-Lidocain-Konzentration korrelierte weniger mit der gesamten Lidocaindosis als mit der Menge, die intrabronchial verabreicht wurde. Sie kamen zu der Schlußfolgerung, daß Patienten mit Lebermetastasen bei Lungentumoren kein erhöhtes Risiko für toxische Lidocainnebenwirkungen aufweisen.

5.2 Intraoperative Komplikationen

5.2.1 Unstillbarer Husten

Diese Komplikation tritt bevorzugt bei stark rauchenden Bronchitikern auf (s. 5.1.4). Hat der Husten erst einmal angefangen, kann ein Circulus vitiosus ausgelöst werden. Infolge des zunehmenden Atemwegkollapses kann sich eine Zyanose entwickeln. Manchmal läßt sich dieser Teufelskreis durch Salbutamolinstillation durchbrechen. Bringt auch diese keine Beruhigung, soll die Untersuchung abgebrochen und zu einem späteren Termin unter optimalen Bedingungen wiederholt werden.

5.2.2 ZNS-Störungen als Folge einer Lidocainüberempfindlichkeit bei Patienten mit hepatischen oder kardialen Störungen

Sehr selten treten ZNS-Störungen wie Zuckungen und Zittern auf. Sie können durch die intravenöse Gabe von Diazepam häufig schnell durchbrochen werden.

5.2.3 Bronchospasmus

Selten kann sich trotz der o. g. Vorbeugung ein Bronchospasmus entwickeln, der aber fast nie ein bedrohliches Ausmaß annimmt. In solchen Situationen sollte man die restliche Salbutamollösung instillieren, die Untersuchung beenden und ggf. Aminophyllin 250–500 mg mittels Kurzinfusion (20 min) intravenös verabreichen. Postbronchoskopische Überwachung und O_2-Insufflation sind indiziert.

5.2.4 Blutung

Eine *leichte bis mäßige* Blutung kann durch wiederholte Arterenolinstillationen, ggf. abwechselnd mit physiologischer Kochsalzlösung (6–8 ml bis insgesamt 50 ml) unter ständigem Absaugen fast immer beherrscht werden. Diese Maßnahmen dienen der Schaffung guter Sichtverhältnisse sowie der Gefäßkonstriktion. Bei normaler körpereigener Gerinnung ist die Gefäßläsion innerhalb weniger Minuten durch ein Gerinnsel verschlossen.
Die *mäßige bis starke* Blutung ist ein dramatisches Ereignis, das zum Glück *unter Einhaltung der o.g. Vorbeugemaßnahmen* äußerst selten vorkommt. Zavala (1978) mußte bei seinen ersten 5000 Untersuchungen viermal wegen massiver Blutung umintubieren. Simon berichtete von insgesamt 7 schweren Blutungen bei 9878 Bronchofiberskopien; dreimal mußte mit dem rigiden Instrument umintubiert und tamponiert werden, viermal konnte durch Zavala's Keilmethode (s. u.) gestillt werden (persönliche Mitteilung 1982). Bei über 3000 Untersuchungen von Nakhosteen kam es nur 2mal zu einer schweren Blutung, die sich jeweils durch eine Kombination lokaler und allgemeiner Maßnahmen beherrschen ließ.

5.2.4.1 Lokalmaßnahmen

Sofortige Lagerung des Patienten auf die blutende Seite, so daß eine Ventilation durch die gesunde Seite noch möglich ist. Sog auf Maximum stellen, Spitze des Bronchoskopes in der blutenden Seite belassen, abwechselnd Arterenol- und Kochsalzlösung instillieren und absaugen. Ein verstopfter Instrumentierkanal wird meist schon durch die Instillation wieder durchgängig; gelingt dieses Manöver nicht, dann unter Beibehaltung eines maximalen Soges Gerät extubieren, reinigen, wieder intubieren und die blutende Seite absaugen.
Zavala berichtete über die Keilmethode 1978. Dabei wird die Spitze des Bronchofiberskopes in das blutende Segment eingeführt und dort durch einen maximalen Sog eingeklemmt. Der durch den Sog bedingte Kollaps des Segmentbronchus bewirkt eine Art Tamponade. Diese Methode läßt sich bei blutenden zentralen Tumoren nicht anwenden.

5.2.4.2 Allgemeinmaßnahmen

Anästhesiebereitschaft benachrichtigen, Kreislaufunterstützung durch Plasmaexpander, Kreuzblut abnehmen. Sedieren (Valium), Sauerstoffinsufflation auf 5 l/min erhöhen. Nach Kreislaufstabilisierung und bei ausreichender Ventilation kann der Patient auf die Intensivstation verlegt werden, wobei er ausreichend sediert wird und weiter auf der Seite der Blutung liegen bleibt.
Ist eine ausreichende Ventilation durch die Lokalmaßnahmen nicht erreichbar, dann muß eine Umintubation unter Vollnarkose mit dem rigiden Bronchoskop oder mit einem Carlens-Tubus vorgenommen werden, um eine ausreichende Ventilation zu gewährleisten.
Massive, persistierende Blutungen entstehen in der Regel durch die Biopsie eines aberrierenden arteriellen Gefäßes (z. B. einer Bronchialarterie bei Bronchiektasen). Im schlimmsten Fall kann eine Notthorakotomie mit Lappenresektion notwendig werden.

5.2.5 Komplikationen bei transbronchialen Biopsien (TBB)

In einer Übersicht über 2628 transbronchiale Biopsien von Herf et al. (1977) kamen Pneumothorax, Blutungen über 50 ml und Todesfälle in jeweils 5,5%, 1,3% und 0,2% vor. Von den 13 tödlichen Komplikationen entstanden 9 durch Blutungen, 8 hiervon bei pathologischen Blutgerinnungswerten. Ein Patient verstarb an einem Spannungspneumothorax. Er hatte einen zunächst kleinen Pneumothorax entwickelt, der 2 h nach der Bronchoskopie keine Progression aufwies. 6 bis 8 h nach dem Vorgang entwickelte er eine foudroyante respiratorische Dekompensation bei Spannungspneumothorax. Der Tod trat ein, ehe eine Drainage angelegt werden konnte. In 3 Fällen dieser Übersichtsarbeit war die Todesursache nicht zu eruieren gewesen (s. ***Tabelle 8***).
In einer Serie von 167 transbronchialen Biopsien beobachteten Hanson et al. (1976) in 2% schwere (über 100 ml) und 7% mäßige (zwischen 25 und 100 ml) Blutungen. 4% der Patienten entwickelten einen Pneumothorax. Schließlich sahen Cunningham et al. (1977) bei 79 Patienten mit Immundefekten und TBB in 20% Blutungen und in 19% einen Pneumothorax (s. ***Tabelle 8***).
Aus den oben erwähnten Arbeiten kann man schließen, daß gewisse Risikogruppen für die transbronchiale Biopsie existieren: fortgeschrittene Emphysematiker, stark respiratorisch Insuffiziente, Patienten mit Immundefekten, Azotämie oder mit einer hämorrhagischen Diathese. Die Indikation zur TBB bei diesen Gruppen muß daher sehr eng gestellt und die Untersuchung äußerst schonend vorgenommen werden – z. B. mittels Katheterung (s. 4.2.3).
Bei jeder TBB muß 3–4 h nach der Untersuchung eine *Thoraxübersichtsaufnahme im PA-Strahlengang und Expiration* zum Ausschluß eines Pneumothorax durchgeführt werden. Die Anweisungen hierfür gehören in den Verantwortungsbereich des Untersuchers; der hier vorgeschlagene Befundbogen erleichtert (und erinnert vielleicht auch an) diese Aufgabe. Wegen der potentiellen Gefahr eines Pneumothorax sollen ambulante TBBen nicht vorgenommen werden. Der Patient muß für eine Nacht unter stationärer Beobachtung bleiben. Hat sich ein sogenannter Mantelpneumothorax gebildet, genügt die Überwachung. Ist der Pneumothorax stärker ausgebildet, aber ohne Spannungssymptomatik, so kann man durch eine dünne Nadel perthorakal die Luft absaugen; häufig reicht diese Maßnahme aus und die Notwendigkeit einer Drainage entfällt. Zeigt

Tabelle 8. Komplikationen bei der transbronchialen Biopsie

Autor	Zahl der Untersuchungen	Blutungen [%] 100 ml	50 ml	25–100 ml	Pneumothorax [%]	Tödlich [%]
Koerner et al. (1975)	22	–	–	–	18	–
Feldman (1975)	30	–	–	–	23	–
Hanson et al. (1976)	164	2		7	4	–
Herf et al. (1977)[a]	2628		1,3		5,5	0,2
Cunningham et al. (1977)	79[b]		29[c]		19	–
Simpson et al. (1986)[d]	40000					

[a] Übersichtsarbeit.
[b] Immundefektpatienten (z. B. Nierentransplantierte, Morbus Hodgkin).
[c] Menge des Blutverlustes nicht angegeben.
[d] Einzelheiten s. Text.

der Pneumothorax zunehmende Tendenz, dann sollte selbstverständlich eine Drainage angelegt werden. *Patient und Überwachungspersonal müssen über evtl. Spannungssymptomatik jedoch eingehend informiert werden,* so daß sofort eingegriffen werden kann, sollte sich eine Spannung entwickeln.

Bei einer postalischen Befragung (Simpson et al. 1986) von 231 bronchoskopierenden Ärzten in Großbritannien, die gemeinsam jährlich über 40 000 Untersuchungen durchführten, benutzten 87% der Befragten nur flexible Bronchoskope. Sie gaben eine letale Komplikationsrate von 0,04% und schwere Komplikationen von 0,12% an. 53% benutzten eine Durchleuchtung bei der transbronchialen Biopsie, wobei Pneumothoraxe in 1,8% der Untersuchungen auftraten, gegenüber einer Häufigkeit von 2,9% bei den Kollegen, die ohne Durchleuchtungskontrolle arbeiteten.

5.2.6 Ist eine antibiotische Prophylaxe bei endokarditiserkrankten Patienten notwendig?

Die Arbeitsgruppe für Qualitätssicherung meint, daß bei Patienten mit Endokarditis, die bronchoskopiert werden, eine antibiotische Prophylaxe indiziert ist. Witte et al. (1986) bronchoskopierten 50 Patienten und führten eine transbronchiale Biopsie mit flexibler Nadelsaugpunktion und auch Bürstenentnahmen durch. Blut für Blutkulturen wurde 5 min und 30 min nach der Nadelsaugbiopsie entnommen und weiterhin bei einem Temperaturanstieg über 38 °C im Laufe der folgenden 24 h. Fünf Patienten (10%) entwickelten Temperaturen über 38 °C, aber bei keinem dieser Patienten wiesen die Kulturen positive Befunde auf. Die Autoren kommen zu der Folgerung, daß eine Antibiotikaprophylaxe nicht indiziert ist.

6 Transnasale Bronchofiberskopie

Die diagnostischen und therapeutischen Möglichkeiten der transnasalen Bronchofiberskopie sind mittlerweile ausführlich dokumentiert (Smiddy et al. 1971; Sackner 1975; MacDonald 1975; Fueter 1976; Clarke u. Knight 1977; Nakhosteen 1977, 1978c, 1979; Webb u. Clarke 1980). Smiddy et al. beschrieben die Untersuchungsmethode 1971, etwa ein Jahr nachdem Ikeda (1970) das Bronchofiberskop anläßlich eines Treffens der Amerikanischen Gesellschaft für Bronchoösophagologie vorgestellt hatte. Die Methode wurde von anderen Bronchoskopisten sehr rasch aufgenommen und stellte binnen weniger Monate die wohl populärste Methode für die Einführung des fiberoptischen Bronchoskopes dar (***Tabelle 9***).

Bei der Durchführung transnasaler Fiberbronchoskopien sollen aseptische Kautelen eingehalten werden.

6.1 Apparative und medikamentöse Vorbereitung

Der Untersuchungstisch muß eine Höhe von etwa 1 m haben. Da der Patient in halbschräger Lage untersucht wird (***Abb. 37***), sollte der Kopfteil mit einer Länge von etwa 90 cm verstellbar sein. Teure Endoskopietische sind nützlich, jedoch nicht unbedingt notwendig. Ein möglichst geräuscharmer und leistungsfähiger Sauger mit verstellbarem Sog muß vorhanden sein. Zwei Ablageflächen sind notwendig; 1. für drei Schalen mit jeweils 70%iger Seifenlösung, Alkohol und Wasser sowie das Fiberbronchoskop; 2. für die Instillationslösungen von 2- und 4%igem Lidocain sowie Kochsalz und ggf. weitere Medikamente zur Instillation. Sie können in einem Tisch kombiniert werden (***Abb. 38***).

Ein Sekretsammler zum Einschalten zwischen Fiberbronchoskop und Sauger nach Erreichen der intratrachealen Lage ist ebenfalls notwendig. Dessen Inhalt kann sowohl zy-

Tabelle 9. Intubationsrouten des Bronchofiberskopes bei 24521 Untersuchungen. (Credle et al. 1974)

Methode der Bronchoskopeinführung	n
Direkt transnasal	13218
Transnasal durch einen nasopharyngealen Tubus	1626
Durch einen Endotrachealtubus bei nichtbeatmeten Patienten	3482
Durch einen Endotrachealtubus bei beatmeten Patienten	2319
Transoral	1299
Durch ein starres Bronchoskop	2577

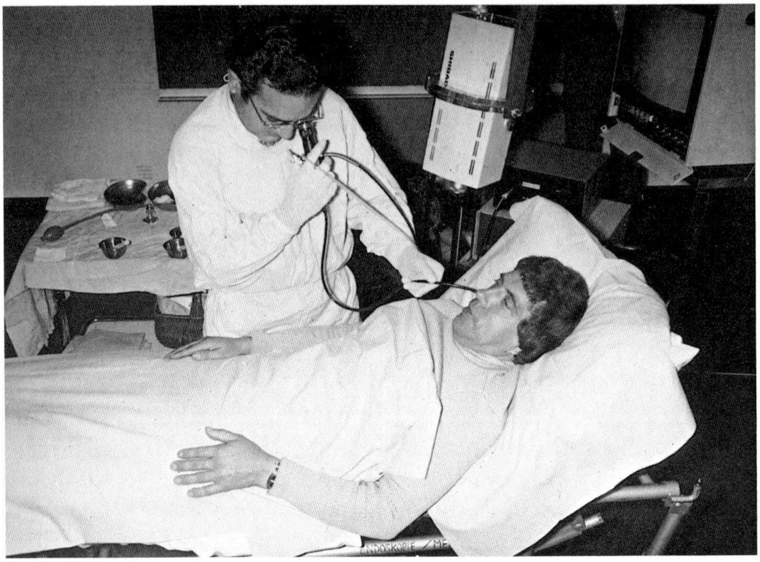

Abb. 37. Transnasale Bronchofiberskopie. Der Patient liegt in halbschräger Lage, dem Untersucher gegenüber

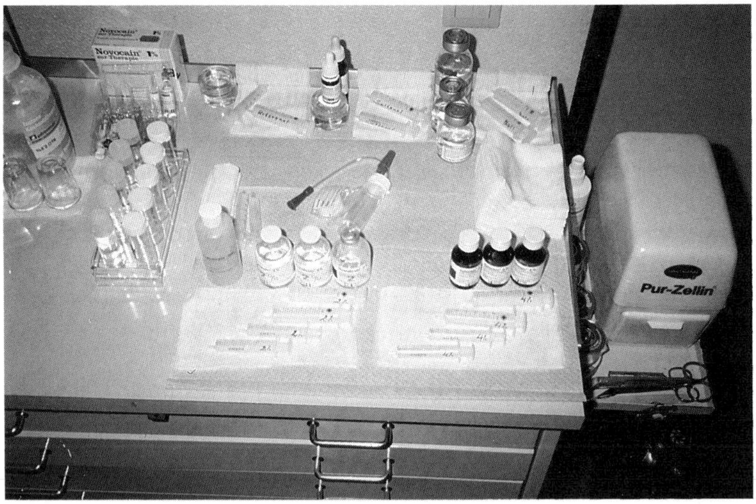

Abb. 38. Der Vorbereitungstisch, mit z. B. Lokalanästhetika, Noradrenalin, Salbutamol, Sekretfänger, Gleitgel

tologisch als auch bakteriologisch untersucht werden. Darüber hinaus sollten zwei Zerstäuber (Feix, Berlin) für die Applikation des Lokalanästhetikums vorhanden sein. Schließlich ist für die Verbindung zwischen Bronchoskop und Sauger bzw. Sekretsammler ein Kunststoffschlauch notwendig. Obwohl alle Bronchoskopiefirmen einen Schlauch mitliefern, ist die Sterilisation dieses Schlauches aufwendig und vor allem die Befreiung von zytologischem Material schwierig. Man sollte sich deswegen etwa 50 m

eines Polyäthylenschlauches mit einem Innendurchmesser von etwa 5 mm bestellen und bei jeder Untersuchung die benötigte Länge (100–150 cm) abschneiden und anschließend wegwerfen. Die Schlauchwand darf nicht zu dünn oder zu weich sein, da der Schlauch unter dem Sog kollabieren kann.
Die für die Bronchofiberskopie notwendigen Medikamente sind in folgender Übersicht zusammengestellt. – Ihre Anwendung wird im folgenden näher erläutert.

Wichtigste Medikamente für die Fiberbronchoskopie

1. Prämedikation (andere Kombinationen möglich)
Pethidin (Dolantin) 100 mg
Atropin 0,5-mg-Ampullen
Diazepam (Valium) 10-mg-Ampullen
Prednisolon (Soludecortin) 25-mg-Ampullen
Diphenhydramin (Benadryl) 50-mg-Ampullen

2. Lokalanästhesie
Lidocain (Xylocain)
2%ige Lösung
4%ige Lösung (mit Farbzusatz, z. B. Kirschrot)
Mepivacain (Scandicain)-Gel 2%

3. Medikamente zur intrabronchialen Anwendung
Salbutamol (Sultanol)-Inhalationslösung 0,5%
Noradrenalin (Arterenol) 1 : 1 000
Mesna (Mistabronco) 600-mg-Ampullen
Bromhexin (Bisolvon) 4-mg-Ampullen
Aminoglykosidantibiotika (Anwendung nur nach Resistenzbestimmung)

4. Notfallmedikamente
Aminophyllin (Euphyllin) 250-mg-Ampullen
Atropin 0,0005-g-Ampullen
Adrenalin 1 : 1 000 Ampullen zu 1 ml (Suprarenin)
Orciprenalin (Alupent) 0,5 mg/ml
Prednisolon (Urbason solubile) 250-mg-Ampullen
Furosemid (Lasix) 20-mg-Ampullen
Levallorphan (Lorfan) 1-mg-Ampullen oder Nalorphan (Lethidrone) 10-mg-Ampullen
Plasmaexpander (Macrodex, Haemaccel) 500-ml-Infusionsflaschen

5. Reinigungs- und Desinfektionsmittel

6.1.1 Prämedikation

Zur Prämedikation werden Hyoscin (Scopolamin) 0,3 mg sowie das standardisierte Opiumpräparat Papaveretum (Pantopon) 5 bis zu 20 mg verwendet (im Durchschnitt 15 mg). Sie können in eine Spritze aufgezogen und 30–45 min vor der Untersuchung i. m. verabreicht werden. Daneben gibt es auch andere Prämedikationskombinationen, die für die endoskopische Untersuchung Anwendung gefunden haben (z. B. DHBP + Fentanyl; Pethidin + Atropin usw. – vergl. Goroszeniuk et al. 1980).
Da sich Pantopon und Scopolamin für die Fiberbronchoskopie besonders gut eignen, werden diese Mittel eingehender besprochen. Das Anticholinergikum Hyoscin ist wegen seiner stärkeren Dämpfung der Speichelsekretion bei schwächerer Wirkung auf die Herzfrequenz dem Atropin vorzuziehen. Weiterhin stehen am Zentralnervensystem im

Gegensatz zu Atropin die dämpfenden Wirkungen im Vordergrund. 20 mg des standardisierten Opiumkonzentrates Pantopon enthalten 10 mg Morphin, das eine hervorragende Analgesie und Euphorie bewirkt. Daneben kommt es aufgrund des Nebenalkaloidgehaltes (Papaverin) zu einer Erschlaffung der glatten Muskulatur des Bronchialbaumes, wodurch eine gewisse vorbeugende Wirkung gegen eine Bronchokonstriktion entsteht. Darüber hinaus ist die hustendämpfende Wirkung dieser Kombination sehr gut. Letztlich bewirkt sie eine retrograde Amnesie, die sich auf die Beurteilung des Vorgangs durch den Patienten nur positiv auswirken kann.

Eine ebenso brauchbare und effektive Kombination ist jedoch Pethidin (50–100 mg je nach Größe und kardiorespiratorischem Zustand) mit Atropin 0,5–1 mg intramuskulär etwa 30 min vor der Untersuchung.

Bei einem therapierten Glaukom muß nicht auf Scopolamin oder Atropin verzichtet werden. Die Dosierung des Pantopons richtet sich nach Atemfunktion und Größe sowie Gewicht des Patienten; bei sehr schwachen und gefährdeten Patienten muß man auf die Prämedikation ganz verzichten. Vegetativ stark überlagerte Patienten benötigen gelegentlich einige Milligramm Diazepam (Valium), die unmittelbar vor der Untersuchung intravenös gegeben werden sollten.

Mit zunehmender Untersuchungsroutine tritt die Notwendigkeit einer Prämedikation bei einem großen Teil der Patienten (etwa 70%) immer mehr in den Hintergrund. Bei ausgewählten Patienten und schonender Untersuchungstechnik können die ambulanten Patienten selbst Auto fahren, was bei Prämedikation natürlich ausgeschlossen ist. Auch die Notwendigkeit einer Überwachung nach der Untersuchung entfällt. Bei mehrfach Untersuchten, die einmal mit und einmal ohne Prämedikation endoskopiert wurden, sprach der überwiegende Teil sich gegen eine Prämedikation aus. Diese Beobachtung wurde auch von Pearce (1980) bei 100 konsekutiven Bronchofiberskopien ohne Prämedikation bestätigt. 95% fanden die Untersuchung „überhaupt nicht" oder „etwas unangenehm", 4% hätten lieber eine Prämedikation gehabt; ein Patient erbrach, weswegen die Untersuchung abgebrochen wurde. Man sollte von Fall zu Fall entscheiden und den Patienten ruhig in den Entscheidungsprozeß einbeziehen.

Für Patienten, die an einer reversiblen, chronisch-obstruktiven Atemwegerkrankung leiden (feststellbar durch Bestimmung des Atemstoßes, des Atemwegwiderstandes, oder des Peak-flow-Wertes vor und nach Gabe eines Broncholytikums) muß Prednisolon (Solu-Decortin) 50 mg i. v. als Teil der Prämedikation verabreicht werden.

Das Mittel der Wahl für die Lokalanästhesie ist Lidocain. Die Substanz muß in 2- und 4%iger Lösung vorhanden sein. Die 4%ige Lösung soll durch Zugabe von Farbstoff kirschrot gefärbt werden, damit eine Verwechslung mit der 2%igen Lösung nicht erfolgen kann.

Die Toxizität des Lidocains ist wesentlich geringer als die von Tetracain. Die einzige Komplikation durch Lidocain in dem großen Kollektiv von Credle et al. (1974) kam nach einer massiven Überdosierung einer 4%igen Lidocainlösung zustande. Bei Lidocain treten erkennbare und reversible ZNS-Symptome wie Muskelfaszikulationen, Tremor, Zuckungen, Sehstörungen bei Plasmaspiegel um 6 µg/ml, also schon vor den kardiovasculären Begleiterscheinungen auf. Die höchsten gemessenen Serumkonzentrationen unter therapeutischen Dosen von Lidocain als Lokalanästhetikum schwankten zwischen 0,75 und 2,5 µg/ml, Konzentrationen, die noch deutlich unterhalb der toxischen Dosis liegen. Die Eliminierung des Lidocains erfolgt, sieht man von Patienten mit Herzinsuffizienz oder ernsthaften hepatischen Dysfunktionen ab, sehr schnell; die Halbwertszeit beträgt nur 9 min (Thompson et al. 1973; Patterson et al. 1975), so daß die Gefahr einer Kumulation sehr gering ist. Bei Rechtsherz- oder Leberinsuffizienz sollte eine Gesamtdosis von 300 mg pro Untersuchung nicht überschritten werden, die Höchstdosis bei normalen kardiohepatischen Funktionen beträgt dagegen 500 mg (Grimes u. Cates 1976). Die Verabreichung der Prämedikation soll 45 min vor der Untersuchung i. m. stattfinden. Zur Dosierung gelten folgende Regeln:

Pantopon. Beim 70 kg schweren Patienten mit einer normalen Atemfunktion: 15 mg i. m. Bei manchen Patienten ist eine entsprechende Reduktion angezeigt, so daß im Extremfall ein hypoxämischer, abgeschwächter Patient mit einer VK unter 700 ml kein Pantopon bekommen soll.

Scopolamin. 0,3 mg s. c.: Bei Glaukom auf Augentropfen achten! Einschränkung bei respiratorisch gefährdeten Patienten ist ebenfalls indiziert.

Solu-Decortin-H. Bei Patienten, deren Lungenfunktion eine obstruktive Atemwegerkrankung zeigt, ist zur Zeit der Prämedikation die Gabe von 50 mg Solu-Decortin-H i. v. indiziert. Bei allen bekannten Allergikern, auch im symptomfreien Intervall, ist dieses Mittel (neben Salbutamol, s. o.) indiziert.

6.1.2 Weitere Medikamente

Ein weiterer wichtiger Bestandteil der intrabronchialen Instillation ist die Salbutamollösung: 15 Tropfen einer 0,5%igen Salbutamollösung (Sultanolinhalationslösung) werden auf 10 ml phys. NaCl verdünnt. Als Alternative kann man eine größere Menge herstellen, z. B. 7,5 ml der 0,5%igen Sultanolinhalationslösung auf 100 ml mit Kochsalz verdünnt. Die Anwendung dieser Salbutamollösung bewirkt, neben Prednisolon, nicht nur eine Vorbeugung gegen einen möglichen Bronchospasmus, sondern auch eine Besserung von therapieresistenten Bronchospasmen (Nakhosteen 1978 b).
Vor Einführung des Bronchoskopes wird der flexible Teil mit 2%igem Mepivacaingel (Scandicain) überzogen. Mukolytika (z. B. Bromhexin: Bisolvon, Mesna: Mistabronco) sollen ebenfalls vorhanden sein, obwohl sie nur selten benötigt werden.
Sehr wichtig für die Vermeidung von Blutungen nach Probeentnahmen ist eine 1 : 1 000 Lösung von Noradrenalin (Arterenol), die auf 1 : 10 000 verdünnt worden ist und in Boli von jeweils 4 ml *vor* der Probeentnahme an die zu biopsierende Stelle instilliert wird.
Als Notfallmedikament muß ein Morphiumantagonist, z. B. Nalorphan (Lethidrone) oder Levallorphan (Lorfan) jederzeit erreichbar sein. Bei Verdacht einer Pantopon-Überdosierung muß 1 Ampulle eines dieser Präparate i. v. verabreicht werden, was bei Bedarf innerhalb von 3 min wiederholt werden kann. Bessert sich der respiratorische Zustand danach nicht, ist eine Opiatüberdosierung unwahrscheinlich (Medical Letter). Der Patient muß während der nächsten 8 bis 24 h intensiv beobachtet werden, da der Abbau von Nalorphan und Levallorphan relativ rasch erfolgt.
Im Falle einer Bradykardie mit oder ohne Blutdruckabfall müssen Anticholinergika und Sympatominetika wie Atropin 0,0005 g, Adrenalin 1 : 1 000 oder Orciprenalin (Alupent) 0,5 mg sofort erreichbar sein. Neben Cortison stellt bei anaphylaktoiden Reaktionen Adrenalin nach wie vor das Mittel der Wahl dar. Ein Plasmaexpander (z. B. Dextran 70, Macrodex) muß ebenfalls vorrätig sein. Bei bekannter allergischer Diathese ist eine 6%ige Gelatinlösung (Haemaccel) dem Dextran vorzuziehen, weil Gelatine keine Antigeneigenschaften aufweisen soll. Ein Reanimationsbesteck, bestehend aus verschiedenen Intubationstuben sowie Schmiermittel, einer Klemme, Spritzen, Führungsstab, Laryngoskop, Defibrilator und Ambubeutel, gehört in den Endoskopieraum. Auch eine Sauerstoffquelle ist unabdingbar.

6.2 Patientenvorbereitung

Eine kardiorespiratorische Anamneseerhebung sowie klinische Untersuchung ist vor jeder Bronchoskopie sehr wichtig. Die genaue Betrachtung sämtlicher Thoraxaufnahmen ist eine Selbstverständlichkeit, da sie Auskunft über die Lokalisation der verdächtigen Bezirke gibt. So führt die Segmentanalyse einer Atelektase (***Abb. 192–197***) zu einer wesentlichen Verkürzung der Untersuchungsdauer, was besonders bei Schwerkranken wichtig ist.

Nimmt der Patient Dicumarolpräparate (z. B. Marcumar) oder Thrombozytenaggregationshemmer ein, ist eine Bestimmung des Quick-Wertes, der partiellen Thromboplastinzeit und der Thrombozytenzahl notwendig. Markumarisierte Patienten können zwar bronchoskopiert werden, die Entnahme einer Gewebeprobe bei einem Quick-Wert unter 60% ist aber kontraindiziert.

Die Indikation für Lungenfunktionsprüfung soll bei entsprechender Anamnese großzügig gestellt werden (s. Empfehlungen Kap. 1).

Die Ausgangswerte von Vitalkapazität (VK), Atemstoß in der Sekunde (FEV_1), des Atemwegswiderstandes (Raw) und der “peak expiratory flow rate” (PEFR) im Zusammenhang mit dem Gewicht und der Größe des Patienten sind ausschlaggebend für die Dosierung der Prämedikation. Ist das Verhältnis von FEV_1 zu VK unter 70%, dann besteht eine obstruktive Ventilationsstörung. Durch Gabe von zwei Hub einer bronchodilatatorischen Substanz (Sultanol, Bricanyl oder Berotec) und erneute Bestimmung der Atemfunktionsparameter nach 5 Minuten kann die Reversibilität der Ventilationsstörung bestimmt werden. Eine Reversibilität von über 10% muß der Untersucher als Warnzeichen ansehen. Gerade diese Patienten können unter der fiberoptischen Bronchoskopie einen Bronchospasmus bekommen. Die Gabe von entsprechenden Medikamenten (Prednisolon 50 mg i. v. im Rahmen der Prämedikation und verdünnte Salbutamollösung bis 3,75 mg intrabronchial während der Bronchoskopie) beugt nicht nur einem Bronchospasmus vor, sondern führt häufig zu einer Besserung der Atemfunktion, ein Effekt, der auch therapeutisch ausgenutzt werden kann.

Eine schriftliche Einverständniserklärung wird rechtlich verlangt. Bei der Aufklärung soll die Untersuchungsmethodik in groben Zügen vorgetragen und eine Betonung auf die Schmerzlosigkeit gelegt werden. Eine detaillierte Aufzählung aller möglichen Komplikationen ist sicherlich nicht angebracht; man kann die Statistik von Credle et al. (1974) erwähnen, nach der bei 24000 Untersuchungen leichte Komplikationen bei 0,2%, schwere Komplikationen bei 0,08% und tödliche Komplikationen bei 0,01% aufgetreten sind (d. h., eine bei zehntausend Untersuchungen). Seit der Publikation dieser Studie 1974, haben entsprechende methodische und medikamentöse Verbesserungen zu einer weiteren Erniedrigung der Komplikationsrate geführt. Eine einheitliche Einverständniserklärung (Dustri-Verlag) ist empfehlenswert.

Die Untersuchung findet am prämedizierten, jedoch wachen Patienten statt. Wie alle endoskopischen Untersuchungen, die ohne Vollnarkose durchgeführt werden, bereitet die transnasale Bronchoskopie dem Patienten Kummer; er hat Angst vor dem Ungewissen. Die gewissenhafte Aufklärung vor der Untersuchung und die psychologische Führung während der Untersuchung sind von großer Wichtigkeit. Der Untersucher muß in sämtlichen Patientenkontaktphasen beruhigend wirken. Wiederholte Befragung des Patienten über seinen derzeitigen Zustand beruhigt ihn und ist gleichzeitig eine Kontrolle für mögliche Komplikationen. Die sachgerechte psychologische Führung verlangt von dem Untersucher und seinem Personal, daß sie den Patienten in einem *ordentlichen, ruhigen und freundlichen* Raum aufnehmen. Während der Untersuchung darf keiner der

anwesenden Kollegen und Schwestern vergessen, daß der Patient alle Ereignisse miterlebt.
Schließlich läßt die serienmäßig durchgeführte arterielle Blutgasanalyse vor, während und nach der Untersuchung bei respiratorisch gefährdeten Patienten, die therapeutisch bronchoskopiert werden, eine Aussage über die Auswirkung der Untersuchung zu und weist auf Gefährdungen hin.

6.3 Patientenlagerung, Schleimhautanästhesie, Intubation

Der Patient muß in halbschräger Lage auf dem Untersuchungstisch liegen (s. ***Abb. 37***). Die Kopfhöhe muß sich etwa in epigastrischer Höhe des Untersuchers befinden, so daß die Untersuchung in einer bequemen, stehenden Position durchgeführt werden kann. Der Untersucher soll vor dem Patienten stehen. Ist er jedoch daran gewöhnt, die Anatomie vom Kopfende des Patienten zu betrachten, dann mag er diese Stellung beibehalten, hierbei muß der Patient allerdings flach liegen.
Die Schleimhautanästhesie ist für viele Patienten der unangenehmste Teil der fiberoptischen Bronchoskopie. Mittels Zerstäubers (s. Anhang) werden die Schleimhäute der Nase und des Rachens mit der 4%igen Lidocainlösung betäubt. Der erste Kontakt dieses Mittels mit dem Rachen und den Stimmbändern bewirkt einen Husten- oder Würgereflex.
Diese Reize lassen sich durch Einhaltung einer bestimmten Reihenfolge der Betäubung limitieren:

a) Betäubung der Nasenschleimhaut (meist genügt eine Seite), während der Patient durch die Nase einatmet.
b) Besprühung des Rachens, während der Patient laut „a“ sagt. Dieses Manöver gibt dem Untersucher die Gewißheit, daß die Stimmbänder mit Lidocain benetzt werden. Ein gewisser Hustenreiz ist jetzt möglich.
c) Nach einer kurzen Pause (30–40 s) wird der Rachen besprüht, während der Patient durch den geöffneten Mund ein- und ausatmet. Versucht der Patient durch die Nase zu atmen, muß er sich selbst die Nase zuhalten.
d) Zur optimalen Anästhesie ist eine Wiederholung der Stufen a–c angezeigt.

Eine Alternative zu dieser Form der Lokalanästhesie haben Renz et al. 1981 beschrieben. Von dieser Arbeitsgruppe wurde die schon 1959 von Pickroth (zitiert von Renz et al. 1981) mitgeteilte topische Inhalationsanästhesie mit Ultraschallaerosolen modifiziert. 10 ml einer 10%igen Lidocainlösung bringt man in einen angepaßten Medikamentenbecher, der dann in einen Ultraschallvernebler (Hirts, Köln) eingesetzt wird. Nachdem wir die Methode über 600mal angewendet und dabei einige schwere bronchospastische und synkopenbedingte Komplikationen beobachtet haben, verwenden wir nicht mehr die 10%ige, sondern nur noch eine 4%ige Lidocainlösung (Nakhosteen et al. 1985, 1986). An der Verneblerkammer ist ein Einatmenventil und kurz hinter dem Mundstück das Ausatmenventil. Während der Patient 5 min lang inhaliert, wird die Nase durch eine Klemme verschlossen; die transorale Bronchofiberskopie kann unmittelbar nach der Inhalation begonnen werden. Will man eine transnasale Intubation vornehmen, werden sowohl Nasenklemme als auch Ausatmenventil hinter dem Mundstück nicht mehr benötigt. Der Patient inhaliert das Aerosol durch den Mund und atmet jetzt durch die Nase aus. Hierbei wird derjenige Aerosolanteil über die Nase exhaliert, der sich während der Inhalation nicht im Bereich der unteren Luftwege niederge-

schlagen hat. Nach Angabe der Autoren kommt es durch diese Inhalationstechnik zu einer ausreichenden Oberflächenanästhesie der Nasenschleimhäute.
Unter Anwendung der beschriebenen Methode konnten Renz et al. (1981) Plasmalidocainspiegel um 0,5 µg/ml zwischen der 5. und 100. min nach Inhalationsende nachweisen – Werte, die deutlich unter dem hämodynamisch wirksamen Lidocainspiegel liegen.
Vorteile dieser Methode sind:

a) Die Durchführung der Lokalanästhesie kann schon vom Hilfspersonal vorgenommen werden;
b) Erleichterung der Betäubung und Intubation für den Untersucher, dem die sehr wichtige und gelegentlich schwierige Betäubung der Stimmbänder erspart bleibt;
c) eine möglicherweise bessere Verträglichkeit für den Patienten.

Die Nachteile sind mehr finanzieller Art:

a) Anschaffung, Pflege und Instandhaltung eines zusätzlichen Gerätes (des Verneblers);
b) Einrichtung einer Inhalationskabine.

Nochmals soll betont werden, daß *nur die 4%ige Lidocainlösung* für die inhalative Anästhesie Anwendung finden sollte.

6.4 Instrumentenprüfung

Vor *jeder* Intubation müssen vom Untersucher vier Funktionen des Bronchoskopes überprüft werden:

a) Die *maximale Spitzenabwinklung* – Seilzüge intakt?, Abwinklung nachgelassen?
b) Die *optische Schärfe* – Okular eingestellt? Ein trübes Bild bedeutet meist, daß die kleine distale Linse nicht sauber ist, es kann aber auch Ausdruck eines Lecks im Faserbündel sein.
c) Die *Saugfunktion* – Saugkanal, Zwischenverbindungen und Pumpe in Ordnung?
d) *Außenmantel* des Intubationsteils nicht beschädigt?

6.5 Intubation

Danach überzieht der Untersucher den Intubationsteil des Fiberbronchoskopes mit dem 2%igen Scandicaingel und führt das Instrument transnasal ein. Ein eingehendes Studium der Nasen- und Rachenmorphologie sollte zur Gewohnheit werden (s. Kap. ***15***). Orientierungsschwierigkeiten treten dann auf, wenn die Bronchoskopspitze nicht weit genug flektiert und infolgedessen kranialwärts gerichtet ist. Als wichtigste Faustregel gilt also, auf dem Nasenboden zu bleiben.
Bei Sichtbarwerden der Stimmbänder erfolgt durch den Instrumentierkanal die Anästhesie mit 2–4 ml der 4%igen Lidocainlösung. Lidocain wird immer in 2 ml-Portionen in einer 5 ml Spritze aufgezogen und die Spritze bis zum Anschlag mit Luft aufgefüllt. Die Luft dient zur Entleerung des Instrumentierkanals nach Instillation des Lokalanästhetikums. Verlangt der Bronchoskopist, daß der Patient ein lautes „i“ sagt und bringt er in diesem Augenblick das Lidocain an die sichtbaren Stimmbänder, so kann er sicher sein, daß die Stimmbänder getroffen sind. Das Besprühen der Stimmbänder mit dieser

Lösung löst einen Hustenreiz aus und der Untersucher muß ein paar Sekunden bis zum Wirkungseintritt warten (Diese Schritte entfallen unter Anwendung der Renz-Methode). *Eine sorgfältige Rachen- und Stimmbandanästhesie ist die wichtigste Voraussetzung für eine erfolgreiche Untersuchung.*
Bei sehr ängstlichen Patienten wird gelegentlich trotz ausreichender Stimmbandanästhesie ein müheloses Passieren der Stimmbänder durch Schutzreflexe verhindert. Hier soll der Untersucher das Fiberskop entfernen und, unter Berücksichtigung des Synergismus zwischen Diazepam und der Prämedikation, 3–5 mg Diazepam (Valium) langsam i. v. applizieren. Die Untersuchung kann dann in der Regel ohne weitere Schwierigkeiten erfolgen. Beim Passieren der Stimmbänder ist stets darauf zu achten, daß die Bronchoskopspitze die Stimmbänder möglichst nicht berührt.
Zur Sauerstoffinsufflation mittels Nasensonde wird der Leser auf das Kapitel Vorbeugung und Behandlung von Komplikationen verwiesen (Kap. 5).

6.6 Inspektion des Tracheobronchialsystems

Nach vorsichtigem Passieren der Stimmbänder gelangt die Bronchoskopspitze in die Trachea. Ab hier genügt die 2%ige Lidocainlösung für alle weiteren Anästhesien. Obwohl Lidocain eine relativ atoxische Substanz ist und ein Teil immer wieder abgesaugt wird, soll eine Gesamtmenge von 16 ml 2%iger Lösung nicht überschritten werden. Besonders für die Teile des Bronchialbaumes, die nach ventral und kranial abgehen, ist eine gezielte Betäubung indiziert, da diese Teile durch Herunterlaufen früher applizierten Lidocains nicht erreicht werden. Es handelt sich dabei hauptsächlich um die apikalen und ventralen Oberlappensegmente und die Mittellappen- und Lingulabronchien. Während der gesamten Inspektion kann der Bronchoskopist die Optik durch verschiedene Manöver sauber halten: Spülen mit Kochsalz, Absaugen, vorsichtiges Abwischen der Spitze an der Schleimhaut und Husten des Patienten.
Bei überempfindlichen Patienten kann es nach Probeentnahmen zu Hustenanfällen kommen. In dieser Situation muß der Bronchoskopist das Gerät in einen Hauptbronchus zurückziehen und den Patienten auffordern, langsam und tief durchzuatmen, bis der Hustenreiz vorüber ist. Befindet sich die Bronchoskopspitze in einer solchen Situation im linken Hauptbronchus, kann sie während des Anfalls in den rechten Hauptbronchus hineinrutschen.
Es ist eine wichtige Regel im Tracheobronchialsystem, daß die Spitze des Bronchofiberskopes immer mitten im Lumen zu halten ist, so daß man einen guten Überblick über die anatomischen Verhältnisse hat. Eine der ersten Übungen besteht deswegen darin, die Spitze so zu manövrieren, daß sie der Schleimhaut nicht anliegt, weil sonst die Schleimhautreizung größer und die Orientierung schwieriger wird.
Erfahrungsgemäß scheint es sinnvoll, erst die rechte und dann die linke Seite des Bronchialbaumes systematisch zu inspizieren.
Die Beweglichkeit der Endoskopiespitze sowie der geringe Durchmesser des Fiberbronchoskopes gestatten eine unmittelbare Einsicht in segmentale und subsegmentale Bronchien, die unter Verwendung des starren Bronchoskopes nicht einsehbar sind (***Abb. 34***).
Besondere Schwierigkeiten kann der Lingulabronchus bereiten, weil die Spitze des Bronchoskopes zunächst durch kraniale Flexion in den linken Oberlappen geschoben werden muß und nur durch eine sich daran anschließende kaudale Flexion in die Lingula gelangt.
Endoskopische Tumorzeichen sind in Kap. 17 beschrieben.

6.7 Befundung

Die Befundung sollte unmittelbar nach Untersuchungsabschluß auf einem Vordruck vorgenommen werden. Das Muster eines solchen Befundbogens zeigt ***Abb. 39***. Das Hauptergebnis einer evtl. durchgeführten Bronchographie soll in der Verdachtsdiagnose erwähnt werden; die detaillierte Beschreibung der Kontrastmitteldarstellung sollte auf einem getrennten Blatt erfolgen. Der Vorteil eines vorgefertigten Befundbogens ist, daß er als vorläufiger Bericht mit diagnostischen und therapeutischen Empfehlungen dem zuweisenden Arzt zugeleitet werden kann. Nach Eintreffen der bakteriologischen und zytohistologischen Befunde sollte der ausführliche Bericht folgen.
Wird der Befund frei diktiert, so sollte eine systematische Reihenfolge eingehalten werden:
Kurze Anamnese, Indikation mit eventuellen Risikofaktoren, Thoraxröntgenbefund, endoskopischer Befund, veranlaßte Untersuchungen, endoskopische Verdachtsdiagnose mit postbronchoskopischen Anweisungen. Weitschweifige Formulierungen sind zu vermeiden.
Äußerst wichtig sind die Postbronchoskopieanweisungen.

6.8 Anweisungen nach der Bronchoskopie

Ebenso wichtig wie der Bericht sind die Anweisungen, die der Untersucher nach einer Bronchoskopie dem Pflegepersonal und/oder dem verantwortlichen Arzt (Dienstarzt) mitteilt. Bei prämedizierten Patienten ist eine 3- bis 4stündige Überwachung erforderlich. Bei transbronchialen Biopsien *muß* 3–4 h nach der Untersuchung eine Thorax-Exspirationsaufnahme im PA-Strahlengang vorgenommen werden, um eine Pneumothorax auszuschließen. Sauerstoffgabe ist bei respiratorisch abgeschwächten Patienten sowohl während wie auch nach einer Bronchoskopie indiziert. Alle Anweisungen an das überwachende Personal können in der Rubrik „Postbronchoskopie-Anweisungen" aufgeführt werden (s. Befundbogen, S. 59).

6.9 Computergestützte Bronchoskopiebefundung

Mit zunehmender Bedeutung elektrischer Datenverarbeitungsanlagen finden intensive Bemühungen statt, auch eine EDV-gestützte Bronchoskopiebefundung zu entwickeln. Intensiv befaßt mit diesem Vorhaben sind u. a. K. W. Heinl, H. P. Emslander und J. A. Nakhosteen. Ziel dieser Bemühungen ist es, eine Software zu entwickeln, mittels der unter Anwendung von Auswahllisten vom Bildschirm eine oder mehrere Optionen selektiert werden können. Diese Auswahllisten sollen als Erinnerungen für den Untersucher dienen; wo notwendig, kann er zusätzlich einen Freitext eingeben. Auf diese Weise können einerseits häufig wiederkehrende Berichte halb automatisch – ohne viel Schreibarbeit – erstellt werden, andererseits bleibt die volle Flexibilität auch für die Erstellung von ausgefallenen Befunden erhalten.
Die gespeicherten Patienteninformationen können – unter Einhaltung von Datenschutzmaßnahmen – von anderen Abteilungen abgerufen werden. Ebenso lassen sich frühere Befunde von dem Untersucher abrufen und mit dem jetzigen Befund vergleichen.

Bronchologische Untersuchung

Klinik ______

Name ______ Geburtsdatum ______
Untersuchungsdatum ______ Regelleistung ______ /Privat ______
Hausarzt ______
Kopie an ______

Untersucher 1 ______ 2 ______ Assistent ______ Einverständnis ______
Risikofaktoren Asthma ______ Allergie ______ Kardiovask. Erkr. ______ Urämie ______ Hämoptoe ______ Immunsuppression ______
Frühere Skopie? ______ Wo? ______ Zigaretten ______ /Tag seit: ______ Jahren Exraucher seit ______
Anamnese/Indikation/Klinik ______

Röntgen/CT/DL

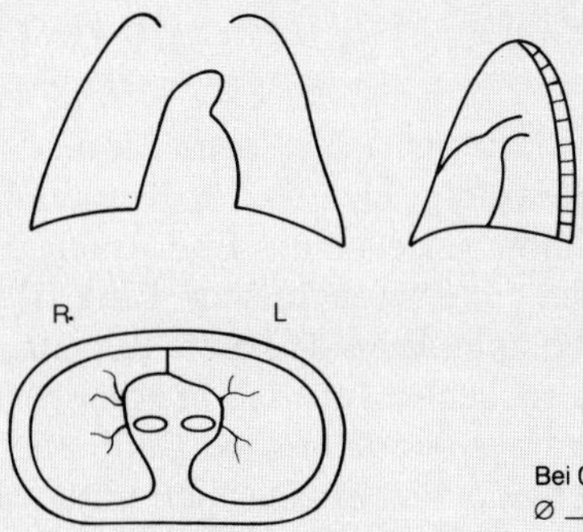

Bei 0-Herd
Ø ______ cm

Quick-Wert ______ Thrombozyten ______ Thrombinzeit (TZ) ______

Therapeutische Bronchokospie:
Lavage ______ Laser ______
Brachytherapie ______
Fremdkörperentfernung ______

Bronchographie links/rechts

Bronchofiberskopie in LA ______ mit/ohne Prämedikation
Transnasal
Transoral ______ **Vollnarkose**
Tubus

Starre Bronchoskopie ______
Gerätetyp ______

Prämedikation Valium ______ Atropin ______ Dolantin ______ Prednisolon ______ Andere ______

Befund	Allgemeine Veränderungen							
		Bronchitis			Schleim			
Stimmbandmotorik Intakt ______ Parese ____ L ____ R ____ Trauma ______ Tracheobronchial System	Atemwegsinstabilität	Akut	Chronisch	Akut auf Chronisch	Schaumig	Glasig	Blutig	Eitrig
1 = leicht 2 = mäßig 3 = stark								

Abkürzungen

T = Trachea
L = Links
R = Rechts
OL = Oberlappen
UL = Unterlappen
ML = Mittellappen
Li = Lingula
ZwB = Zwischenbronchus
B 1 - 10 = Segment-bronchus-Nr.

Betroffener Bronchus →

Tumorbedingte Veränderungen						
		Infiltration				
Tumor	Nekrose	Gefäßdilatation	Schleimhaut-verstreichung	Knorpelverstreichung	Kompression	Schwellung Verplumpung

Befunderläuterung ______

Endoskopischer Hauptbefund:

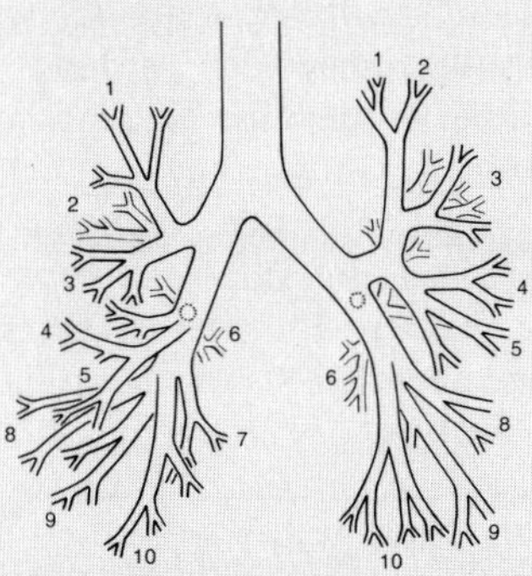

Endoskopische Verdachtsdiagnose ______

Durchleuchtung ______
Transbronchial: Zange ______ Nadel ______ BAL ______
Histologie: Tumor ______ andere ______
Zytologie: Katheter ______ flexible Nadel ______ Bürste ______ Tupf ______
Bakteriologie: Unspez. ______ Spez. ______ Pilz ______ Segmentsondierung ______

Dokumentation Dias: Film-Nr. ______ Aufnahme-Nr. ______
Video: Band-Nr. ______ von ______

Postbronchoskopieanweisungen:
O_2 bis ______ Uhr Thorax Exspirationsaufnahme um ______ Uhr
Puls und RR halbstündlich bis ______ Uhr ______
Bericht folgt nach Eintreffen der Ergebnisse ______
Diagnostisch-therapeutische Empfehlungen: ______

Datum ______ Unterschrift ______ Tel. ______

Abb. 39. Beispiel eines Befundbogens. (Abgeändert von Nakhosteen und Zavala 1983)

7 Transorale Bronchofiberskopie

Obwohl die transnasale Intubation heute immer noch am häufigsten vorgenommen wird, halten einige bedeutende Bronchologen wie Ikeda (1974) und Zavala die transorale Intubation mittels eines Endotrachealtubus für günstiger, zumal die erweiterten Indikationen für therapeutische Eingriffe mittels flexibler Instrumente (Lasertherapie, Brachytherapie, Fremdkörperentfernung) immer mehr die Notwendigkeit der vorherigen endotrachealen Intubation ergeben. Auch Oho (1980) zieht den transoralen Zugang vor, allerdings benutzt er lediglich einen Beißring, so daß sich diese Methode nur unwesentlich von der transnasalen unterscheidet.

7.1 Vor- und Nachteile des transoralen Zugangs

Nach Zavala (1978) gilt der Endotrachealtubus als vorbeugende Maßnahme bei massiven Blutungen oder perforierenden Abszessen. Ein weiterer Grund für den Endotrachealtubus ist der, daß zur Reinigung der Optik oder Entnahme einer Bürstenbiopsie das Bronchofiberskop jederzeit ohne Zeitverlust oder Belästigung des Patienten herausgezogen werden kann. Nachdem aber die Stimmbänder einmal akkomodiert sind, kann das Endoskop fast beliebig in- und extubiert werden, ohne daß der Patient zunächst belästigt wird (Simon 1981; Oho 1980). Ähnliche Erfahrungen haben Nakhosteen u. Niederle (1983) gemacht, z. B. bei Bronchialkarzinompatienten, bei denen eine Diadokumentation mit dem Olympus BF 6C + SM 4S + OM1 System vorgenommen wurde: Die Umintubation mit einem zweiten Gerät ohne Endotrachealtubus gestaltete sich fast ausnahmslos unproblematisch. Es steht außer Frage, daß die Ventilation durch einen Endotrachealtubus sicherer gewährleistet ist.
Zu den oben aufgeführten Einzelbetrachtungen kommt noch allgemein hinzu, daß für den Patienten die Intubation mit einem Endotrachealtubus unangenehmer als die mit einem Fiberskop ist. Auch sehr weiche Tuben sind in der Längsrichtung wenig nachgiebig, so daß im Moment der Intubation erhebliche Schutzreflexe ausgelöst werden.
Dieses Problem der Nachgiebigkeit in der Längsrichtung überwindet eine Neuentwicklung von Kronenberger et al. (1981), der doppellumige Spiraltrachealtubus (Bronchoflex, Rüsch). Der Tubus paßt sich zwar gut der pharyngotrachealen Struktur an (***Abb. 4***), ist aber durch die Spiralkonstruktion in Querrichtung sehr stabil. Das zweite Lumen mit einem Durchmesser von 3,0 mm dient dazu, größere Biopsieinstrumente einzuführen oder Sauerstoff zu insufflieren. In einer vergleichenden Studie konnte die Frankfurter Arbeitsgruppe zeigen, daß wesentlich höhere Blut-pO_2-Werte bei O_2-Gabe durch den Tubus als durch eine Nasensonde erzielt werden können. Der Tubus bietet darüber hinaus mehr Halt für die perbronchiale flexible Nadelsaugbiopsie.
Es ist damit ersichtlich, daß Präferenzen des Untersuchers eine wichtige Rolle bei der endgültigen Entscheidung über den Intubationsweg spielen. Auf jeden Fall ist eine dog-

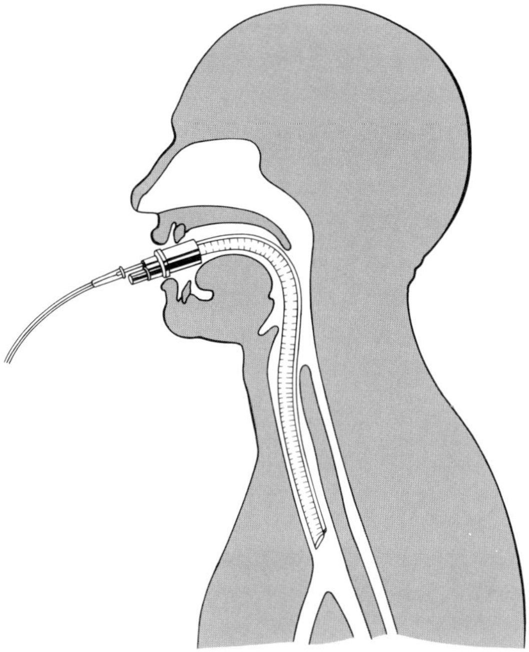

Abb. 40. Doppellumiger Endotrachealtubus, von Kronenberger et al. (1981) entwickelt (Bronchoflex, Fa. Rüsch)

matische Haltung zu vermeiden, und die endgültige Entscheidung sollte immer von den klinischen Gegebenheiten abhängig gemacht werden. Bei den heute kontinuierlich zunehmenden Indikationen der Laser- und Brachytherapie sowie der Fremdkörperentfernung benutzen wir auch bei Erwachsenen immer häufiger einen Endotrachealtubus. Auch wenn schwierige Probeentnahmesituationen mit erhöhter Blutungsgefahr oder Abtragung von Nekrosen erwartet werden müssen, ist der Endotrachealtubus vorzuziehen.

7.2 Methode zur Intubation eines Endotrachealtubus

Zur Frage der Prämedikation und Lokalanästhesie wird der Leser auf Kap. 6 verwiesen. Es sollte vielleicht noch betont werden, daß wegen der meist stärkeren Rachenreizung eine optimale Lokalanästhesie unabdingbare Voraussetzung für eine erfolgreiche transorale Intubation ist.

Obwohl Zavala eine zusätzliche Betäubung des Rezessus periformis mit einem in 4% iger Lidocainlösung getauchten Wattebausch empfiehlt (***Abb. 41*** und ***42***), halten wir diese Maßnahme für nicht unbedingt notwendig; man kann durch das Bronchofiberskop den Rachen und besonders die Stimmbänder unter Sicht optimal betäuben.

Bereits vor Beginn der Intubation wird der Endotrachealtubus so weit wie möglich nach proximal über das Bronchofiberskop gestülpt, bis er sich an dem konischen Übergang zum Steuerteil festklemmt (***Abb. 43***). Nun wird das Endoskop unter Sichtkontrolle bis zu den Stimmbändern eingeführt (***Abb. 44***). Es kann notwendig sein, die Stimmbänder 1- oder 2mal mit jeweils 2 ml 4%iger Lidocainlösung erneut zu betäuben, zumal die relativ starke kaudalwärts gerichtete Abknickung des Bronchofiberskopes einen stärkeren Würgereiz auslösen kann (Rath et al. 1973). Nachdem die Stimmbänder passiert

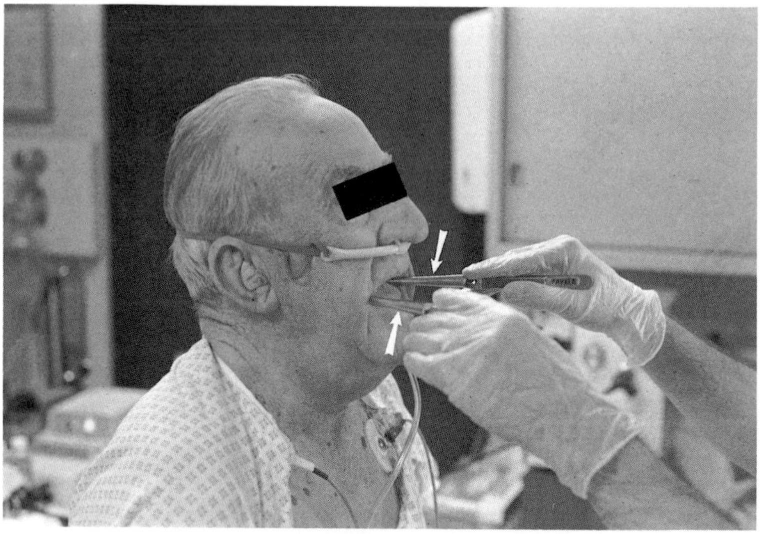

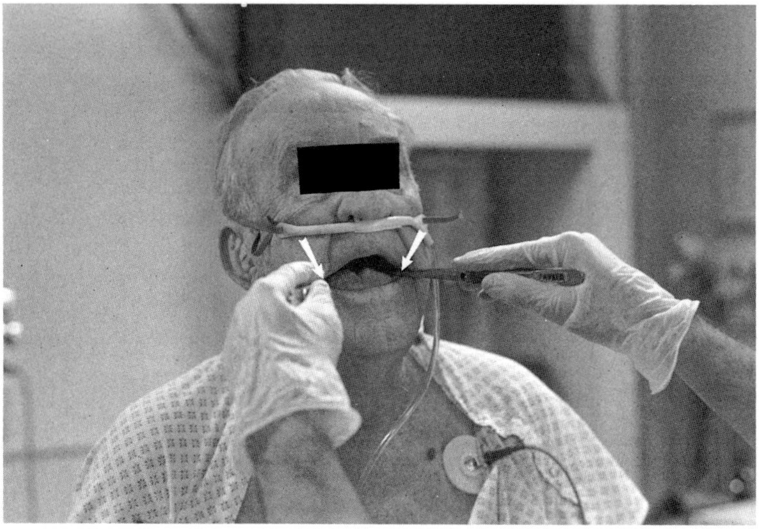

Abb. 41 *(oben)*. Lokalanästhesie für transorale Intubation. Ein in 4%ig Lidocainlösung getauchter Wattebausch wird zur Betäubung des Recessus piriformis benutzt. Zur Führung dienen Jackson-Zangen *(Pfeile)*

Abb. 42 *(unten)*. Lokalanästhesie für transorale Intubation. Richtige Stellung der Jackson-Zangen in den Mundwinkeln. Gebogene Spitzen (nicht sichtbar) drücken die Wattebäusche in die Piriformtaschen

sind, wird der Tubus – das Bronchofiberskop als Leitschiene benutzend – in die Trachea vorgeschoben (***Abb. 45*** und ***46***). Gelegentlich bleibt die Tubusspitze an den Stimmbändern hängen, was sich durch einen leichten Widerstand bemerkbar macht. Ohne Gewaltanwendung überwindet man diesen Widerstand durch leichte Drehbewegung beim vorsichtigen Vorschieben. Die Spitze des Tubus soll nur bis etwa 2 cm oberhalb der

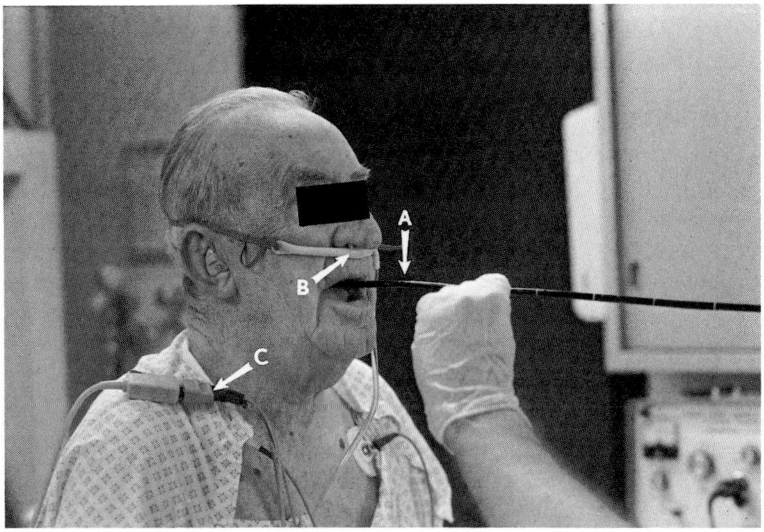

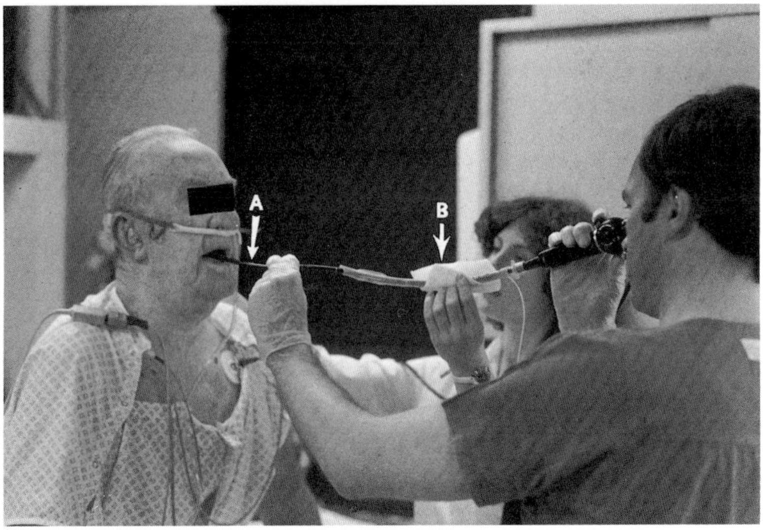

Abb. 43 *(oben)*. Untersuchung des Nasenrachens und des Kehlkopfs. *A* Intubationsteil des Fiberskops, *B* Sauerstoffsonde, *C* Verbindung zum EKG-Monitor

Abb. 44 *(unten)*. Orale Intubation. Der Intubationsteil *(A)* liegt intratracheal des Endotrachealtubus *(B)*, der dem Bedienungsteil dicht anliegt. Intubationsteil und Tubus sind mit Gleitmittel benetzt

Hauptkarina plaziert werden, damit eine störungsfreie Inspektion des Bronchialbaumes stattfinden kann. Anschließend wird der Tubus mittels Klebestreifen fixiert (***Abb.*** *47* und ***48***).
Für eine alternative Lagerungsmöglichkeit bei der ETT-Intubation wird der Leser auf das Kapitel Brachytherapie verwiesen.

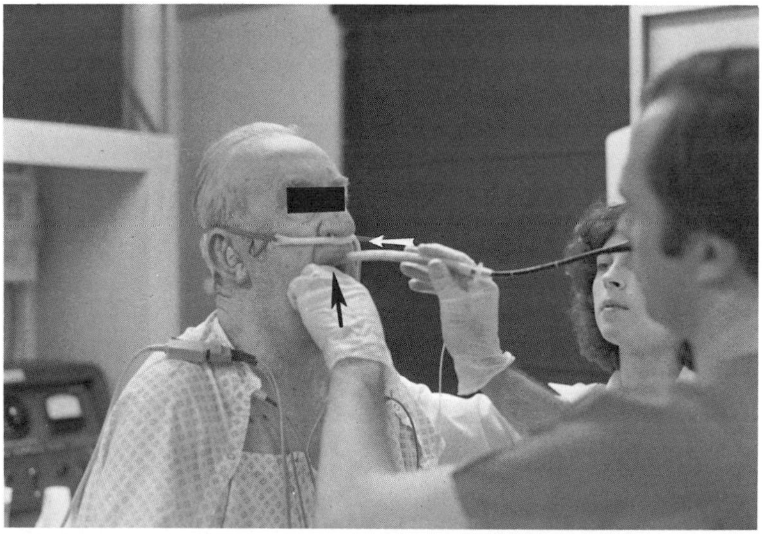

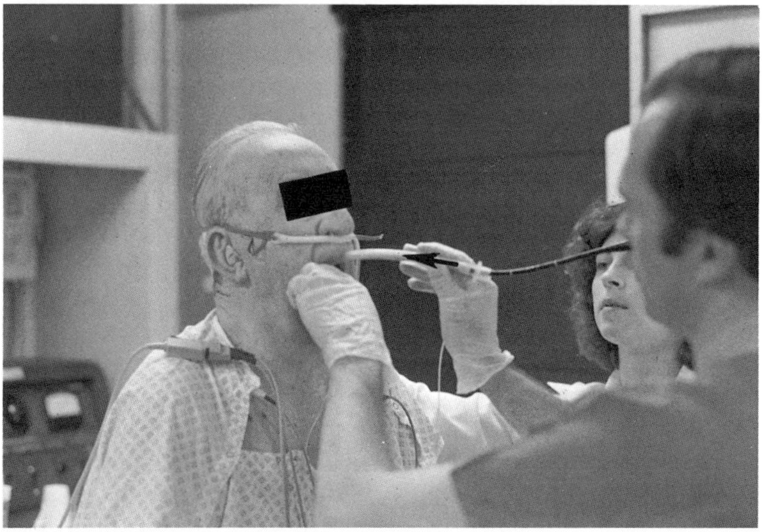

Abb. 45 *(oben)*. Orale Intubation. Liegt das distale Ende des Fiberskops dicht vor der Hauptkarina, reicht der Untersucher den Bedienungsteil der Assistentin, um 2 Manöver durchzuführen: 1. Die Epiglottis wird durch einen Druck des Zeigefingers auf den Zungengrund *(schwarzer Pfeil)* nach ventral verlagert; 2. der Tubus wird über die Leitschiene des Bronchofiberskops in die Trachea vorgeschoben *(weißer Pfeil)*

Abb. 46 *(unten)*. Orale Intubation fast vollendet. Eine Drehbewegung erleichtert häufig die Passage durch die Stimmbänder

7.3 Die transorale Intubation ohne Endotrachealtubus

Hierbei muß vor allem einer bißbedingten Schädigung des Intubationsteils vorgebeugt werden. Deswegen muß vor der Intubation immer ein Schutzring zwischen den Zähnen angebracht werden. Die Intubation bis zum Rachen erfolgt am besten, indem bei leich-

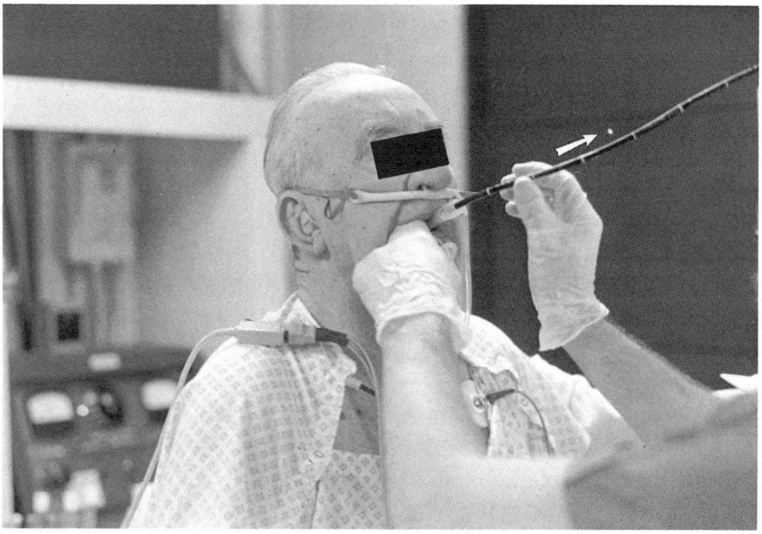

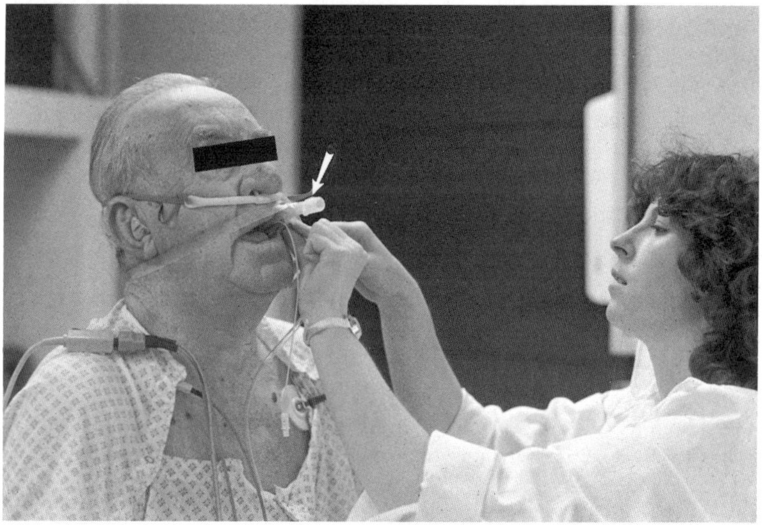

Abb. 47 *(oben)*. Orale Intubation. Extubation des Intubationsteils

Abb. 48 *(unten)*. Orale Intubation vollendet. Der Endotrachealtubus wird fixiert. Der *Pfeil* weist auf den Adapter am proximalen Ende des Tubus

ter kaudaler Abwinklung (etwa 15°) der Intubationsteil in der Mittellinie vorgeschoben wird. Die Zunge kann zu einer Sichtverlegung führen, so daß die Führung des Intubationsteils durch direkte Beobachtung in der Mundhöhle besser gewährleistet ist. Nach Erreichen des Rachens müssen die Stimmbänder erneut 1- bis 2mal mit 4%iger Lidocainlösung betäubt werden, es sei denn, die Lokalanästhesie wurde mittels der Renz-Methode vorgenommen. Nach Passieren der Stimmbänder führt man die Untersuchung wie üblich fort. Oho u. Amemiya (1980) konnten diese Methode bei mehr als 5000 Untersuchungen ohne nennenswerte Komplikationen anwenden.

8 Biopsiemöglichkeiten mit dem Bronchofiberskop

Obwohl dem Vorstellungsvermögen kaum Grenzen gesetzt sind, wenn es um die Vielfältigkeit bronchofiberskopischer Biopsieverfahren geht (s. z. B. Oho u. Amemiya 1980; S. 9–12), sollen in diesem Kapitel nur diejenigen Verfahren besprochen werden, die sich in der Routinediagnostik durch ihre möglichst hohe Treffsicherheit bei niedriger Komplikationsrate ausgezeichnet haben. Wie bei jedem diagnostischen Verfahren werden auch die Biopsiemöglichkeiten an ihrer Treffsicherheit gemessen. Der Untersucher muß also hartnäckig und zielstrebig der diagnostischen Materialgewinnung nachgehen.

Da jede Probeentnahme nur so gut sein kann wie das dazu benützte Instrument, ist eine optimale Instrumentenpflege immer Voraussetzung: Die Zangenlöffel bedürfen nach Probeentnahmen einer gründlichen Reinigung, Trocknung mit Preßluft, Ölung mit dem von den Endoskopiefirmen gelieferten Spezialöl und Funktionsprüfung, *bevor* sie an einer dafür geeigneten Stelle aufgehängt werden. Eine Durchspritzung des Katheters und der flexiblen Nadel vor und nach Desinfektion sowie eine Funktionsprüfung (luftdurchlässig?) sind unerläßlich.

In Abteilungen und Praxen, in denen neben einem *kleineren* (Biopsiekanal von 2,0 mm) auch ein *größeres* (Biopsiekanal 2,6 mm) Bronchofiberskop vorhanden ist, darf nicht vergessen werden, daß die *für größere Bronchoskope geeigneten Instrumente in der Regel den kleineren Instrumentierkanal nicht passieren können.* Eine Verwechslung läßt sich am

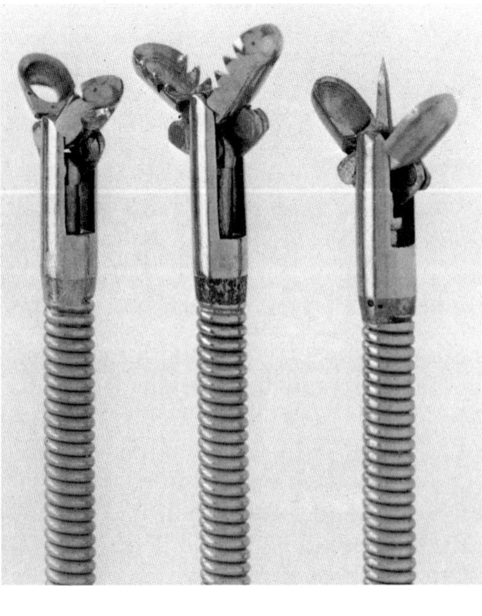

Abb. 49. Zangen. Eine komplette Standardausrüstung sollte 2 Routinezangen *(links)*, 1 Krokodilzange *(Mitte)* und 1 gedornte Zange *(rechts)* enthalten (vgl. auch Abb. 51)

besten durch unterschiedliche farbliche Markierungen am Bedienungsende der zwei Instrumentgruppen vermeiden.

8.1 Materialgewinnung zur histologischen Untersuchung

8.1.1 Zangen

Zum Instrumentenrepertoire gehören zwei Routinelochzangen, eine Krokodilzange und eine gedornte Zange (***Abb. 49*** und ***50***). Für Routineprobeentnahmen ist die Krokodilzange am besten geeignet. Hinzu kommt als jüngste Entwicklung die gefensterte Zan-

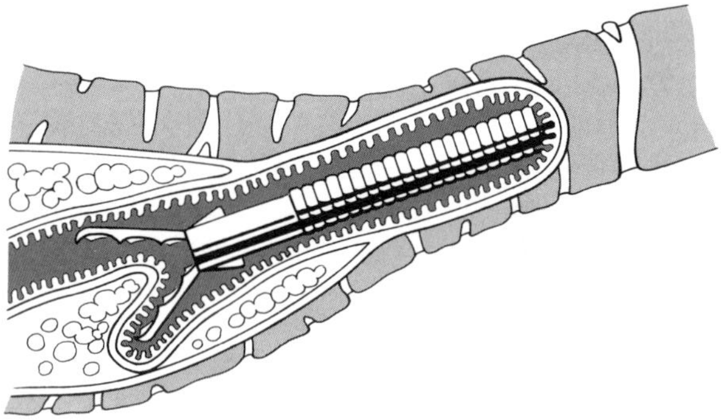

Abb. 50. Die Krokodilzange wird von uns für transbronchiale Lungenparenchymbiopsien vorgezogen

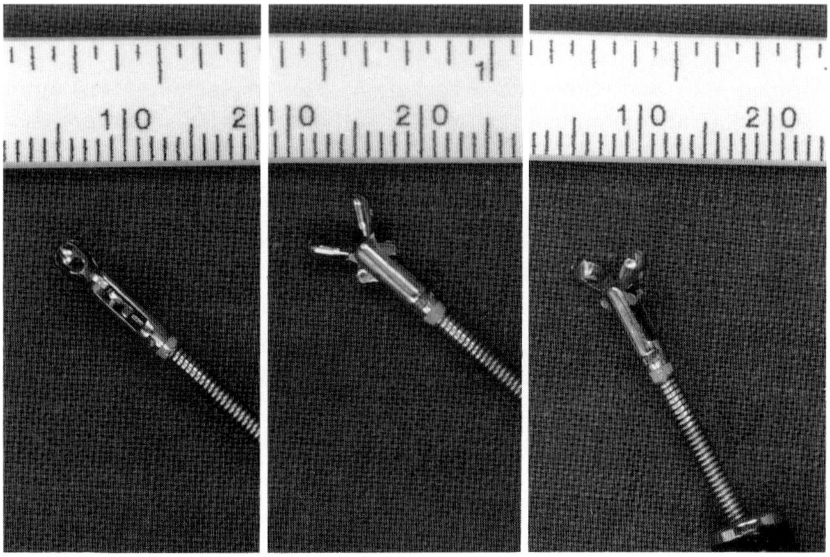

Abb. 51. Eine große, gefensterte Zange mit Spitzenzähnelung, geeignet für große Biopsien, Debridement nach Laserung (Olympus FB 37 K)

ge mit gezähnelter Spitze (***Abb. 51***), die besonders in Situationen, bei denen größere Gewebeentfernungen angezeigt sind, hervorragend geeignet ist, z. B. für die Entfernung von karbonisiertem Gewebe nach Lasertherapie oder größeren Mengen von nekrotischem Gewebe. Diese Zange ist z. Z. nur für Bronchoskope mit einem größeren PE-Kanal (2,6 mm oder größer) erhältlich. Die kleinere Krokodilzange verwenden wir für Routinebiopsien aus Tumoren und auch für transbronchiale Lungenparenchym- oder auch periphere Rundherdbiopsien. Die sog. Routinezange kommt dagegen immer weniger zur Anwendung.

8.1.2 Technik der Probeentnahmen aus Tumoren

Vor der Zangeneinführung sind 4 ml 1:10000 Arterenol auf den Tumor zu instillieren.
Die erste Probeentnahme ist die wichtigste, weil es durch Blutung, Hustenanfall o. ä. vorkommen kann, daß weitere PE's nicht möglich sind. Man schiebt die von *der assistierenden Schwester locker gehaltene* Zange durch, etwa bis die Zangenmäuler ganz sichtbar sind. Unter Beibehaltung einer guten Übersicht (Anfänger neigen dazu, mit dem Bronchoskop zu nah an den Tumor heranzugehen) setzt man die nun geöffneten Zangenmäuler möglichst genau an die Übergangsstelle zwischen Tumor und gesundem Gewebe, drückt die Zange in das Gewebe hinein und gibt die Schließanweisung. Mit einem kurzen Ruck zieht man sie zurück, und das Material wird dann in 7%iger Formalinlösung deponiert. Bei der überwiegenden Zahl der Endoskopien ist es möglich, mehr Biopsien vorzunehmen, und man soll das auch tun, weil sich bis zur 4. Biopsie *mit jeder weiteren Probeentnahme die diagnostische Treffsicherheit bessert*. Vier ist also die optimale Biopsiezahl (Popovitch, persönliche Mitteilung und eigene Untersuchung), und diese sollte man auch immer anstreben.

8.1.3 Technik der Probeentnahmen aus nicht tumoröser Schleimhaut

Wenn die Fragestellung um Absetzungsstellen, Schleimhautsarkoidose, chronische Atemwegskrankheiten usw. geht, dann soll man möglichst größere Gewebestücke gewinnen. Kleinere Zangen fassen nicht die unteren Schleimhautschichten wie Basalmembran und Muscularis mucosae, und gerade diese sind für solche Fragestellungen ausschlaggebend. Ein weiteres Problem ist, daß die Lochzange (besonders wenn sie abgestumpft ist) immer wieder beim Schließen von der Schleimhaut abrutscht und damit nur oberflächliches Gewebe faßt.
Die gedornte Zange ist hier am besten geeignet, da der Dorn sich durch den Vorwärtsruck in der Schleimhaut verhakt, so daß die Mäuler besser fassen können. Ein Nachteil des Dornes ist, daß er sich sehr leicht verbiegen kann. Das Biopsiematerial sollte daher mit einer feinen spitzen Pinzette entfernt werden – und nicht (wie sonst) durch einfaches Schütteln in der Konservierungsflüssigkeit. Auch bei der Reinigung ist besonders auf den Dorn zu achten.
Eine Alternative bietet auch hier die Krokodilzange, die man mit geöffnetem Maul durch Flektion der Bronchoskopiespitze in die Schleimhaut hineindrängt und dort sich langsam schließen läßt.

8.1.4 Absetzungsstellen und Hauptkarina (Staging)

Vor jeder Tumorbiopsie müssen bei funktionell resektablen Patienten an den prospektiven Absetzungsstellen Schleimhautentnahmen erfolgen, um eine mögliche lymphangitische Tumorausbreitung zu erfassen. Möglichst tiefe Biopsien werden benötigt, und die gedornte Zange ist dafür am besten geeignet. Die Entnahmestelle ändert sich je nach vorgesehener Operation:

Pneumonektomie. laterale und mediale Hauptbronchuswand, zwischen 3. und 4. Knorpelring distal der Hauptbifurkation (auf der lateralen rechten Seite dicht oberhalb des Oberlappenabgangs).

Lobektomie. zugehörige Karina und gegenüberliegende Bronchuswand; die unmittelbar proximale Bronchuswand (medial und lateral).

Segmentresektion. die zugehörige Karina sowie zuführender Bronchus.

Hauptkarina. Routinemäßige Biopsien erweisen sich bei über 10% histozytologisch als pathologisch. Maligne Zellen an der Hauptkarina deuten auf Inoperabilität hin; eine weitere Stadieneinteilung erübrigt sich damit (Zavala 1981). (Siehe auch hierzu „Die perbronchiale Punktion“ – 8.2.4)

8.2 Materialgewinnung zur zytologischen Untersuchung: Sputum, Tupfpräparate, Katheterung, flexible Nadel

Die gleichzeitige zytologische und histologische Untersuchung eines endoskopisch sichtbaren oder periphären Tumors führt zu einer durchschnittlichen Verbesserung der diagnostischen Treffsicherheit um 10%. Wichtigste Voraussetzung ist natürlich ein zytologisch interessierter und versierter Pathologe. Für zytologische Befunde wird der Leser auf Kap. 9 verwiesen.

8.2.1 Sputumproben

Die Einführung der Sputumzytologie als routinemäßige „Screeningmethode“ kann wegen des Zeit- und Kostenaufwandes bei noch immer relativ schlechten Ergebnissen nicht allgemein empfohlen werden (Woolner et al. 1981). Diese Untersuchungsmethode sollte aber immer dann zur Anwendung kommen, wenn bei klinischem und/oder radiologischem Verdacht auf einen Lungentumor die histologische Diagnosesicherung nicht möglich ist.

Das Morgensputum muß an 3–4 aufeinanderfolgenden Tagen nach vorheriger Mundspülung mit Wasser in einem Sputumbecher, der 50 ml einer 50%igen Alkohollösung enthält, gesammelt werden. Zur Materialgewinnung muß der Erkrankte kräftig und tief abhusten. Bei Patienten, die nicht abhusten können, wird das Hustenmanöver oft durch eine 20minütige Inhalation von Wasser mittels Ultraschallvernebler erleichtert. Die so erhaltenen Proben werden im zytologischen Labor gesammelt und aufgearbeitet. Das Vorhandensein von Makrophagen weist auf diagnostisch verwertbares Material hin.

Die routinemäßige zytologische Untersuchung des Postbronchoskopiesputums ist nur dann zu empfehlen, wenn der verdächtige Rundherd außerhalb der Sichtweite des Bronchoskopes liegt. Da die diagnostische Treffsicherheit aber selbst unter röntgenologischer Kontrolle zwischen 40 und 80% schwankt, kann die Sputumzytologie in noch 5% der Untersuchten zur Diagnosesicherung führen.

8.2.2 Tupfpräparate

Das mit der Zange entnommene Biopsiematerial faßt man mit einer Spitzpinzette an und tupft es auf einen vorher mit Alkohol entfetteten Objektträger (Atay 1981). Das zytologische Präparat wird luftgetrocknet und in einem geeigneten Behälter dem Zytologen zugeleitet.

8.2.3 Katheterung

Nach vorheriger Prüfung der Durchgängigkeit führt man den Katheter (Rusch: Charr 5 für kleinere, Charr 7 für größere Bronchofiberskope, ***Abb.52***) durch den Instrumentierkanal bis zum Tumor. Dem proximalen Ende schließt man einen Sekretfänger, der mit der Saugpumpe verbunden ist, an. Unter Erzeugung eines höheren Soges reibt man die Katheterspitze kräftig an der Tumoroberfläche, so daß durch die Traumatisierung mehr Zellen abgelöst werden. Nach Katheterentfernung taucht man seine Spitze in 50%ige Äthylalkohollösung und saugt diese Lösung mit dem im Katheter enthaltenen Material in den Sekretfänger. Das Entnahmematerial kann dann im Sekretfänger dem Zytologen zugestellt werden.
Eine Alternative bzw. Ergänzung zu der beschriebenen „Trocken"-Katheterung ist die „nasse" Katheterung. Hierbei wird nach Erreichen des peripheren Herdes 10 ml physiologische Kochsalzlösung durch den Katheter gespritzt und erst dann Material abgesaugt.
Die Katheterung sollte man immer bei Patienten vorziehen, die höhere Risiken für Blutungen oder einen Pneumothorax aufweisen, nämlich Emphysematiker, azothämische Patienten, immundefiziente usw.

Abb. 52. Katheter aus Rüschelit. Er ermöglicht die Gewinnung von Sekret für bakteriologische Untersuchungen und von Zellmaterial für zytologische Untersuchungen: *Segmentsondierungen*

8.2.4 Flexible Nadelsaugbiopsie

Japanische Autoren haben seit 1978 über den therapeutischen Einsatz einer flexiblen Nadel berichtet (Ogawa 1978; Oho et al. 1979).
In den letzten Jahren konnte eine Modifikation zur diagnostischen Anwendung entwikkelt werden (Nakhosteen et al. 1982; Kato et al. 1981).
Die flexible Nadel in ihrer jetzigen Form (Olympus NA2C) hat eine geschützte Spitze von 13 mm Länge, die durch Manipulation am Bedienungsteil herausgeschoben werden kann (***Abb. 9, 53*** und ***54***). Die jüngste Nadel besitzt eine extrem steile Spitze mit erheblicher Steigerung der Schneidefähigkeit und erleichtert damit die Perforation sogar gesunder Bronchialschleimhaut. Darüber hinaus ermöglicht der Widerhaken die Gewinnung ausreichenden Untersuchungsmaterials.
Die Anwendungstechnik ist immer gleich:

- Vorführen der Nadel, bis der – entweder direkt oder unter Durchleuchtung – sichtbare Herd erreicht ist;
- Durchstoßen des Gewebes durch ruckartiges Herausschieben der Nadelspitze;

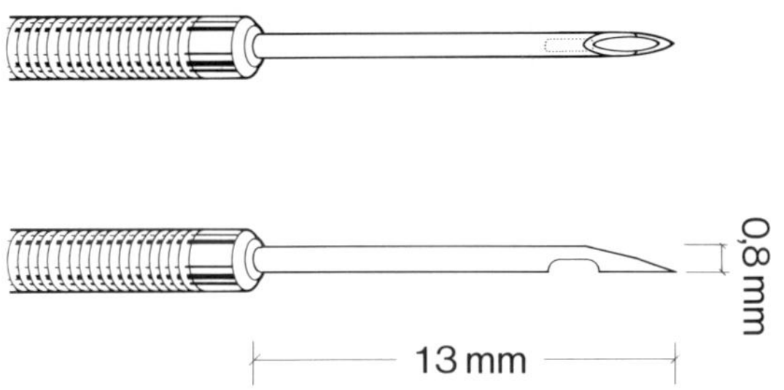

Abb. 53. Die steile Spitze der flexiblen Nadel vom Typ NA 2 C (Olympus) mit einem 15°-Winkel erleichtert die Gewebspenetration; der Widerhaken ermöglicht eine höhere Gewebsgewinnung

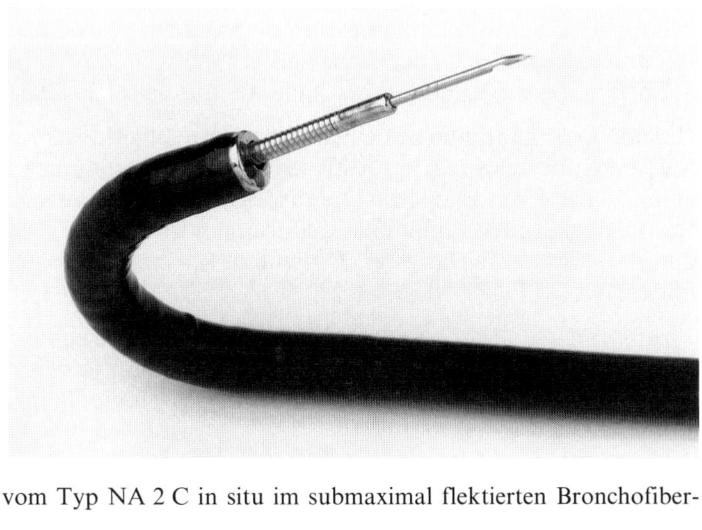

Abb. 54. Die flexible Nadel vom Typ NA 2 C in situ im submaximal flektierten Bronchofiberskop

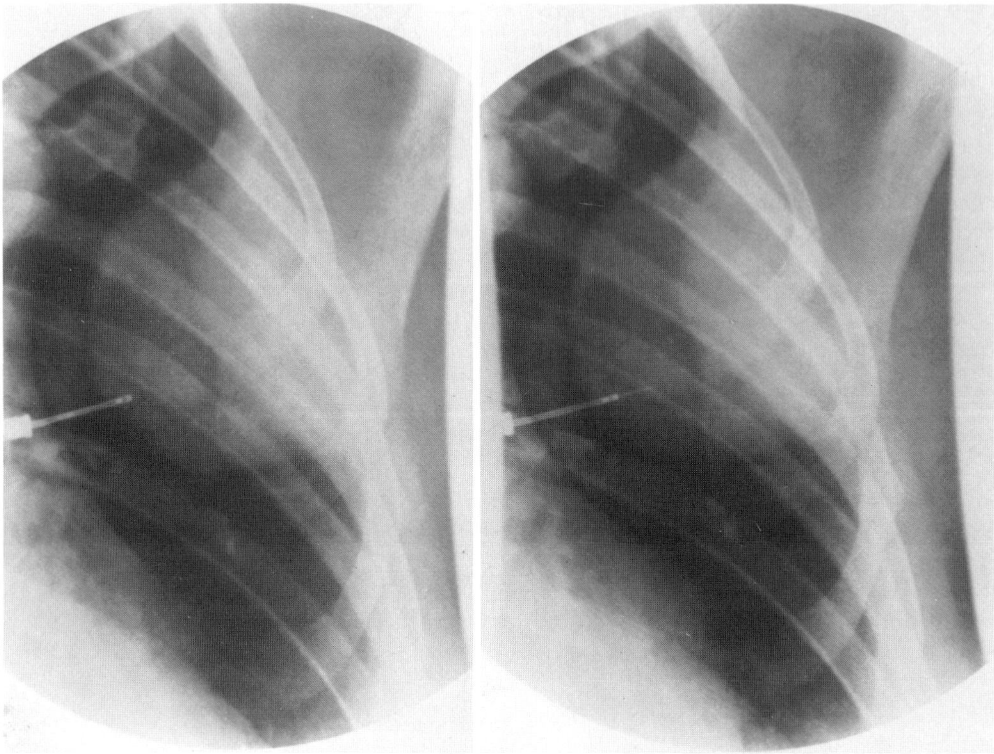

Abb. 55. Transbronchiale flexible Nadelsaugbiopsie als Kontrolluntersuchung nach negativer vorangegangener Zangenbiopsie und negativer perthorakaler Punktion. Diagnose: Plattenepithelkarzinom

- Entfernen des Mandrins;
- Anschließen des proximalen Endes an den Saugschlauch unter gleichzeitiger Erhöhung des Sogs und Hin- und Herbewegens der Spiralhülse;
- Zurückziehen der Nadel in die Hülse;
- Entfernung des gesamten Instrumentes aus dem PE-Kanal.

Das Material kann nun auf einen entfetteten Objektträger gebracht und ausgestrichen werden, wobei man sich zur restlosen Materialgewinnung auch des Mandrins bedienen kann. In der Regel reicht die Durchspritzung der Nadel mit Luft aus.
Die flexible Nadelsaugbiopsie sollte wegen ihrer relativ komplizierten Konstruktion und der etwas aufwendigeren Bedienung nur in bestimmten Situationen Anwendung finden:

1. *Kontrollbiopsie bei negativer Histologie eines schon endoskopisch sichtbaren und meist nekrotischen Tumors.* Hier wird der Schutzmantel schon in das Gewebe hineingeschoben, ehe die Nadel herausgestoßen wird, um möglichst vom Tumorinneren Material zu gewinnen.
2. *Kontrollbiopsie bei negativer transbronchialer Zangenbiopsie oder Katheterung.* Vereinzelt können periphere Tumoren, entweder wegen eines entzündlich-nekrotischen Mantels oder ihrer extraluminalen Lage weder durch Zange noch Katheter diagno-

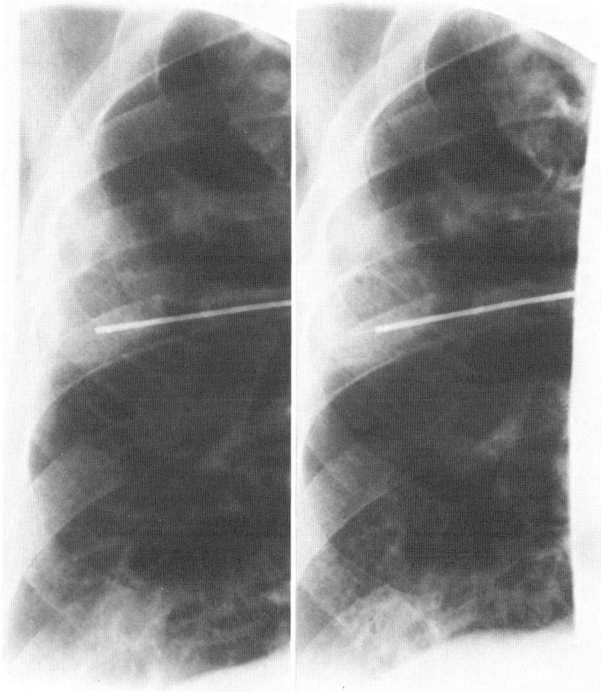

Abb. 56. Transbronchiale flexible Nadelsaugbiopsie. Kontrolle nach negativem Vorbefund. Diagnose: Aspergillom

stiziert werden. In solchen Fällen bietet sich die flexible Nadel an. Die diagnostische Ausbeute kann um etwa 10% verbessert werden. Zwei Beispiele demonstrieren ***Abb. 55*** und ***56***. Die Treffsicherheit betrug in einer eigenen Serie 86% (32 von 37; Nakhosteen et al. 1982).

3. *Die transbronchiale Punktion* (früher genannt perbronchiale Punktion). Die perbronchiale Punktion dient dazu, zytologisches Material aus Lymphknoten oder Tumoren zu gewinnen, die der Trachea oder den Bronchien anliegen. Abgesehen von der Sarkoidose I, bei der eine Treffsicherheit bis zu 63% (Loddenkemper et al. 1981) mit der starren Nadel erwartet werden kann, ist die diagnostische Ausbeute relativ gering und schwankt zwischen 5 und 25%. Bei Verdacht auf einen mediastinalen Befall sollte man diese Untersuchung trotzdem durchführen, da bei positivem Ausfall dem Patienten eine wesentlich belastendere Untersuchung, nämlich die Mediastinoskopie, erspart werden kann. Voraussetzung für die Untersuchung ist die sichere Kenntnis der bevorzugt metastatisch befallenen Lymphknoten beim Lungentumor, sie sind in Kap. 10 (Histologie) angegeben.

Wie aus ***Abb. 57*** zu ersehen ist, muß die Spitze des Bronchofiberskopes möglichst stark abgewinkelt werden, damit die Nadel die Tracheal- bzw. Bronchialwandschichten durchdringt. Wie wichtig die Abwinklung ist, zeigt ***Abb. 58***; bei dem ersten Versuch war sie nicht stark genug, und es fanden sich zytologisch nur Wandanteile. Die zweite Entnahme, die bei einer stärkeren Abwinklung erfolgte, erbrachte die Diagnose eines Adenokarzinoms. Die diagnostische Ausbeute bei paratrachealen Tumoren bzw. Metasta-

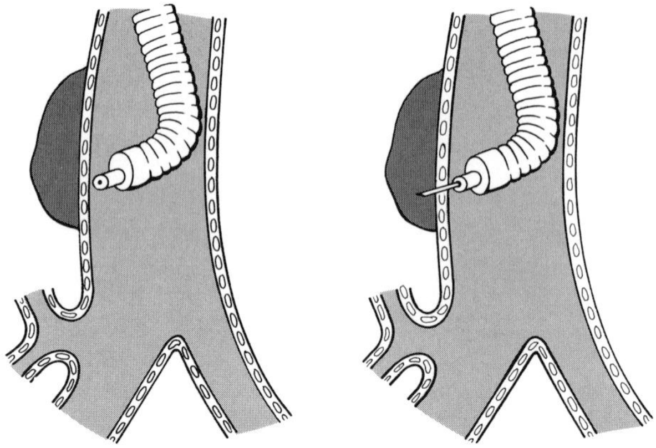

Abb. 57. Schematische Darstellung einer transbronchialen (früher perbronchialen) Punktion mittels flexibler Nadel

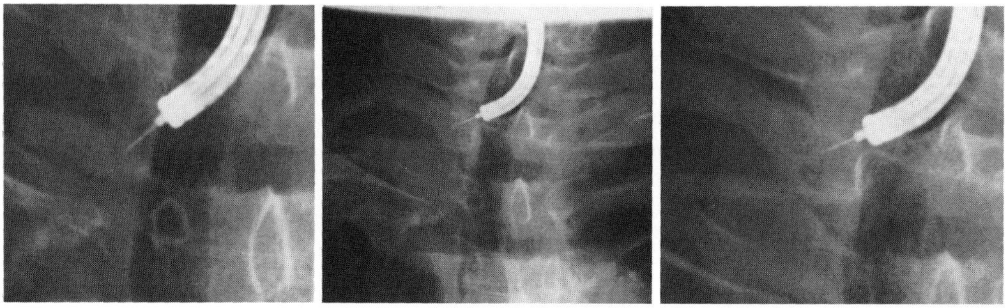

Abb. 58. Transtracheale (früher pertracheale) flexible Nadelsaugbiopsie. *Links* ist die Abwinklung der Bronchoskopspitze nicht ausreichend, die Probeentnahme enthielt nur Wandanteile. *Mitte* und *rechts* reicht die Abwinklung aus, um diagnostisches Material zu gewinnen: Adenokarzinom

sen betrug in der noch kleinen Untersuchungsserie von Nakhosteen et al. 1982 (5 von 24), wobei Sarkoidosefälle im Patientengut nicht enthalten waren.

Nachteilig für die Punktion mit einer flexiblen Nadel wirkt sich die sonst vorteilhafte Beweglichkeit des Bronchofiberskopes aus: Das Gerät gibt der perforierenden Nadelspitze zu wenig Halt. Bei der Verdachtsdiagnose einer Sarkoidose I dürfte es daher angebracht sein, einen doppellumigen Endotrachealtubus (Bronchoflex, Rüsch) zu legen, und dann durch den Zweitkanal die Punktion vorzunehmen, da hierdurch mehr Halt für die Nadel gegeben ist.

Die transbronchiale flexible Nadelsaugpunktion ist eine wertvolle Ergänzung zum Staging bei Bronchialkarzinomen. Eine Treffsicherheit bei paratrachealen und -bronchialen Entnahmen bis zu 80% (Wang u. Terry 1983) konnten wir nicht erreichen; realistischer scheinen uns Werte zwischen 25 und 40% zu sein (Brynitz u. Struve-Christensen 1985). Während bei einem positiven Befund die Diagnostik abgeschlossen werden kann, sollte bei negativem Ergebnis und normalem Computertomogramm immer eine Mediastinoskopie in Erwägung gezogen werden, insbesondere bei Tumoren des linken Lungenflügels, die sehr gern in kontralateralen Lymphknoten metastasieren (Brynitz et al. 1985).

8.3 Ultraschallendoskopie

Zur Lokalisation der paratrachealen und parabronchialen Lymphknoten bietet sich heute die Möglichkeit der Ultraschallendoskopie an. Miniaturisierte Schallköpfe sind schon für die Gasteroenterologie entwickelt worden, und es ist abzusehen, daß weitere Verkleinerungen des Schallkopfs auch eine Anwendung im endobronchialen Bereich ermöglichen werden.
Durch die genaue Lokalisation des extrabronchialen Lymphknotens verspricht dieses noch in Entwicklung befindliche Verfahren eine wesentlich höhere Treffsicherheit bei der transtrachealen und transbronchialen flexiblen Nadelsaugpunktion.

8.4 Materialgewinnung zur bakteriologischen Untersuchung

Ein bekannter Nachteil der Bakteriologie des Bronchialsekrets ist die Verunreinigung durch Keime der oberen Luftwege (Wanner et al. 1979 b). Um dieses Problem zu lösen, sind eine Reihe von Bürsten in Kathetern und in Teleskopdoppelkathetern mit Spitzenverschluß entwickelt worden (***Abb. 59***). Je nach Autor und auch Aufwand werden unterschiedliche Ergebnisse für diese Verfahren mitgeteilt (Wimberley et al. 1979; Barrett-Conner 1970; Bartlett et al. 1976 u. a). Nach Aufarbeitung der jüngeren Literatur und vor dem Hintergrund der eigenen Erfahrung scheinen folgende Äußerungen unstrittig:

- Eine große Zahl bakterieller Pneumonien ist polymikrobiell (Lorch et al. 1987).
- In bestimmten Situationen (gemischtes Krankengut einschließlich Aids) ist eine Bronchioalveolarlavage gegenüber einer geschützten Bürste bei akuten Pneumonien vorteilhaft (Wort et al. 1988).
- Vergleicht man die Ergebnisse des Katheters mit Spitzenverschluß mit der transtrachealen Aspiration als Standardmethode, so stellt man unterschiedliche Bakterienspektren fest (Bordelon et al. 1983).
- Ein Teleskopdoppelkatheter (***Abb. 59***) mit Spitzenverschluß weist gegenüber dem einfacheren Katheter mit Spitzenverschluß keine entscheidenden Vorteile auf (Marquette et al. 1988; vgl. ***Tabelle 10***).
- Sogar die einfache Katheterabsaugung beim intubierten Patienten ergibt bakteriologisch gleich gute Ergebnisse wie der Teleskopkatheter (Baigelman et al. 1986).

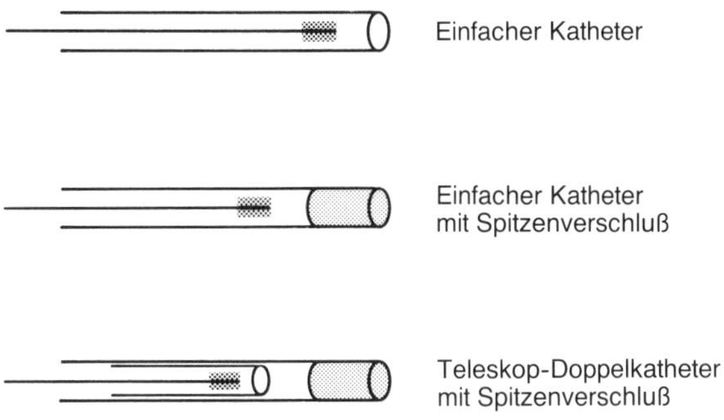

Abb. 59. Die verschiedenen Bürsten zur Gewinnung bakteriologischen Materials schematisch abgebildet

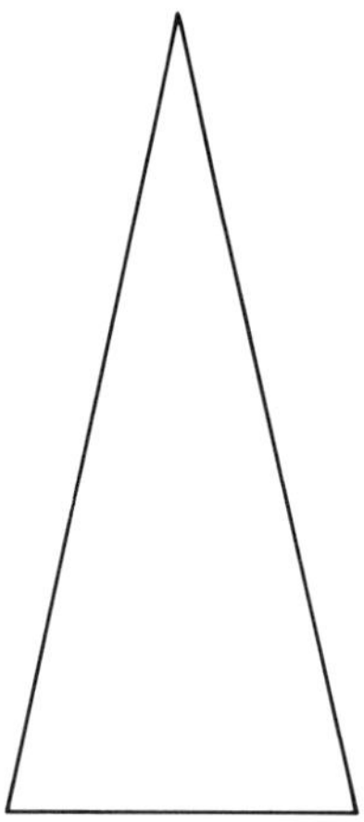

Abb. 60. Die Infektionserreger weisen eine ganz unterschiedliche Empfindlichkeit gegenüber Lokalanästhetika auf; Hämophilus und Pneumokokken gehören zu den Haupterregern bronchopulmonaler Infekte und sind gegenüber Lokalanästhetika am empfindlichsten

Tabelle 10. Die angegebene Kontaminationshäufigkeit bei Verwendung verschiedener Katheterformen trifft nicht immer zu (s. Text). (Nach Wimberley et al. 1979)

Typ der geschützten Bürste	n kontaminierte Proben/ n untersuchte Proben
1. Im einfachen Katheter	13/13
2. Im einfachen Katheter mit Spitzenverschluß (Gelatinestopfen)	12/13
3. Im Doppelkatheter mit Spitzenverschluß (Gelatinestopfen)	5/13
4. Im Doppelkatheter mit Spitzenverschluß (Polyethylenstopfen)	0/13

- Das allerwichtigste ist die sofortige Umsetzung des gewonnenen Materials auf einen geeigneten Nährboden (Wießmann et al. 1988).
- Die Lokalanästhesie beeinflußt in unterschiedlicher Weise die verschiedenen Keimpopulationen: Während H. influenzae und P. pneumoniae deutlich suprimiert werden, werden S. aurus und E. coli wenig beeinflußt (Murray et al. 1987; ***Abb. 60***).

Da eine Einstimmigkeit bezüglich der Bakteriengewinnung aus Bronchialsekret nicht zu erzielen ist, empfehlen wir 2 Grundprinzipien: die sofortige Umsetzung auf einen Nährboden und den möglichst geringen Gebrauch von Lokalanästhetika. Wenn wir aus einem bestimmten Lappen bakteriologisches Material gewinnen wollen, spülen wir zunächst den Instrumentierkanal mit 10 ml physiologischer Kochsalzlösung in die *Gegenseite* des Bronchialbaums, schieben einen sterilen Katheter in die befallene Seite und schließen am proximalen Katheterende einen Sekretfänger an, der wiederum mit der Saugpumpe verbunden ist. Nach Aufnahme des Sekrets wird der Katheter erneut mit Kochsalzlösung durchspült. Das Material wird sofort auf Nährboden gegeben und zum Bakteriologen gebracht. Diese Methode der *Segmentsondierung* – der Begriff wurde von Maaßen (1969) im Zusammenhang mit rigiden Untersuchungen bei spezifischen Infek-

tionen geprägt – kann auch zur Klärung der Frage einer aktiven Tuberkulose angewendet werden.
Generell soll betont werden, daß bei akut aufgetretenen diffusen pulmonalen Infiltrationen das frühzeitige Einsetzen einer invasiven Diagnostik zur Gewinnung diagnostischen Materials einen sichereren Ansatz für die antibakterielle Therapie bei "High-risk"-Patienten darstellt. Der Versuchung des „breiten Schießens" mit einer potentiell toxischen, oft sehr teuren und häufig unnötigen Breitbandantibiose sollte man nicht erliegen (Moser 1984).

8.5 Die transbronchiale Biopsie

Das Prinzip beruht darauf, daß man unter Durchleuchtungskontrolle bioptische Instrumente in endoskopisch nicht einsehbare Bereiche vorschiebt, um dort diagnostisches Material zu gewinnen (Levin et al. 1974; Schoenbaum et al. 1974; Ellis 1975). Alternative Untersuchungen sind die perthorakale Nadelsaugbiopsie oder die „Minithorakotomie" (Maassen 1972). Die erste Methode führt häufig zum Pneumothorax (z. B. 12 aus 46 perthorakalen Biopsien, 26%, berichtet von Williams et al. 1987), nur selten zu in der Regel gravierenden und einer Notthorakotomie bedürfenden Lungenblutungen (Gaensler et al. 1964; Klassen u. Andrews 1967). Die „Minithorakotomie" mit chirurgischer Lungenbiopsie ist für einen chirurgischen Eingriff zwar sehr schonend, bedarf jedoch immer einer Vollnarkose und dem operativen Aufwand.
Die offene Lungenbiopsie ist besonders dann indiziert, wenn die transbronchiale Biopsie bei einem diffusen Lungenleiden nur unspezifische Resultate liefert. Zum Beispiel konnten bei 19 von 38 Patienten mit unspezifischen transbronchialbioptisch erzielten Ergebnissen folgende Diagnosen durch offene Lungenbiopsie gestellt werden: Bronchiolithis obliterans, Alveolarproteinose, Lymphangitis carcinomatose lymphoma, Tuberkulose und Bronchioloalveolarzellkarzinom (Chuang et al. 1987).
In der folgenden Übersicht sind die Indikationen und Kontraindikationen für die transbronchiale Biopsie aufgeführt. Gelegentlich ergibt sich trotz Thrombozytopenie die Notwendigkeit einer transbronchialen Biopsie; in einem Bericht von Papin et al. (1985) traten bei 25 thrombozytopenischen, immunkompromitierten Patienten 3 Blutungen auf, 2 davon klangen spontan ab, eine hatte einen tödlichen Ausgang.

Indikationen und Kontraindikationen der transbronchialen Biopsie

I. Indikationen
   1. Periphere Lungenverschattungen (Lungenrundherd)
   2. Unklare Lungenparenchymaffektionen
   3. Atypische Pneumonien und Superinfektionen bei geschwächten Patienten (8.3)

II. Kontraindikationen (vgl. Vorbeugung und Behandlung von Komplikationen)
   1. Mangelnde Patientenmitarbeit
   2. Therapierefraktäre hämorrhagische Diathese
   3. Ausgeprägte respiratorische Insuffizienz (pO_2 unter 55 mgHg und pCO_2 über 50 mm Hg)
   4. Ausgeprägte Herzrhythmusstörungen
   5. Immunmangelzustände
   6. Beatmung
   7. Azotämie
   8. Emphysem größeren Ausmaßes

Ist die transbronchiale Biopsie als ambulante Untersuchung durchführbar?
Zieht man die Gefahren des Pneumothorax und der Blutung in Betracht, so muß man auf jeden Fall eine Beobachtungszeit von 2–4 h nach transbronchialer Biopsie sowie eine Thoraxexpirationsaufnahme zum Ausschluß eines Pneumothorax verlangen. Unter diesen Voraussetzungen ist, zumindest in der Mehrzahl der Fälle, eine transbronchiale Biopsie ambulant durchführbar. Über einen 3jährigen Beobachtungszeitraum führten Ahmad et al. (1986) 148 transbronchiale Biopsien unter Durchleuchtung durch; 3 Patienten mußten wegen Hämoptysen aufgenommen, 1 Pneumothorax mußte drainiert werden.
Wie wichtig ist die Durchleuchtung bei der transbronchialen Biopsie?
Hier muß man zwischen peripheren Lungenrundherden und Lungenparenchymbiopsien unterscheiden (s. unten). Bei Sarkoidose (Puar et al. 1985) und sonstigen diffusen pulmonalen Infiltraten (Milligan et al. 1986) können unter der Voraussetzung multipler Entnahmen vergleichbare Ergebnisse mit und ohne Durchleuchtungskontrolle erwartet werden. Dagegen muß man bei der transbronchialen Biopsie peripherer Lungenrundherde die Durchleuchtungskontrolle *immer* verlangen (Cox et al. 1984).

8.5.1 Periphere Lungenverschattungen (Lungenrundherde)

Ganz wesentliche Voraussetzungen sind das genaue Studium der Thorax- und Schichtaufnahmen sowie ggf. Durchleuchtung (Segmentanatomie). Die Untersuchung findet unter Durchleuchtungsbereitschaft statt. Nach den üblichen Vorbereitungen führt man das Bronchofiberskop transnasal ein und untersucht das gesamte tracheobronchiale System. Ist keine pathologische Veränderung endoskopisch sichtbar, so wird unter Röntgendurchleuchtung (Sagel u. Forrest 1974) ein Charr-5- oder Charr-7-Katheter oder eine Zange bis zum peripheren Rundherd vorgeschoben (***Abb. 61***). Nach Hanson et al. (1976) läßt sich die richtige Lokalisation durch folgende Manöver erreichen:

a) Durchleuchtung des Patienten in 2 Ebenen unter Beachtung, daß der Katheter (oder die Zange) und die Verschattung sich synchron bewegen;
b) Aufforderung an den Patienten zu atmen. Es wird festgestellt, ob die Infiltration und der Katheter oder die Zunge sich gemeinsam bewegen;
c) Kontrolle, daß durch die Zangen- oder Katheterbewegung auch der Herd mitbewegt wird.

Die Durchleuchtung in zwei Ebenen ist unerläßlich, wie auch ***Abb. 62*** zeigt: Obwohl im PA-Strahlengang die Instrumentenspitze im Herd zu sein scheint, liegt sie im frontalen Strahlengang *vor* dem Herd und gelangt erst nach entsprechender Korrektur in das richtige Segment. Dort wird durch wiederholtes kräftiges Einstoßen des Katheters in den pathologischen Prozeß die für eine regelrechte Materialgewinnung erforderliche Traumatisation des Gewebes erreicht. Die weiteren Schritte sind wie oben beschrieben. Der Vorgang sollte 4mal wiederholt werden. Ikedas Arbeitsgruppe (Ono et al. 1981) konnte bei bronchographischer Segmentlokalisation und Kurettage von 46 peripheren Herden 45 feingeweblich einordnen. Neben drei Blutungen (leicht) entwickelte sich ein Pneumothorax, der drainiert werden mußte. Demgegenüber traten Komplikationen im eigenen Patientengut nicht auf (Nakhosteen et al. 1982).
Nicht so günstig wie die japanischen Resultate sind die mit Zangenbiopsie (Mitchell et al. 1980) oder Katheterung durch das starre Bronchoskop (Wetzer 1981) erzielten anglo-amerikanischen und europäischen Ergebnisse. Der Vorteil der hier empfohlenen

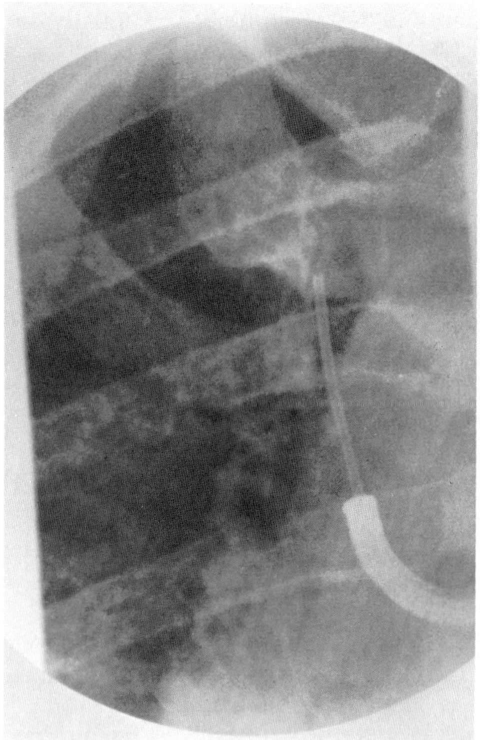

Abb. 61. Transbronchiale Kathetersaugbiopsie (Segmentsondierung) eines peripheren Rundherdes. Zytologische Diagnose: verhornendes Plattenepithelkarzinom

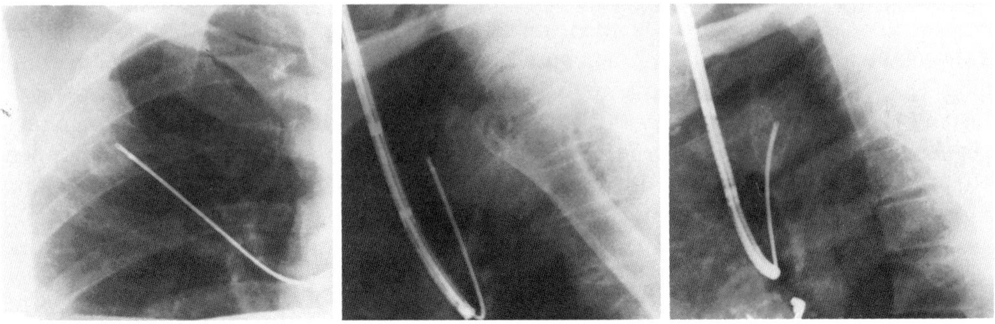

Abb. 62. Wichtigkeit der Durchleuchtung in 2 Ebenen bei der transbronchialen Rundherdbiopsie: Die PA-Aufnahme *(links)* zeigt die Zange im Herd; seitlich *(Mitte)* liegt die Zange jedoch vor dem Herd; durch entsprechende Manipulation erreicht die Zangenspitze sicher den Herd *(rechts)*: großzelliges Karzinom

Katheterung liegt in der relativ hohen Treffsicherheit bei kaum auftretenden Komplikationen. Für Kontrollen bei negativem Ergebnis s. flexible Nadel.
Bei peripheren Lungenrundherden kann die transbronchiale flexible Nadelsaugbiopsie (***Abb. 55*** und ***56***) einen deutlichen diagnostischen Gewinn erbringen. Die Treffsicherheit ist sehr unterschiedlich und wird, je nach Autor, von 46% (Harro et al. 1985) über 55% (Wang et al. 1984) sowie 71% (Schenk et al. 1987) bis sogar 81% (Horsley et al. 1984)

angegeben. Eine differenziertere Betrachtung dieser Ergebnisse läßt allerdings erkennen – und dies entspricht unserer Erfahrung –, daß eine inverse Korrelation zwischen Herdgröße und diagnostischer Treffsicherheit besteht: Ist der Durchmesser geringer als 2 cm, ist eine positive Diagnose äußerst selten. Bei einem Herddurchmesser von 2 und 4 cm sollte man eine Treffsicherheit von etwa 50–60% erwarten, bei noch größeren Rundherden sollte sie bei etwa 80% liegen (Shure u. Fedullo 1983).
Von der Anwendung der Bürsten bei der peripheren Lungenrundherddiagnostik möchten wir generell abraten. Es ist beschrieben worden, daß die Spitze der Bürste in der Peripherie abgebrochen ist oder beim Husten die Spitze sich verbog und einhakte. Diese potentiellen Komplikationen sollte man vermeiden, indem man die Bürste in diesen Situationen überhaupt nicht anwendet. In diesem Zusammenhang sollte erwähnt werden, daß die Länge der Borsten (z. B. 1,0; 1,73; 3,0 mm) keinen Einfluß auf die Zahl der gewonnenen Zellen zu haben scheint (Hanson u. Wesselius 1987).

8.5.2 Diffuse oder umschriebene Lungenparenchymprozesse

Hierbei ist man trotz der erhöhten Pneumothorax- und Blutungsgefahr auf eine Zangenbiopsie angewiesen. *Immer vor der Zangeneinführung 4 ml Arterenollösung in das betroffene Segment instillieren!*
Die Zange wird so weit in die Peripherie vorgeschoben, bis man einen Widerstand spürt. Nach kurzer Durchleuchtungskontrolle wird die Zange geöffnet und, während der Patient tief Atem holt, weiter vorgeführt. Auch beim Ausatmen wird die Zange offengehalten und erst am Ende des Exspiriums geschlossen und das Biopsat entnommen (s. ***Abb. 47***). Liegt die Zange zu weit peripher und berührt die Pleura visceralis, klagt der Patient über Schmerzen. In dieser Situation *muß* die Zange geöffnet bleiben und ein erneuter Biopsieversuch unternommen werden, weil sonst ein Pneumothorax entstehen könnte (Vorteil gegenüber Untersuchung in Vollnarkose). Ob die kleinere Zange mit einer Maullänge von 2,2 mm oder eine Krokodilzange gewählt wird, bleibt der persönlichen Präferenz des Untersuchers überlassen. Da die Gefahr des Pneumothorax immer gegeben ist, sollten *die TBB nur in einer Lungenseite gemacht* und dabei der Mittellappen – da die Schmerzempfindung dort herabgesetzt ist – möglichst nicht biopsiert werden.
Hanson et al. (1976) berichteten von einer diagnostischen Treffsicherheit zwischen 60 und 70% bei 164 Fällen mit entzündlichen, interstitiellen und malignen Lungenerkrankungen. Diese Ergebnisse konnten auch von anderen Autoren bestätigt werden (Joyner u. Scheinhorn 1975; Ellis 1975; Feldman 1975). Im Fall der Sarkoidose II liegt die Treffsicherheit sogar bei bis zu 90% (Koerner et al. 1975; Khan et al. 1976). Sie hängt allerdings ganz wesentlich von der Zahl der Biopsien ab (Gilman u. Penwang 1981), wobei 4 Biopsien optimal sind.
Die chirurgische Lungenbiopsie erbringt die Diagnose in über 90% der Fälle (Wall et al. 1981; Maassen 1974, 1976), weswegen nach negativer TBB dieser Eingriff indiziert ist. Wall et al. stellten außerdem fest, daß ein geringer Prozentsatz falsch positiver transbronchialer Entnahmen durch die chirurgische Lungenbiopsie korrigiert werden konnte. Wenn also trotz positiver TBB und unter Berücksichtigung sonstiger klinischer, anamnestischer, labortechnischer und röntgenologischer Parameter noch diagnostische Unsicherheit besteht, dann sollte eine chirurgische Lungenbiopsie vorgenommen werden. Allerdings scheint bei der Diagnostik opportunistischer Infektionen von Aids-Patienten die offene Lungenbiopsie keine zusätzlichen Vorteile zu bringen (s. hierzu Kap. 13).

9 Zytologische Befunde aus bronchoskopisch gewonnenem Material

Z. Atay, Hannover

Die Anfänge der Zytologie des Respirationstrakts gehen auf Biermer zurück, der erstmals 1855 auf zelluläre und nichtzelluläre Bestandteile im Sputum hingewiesen hat. 1887 gelang Hampeln dann erstmals der Tumorzellnachweis an ungefärbten Sputumpräparaten.

Eine revolutionäre Entwicklung in der Zytologie verdanken wir Herbut und Clerf, die 1946 erstmals bronchoskopisch gewonnenes Material zytologisch auswerteten. Dadurch konnte man, im Gegensatz zur exfoliativen Zytologie, gezielt Material von verdächtigen Stellen des gesamten Bronchialtrakts entnehmen.

In der heutigen Zeit haben wir eine große Vielfalt an bronchoskopisch gewonnenen Materialien (Bronchialsekret, Katheterbiopsie, BAL, Bronchusbürste, transbronchiale Biopsie, perbronchiales Punktat, endobronchiales Punktat, PE), so daß wir bei fast 95% der Fälle, bei gleichzeitiger Anwendung der genannten Methoden, alle Tumoren präoperativ klären können. Im folgenden möchten wir nur auf die Zytologie von bronchoskopisch gewonnenem Material eingehen.

9.1 Methoden

Aufarbeitung und Versand. Endoskopisch gewonnene Materialien teilt man in 3 Hauptgruppen ein:

1. exfoliatives Material,
2. Feinnadelpunktionsmaterial,
3. Probeexzisionsmaterial.

Exfoliatives Material wird mit 50%igem Alkohol zu gleichen Teilen versetzt.

Punktionsmaterial wird auf Objektträgern ausgestrichen und luftgetrocknet.

Die Probeexzision (PE) wird vor dem Fixieren auf Objektträger abgetupft oder unter leichtem Druck abgestrichen und luftgetrocknet. Um eine optimale Auswertung der Punktions- und Tupfmaterialien zu erreichen, ist das Einsenden bzw. Anfertigen von 4–6 Präparaten wünschenswert.

9.2 Zytomorphologie

Die ständigen und direkten Vergleiche der zytologischen und histologischen Befunde durch kombinierte Auswertungen von Probeexzisionen (Schnitt und Tupf) haben dazu beigetragen, unsere Kenntnisse in der Zytomorphologie maximal zu erweitern. Erfahrene Zytomorphologen sind heute in der Lage, selbst anhand einiger weniger Zellen die Dignität und Histogenese der Lungentumoren zu bestimmen und selbst die Vorstufen des Plattenepithelkarzinoms zu erfassen.

Die Erweiterung der Zytologie auf bioptische Materialien ermöglicht auch die Diagnostik von benignen Tumoren, mesenchymalen Neubildungen und entzündlichen Erkrankungen, die sonst im exfoliativen Material selten erfaßt werden können.
Im Gegensatz zur früheren Handhabung ist es zu empfehlen, bei Tumoren zuerst ihre Histogenese bzw. den Zelltyp und danach ihre Dignität zu bestimmen.
Malignitätskriterien, die für alle Tumortypen gelten, sind eine Rarität. Es ist vielmehr so, daß für jeden Tumortyp eine Kombination verschiedener Malignitätskriterien notwendig ist. Selbst bei ein und demselben Tumortyp variieren die Malignitätskriterien erheblich in Abhängigkeit von ihrem Reifungs- bzw. Differenzierungsgrad.

9.3 Bestimmung der Histogenese

Bei der Bestimmung der Tumortypen hat sich die Anwendung des Zytogeneseprinzips als außerordentlich brauchbar erwiesen. Nach diesem Prinzip stammt jede Tumorzelle von einer bestimmten Körperzelle und besitzt zytomorphologisch Ähnlichkeit mit ihrer Mutterzelle. Diese Ähnlichkeit ist bei gut differenzierten Tumoren sehr hoch und bei wenig differenzierten sehr gering. Das Vorhandensein von Zellnestern wurde für die Typendiagnose für notwendig gehalten, ist jedoch unter Anwendung des Zytogeneseprinzips nicht notwendig.

9.4 Kriterien der Malignität

1. Unregelmäßige Kernbegrenzung (eckig, Protuberanzen),
2. feinnetzige Chromatinstruktur,
3. Mehrkernigkeit mit unterschiedlicher Kerngröße,
4. unregelmäßige Anisokaryose ohne konstanten Multiplikationsfaktor,
5. Poikilonukleolose (unregelmäßige Begrenzung, unterschiedliche Form),
6. hellblaue Nukleolen,
7. starke Schleimbildung,
8. große Nukleolen,
9. Kannibalismus und Leukozytenphagozytose,
10. starke Verhornung,
11. geschwänztes, geschichtetes Zytoplasma,
12. Kernpyknose,
13. vergröbertes Chromatin, balkenförmiges Chromatin, Chromatinbrücken.

Im folgenden wird die Cytomorphologie der wichtigsten Bronchialkarzinome beschrieben:

9.4.1 Plattenepithelkarzinom (*Abb. 63*)

1. Verhornendes Plattenepithelkarzinom: einzeln liegende Zellen mit polygonal und scharf begrenztem, eosinophil gefärbtem und geschichtetem, gelegentlich geschwänztem Zytoplasma. Chromatin vergröbert, balkenförmig und häufig pykotisch. Zellkannibalismus mit Bildung von Vogelaugenzellen und Epithelperlen.
2. Nicht verhornendes Plattenepithelkarzinom: große Zellen mit polygonal begrenztem und basophil gefärbtem Zytoplasma. Kernlagerung meist zentral, gelegentlich ex-

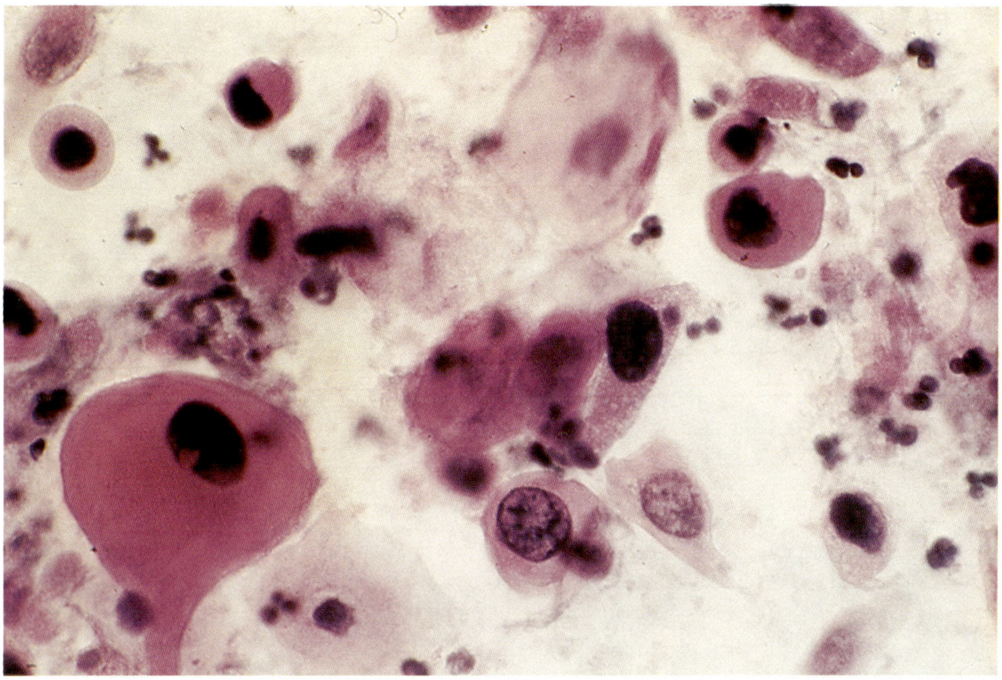

Abb. 63. Verhornendes Plattenepithelkarzinom: Einzeln liegende Tumorzellen mit scharf begrenztem, eosinophil bzw. orangophil gefärbtem Zytoplasma und pyknotischem Kern (Bronchialsekret; Papanicolaou-Färbung, Zeiss-Ölimersion 40)

zentrisch. Chromatin vergröbert, Mitosen vermehrt. Zellen in zapfenförmigen oder pflastersteinähnlichen flachen Gruppen.

9.4.2 Adenokarzinom (*Abb. 64*)

1. Azinäres Adenokarzinom: Zellagerung in Rosetten oder Acini. Starke Anisokaryosen, große Nukleolen, exzentrische Kernlagerung, vakuolisiertes und granuliertes Zytoplasma. Mehrkernigkeit, häufig zylindrische Zellen.
2. Papilläres Adenokarzinom: Zellen kubisch bis rund mit stark verschobener Kern-Plasma-Relation und Bildung von papillären, kugeligen Gruppen mit übereinanderliegenden Kernen. Das Zytoplasma fein granuliert.
3. Bronchioloalveolarzellkarzinom: papilläre Zellagerung, kubische Zellform, monozytoide Kerne, Doppel- und Mehrkernigkeit, heller Kernsaft, zentrale Kernlagerung, Schleimbildung, Phagozytose, Psammonkörper.
   a) Gut differenzierter Typ (s. ***Abb. 65***): helles Zytoplasma, diskrete Nukleolen, geringe Anisokaryose, Ähnlichkeit mit Alveolarepithelien.
   b) Wenig differenzierter Typ: eosinophiles Zytoplasma, perinukleäre Aufhellungszone, große Nukleolen mit unregelmäßiger Chromatinstruktur.

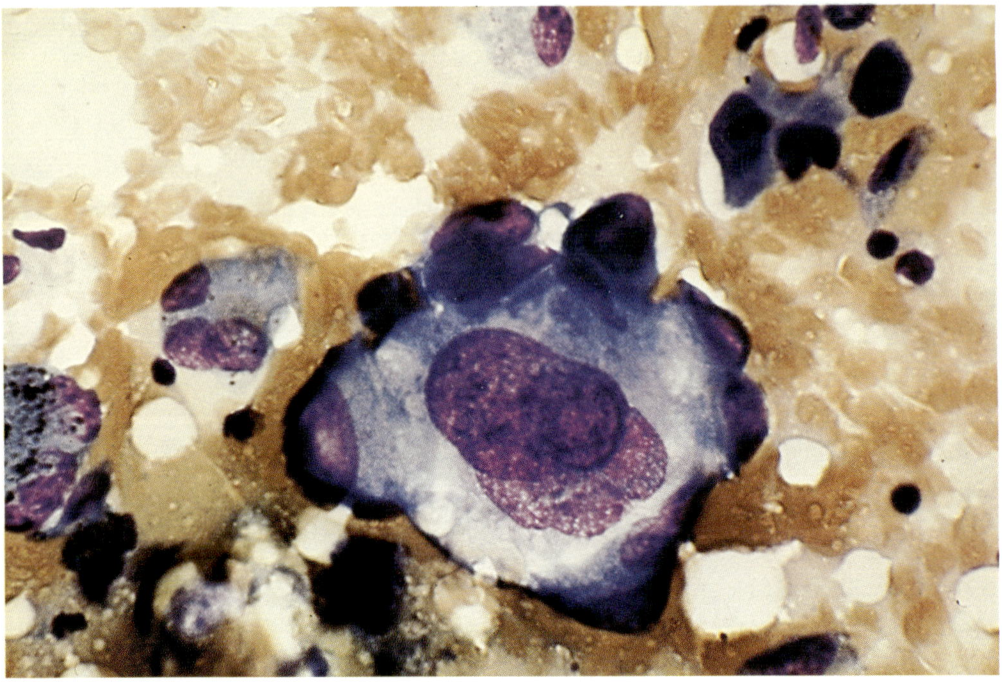

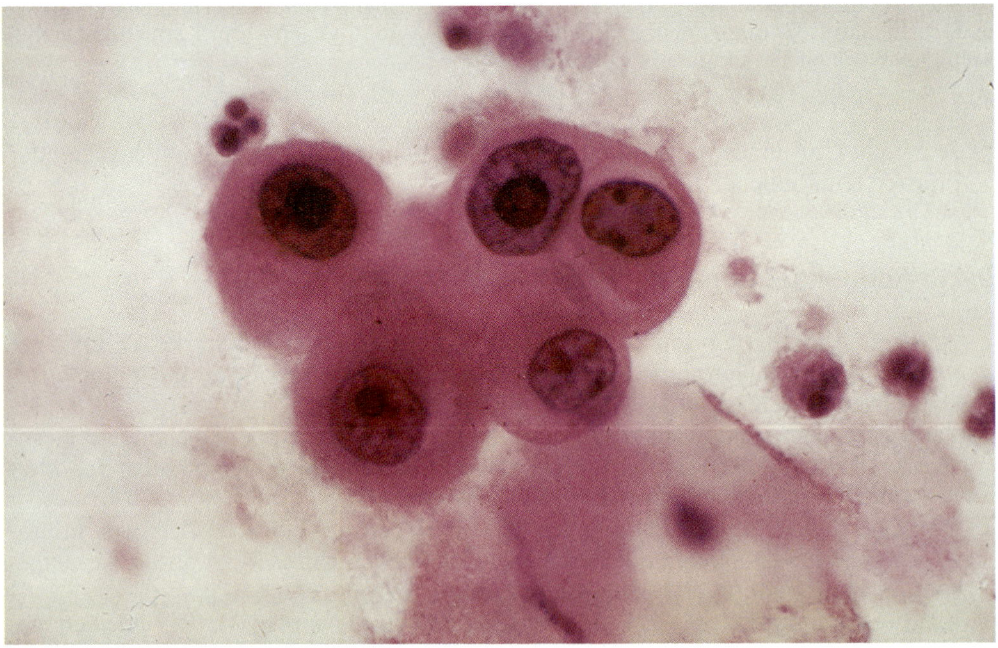

Abb. 64 *(oben)*. Adenokarzinom: Tumorzellen mit typischer Rosettenbildung (transbronchiale Lungenbiopsie; Pappenheim-Färbung, Zeiss-Ölimersion 40)

Abb. 65 *(unten)*. Bronchioloalveolarzellkarzinom: Tumorzellen mit zentraler Kernlagerung, prominenten Nukleolen und relativ hellem Kernsaft (Bronchialsekret; Papanicolaou-Färbung, Zeiss-Ölimerion 40)

9.4.3 Kleinzelliges Karzinom

Die Zellen eines Oat-cell-Karzinoms sind klein und unregelmäßig begrenzt. Die Kerne sind chromatinreich. Die Kern-Plasma-Relation ist maximal zugunsten des Kernes verschoben. Nukleolen sind kaum vergrößert, Mitosen vermehrt, das Zytoplasma ist hellblau gefärbt und zerfließlich. Die Zellen liegen einzeln und bilden selten solide Gruppen.

1. Oat-cell-Typ (***Abb. 66, S. 86***): Zellgröße ca. 8–12 $\varkappa$.
2. Intermediärer Typ: Zellgröße ca. 13–20 $\varkappa$.
3. Kombinierter Typ: Oat-cell- plus Adeno- plus Plattenepithelkarzinom.

9.4.4 Großzelliges Karzinom (***Abb. 67, S. 87***)

1. Großzellig solides Karzinom mit schleimähnlichen Substanzen: solide Gruppen oder freiliegende Zellen mit stark verschobener Kern-Plasma-Relation, viele Mitosen, Zytoplasma hell gefärbt, fein vakuolisiert, gelegentlich azinäre Gruppen.
2. Großzellig solides Karzinom ohne schleimähnliche Substanzen: freiliegende Zellen mit maximal verschobener Kern-Plasma-Relation, retikuläre Chromatinstruktur, zerfließendes Zytoplasma (ähnlich wie Zellen eines kleinzelligen Karzinoms).
3. Riesenzellkarzinom: häufig mehrkernige Riesenzelle, starke Zellphagozytose meist eosinophiles Zytoplasma, spindelige Zellen.
4. Hellzelliges Karzinom: freiliegende Zellen mit wasserklarem Zytoplasma, Kernlagerung zentral, Nukleolen mäßig vergrößert.

9.4.5 Karzinoid (***Abb. 68, S. 87***)

Meist freiliegende Zellen mit hellblau gefärbtem, fein granuliertem Zytoplasma. Chromatin vergröbert. Kaum Mitosen, selten mehrkernige Zellen. Bei den kleinzelligen Typen ist die Kern-Plasma-Relation stark verschoben. Es gibt auch Karzinoide mit vorwiegend fusiformem Zelltyp.

9.4.6 Adenozystisches Karzinom (***Abb. 69, S. 88***)

Vorwiegend runde Zellen, häufig azinäre Lagerung mit zentralen Schleimansammlungen, auch freiliegende Schleimkugeln.

9.4.7 Mukoepidermoides Karzinom (***Abb. 70, S. 88***)

Tumorzellen mit plattenepithelialer Differenzierung und reichlich schleimbildende Tumorzellen mit becherzellähnlicher Differenzierung.

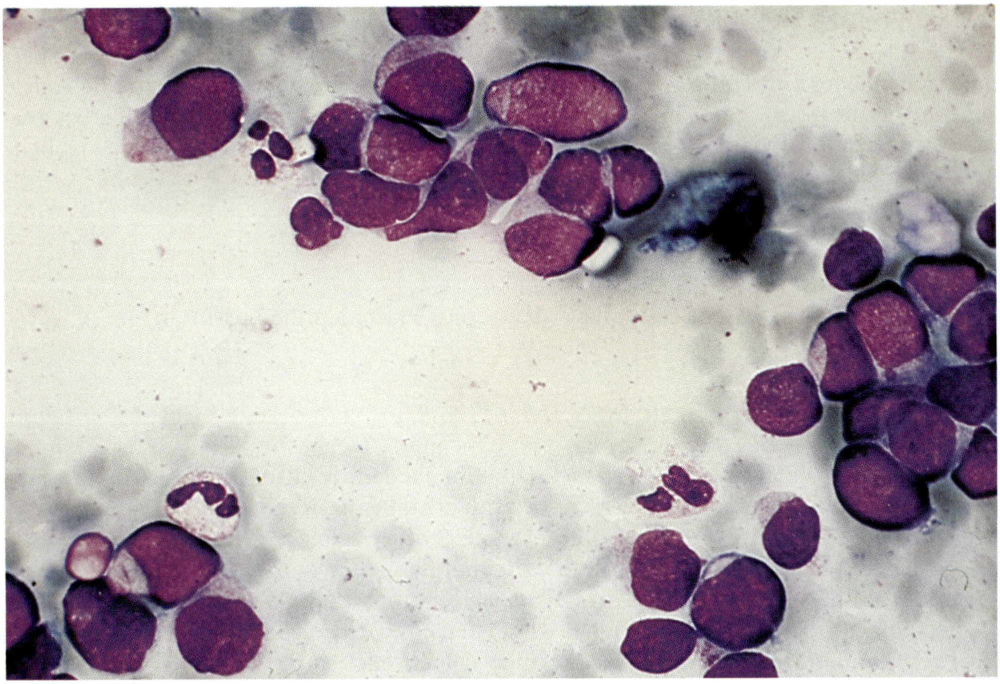

Abb. 66. Kleinzelliges Karzinom vom Oat-cell-Typ: Einzeln liegende, relativ kleine Tumorzellen mit sehr stark verschobener Kern-Plasma-Relation, feinretikulärer Chromatinstruktur und unregelmäßiger Kernbegrenzung. Teilweise fusiforme Kerne (Bronchus, Probeentnahmeabstrich: Pappenheim-Färbung, Zeiss-Ölimersion 40)

Abb. 67 *(oben)*. Großzellig solides Karzinom vom Riesenzelltyp: Mehrkernige Riesentumorzellen ► mit großen Nukleolen und leicht eosinophil gefärbtem, und fein vakuolisiertem Zytoplasma (Katheterbiopsie; Papanicolaou-Färbung, Zeiss-Ölimersion 40)

Abb. 68 *(unten)*. Karzinoid vom trabekulären Typ (Jackson-Typ): Freiliegende zylindrische und kubische Epithelien mit grober Chromatinstruktur, hell gefärbtem und eosinophil granuliertem Zytoplasma (Bronchus, Probenentnahmeabstrich; Pappenheim-Färbung, Zeiss-Ölimersion 40)

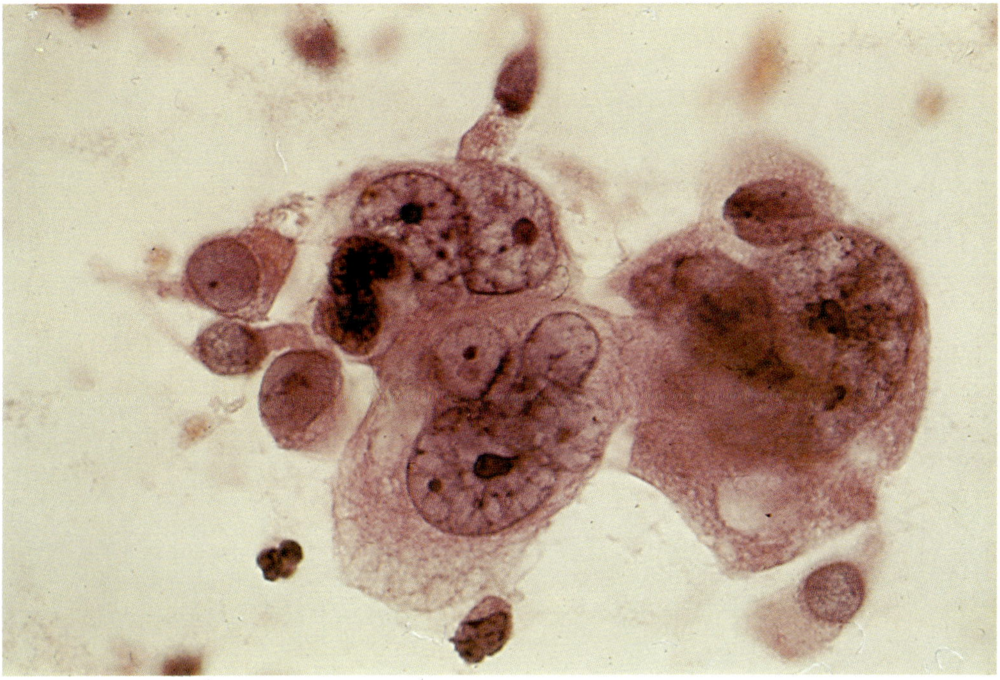

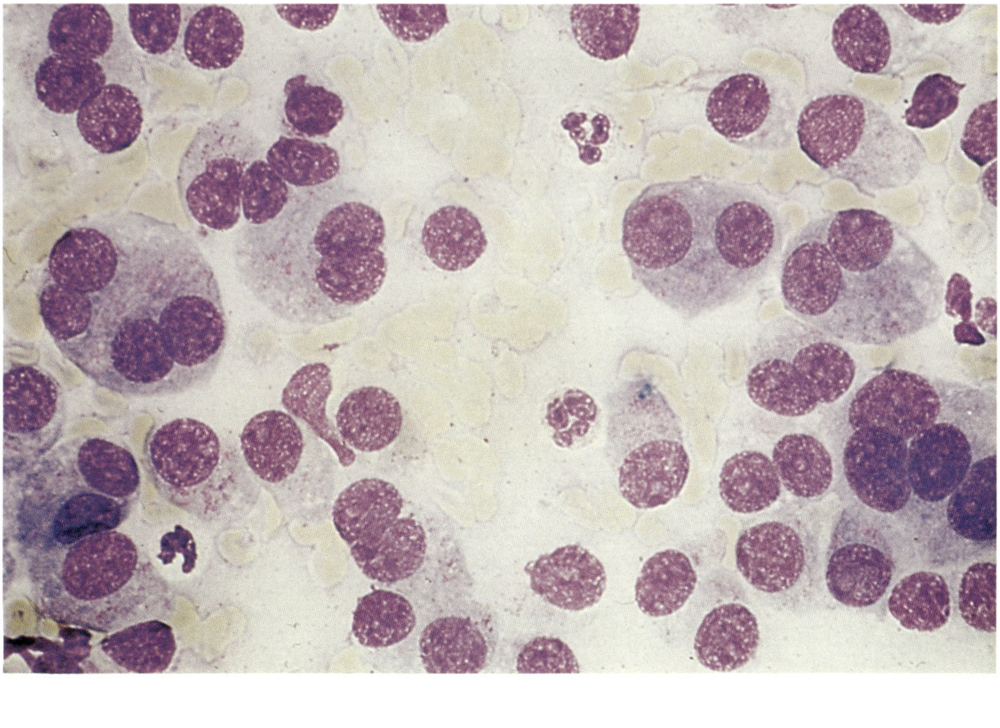

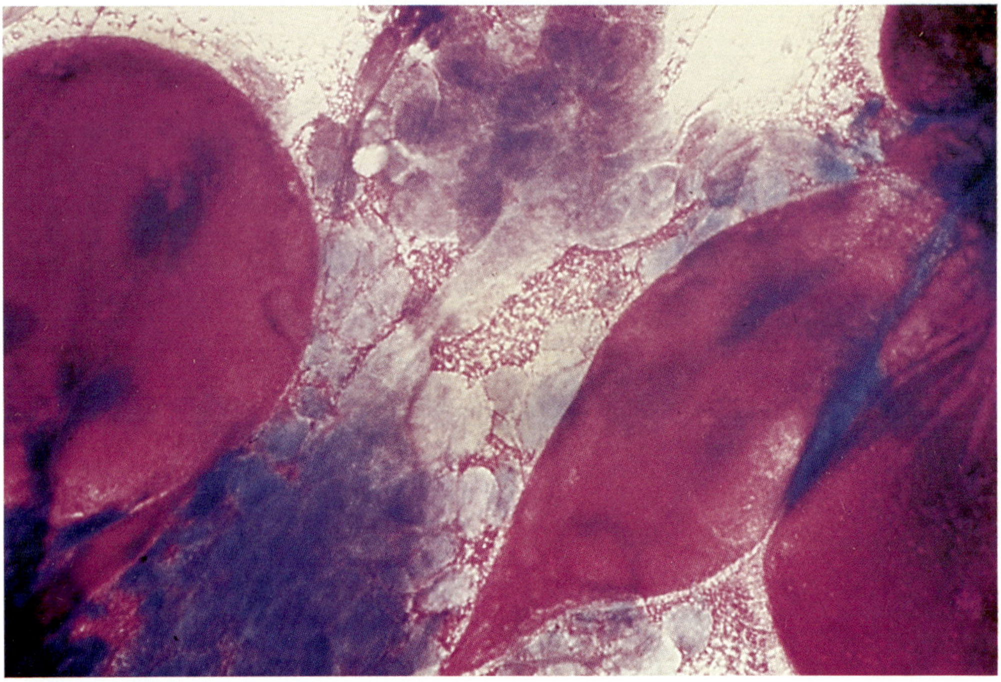

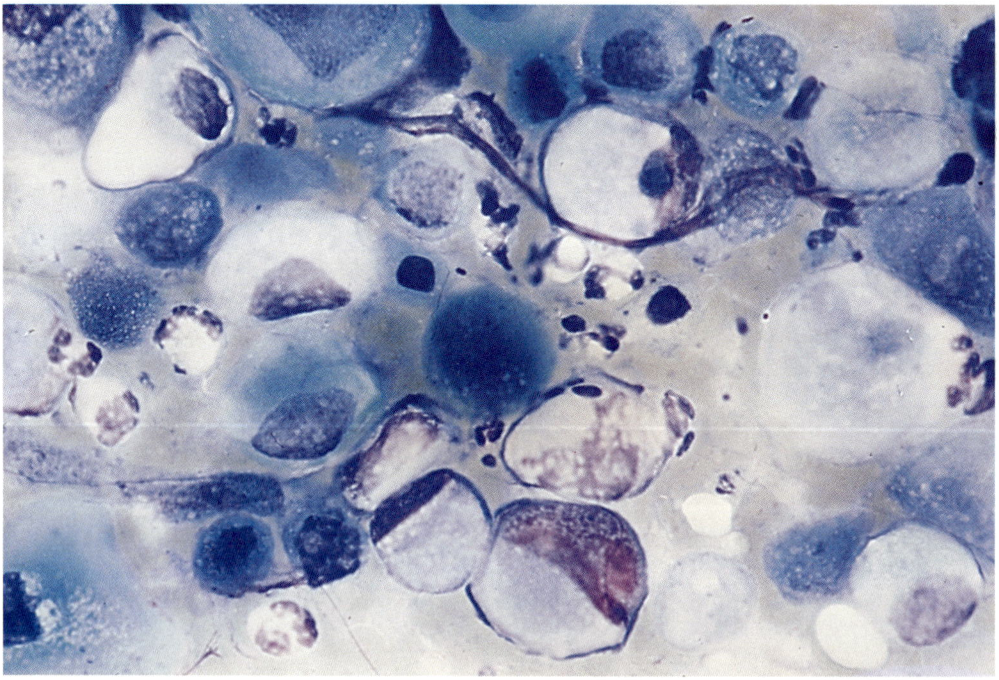

◄ **Abb. 69** *(oben)*. Adenozystisches Karzinom: Extrazellulär liegende, kondensierte, z. T. kugelige Schleimmassen, kubische und zylindrische Epithelien mit solider Lagerung. Die Kerne zeigen keine auffälligen Malignitätskriterien (Bronchus, Probeentnahmeabstrich; Pappenheim-Färbung, Zeiss-Ölimersion 40)

Abb. 70 *(unten)*. Mukoepidermoides Karzinom: Einzeln liegende Tumorzellen mit zentralem, teilweise pyknotischen Kern (Plattenepithelkarzinom), daneben Tumorzellen mit Schleimbildung und stark vakuolisiertem Zytoplasma, sowie exzentrische Kernlagerung (Drüsenzellen) (Bronchus-Bürste; Pappenheim-Färbung, Zeiss-Ölimersion 40)

9.5 Morphologie der gutartigen Erkrankungen

Wie bereits erwähnt, sind wir heute in der Lage, gutartige Erkrankungen zytologisch zu diagnostizieren.

1. Viruserkrankungen: Man erkennt sie gut in exfoliativem Material, besonders in der bronchoalveolären Lavage.
   Für Viruserkrankungen gibt es folgende Charakteristika: Kern- und Zytoplasmaeinschlüsse (Eulenaugenzellen), Ballonkerne (fast verschwundenes Chromatin), freiliegender Flimmerzellbesatz (Cilia cytphytoria) und Mehrkernigkeit mit verwaschener Chromatinstruktur (***Abb. 71, S. 90***).
2. Granulomatöse Erkrankungen: Diese Diagnose ist nur in Tupf- bzw. Punktionsmaterial möglich.
   Bei der Sarkoidose findet man epitheloidzellige Granulome mit vorwiegend saftiger Form ohne Lymphozytenwall und keine Nekrose (***Abb. 72, S. 91***).
   Bei der Tbc findet man vorwiegend dürre Epitheloidzellen und Nekrose.
   Bei der Wegner-Granulomatose kommen dürre Epitheloidzellen, Muskelzellen, Gefäßendothelien sowie neutrophile Leukozyten vor.
3. Pneumocystis carinii: Der Nachweis gelingt fast immer in BAL-Flüssigkeit.
   In der Pappenheim- oder Papanicolaou-Färbung sind die Erreger genausogut zu erkennen wie in der Versilberung (***Abb. 73, S. 91***).
4. Schocklunge: Dieser Befund ist fast nur in der BAL-Flüssigkeit zu diagnostizieren. Charakteristisch sind vermehrt neutrophile Granulozyten, LE-Zellen, Reizformen von T-Lymphozyten, Immunoblasten, Plasmazellen sowie hyperplastische Pneumozyten und gelegentlich eine myeloische Metaplasie (Proerythroblasten und Myelozyten) (***Abb. 74, S. 92***).
5. Pneumokoniosen bzw. Speichererkrankungen: Nach Einführung der BAL-Auswertung und der Tupfpräparate von transbronchialen Lungenbiopsien ist es möglich geworden, zytologisch den Verdacht auf unterschiedliche Pneumokoniosen bzw. Speichererkrankungen zu äußern (***Abb. 75, S. 92***).

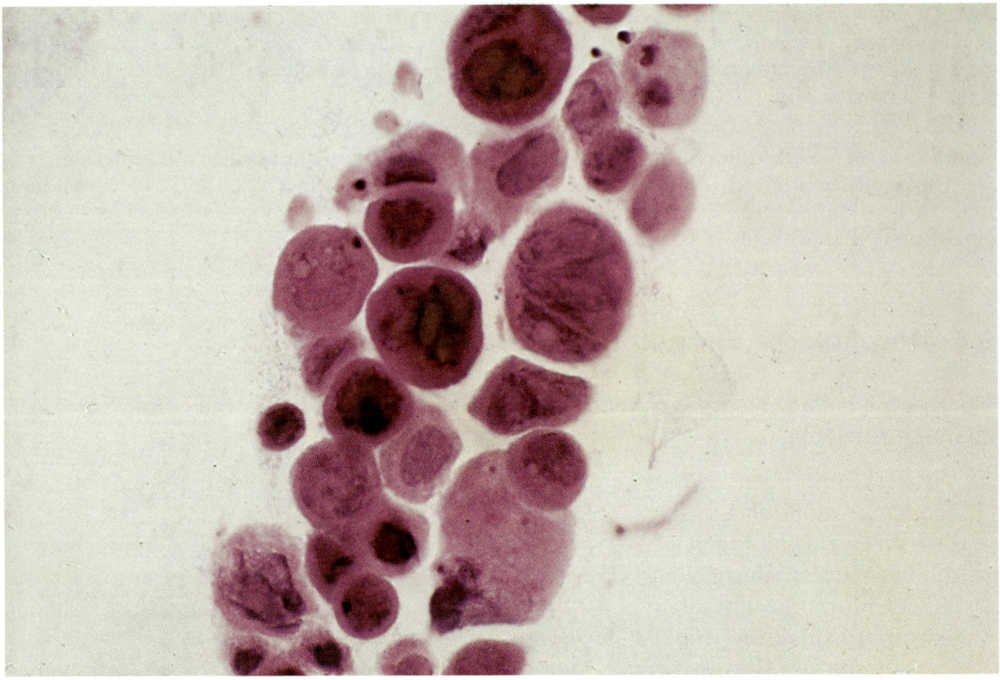

Abb. 71. Virusinfekt (Herpes): Einzeln liegende Zellen mit plattenepithelialer Differenzierung. Eosinophiles Zytoplasma, verwaschene Chromatinstruktur und Mehrkernigkeit (Saugbiopsie; Papanicolaou-Färbung, Zeiss-Ölimersion 40)

Abb. 72 *(oben)*. Granulomatöse Entzündung (Sarkoidose): Saftige Epitheloidzellen mit Granulombildung und zentralliegenden Schaumannkörper, sauberer Untergrund (Perbron, Punktat; Pappenheim-Färbung, Zeiss-Ölimersion 40) ►

Abb. 73 *(unten)*. Pneumocystis carinii: Kleine rundliche und ovale Gebilde, häufig mit zentraler Verdichtung (BAL; Versilberung nach Gomori, Zeiss-Ölimersion 65)

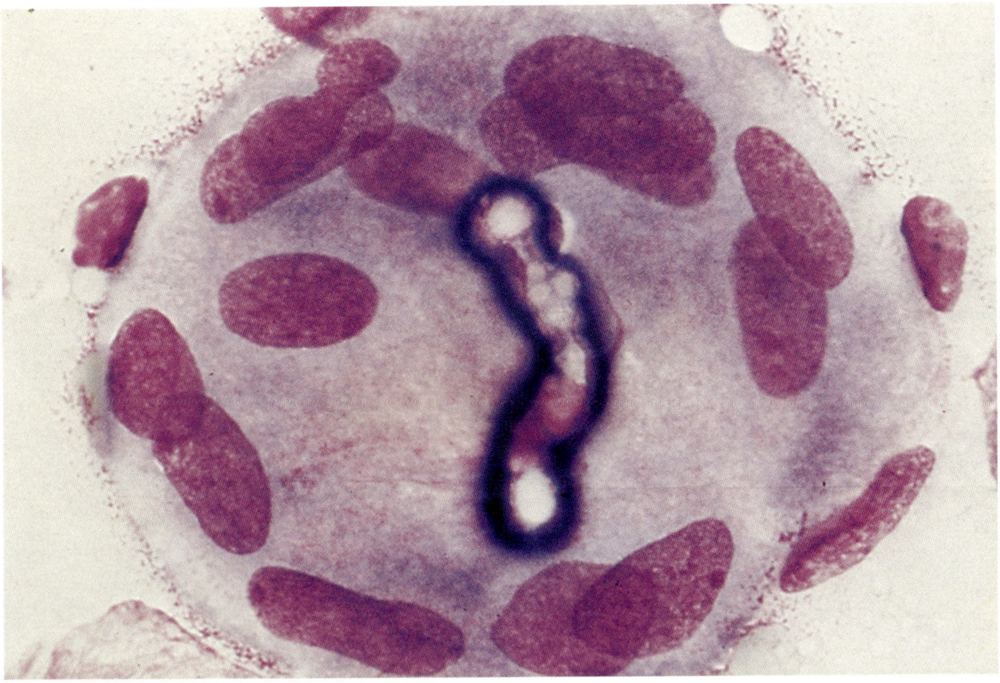

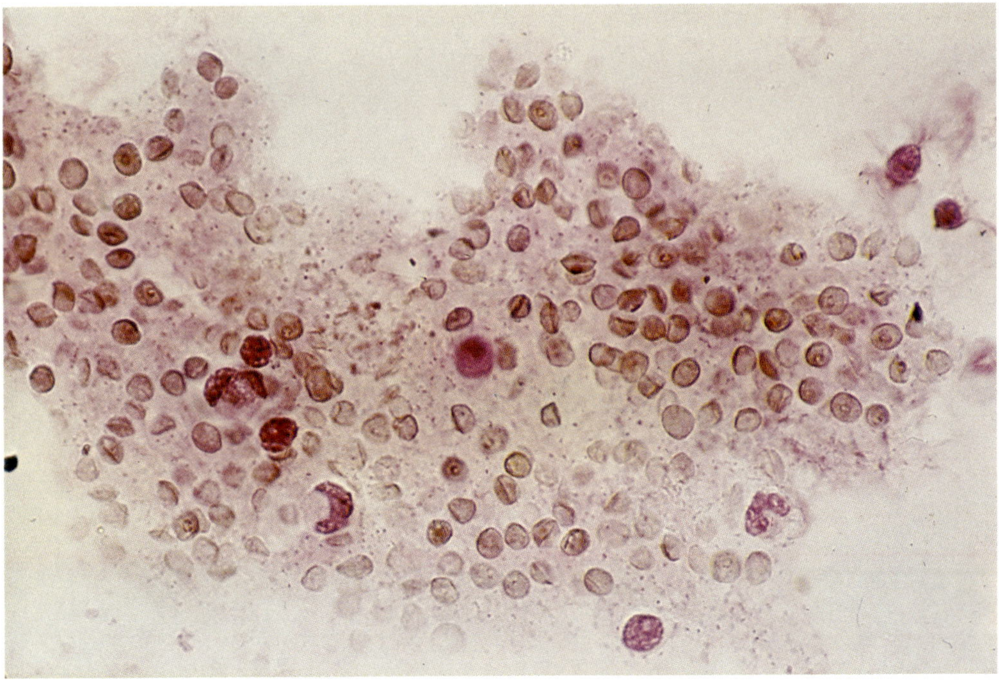

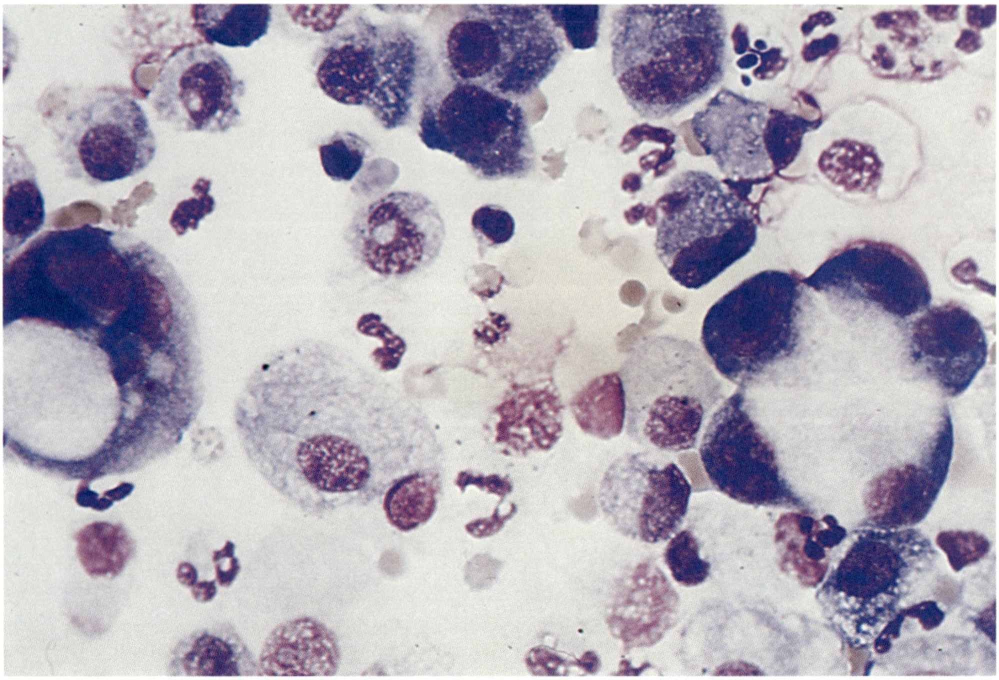

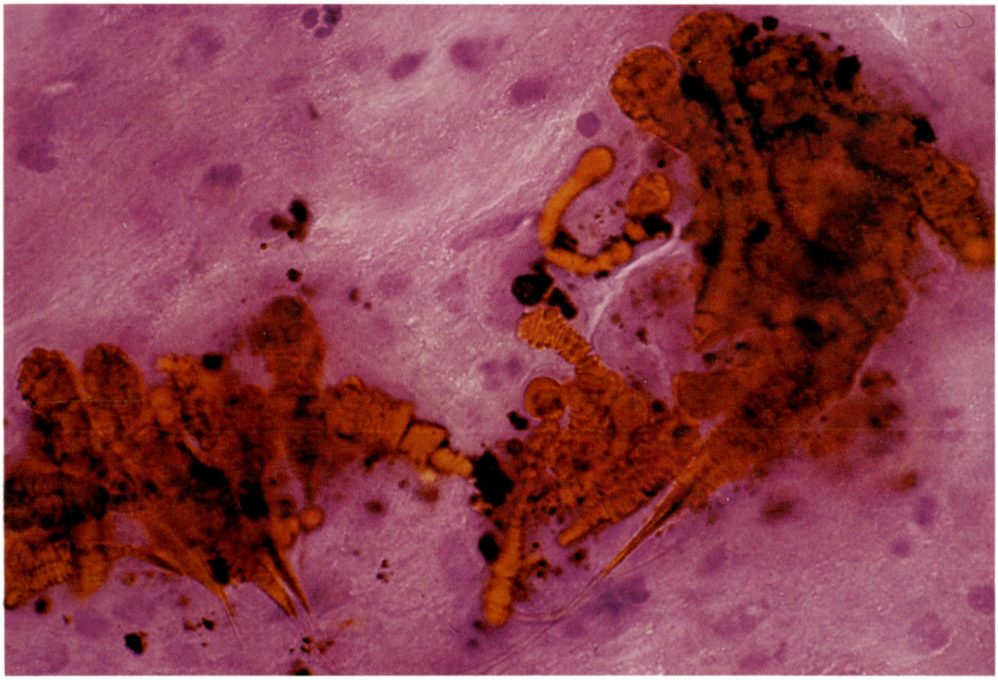

◄ **Abb. 74** *(oben)*. Schocklunge: Reichlich neutrophile Granulozyten, Alveolarmakrophagen und hyperplastische Pneumozyten II mit Bildung von Pseudorosetten (BAL; Pappenheim-Färbung, Zeiss-Ölimersion 40)

Abb. 75 *(unten)*. Pneumokoniose (Asbest): Massenhaft bernsteinfarbene Asbestkörper mit wirbelartigem Aufbau und aufgetriebenen Enden (Katheterbiopsie; Papanicolaou-Färbung, Zeiss-Ölimersion 40)

9.6 Ergebnisse

Die Sensitivität der zytologischen Untersuchungen bei der Tumordiagnose ist sehr von der Materialart, der Tumorlokalisation und dem Tumorstadium abhängig. Bei der Vergleichsauswertung von PE bzw. PE-Tupfpräparaten des gleichen Materials erreicht man in der Zytologie eine positive Rate von 98% und in der Histologie von 88% (Atay u. Preussler 1973). Die Differenz zwischen Histologie und Zytologie liegt allgemein bei ca. 6–9%, bei kleinzelligen Karzinomen und Lymphomen bei fast 20% zugunsten der Zytologie.
In der richtigen Bestimmung der Histogenese erreichten wir 92%, der Erfolg bei großzelligen Karzinomen lag bei 65%, beim Plattenepithelkarzinom bei 93%, beim kleinzelligen Karzinom bei ca. 92,4%, beim Adenokarzinom bei 96%, beim Karzinoid und bei Lymphomen bei jeweils 100%.
Die Trefferquote beim Bronchialsekret liegt bei 56%, in der Katheterbiopsie bei 72%. Das perbronchiale Lymphknotenpunktat ist eine sehr ergiebige Methode, wenn sie mit einem starren Bronchoskop durchgeführt wird. Nach den Ergebnissen von Atay u. Brandt (1975) erreicht man bei einer mediastinalen Tumorausbreitung in 84% der Fälle ein positives Ergebnis. Bei der Sarkoidose steigt die Trefferquote auf 94%.
Bei erfahrenen Zytologen liegt die Zahl der falsch-positiven Ergebnisse zwischen 0,05 und 0,18%.

10 Morphologische Diagnostik

K. M. Müller, Bochum

Durch bronchoskopische, transbronchiale, perthorakale, thorakoskopische und mediastinoskopische Eingriffe gewonnene Gewebsproben haben heute neben Punktionsmaterial und Operationspräparaten einschließlich der Gewebsproben offener Lungenbiopsien einen festen Platz in der pathologisch-anatomischen Diagnostik.
Die Untersuchungen sind auf die Klassifikation entzündlicher, spezifischer und degenerativer, besonders aber präneoplastischer und neoplastischer Erkrankungsprozesse ausgerichtet. Eine zuverlässige, überwiegend histologisch erhobene morphologische Diagnose an meist nur kleinen Biopsien von 1–3 mm Durchmesser ist nur in enger Korrelation mit dem klinischen Bild möglich. Zur Einordnung der oft unspezifischen, stationären und umschriebenen mikroskopischen Befunde ist ein enger Gedankenaustausch mit dem Kliniker notwendig. Dieser beginnt mit suffizienten Angaben auf dem Untersuchungsantrag für den Pathologen und erfordert bei ungewöhnlichen Befunden auch das persönliche Gespräch zwischen Kliniker und Morphologen, z. B. im Rahmen der klinisch-pathologischen Konferenz.
Die dem Pathologen zur Verfügung stehenden Untersuchungsmethoden selbst anhand sehr kleiner Gewebspartikel, die Gestaltung von schematischen Untersuchungsanträgen und der Einsatz von meist aufwendigen und kostspieligen Zusatzuntersuchungen sind an anderer Stelle ausführlich erläutert (s. Müller u. Müller 1986; Mark 1984).

10.1 Entzündliche, degenerative und fibrosierende Lungenerkrankungen

Die histologische Diagnostik, ggf. ergänzt durch immunhistochemische und analytische Untersuchungsverfahren, stellt heute ein wichtiges Hilfsmittel zur Einordnung der ätiologisch und klinische Untersuchungsverfahren nicht eindeutig bestimmbaren parenchy-

Abb. 76 a–d. Makrophotos und Großflächenschnitte mit entzündlichen, degenerativen und vernarbenden Lungenprozessen. ►
a Lungenschnittfläche mit einer Mischstaubschwiele im Mittelgeschoß und grauweißen Granulomen einer Miliartuberkulose im Oberlappen.
b Lungengroßschnitt mit konfluierenden schwarzen Mischstaubgranulomen im Oberlappen. Subpleurale, narbig-wabige Lungenfibrose im Unterlappen.
c Lungenschnittfläche mit ausgedehnter silikotuberkulöser Mischschwiele und Abbruch des verzogenen Oberlappenbronchus. Kuppenförmige Pleuraschwiele. Bronchuskompression durch silikotisch indurierte Lymphknoten im parahilären Bereich.
d Histologischer Großschnitt mit einem älteren, scharf begrenzten Lungeninfarkt und angrenzendem emphysematösem Lungenumbau. Anthrakosilikotisches Granulom am Rand des Infarkts. Narbig eingesunkene und fibrosierte Pleura über dem Infarkt

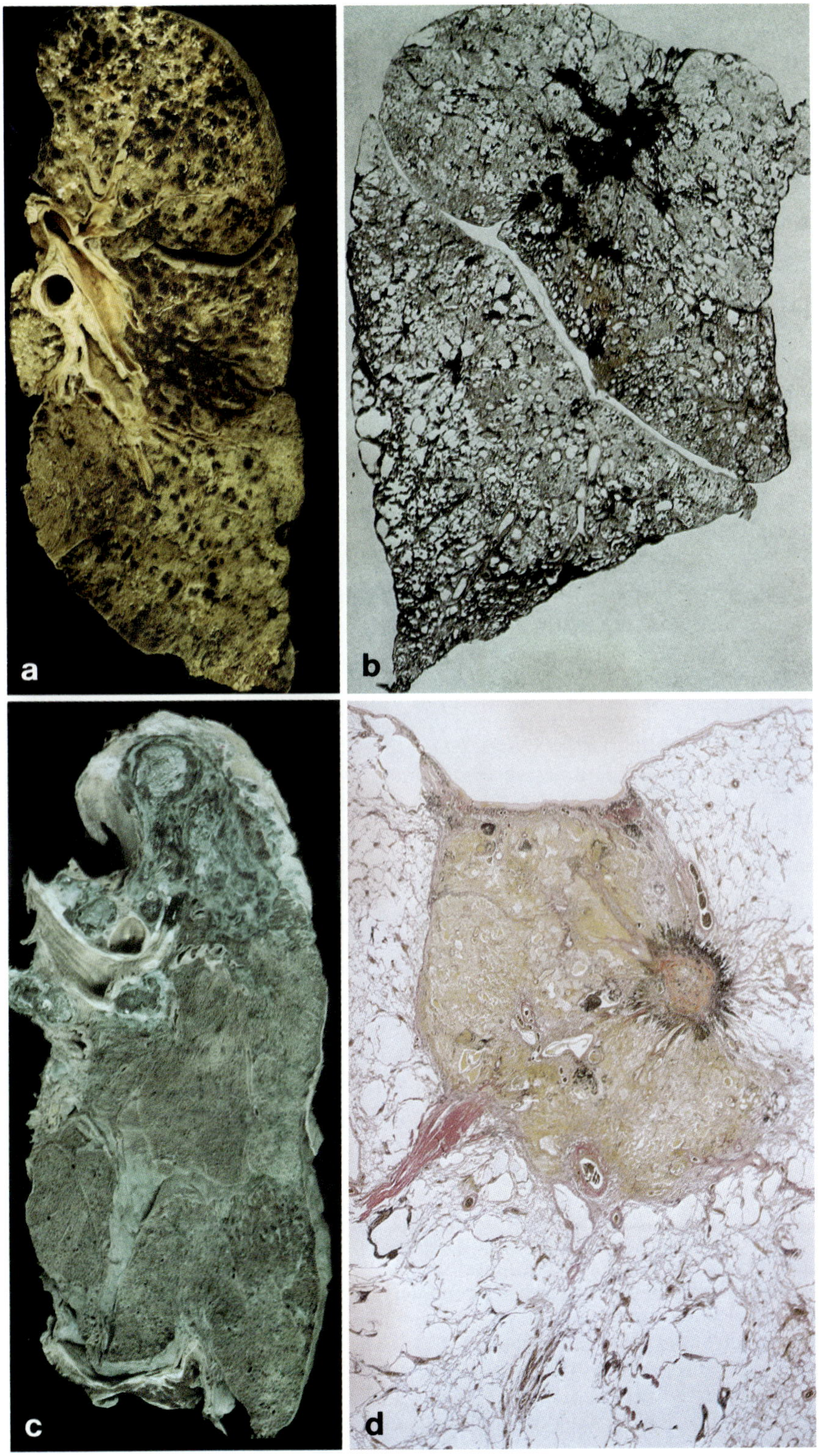
a
b
c
d

matösen Lungenprozesse dar. Die morphologische Analyse von ca. 3 · 2 cm großen, unter Inspektion entnommenen Gewebsproben – in der Größe von ca. 2 Lungenläppchen – erlaubt so gut wie immer eine verbindliche histologische Klärung klinisch nicht eindeutig bestimmbarer, meist disseminierter Lungenprozesse. Insbesondere sind zuverlässige Aussagen zur entzündlichen Aktivität, zum Grad der Fibrosierung evtl. mit bereits vorhandenen Umbauzeichen und die differenzierte Bewertung neoplastischer Prozesse möglich. Aber auch in transbronchial entnommenen Proben vom peribronchiolären Lungenparenchym gelangen Gewebsareale bis zu 100 Alveolen mit kleinen Gefäßästen zur Begutachtung, wenn die Proben entsprechend schonend von einem erfahrenen Untersucher gewonnen und asserviert werden.

Für Klinik und Pathologie sind bei nicht neoplastischen Erkrankungen der Lunge eindeutige histomorphologische Aussagen möglich, wenn ein mehr oder weniger krankheitstypisches, morphologisches Substrat entwickelt und in der Biopsie erfaßt ist. Hierzu gehören:

- die Sarkoidose mit charakteristischen epitheloidzelligen Granulomen;
- die Tuberkulose, wenn Granulome mit Nekrosen erfaßt sind;
- der Nachweis pathognomonischer Erreger wie z. B. Aktinomykoseerreger in Form von Drusen, Pneumocystis-carinii-Erreger, Mykosen etc.;
- granulomatöse Reaktionsmuster auf inhalierte Fremdsubstanzen wie z. B. hyalinschwielige Silikosegranulome, Mischstaubgranulome mit hohen Anteilen von Kohlenstaub, Talkumgranulome, Asbestfasern und Asbestkörperchen mit Fibrose, Siderosen, Raucherschäden mit Akkumulation von Kondensatmakrophagen und Fibrose (***Abb. 76*** und *77*);
- tumorartige Läsionen wie die Histiocytosis X mit Histiozyten vom Langerhans-Typ und eosinophile Leukozyten;
- gefäßassoziierte Lungenveränderungen wie z. B. die allergische eosinophile Granulomatose Churg-Strauss, die Wegener-Granulomatose mit riesenzellenhaltigen Granulomen und entzündliche Gefäßveränderungen bei der Lungenbeteiligung im Rahmen rheumatischer Grunderkrankungen; bei der sog. Fixervaskulitis, der sarkoidalen Angiitis, der idiopathischen Lungensiderose (Morbus Ceelen) etc.;
- Stoffwechselkrankheiten wie die Alveolarproteinose oder Amyloidose etc.

Schwieriger sind kausalpathogenetische Rückschlüsse beim bunten Bild vorwiegend interstitiell und disseminiert ablaufender Pneumopathien. Hier reicht das Bild in der Biopsie von der floriden „Alveolitis" mit vorwiegend alveolar-septaler, zellulär-entzündlicher Infiltration über wechselnde Phasen der „fibrosierenden Alveolitis" bis hin zu fortgeschrittenen interstitiellen Lungenfibrosen. Nach einem Vorschlag von Liebow (1968) sind nach den führenden morphologischen Kriterien 5 verschiedene Typen vorwiegend interstitiell verlaufender Pneumonien zu unterscheiden:

Abb. 77 a–d. Krankheitstypische histologische Befunde unklarer klinischer Krankheitsbilder ► durch bioptisch gewonnene Präparate.
a Pneumocystispneumonie mit schaumigen alveolären Strukturen und interstitieller Infiltration.
b Farmerlunge mit sarkoidähnlichen Granulomen. Multiple mehrkernige Riesenzellen und vorwiegend lymphozytäre interstitielle Infiltration.
c Floride fibrosierende Alveolitis unklarer Ätiologie. Vorwiegend lymphozytäre Infiltration der verbreiterten Alveolarsepten mit bereits deutlicher Faservermehrung.
d Epitheloidzellige Granulome mit begleitender Fibrose bei Morbus Boeck in einer Pleurabiopsie

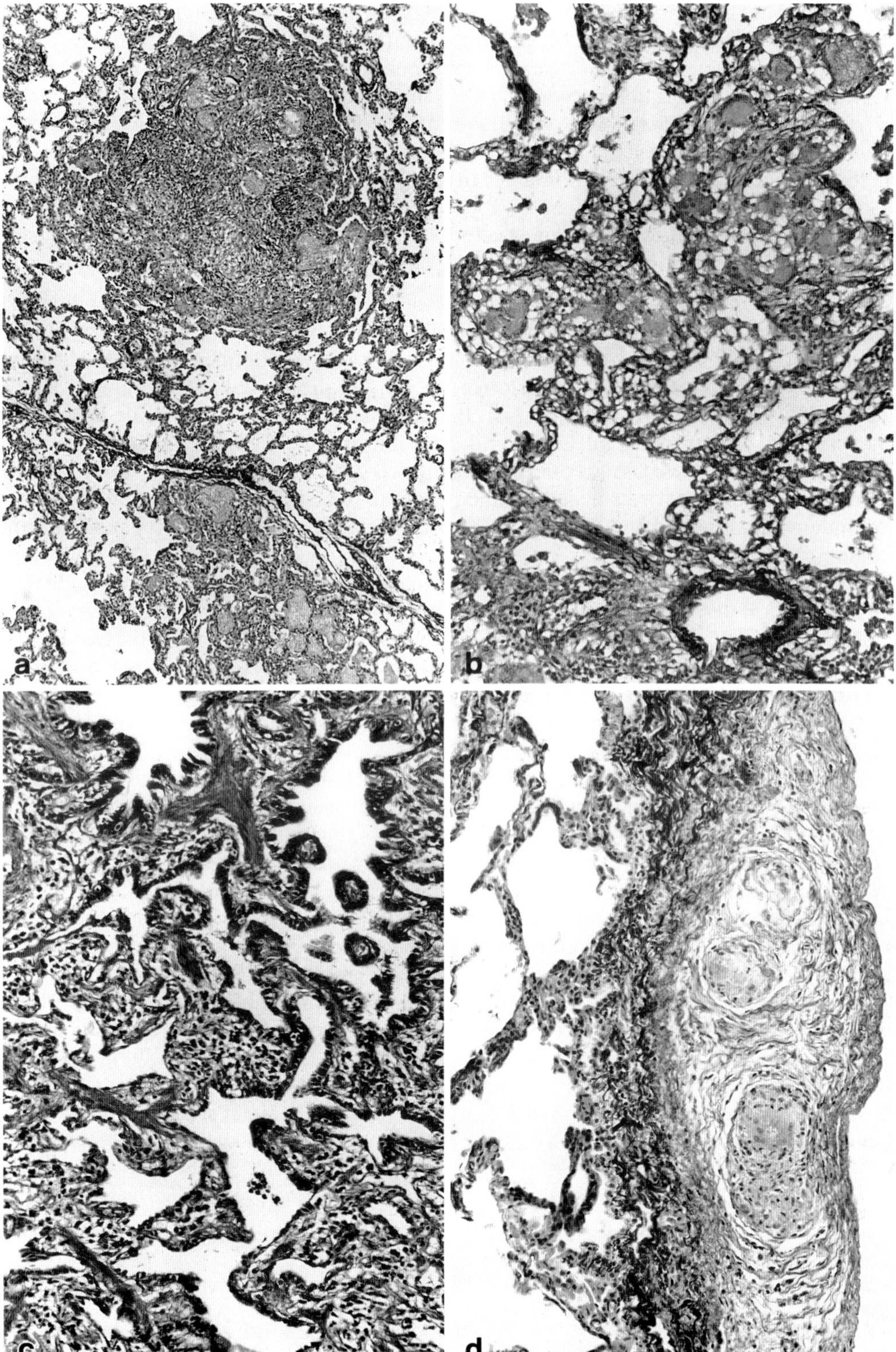

1. "usual interstitial pneumonia" (UIP) mit Alveolitis und Mesenchymknospen;
2. "interstitial pneumonia with bronchiolitis obliterans" (BIP), ebenfalls mit Alveolitis und Mesenchymknospen und zusätzlichen Zeichen einer Bronchiolitis obliterans;
3. "diapedetic interstitial pneumonia" (DIP) mit Alveolitis und Makrophagenvermehrung (früher fälschlicherweise als desquamative Pneumonie mit vermehrter Anreicherung desquamierter Pneumozyten gedeutet);
4. "lymphoid interstitial pneumonia" (LIP) mit lymphofollikulärer interstitieller Pneumonie und häufiger Alveolitis;
5. "interstitial pneumonia with giant cells" (GIP) mit tuberkuloider, granulomatöser interstitieller Pneumonie und häufiger Alveolitis.

Wie wir heute wissen, lassen sich die verschiedenen histologischen Bilder interstitieller Pneumonien aber nur sehr bedingt mit klinisch-radiologischen Befunden und ätiologischen Faktoren korrelieren (Otto u. Mieth 1979). Dies trifft z. B. für die Typ-II-Allergie, z. B. unter dem Bild der sog. Farmerlunge, zu, bei der die Alveolitis häufig mit sarkoidähnlichen Granulomen kombiniert ist. Bei der Interpretation der Befunde in kleinen Biopsien mit Übertragung auf die Klinik und daraus resultierenden therapeutischen Konsequenzen muß aber immer berücksichtigt werden, daß die Prozesse toporegional sehr unterschiedlich entwickelt sein können und daß die im Einzelfall klar definierbaren Befunde auch in wechselnder Kombination bei demselben Patienten vorhanden sein können.

Bei einer nicht kleinen Anzahl von Lungenbiopsien muß sich der Pathologe auf eine reine Deskription der Befunde beschränken, allerdings mit der Möglichkeit zum epikritischen Hinweis auf in Frage kommende Differentialdiagnosen. Dies wird aus der Tatsache leicht verständlich, daß das Lungengewebe besonders in fortgeschrittenen und finalen Stadien verschiedener Grunderkrankungen in ein mehr oder weniger gleichförmiges und unspezifisches Schädigungs- und Reaktionsmuster bis zur Lungenfibrose einmündet (***Abb. 78***).

Mit immunhistochemischen Zusatzuntersuchungen kann man heute eine Subtypisierung verschiedener Kollagentypen im Rahmen fibrosierender Lungenparenchymerkrankungen vornehmen. Bisher lassen sich aber – abgesehen von einzelnen klar abgrenzbaren Stoffwechselerkrankungen – keine krankheitsspezifischen Fibrosemuster mit klinisch-therapeutischer Relevanz festlegen. Bei einer nicht kleinen Zahl bleiben die Ursachen der „idiopathischen Lungenfibrose" unklar, da offensichtlich der chronische Krankheitsprozeß nicht rechtzeitig für eine kausalpathogenetische Zuordnung erfaßt wurde. In diesem Zusammenhang müssen besonders medikamentenbedingte chronische Lungenschäden, inhalative Noxen und erworbene immunologische Überempfindlichkeitsreaktionen erwähnt werden. Die Entwicklungsphasen vorwiegend interstitiell ablaufender Pneumopathien nach Gabe von Zytostatika, Strahlenbehandlung der Lunge und nach intensivmedizinisch behandeltem akutem Lungenversagen sind tierexperimentell und beim Menschen gut dokumentiert (Literaturübersicht s. Burkhardt u. Gebbers 1983; Bolck u. Wohanka 1987 u. a.).

Abb. 78 a, b. Histologische Großschnittpräparate mit 3,5 cm (Durchmesser) großen subpleuralen Lungenabschnitten. ▶
a Erhaltene Alveolarstruktur und teilweise blutgefüllte Pulmonalarterienäste (76 Jahre alter Mann).
b Endstadium einer idiopathischen interstitiellen Lungenfibrose mit kleinwabig-derbwandigem Lungenumbau (61 Jahre alter Mann)

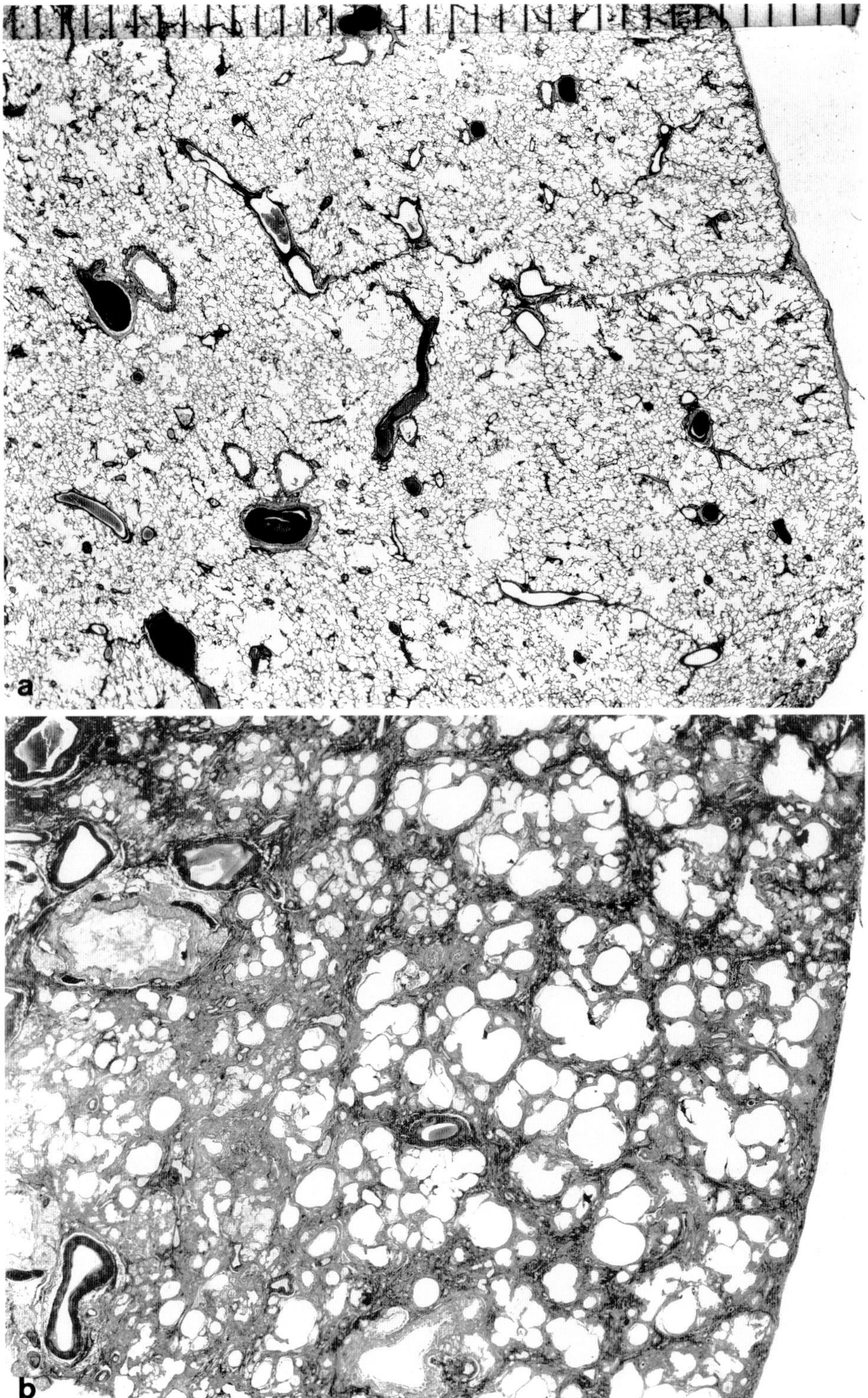
a
b

10.2 Tumordiagnostik

Die bioptische Diagnostik der Tumoren von Bronchialsystem und Lungen bildet einen weiteren Schwerpunkt in der Zusammenarbeit zwischen klinischen Kollegen und Pathologen. Bösartige Lungentumoren stehen heute beim Mann mit mehr als 30% aller bösartigen Neubildungen an der Spitze. Bei Frauen ist eine kontinuierliche Zunahme der Erkrankungen und Todesfälle weltweit zu registrieren. In den USA ist auch bei Frauen heute das Bronchialkarzinom der häufigste bösartige Tumor. 1987 starben allein in Nordrhein-Westfalen 7 645 Männer und 1 770 Frauen an bösartigen Neubildungen der Atmungsorgane (***Abb. 79***).

Histologische Klassifikation der Lungentumoren in Anlehnung an die WHO 1981. (Aus Müller 1983)

A. Bronchialkarzinom
- I. Plattenepithelkarzinom
  - Spindelzelliges Plattenepithelkarzinom
- II. Kleinzelliges Bronchialkarzinom
  - Kleinzelliges Bronchialkarzinom/oat-cell-type
  - Kleinzelliges Bronchialkarzinom/intermediate cell type
  - Kleinzelliges Bronchialkarzinom/combined oat-cell-carcinoma
- III. Adenokarzinome
  - Azinäre Adenokarzinome
  - Papilläre Adenokarzinome
  - Solide, schleimbildende Adenokarzinome
- IV. Großzelliges Bronchialkarzinom
  - Großzelliges Karzinom mit Riesenzellen
  - Hellzelliges Bronchialkarzinom

B. Sonstige epitheliale Tumoren
- I. Papillome
  - Plattenepithelpapillome
  - Transitional-Zell-Papillome
- II. Adenome
  - Pleomorphes Adenom (Mischtumor)
  - Monomorphes Adenom
  - Zystadenome
  - Onkozytome
  - Klarzellentumoren
- III. Karzinoidtumoren (APUDome)
- IV. Karzinome der Bronchialwanddrüsen
  - Zylindromatöse Adenokarzinome
  - Mukoepidermoidtumoren

C. Benigne mesenchymale Tumoren
- I. Chondrome
- II. Osteome
- III. Lipome
- IV. Myxome
- V. Fibrome
- VI. Leiomyofibrome
- VII. Angiogene Tumoren

D. Sarkome
- I. Fibrosarkome
- II. Myogene Sarkome
- III. Angioblastome
- IV. Karzinosarkome

E. Maligne Lymphome
- I. Morbus Hodgkin
- II. Non-Hodgkin-Lymphome
- III. Leukämische Lungeninfiltrate

F. Sonstige seltene Lungentumoren
- I. Neurogene Tumoren
- II. Paragangliome
- III. Granularzelltumoren
- IV. Melanome
- V. Teratome
- VI. Lungenblastome

G. Tumorartige Läsionen
- I. Hamartome
  - Tuberöse Sklerose
  - Lymphangioleiomyomatose
  - Fetales Lungenadenom
- II. Plasmazellgranulom (entzündlicher Pseudotumor)
- III. Pseudolymphome (lymphoproliferative Läsionen)
- IV. Amyloidtumor
- V. Endometriose
- VI. Sklerosierendes Angiom
- VII. Intravaskulärer und sklerosierender Bronchiolo-Alveolar-Tumor (IVSBAT)
- VIII. Histiozytosis X
- IX. Maligne Histiozytose

H. Metastasen

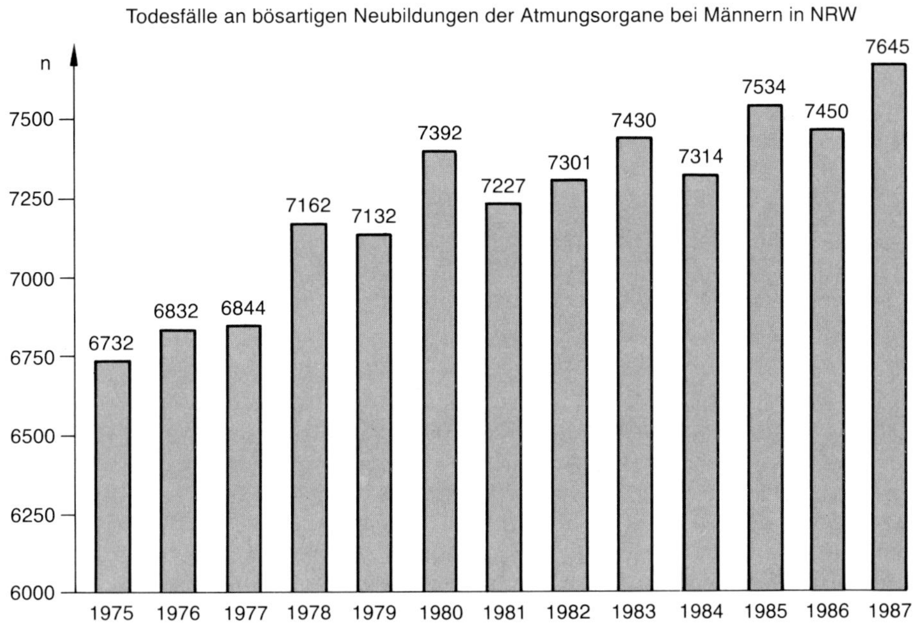

a

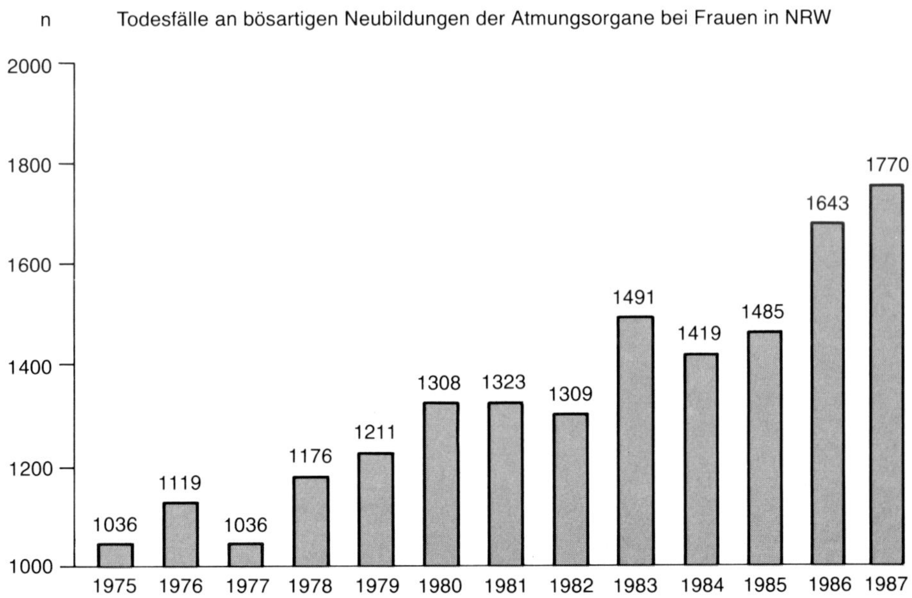

b

Abb. 79 a, b. Säulendiagramme des Anstiegs von Todesfällen an bösartigen Neubildungen der Atmungsorgane bei Männern (**a**) und Frauen (**b**)

Krankheitsverlauf, Therapie und Prognose bösartiger Tumoren der Lunge hängen wesentlich vom histologischen Tumortyp ab. Die morphologische Vielfalt der Tumoren hat in den vergangenen Jahrzehnten zu zahlreichen histologisch orientierten Klassifikationsvorschlägen geführt, die in die 1977 von einem Expertenkomitee von Pathologen bei der WHO überarbeitete 2. WHO-Klassifikation (1981) einmündeten (Literaturübersicht s. Müller 1983).
Umfangreiche licht- und elektronenoptische, immunhistochemische, DNA-analytische und tierexperimentelle Untersuchungen der letzten 10 Jahre haben aber gezeigt, daß sich besonders die Lungentumoren durch eine ungewöhnlich große Heterogenität mit variabler Expression biologisch verschiedenartiger Tumortypen bei hoher genetischer Instabilität auszeichnen.

10.3 Histogenetische Aspekte bösartiger Lungentumoren

Die Histogenese bösartiger Neubildungen des Bronchialsystems ist eng mit der Frage nach den Krebsvorstadien der Bronchialschleimhaut verknüpft. Die Reaktionsweise der Bronchialschleimhaut auf akute und chronische Schädigungen wird einerseits durch transitorische regeneratorische Leistungen, andererseits durch zelluläre Anomalien und Atypien sowie gewebliche Differenzierungsverluste bis zu morphologischen Befunden einer neoplastischen Transformation geprägt. Täglich in Biopsien zu diagnostizierende epitheliale Strukturanomalien der Bronchialschleimhaut mit Zeichen des gesteigerten regeneratorischen Zellumsatzes über metaplastische und dysplastische Differenzierungsanomalien bis hin zum Carcinoma in situ bestätigen das Konzept der Entwicklung bösartiger Tumoren der Lunge als Endstufe einer relativ langen Reihe von Zell- und Gewebsveränderungen. Der seit mehr als 40 Jahren vielfach dokumentierte fast regelmäßige Nachweis präneoplastischer Epithelveränderungen im Bronchialsystem von Patienten mit manifesten Karzinomen ist ein wesentliches Indiz für die Ableitung verschiedener histogenetischer Reihen bei der Entwicklung bösartiger Lungentumoren unterschiedlicher histologisch faßbarer Differenzierung (Literaturübersichten s. Hirsch et al. 1983; Gonzales et al. 1986; McDowell 1987; Müller 1988).
Zu den häufigen, in täglichen Biopsien nachweisbaren Strukturanomalien des bronchialen Oberflächenepithels gehören:

1. Basalzellhyperplasien und Becherzellenhyperplasien
2. Plattenepithelmetaplasien und die Mikropapillomatose
3. Dysplasien Grad I bis Grad III und
4. das Carcinoma in situ.

In ***Abb. 80–82*** sind charakteristische Befunde von Präneoplasien exemplarisch im lichtmikroskopischen Bild und schematisch dargestellt. Auf Einzelheiten der zellulären Differenzierungsstörungen und geweblichen Desorganisation, auf Kernatypien und zytoplasmatische Expressionsanomalien kann an dieser Stelle nicht näher eingegangen werden (Übersicht s. Müller 1988).

Abb. 80 a, b. Mikroskopische Übersicht der Teilungsstelle eines kleinen Bronchus. ▶
a Hakenförmige Bronchialwandknorpel, hyperplastisches lymphatisches Gewebe im Weichteilgewebe zwischen Bronchialwand und begleitendem Gefäßast.
b Ausgeprägte Plattenepithelmetaplasie am Übergang von Ausführungsgängen der Bronchialwanddrüsen. Unspezifische chronische Bronchitis

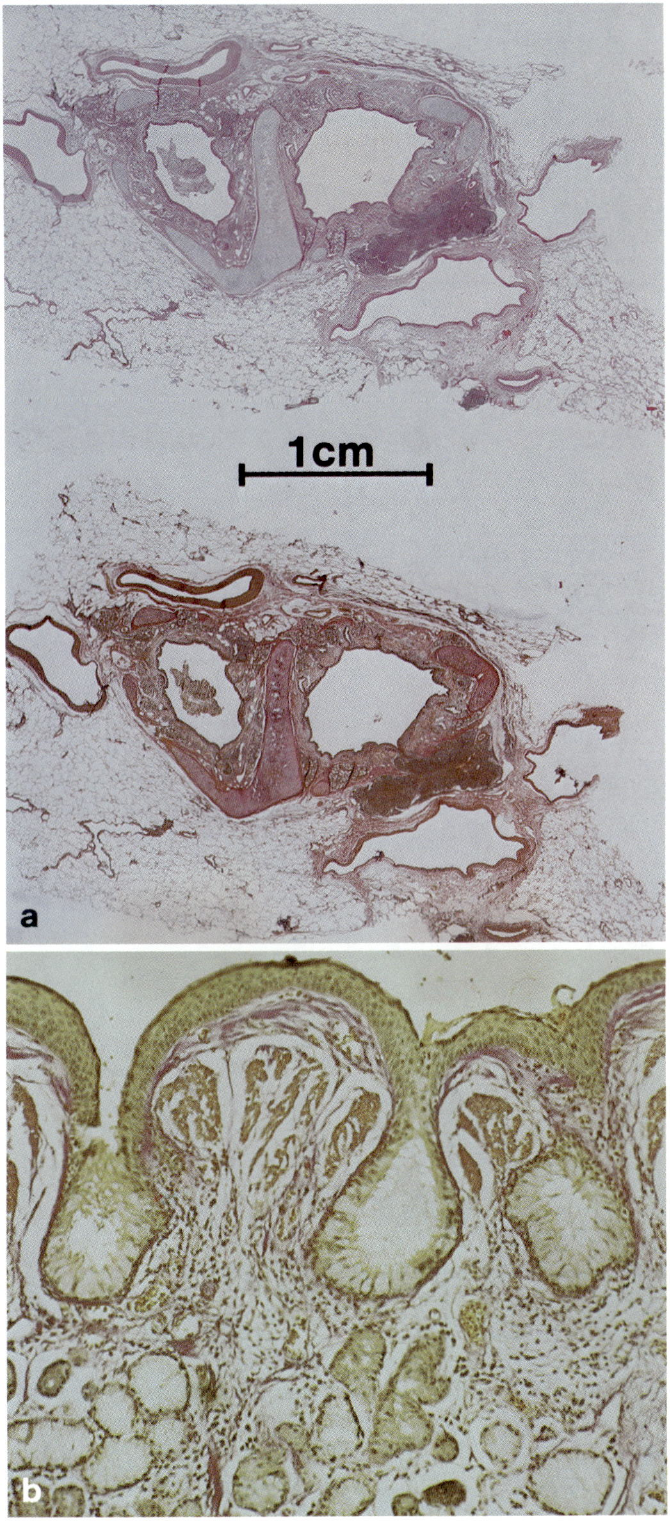
1cm
a
b

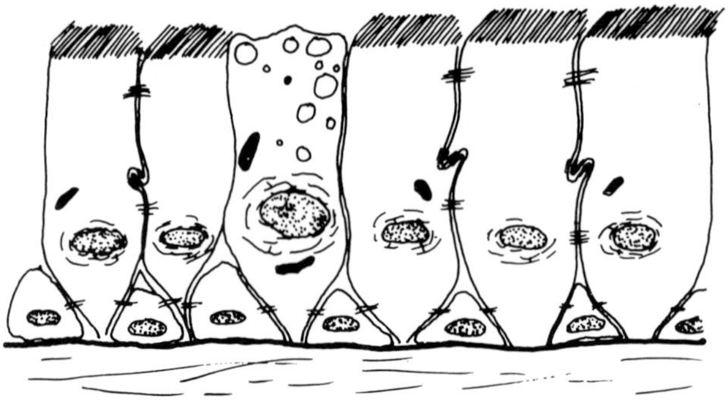

normales Bronchialepithel

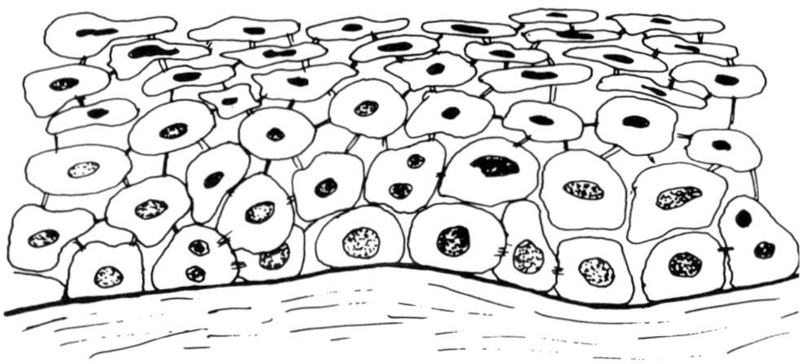

Metaplasie/Dysplasie

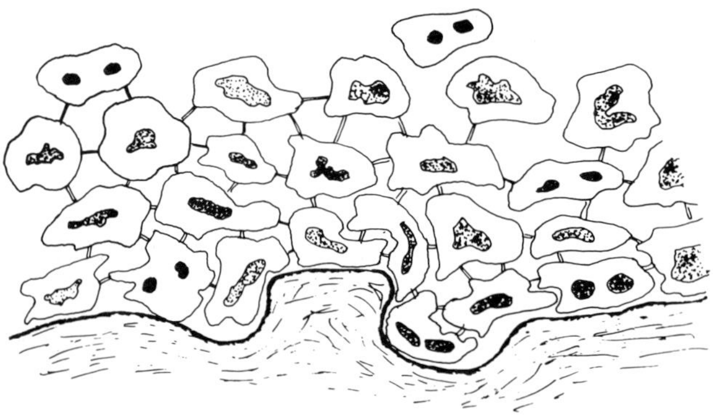

Carcinoma in situ

Abb. 81. Schematische Darstellung verschiedener Entwicklungsphasen von Präneoplasien der Bronchialschleimhaut

Aus dem variablen phänotypischen Zellmuster in Präneoplasien mit synchroner Koexpression von bisher als relativ gruppenspezifisch gewerteten Zellmarkern lassen sich aber zwanglos die histologisch gut definierbaren Gruppen und Untergruppen der bösartigen Lungentumoren ableiten. Das histogenetische Konzept der Entwicklung bösartiger Lungentumoren aus einer indifferenten, undeterminierten Zelle im Bereich von Präneoplasien als Folge einer chronisch einwirkenden Noxe erklärt eine relativ hohe,

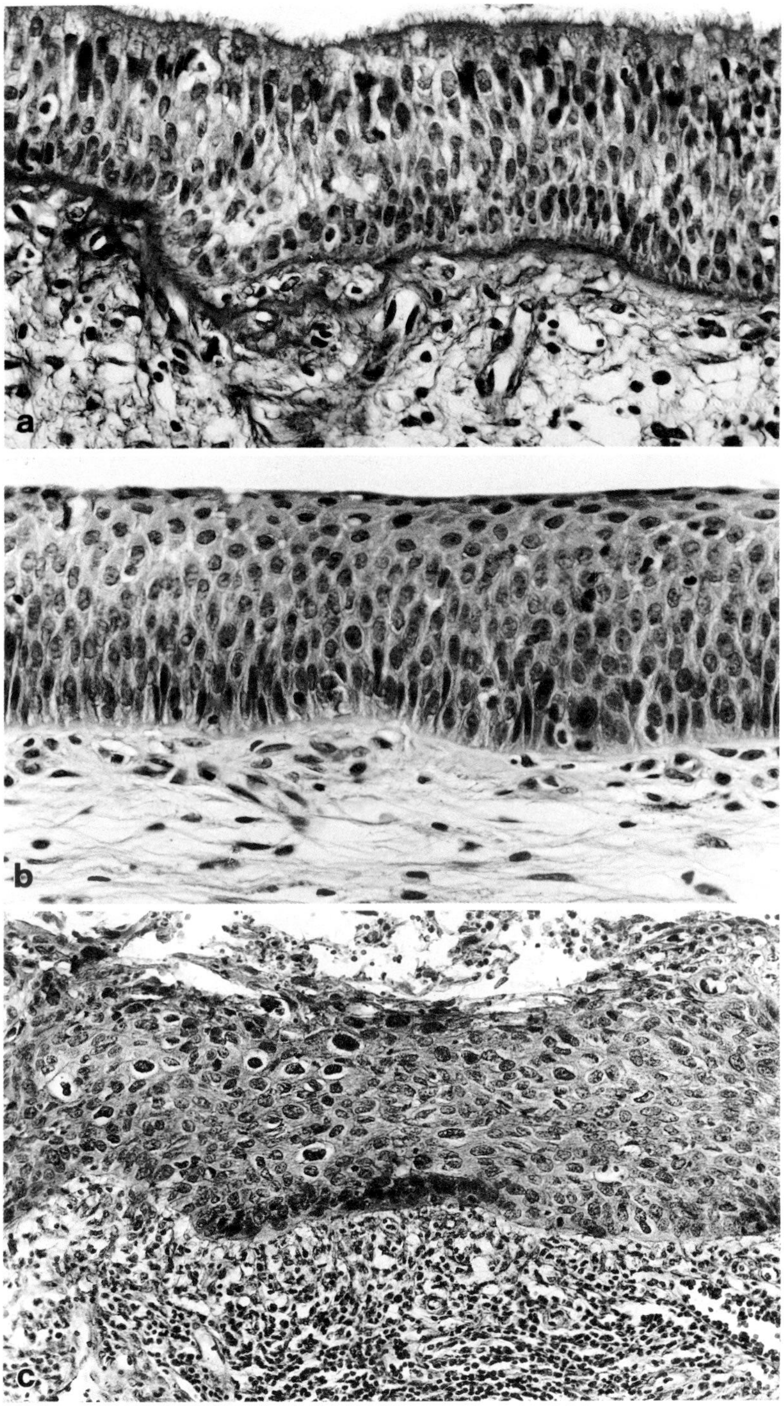

Abb. 82a–c. Mikrophotogramme präneoplastischer Veränderungen des Bronchialepithels. **a** Gesteigerte Basalzellproliferation, **b** reife Plattenepithelmetaplasie, **c** Carcinoma in situ mit ausgeprägter entzündlicher Stromareaktion

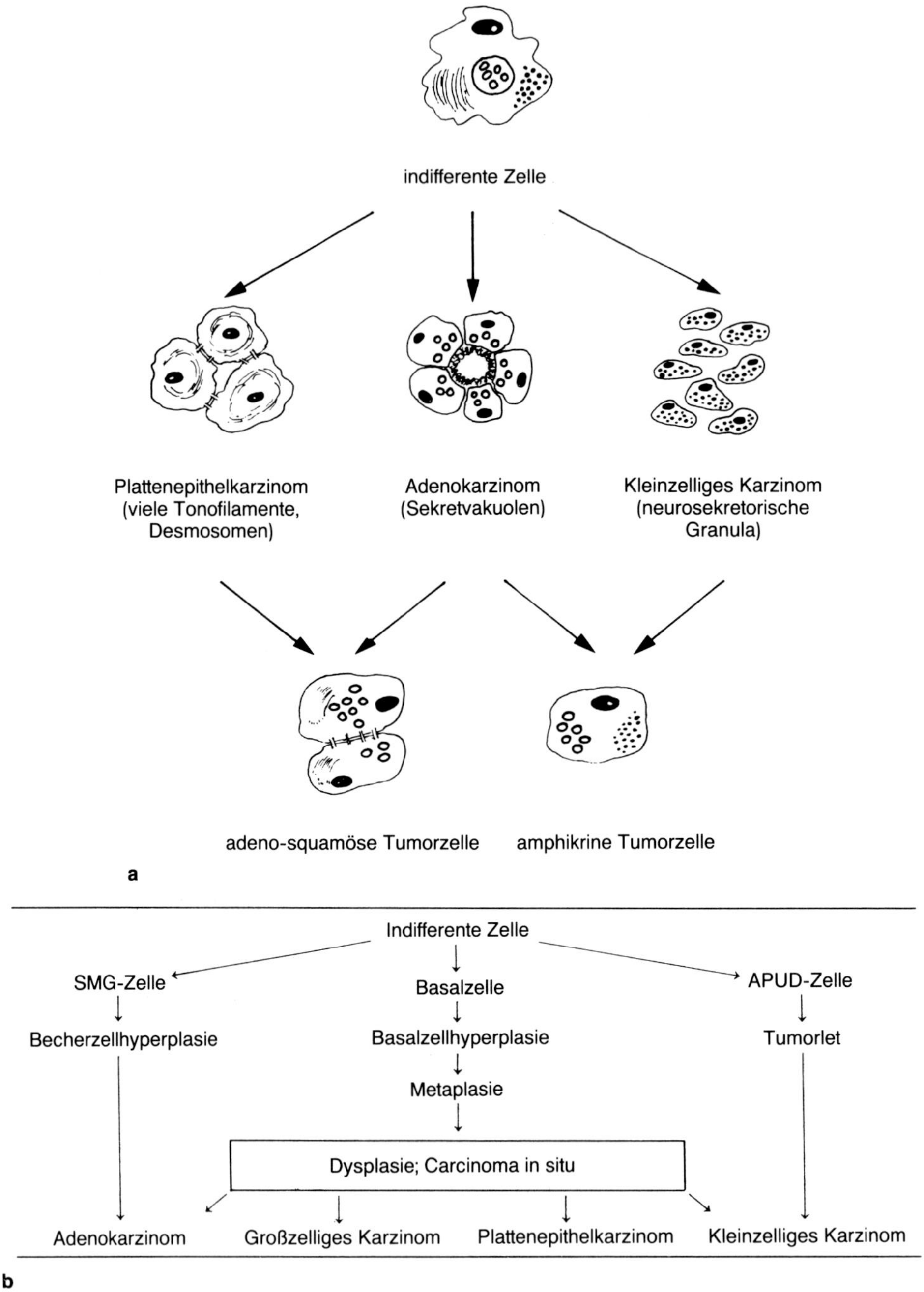

Abb. 83 a, b. Mögliche histogenetische Beziehungen von einer indifferenten Zelle über Präneoplasien bis zu histologisch unterschiedlich differenzierten bösartigen Lungentumoren mit speziellen Methoden gut faßbare Heterogenität und biologische Variabilität unter den histomorphologisch nach der WHO-Klassifikation 1981 nur relativ grob zu gliedernden bösartigen Lungentumoren (***Abb. 83***).

10.4 Carcinoma in situ – Frühkarzinom

Entscheidendes lichtmikroskopisches Kriterium für die Diagnose *noch* Präneoplasie oder bereits infiltrierend wachsendes Karzinom sind die Verhältnisse im Bereich der Basalmembran, der Grenzzone zwischen bronchialem Oberflächenepithel und Bronchialwandstroma. Jüngere Untersuchungsbefunde mit differenzierter Erfassung verschiedener Kollagentypen und der bronchialen Matrixkomponenten sprechen für eine besondere Interaktion zwischen basaler Epithelschicht und angrenzender Stromazone. Elektronenoptisch zeigt die normalerweise wenig gegliederte Kontaktzone zwischen Basalmembran und Basalzellen bei schweren Dysplasien und beim Carcinoma in situ eine erhebliche Diskontinuität (vgl. ***Abb. 80*** und ***81***).
Bei der histologischen Diagnose eines Carcinoma in situ in einer Biopsie mit einem Durchmesser von 2–3 mm ist eine weitere Abklärung des Befunds unbedingt notwendig, da derartige Schleimhautanomalien besonders häufig in der Randzone bereits manifester Karzinome, bevorzugt vom Typ der Plattenepithelkarzinome, gefunden werden.
Als bronchiales *Frühkarzinom* ("early cancer") ist ein lokal infiltrierendes Karzinom definiert, das noch auf die Bronchialwand ohne Infiltration des Lungengewebes oder lymphatischen Gewebes beschränkt ist. Im Vergleich zur Tumordiagnostik im Bereich anderer Organe, z. B. des Magens, kann die Diagnose bronchiales Frühkarzinom endgültig nur am Resektat gestellt werden (ausführliche Literatur s. Müller 1988; ***Abb. 84–86***).
Der Begriff *okkultes Karzinom* beschreibt den positiven zytologischen Nachweis von Tumorzellen im Sputum bei negativem Röntgenbefund. Die Befundkonstellation erfordert eine rasche endoskopische Abklärung, bei der in der Mehrzahl der Fälle manifeste Karzinome in einer frühen Entwicklungsphase verifiziert werden.
Der Begriff *Mikrokarzinom* der Lunge ist nur unscharf definiert. Er wird für klinisch nicht aufgedeckte Primärtumoren der Lunge mit einem Durchmesser von 3–10 mm verwendet.
In diese Kategorie gehören vorwiegend kleinzellige Mikrokarzinome, die klinisch durch ausgedehnte Metastasierungen manifest werden und bei der Obduktion u. U. erst nach aufwendiger Präparation auch der feinsten peripheren Äste des Bronchialkarzinoms bzw. erst bei der mikroskopischen Aufarbeitung entdeckt werden.
Als *Tumorlets* werden atypische Epithelproliferate im Bereich der bronchioloalveolären Endstrecke bezeichnet. Sie sind häufig in fortgeschrittenen Stadien von Lungenfibrosen, besonders bei der Asbestose, und den Zytostatikapneumopathien vorhanden. Die Kenntnis des Befundes ist vor dem Hintergrund der Fehlinterpretation von „Tumorzellen" im Sputum von entscheidender Bedeutung, der Pathologe muß über vorausgegangene therapeutische Maßnahmen (z. B. Zytostatika) und das klinische Bild (z. B. fortgeschrittene Lungenfibrose) informiert sein (***Abb. 87***).
Als Tumorlets vom *Karzinoidtyp* werden umschriebene, nur mikroskopisch faßbare, gelegentlich multipel auftretende Mikrokarzinoide bezeichnet. Sie leiten sich von Zellen des APUD-Systems ("*a*mine *p*recurser *u*ptake and *d*ecarboxylation system") ab und werden als Vorläufer peripherer kleinzelliger Karzinome diskutiert (***Abb. 88***).

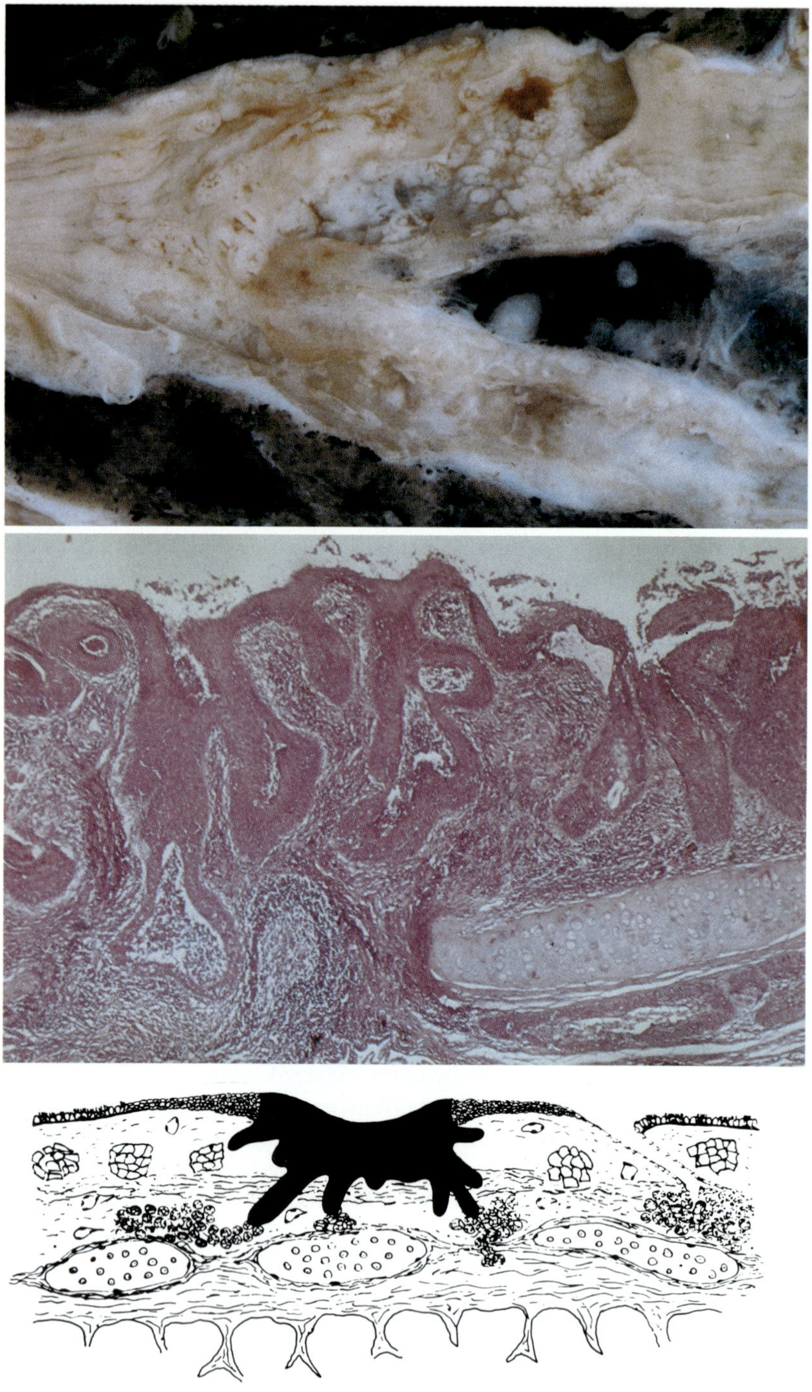

Abb. 84. Makrophoto *(oben)*, Mikrophotogramm *(Mitte)* und Schema *(unten)* des oberflächlich-ulzerierenden Typs eines zentralen Frühkarzinoms des Bronchus. Vorwiegende Ausbreitung des Frühkarzinoms entlang vorbestehender Ausführungsgänge der Bronchialwanddrüsen

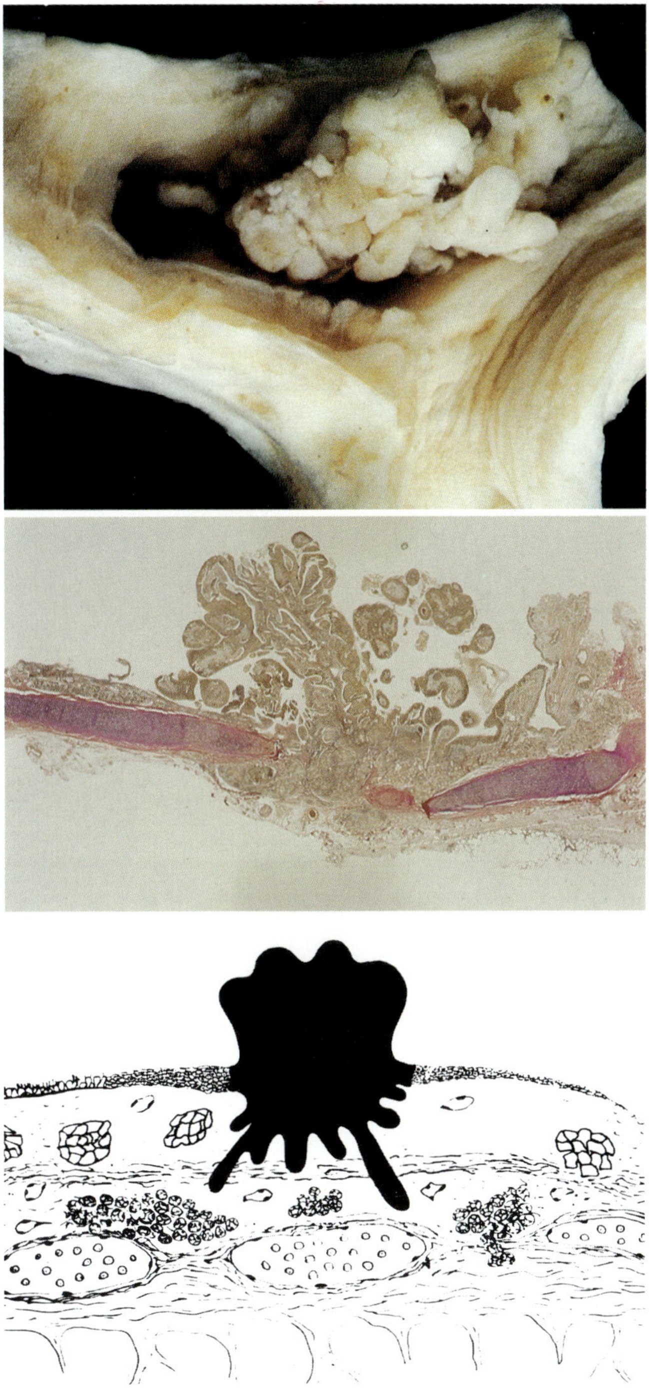

Abb. 85. Makrophoto *(oben)*, Mikrophoto *(Mitte)* und Schema *(unten)* des papillärenTyps eines Frühkarzinoms des Bronchus

Frühkarzinom der Lunge
(unterschiedliche Terminologien)

- okkultes Karzinom
- minutiöses Karzinom
- Frühkarzinom
- Mikrokarzinom
- mikrofokales invasives Karzinom
- Tumorlets
- Stadium-0-Karzinom
- Stadium-1-Karzinom

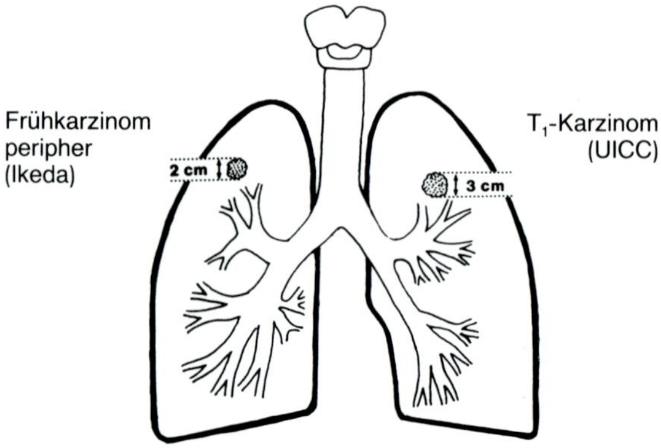

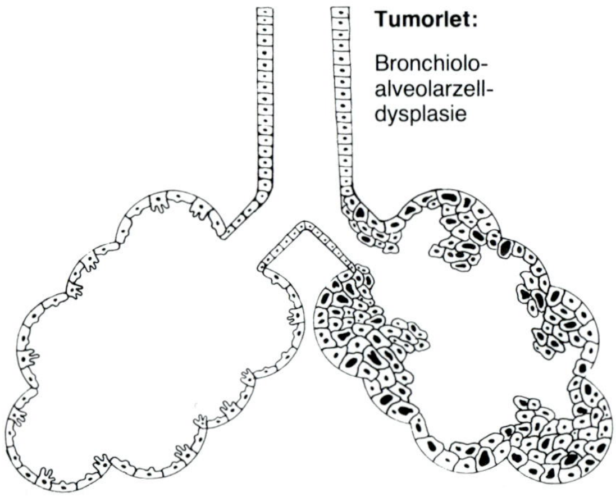

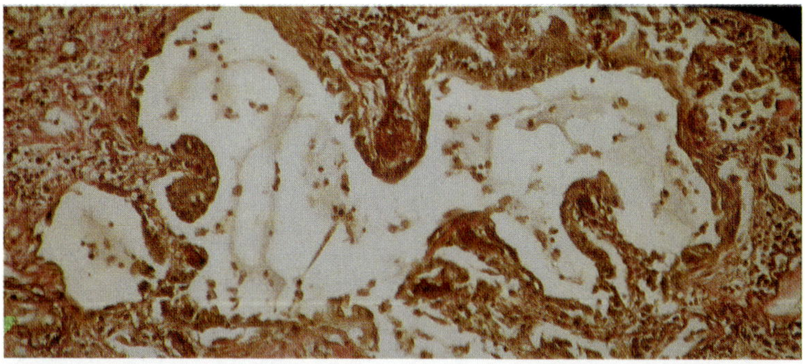

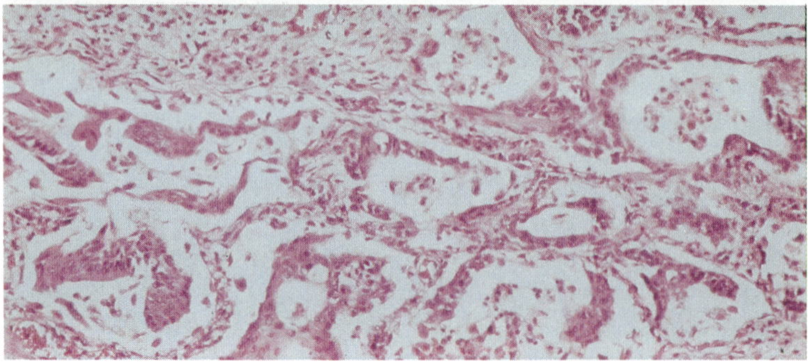

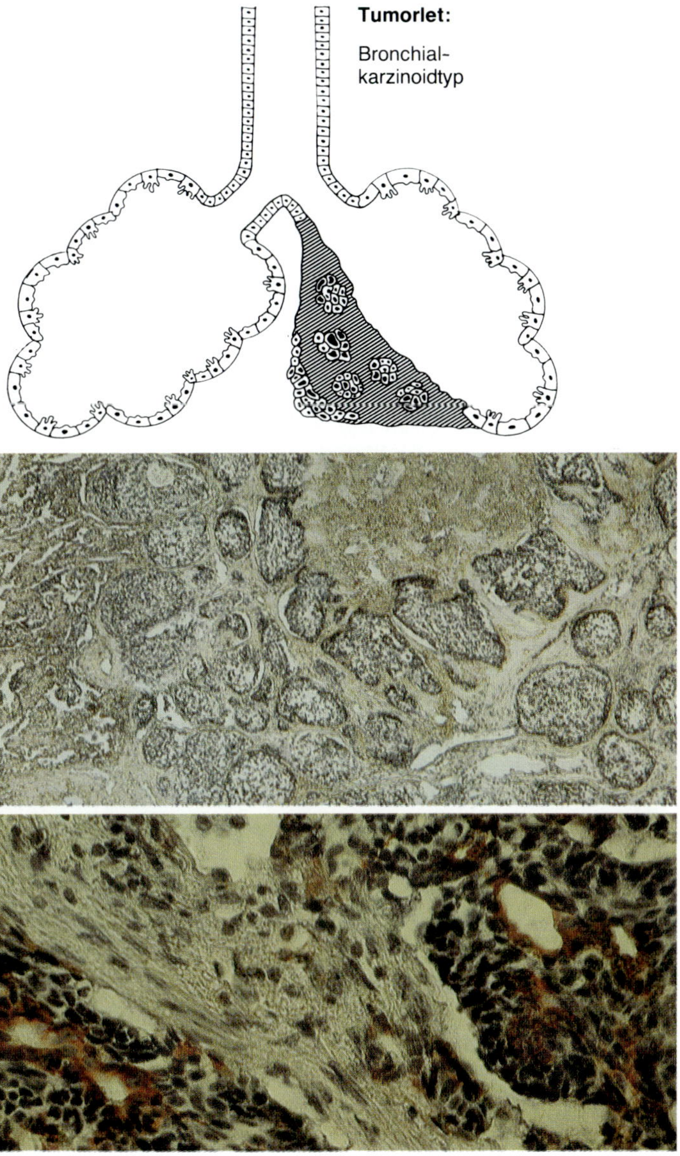

Abb. 88. Schema *(oben)* und Mikrophotogramm *(Mitte* und *unten)* von Tumorlets des Karzinoidtyps. Kleinherdige, keratinpositive Zellnester in einer narbig indurierten Lungenregion

◄ **Abb. 86** *(oben)*. Schema und Auflistung verschiedenartig benutzter Begriffe zur Charakterisierung früher Entwicklungsphasen bösartiger Lungentumoren

Abb. 87 *(unten)*. Schema *(oben)* und Mikrophotogramme *(Mitte* und *unten)* von Tumorlets des bronchioloalveolären Typs in einer Lungenfibrose nach Asbestexposition

10.5 Histologische Klassifikation der Lungentumoren

Grundlage kritischer Betrachtungen und therapeutischer Bemühungen beim Problem der häufigen bösartigen und wesentlich selteneren gutartigen Lungentumoren muß eine sinnvolle Klassifikation nach vorherrschenden histomorphologisch faßbaren Merkmalen sein. Basierend auf der 2. WHO-Klassifikation von 1981 sind auf S.100 häufige und seltene, gutartige und bösartige Lungentumoren sowie die Lungenmetastasen in 7 Gruppen (A–H) gegliedert. Die mit weitem Abstand häufigsten Lungentumoren gehören zur Gruppe A, den bösartigen epithelialen Neubildungen (s. auch ***Abb. 89***).
Wie in 10.3 („Histogenetische Aspekte bösartiger Lungentumoren") ausgeführt, muß heute so gut wie jeder bösartige Lungentumor in einer fortgeschrittenen Entwicklungsphase bezüglich seiner zytologischen Varianten und unterschiedlichen Differenzierungsmuster als ein heterogener Tumor aufgefaßt werden. Hinzu kommt, daß die Primärdiagnose im Regelfall nur auf einem im Durchmesser 1–3 mm großen, oft partiell nekrotischen und entzündlich überlagerten Randbezirk eines oft schon mehrere Zentimeter im Durchmesser großen Tumors beruht. Die seinerzeit von Salzer 1967 als „Fiasko der Klassifizierung" bezeichnete unterschiedliche histologische Einordnung von Teilen desselben Tumors bei verschiedenen vorgegebenen Untergruppen durch mehrere befragte Pathologen ist uns heute dank erweiterter Kenntnisse zur Tumorheterogenität leicht verständlich. Dennoch ist eine Gruppenbildung bösartiger Lungentumoren nach dem führenden histologischen Differenzierungsmuster und dem Grad der Differenzierung sinnvoll, da klinisches Bild und therapeutische Konsequenzen phänotypische Parallelen – allerdings mit erheblicher Variationsbreite – aufweisen.
Nur etwa 50–70% der Bronchialkarzinome zeigen ein nahezu einheitliches Bild, so daß die Diagnose Plattenepithelkarzinom, kleinzelliges Karzinom oder Adenokarzinom ermöglicht wird. Bei der bisher als großzelliges Karzinom geführten Gruppe treten bereits Probleme auf, da diese Tumoren wahrscheinlich nur besondere Formen der Adenokarzinome, seltener der Plattenepithelkarzinome mit Riesenzellen sind. In 30% bösartiger Lungentumoren ist bei umfangreicher Aufarbeitung des Untersuchungsgutes der Nachweis von mindestens 2 vergleichsweise charakteristischen Differenzierungsmerkmalen vorhanden (***Abb. 90–95***).
Weder dem Kliniker noch dem Patienten ist mit einer „gefälligen Kurzdiagnose" nach der WHO-Klassifikation bei Problemfällen gedient. Zu der epikritischen Würdigung des histologischen Tumorbildes sollten im Einzelfall die Probleme der zulässigen Klassifikation kommentiert werden. Dabei muß man sich von den vorherrschenden Zell- und Strukturtypen leiten lassen. Die Tumordiagnose sollte mit einem histopathologischen Grading entsprechend den Vorschlägen zur TNM-Klassifikation versehen werden. Dabei bedeutet G1 = hoher, G2 = mittlerer, G3 = geringer und GX = unbestimmbarer Grad der Differenzierung (***Abb. 91***).

10.5.1 Plattenepithelkarzinom

Dieser Tumortyp ist mit 30–40% der häufigste Tumortyp unter allen bösartigen Neubildungen der Lunge, obwohl von einzelnen Autoren eine Zunahme der Adenokarzinome in den letzten Jahren hervorgehoben wird. Hochdifferenzierte Plattenepithelkarzinome bilden epidermisähnliche Zellkomplexe mit einem mittleren Zelldurchmesser von 16 μm und wechselhaft ausgeprägten Interzellularbrücken. Dabei finden sich wechselnd deutlich ausgeprägte Zeichen der Expression von Zytoskelettproteinen wie Keratin,

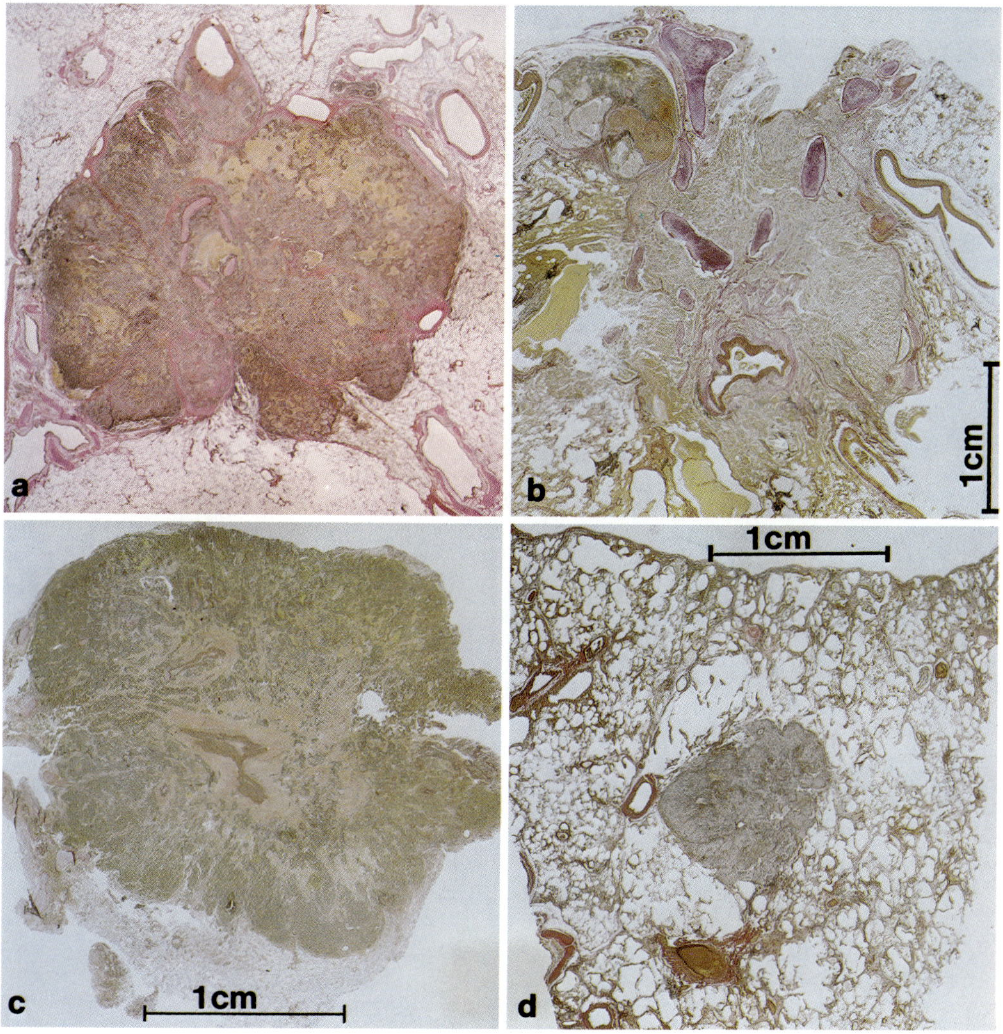

Abb. 89 a–d. Lungengroßschnitte autoptisch gefundener, klinisch nicht bekannter früher Entwicklungsphasen von Lungentumoren.
a Plattenepithelkarzinom mit zentralen spangenförmigen Resten der Bronchialwandknorpel. Relativ scharfe Begrenzung und landkartenartige gelbe Nekrosen.
b Frühe Entwicklungsphase eines kleinzelligen Karzinoms mit Bronchusdestruktion, Gefäßkompression und unscharfer Begrenzung.
c Adenokarzinom mit fortgeschrittener zentraler Vernarbung (kein Narbenkarzinom).
d Im Durchmesser 1 cm großes peripheres Mikrokarzinom vom kleinzelligen Karzinoidtyp

und es können geschichtete Verhornungsstrukturen ausgebildet sein (***Abb. 89–92***). Gerade bei diesem Karzinomtyp lassen sich zwanglos Verbindungen zu bronchialen Präneoplasien wie Metaplasien, Dysplasien und zum Carcinoma in situ knüpfen. Die Angabe zum Differenzierungsgrad (G1–G3) richtet sich nach den für das Plattenepithel typischen Strukturmerkmalen, wobei aber gerade typisch für das Karzinom das gleichzeitige Nebeneinander und Miteinander von unterschiedlichen Differenzierungsgraden ist!

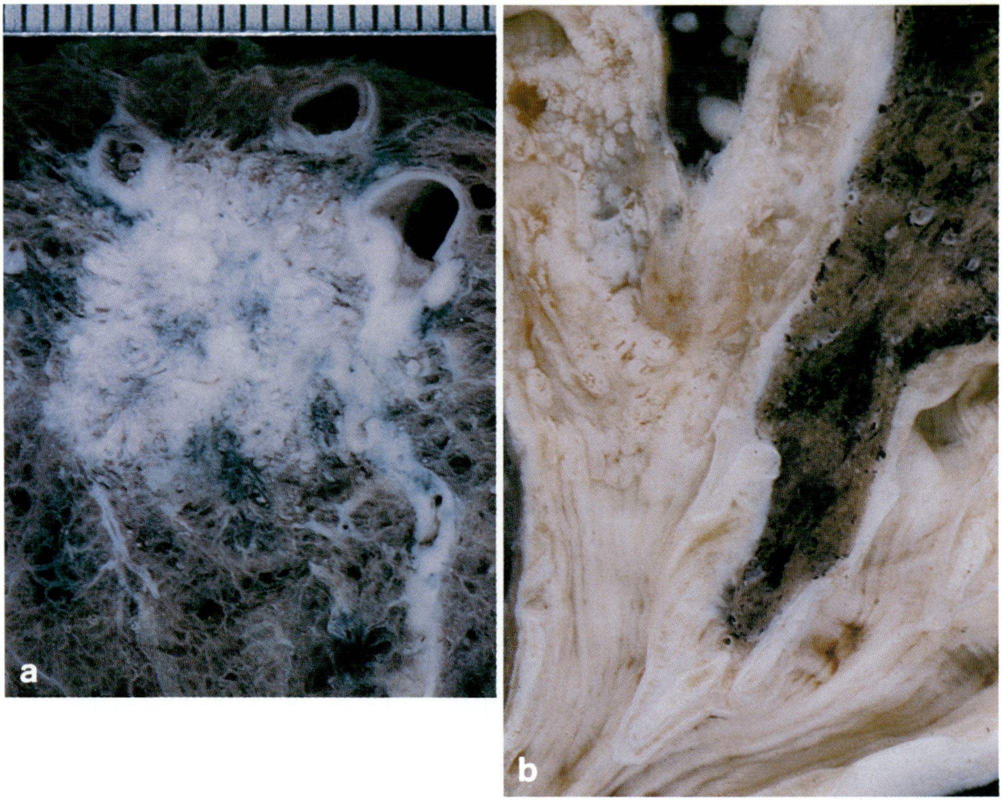

Abb. 90. a Frühe Entwicklungsphase eines peripheren niedrig differenzierten Plattenepithelkarzinoms mit bereits deutlicher perivasaler und lymphangischer Tumorpropagation.
b Rasenartig papillär ausgebreitetes intermediäres Plattenepithelkarzinom in einer frühen Entwicklungsphase mit umschriebener frischer Blutung

Abb. 91 a–c. Mikrophotogramme mit verschiedenen Differenzierungs- und Wachstumsformen ► von Plattenepithelkarzinomen.
a Stark verhornendes Plattenepithelkarzinom.
b Plattenepithelkarzinom mit großzelligen Anteilen, Interzellularbrücken und wirbelartigem Wachstumsmuster.
c Solide wachsendes Plattenepithelkarzinom ohne Verhornung

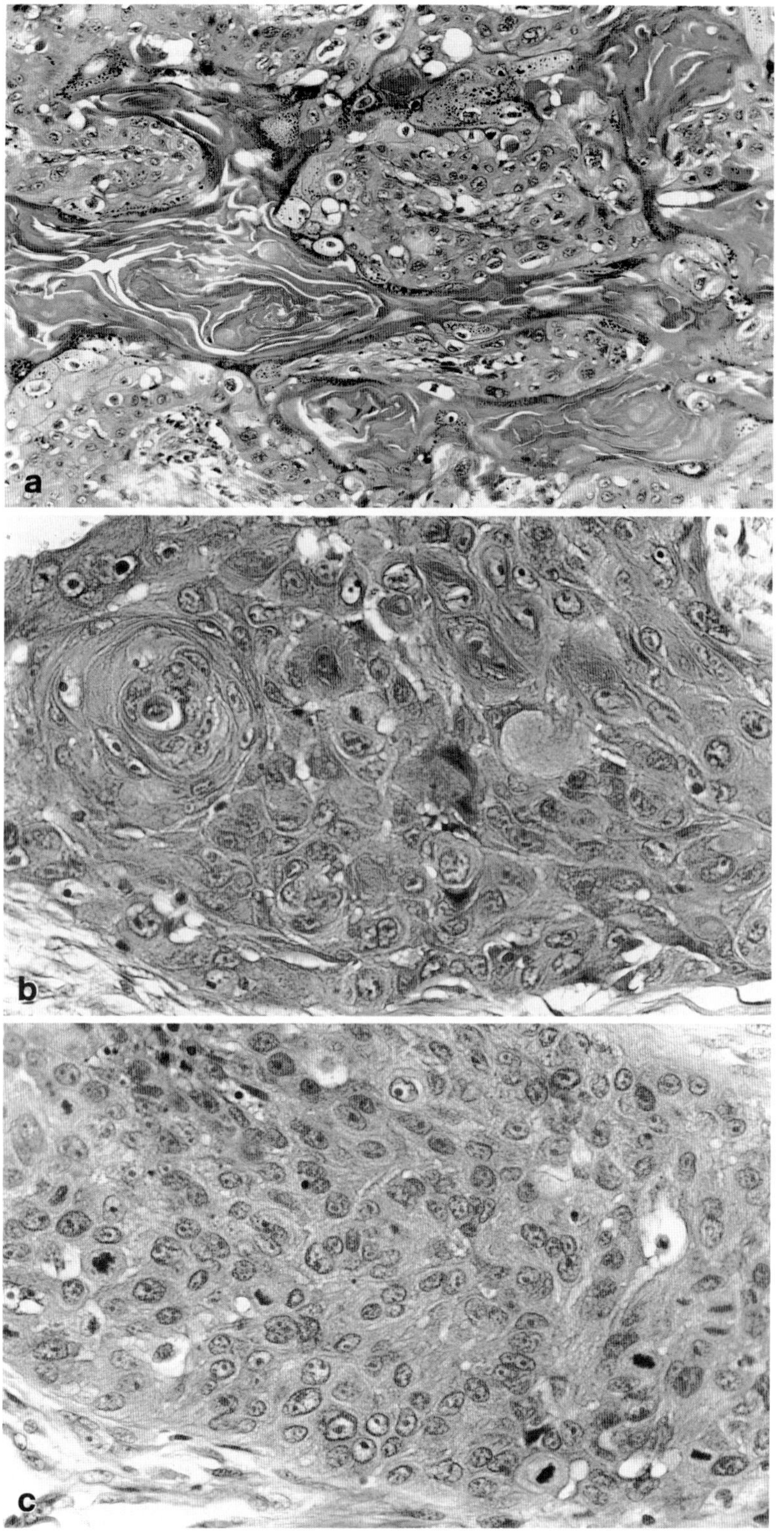
a
b
c

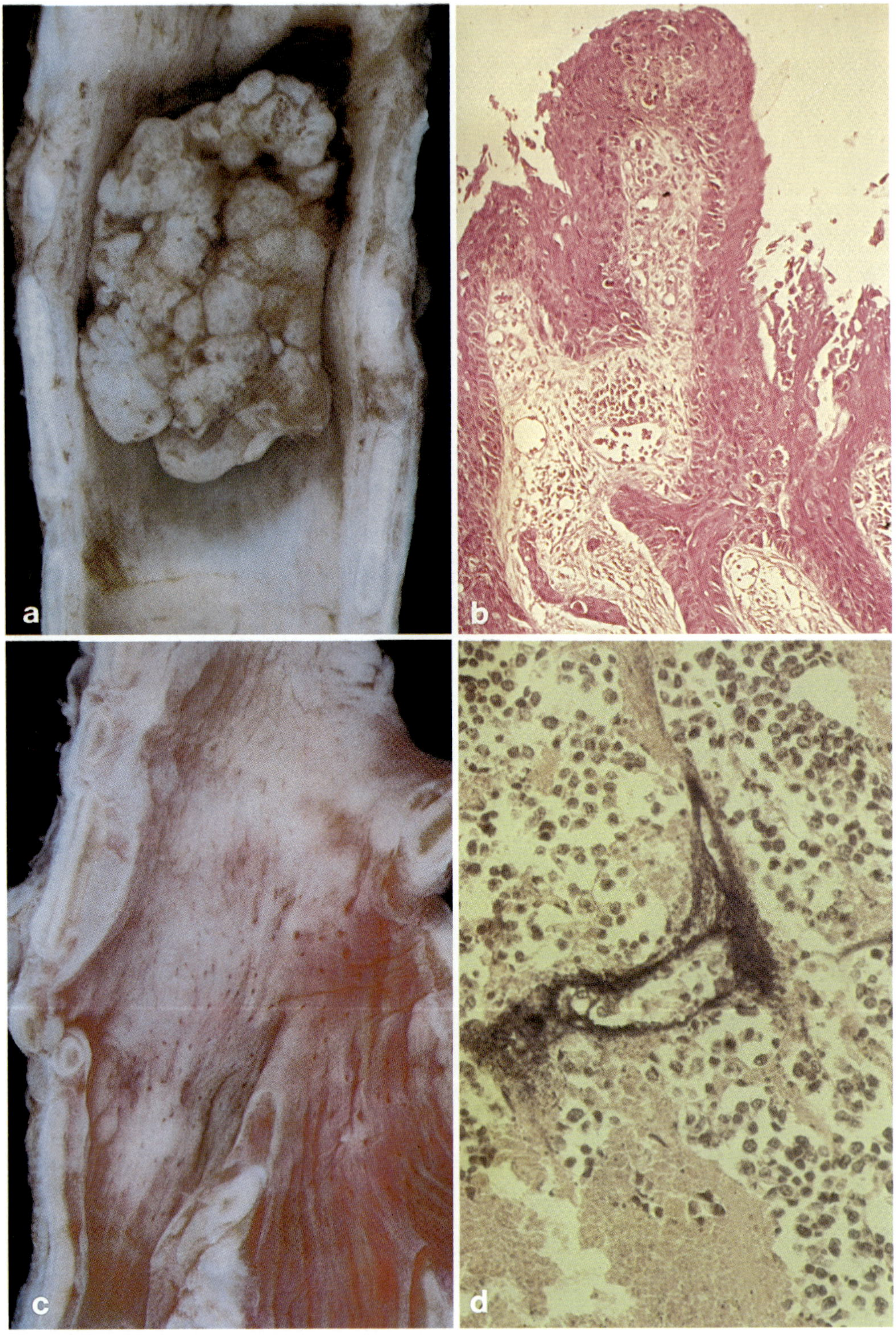
a
b
c
d

10.5.2 Kleinzelliges Karzinom

Das kleinzellige Karzinom stellt im Obduktionsgut einen hohen Anteil dar; insgesamt ist es mit etwa 25–30% unter den Bronchialkarzinomen vertreten. Bei unterschiedlicher Selektion des Beobachtungsgutes schwanken die Häufigkeitsangaben. Im eigenen *bioptischen* Untersuchungsgut eines Jahres fanden sich unter 106 diagnostizierten Fällen 38,8% kleinzellige Karzinome, 38,6% Plattenepithelkarzinome und 21,6% andere Tumortypen. Besonders unter den ansteigenden Lungentumoren bei Frauen finden wir einen relativ hohen Anteil kleinzelliger Karzinome.

Die histologische Diagnose des kleinzelligen Karzinoms basiert auf der Zell- und Kerngröße von nur 7–9 µm Durchmesser im Vergleich zu mittleren Zelldurchmessern beim Plattenepithelkarzinom von 16 µm und großzelligen Karzinomen bis zu 40 µm Durchmesser. Die lichtmikroskopisch nacktkernig erscheinenden zytoplasmaarmen, lymphozytenähnlichen oder spindeligen Tumorzellen enthalten in wechselnder Anzahl immunhistochemisch und ultrastrukturell nachweisbare membranumgebende Granula von 80–200 nm Durchmesser. Dieser morphologische Befund neurosekretorischer Granula als Zeichen der Speicherprodukte von Aminen und/oder Peptidhormonen erlaubt eine relativ gute Korrelation zu häufigen klinischen paraneoplastischen Zeichen einer ektopen Hormonproduktion (Hattori et al. 1972; Ranchod 1977; Literatur s. auch Müller u. Menne 1985).

Die Befunde zeichen histogenetische Beziehungen dieser Tumorzellen zu den endokrinen Zellen vom Kultschitzky-Typ im Bronchialsystem (sog. APUD-System s. oben) auf. Der histologische Befund ist charakterisiert durch eine vorwiegend intramurale, oft submuköse Tumorausbreitung mit fast pathognomonischen Quetschartefakten der Tumorzellen (***Abb. 88*** und ***89***).

In der WHO-Klassifikation von 1977 werden als Untergruppen des kleinzelligen Karzinoms das Oat-cell-Karzinom, das kleinzellige Karzinom vom Intermediärzelltyp (früher fusiformes und polygonales kleinzellig-anaplastisches Karzinom) und das kleinzellige Karzinom vom kombinierten Oat-cell-Typ unterschieden. Bisher ergeben sich klinisch und therapeutisch noch keine eindeutigen Konsequenzen in Abhängigkeit von der Subtypisierung kleinzelliger Karzinome. Die Grenzen zwischen intermediärzelligen Formen des kleinzelligen Karzinoms und Anteile niedrig differenzierter Plattenepithelkarzinome sind nach eigenen Erfahrungen fließend.

10.5.3 Adenokarzinom

Adenokarzinome der Lunge werden mit einer Häufigkeit von 15–25% angegeben, wobei in den letzten Jahren im angloamerikanischen Schrifttum von einer ansteigenden Tendenz wiederholt berichtet wird (Vincent et al. 1977; Spencer 1985).

Adenokarzinome sind unter den primär peripher entwickelten Lungentumoren und bei Frauen relativ häufig. Ein überwiegend hoher Differenzierungsgrad und die oft peri-

◄ **Abb. 92 a–d.** Makroskopischer Aspekt und Mikrophotogramme unterschiedlicher Wachstumsmuster zentraler und intermediärer Bronchialkarzinome.
a, b Papillär-intraluminal gewachsenes relativ hochdifferenziertes Plattenepithelkarzinom.
c, d Unscharf begrenztes, intramural ausgebreitetes kleinzelliges Karzinom mit hämatoxyphilen Gefäßanomalien im Mikrophotogramm

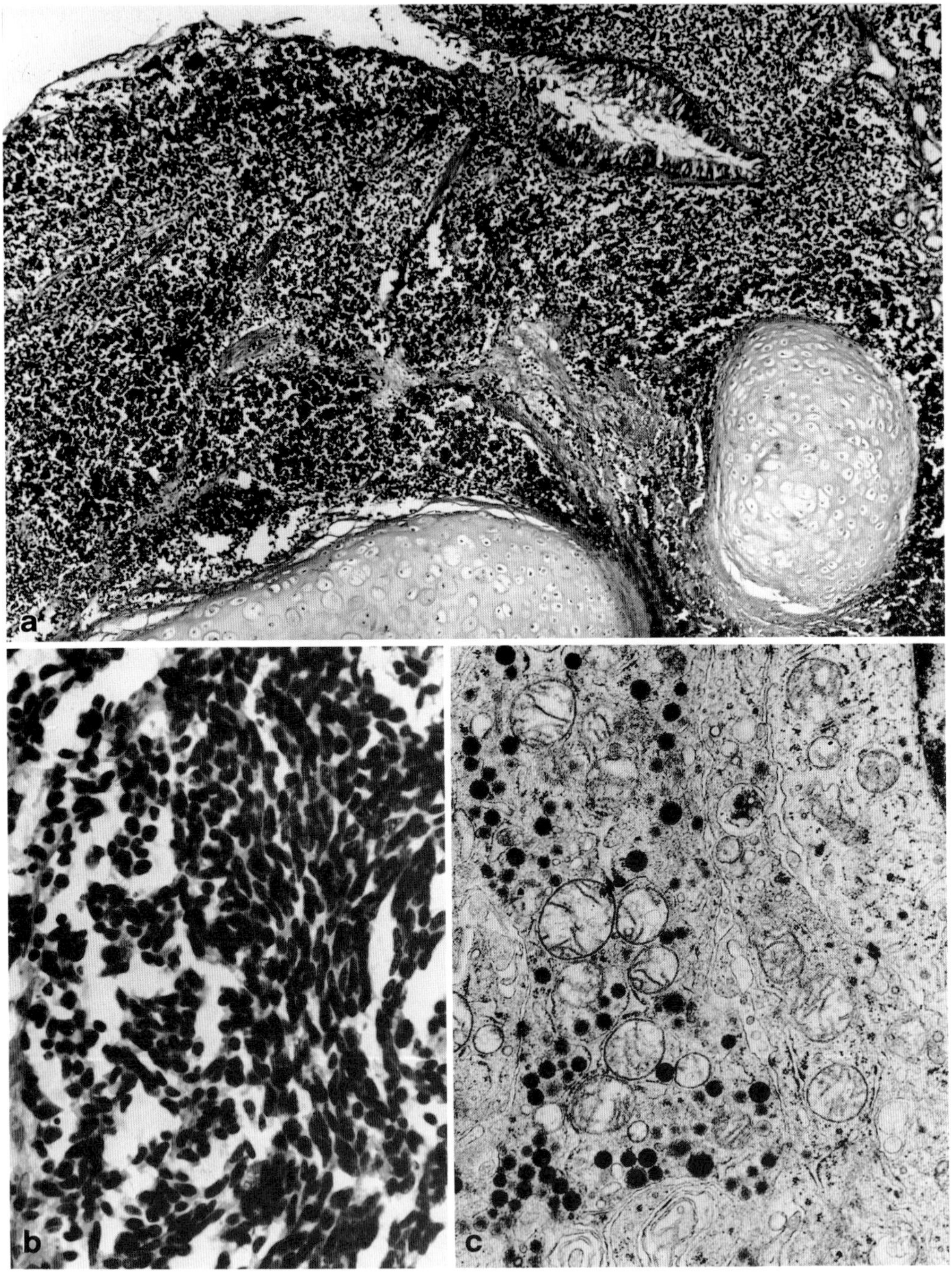

Abb. 93a–c. Kleinzelliges Bronchialkarzinom.
a Übersicht der Bronchialwand mit massiver kleinzelliger Tumorinfiltration zwischen Resten erhaltener Bronchialschleimhaut und 2 angeschnittenen Bronchialwandknorpeln.
b Mikrophotogramm fast nacktkerniger atypischer Karzinomzellen.
c Elektronenmikroskopischer Nachweis zahlreicher neurosekretorischer Granula im Zytoplasma der Zelle eines kleinzelligen Karzinoms

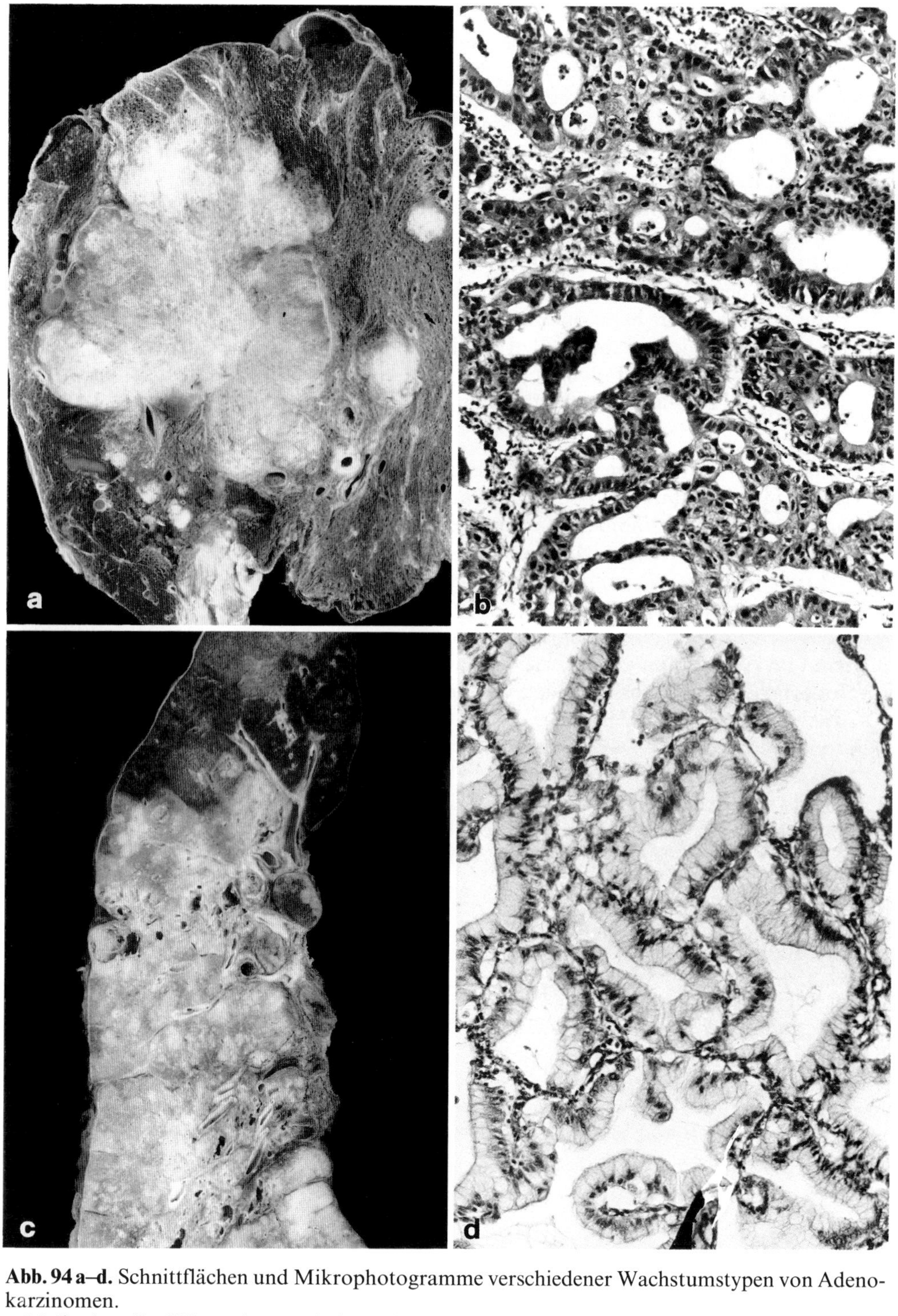

Abb. 94 a–d. Schnittflächen und Mikrophotogramme verschiedener Wachstumstypen von Adenokarzinomen.
a, b Mittelgradig differenziertes tubulopapilläres Adenokarzinom.
c, d Pneumonisch wachsendes bronchioloalveoläres Karzinom (sog. Alveolarzellkarzinom)

phere Lokalisation lassen grundsätzlich nach einer Operation eine gute Prognose erwarten. Die Tumoren zeichnen sich aber histologisch durch eine ausgeprägte Infiltration von Blutgefäßen aus, wodurch die oft frühzeitige hämatogene Metastasierung mit entsprechend schlechter Prognose zu erklären ist. Eine weitere Besonderheit im Rahmen des oft langsamen, durchaus mehrere Jahre dauernden Tumorwachstums ist eine starke, meist zentrale regressive Tumorvernarbung. Dieser Befund kann zur fehlerhaften Interpretation eines sog. primären Narbenkarzinoms führen. Dieser Gesichtspunkt spielt in der versicherungsmedizinischen Begutachtung, z. B. bei der Abgrenzung posttuberkulöser oder sog. silikotischer Narbenkarzinome zu spontanen sekundären Tumorvernarbungen, eine erhebliche Rolle (Literatur s. Müller u. Reitemeyer 1986). Entsprechend den unterschiedlichen Wachstumsmustern werden nach der WHO-Klassifikation von 1977 vier histologische Subtypen unterschieden, wobei sich elektronenoptisch unterschiedliche Stammzellen der bronchioloalveolären Endstrecke zuordnen lassen (Dämmrich 1988). Folgende Typen lassen sich lichtmikroskopisch unterscheiden, kommen aber auch miteinander kombiniert in demselben Tumor vor (***Abb. 94*** und ***95***):

1. Azinäre Adenokarzinome mit überwiegend drüsigen Bauchformen und Ausbildung von Acini und Tubuli mit oder ohne Papillenbildung.
2. Papilläre Adenokarzinome mit vorwiegend zottenartigen, papillenähnlichen Strukturen im Bereich pseudoalveolärer oder glandulärer Tumoranteile. Diese Tumoren enthalten relativ oft Psammomkörper und werden am häufigsten in Verbindung mit ausgeprägteren Vernarbungen gefunden.
3. Solide, schleimbildende Adenokarzinome mit niedrig differenzierten Tumorstrukturen ohne Ausbildung von Acini, Tubuli oder papillären Formationen. Bei diesem Tumortyp ist zur Unterscheidung von großzelligen Karzinomen der histochemische Schleimnachweis erforderlich.
4. Bronchioloalveoläre Karzinome (sog. Alveolarzellkarzinome) mit tapetenartiger Auskleidung der Alveolarräume unter Benutzung der vorgebildeten Lungenstruktur. Als Ausgangspunkt dieser seltenen Tumorform (1–2% aller bösartigen Lungentumoren) werden das Epithel der bronchiloalveolären Endstrecke, Klarazellen und Pneumozyten II des Alveolarepithels diskutiert (***Abb. 94***).

10.5.4 Großzellige Karzinome

In der WHO-Klassifikation von 1977 werden großzellige Karzinome noch als eigene Gruppe geführt. Es werden großzellige Karzinome mit Riesenzellen von hellzelligen Karzinomen als Varianten unterschieden. Die Häufigkeit dieses Tumortyps wird in früheren Arbeiten mit bis zu 20% angegeben. Jüngere elektronenoptische und immunhistochemische Untersuchungen haben aber gezeigt, daß es sich bei den als vorwiegend großzellig klassifizierten Neubildungen histogenetisch um besondere Varianten der Adenokarzinome, Plattenepithelkarzinome oder um Kombinationstumoren handelt. Prognose und Metastasierungsmuster sind ähnlich wie beim Plattenepithelkarzinom.

Abb. 95. **a** Schnittfläche eines peripheren Adenokarzinoms mit Pleurainfiltration. Sekundäre zentrale Vernarbung mit Staubpigmentierung (kein Narbenkarzinom). **b** Pleuranahe Lungenmetastase eines primären Adenokarzinoms des Dickdarms ▶

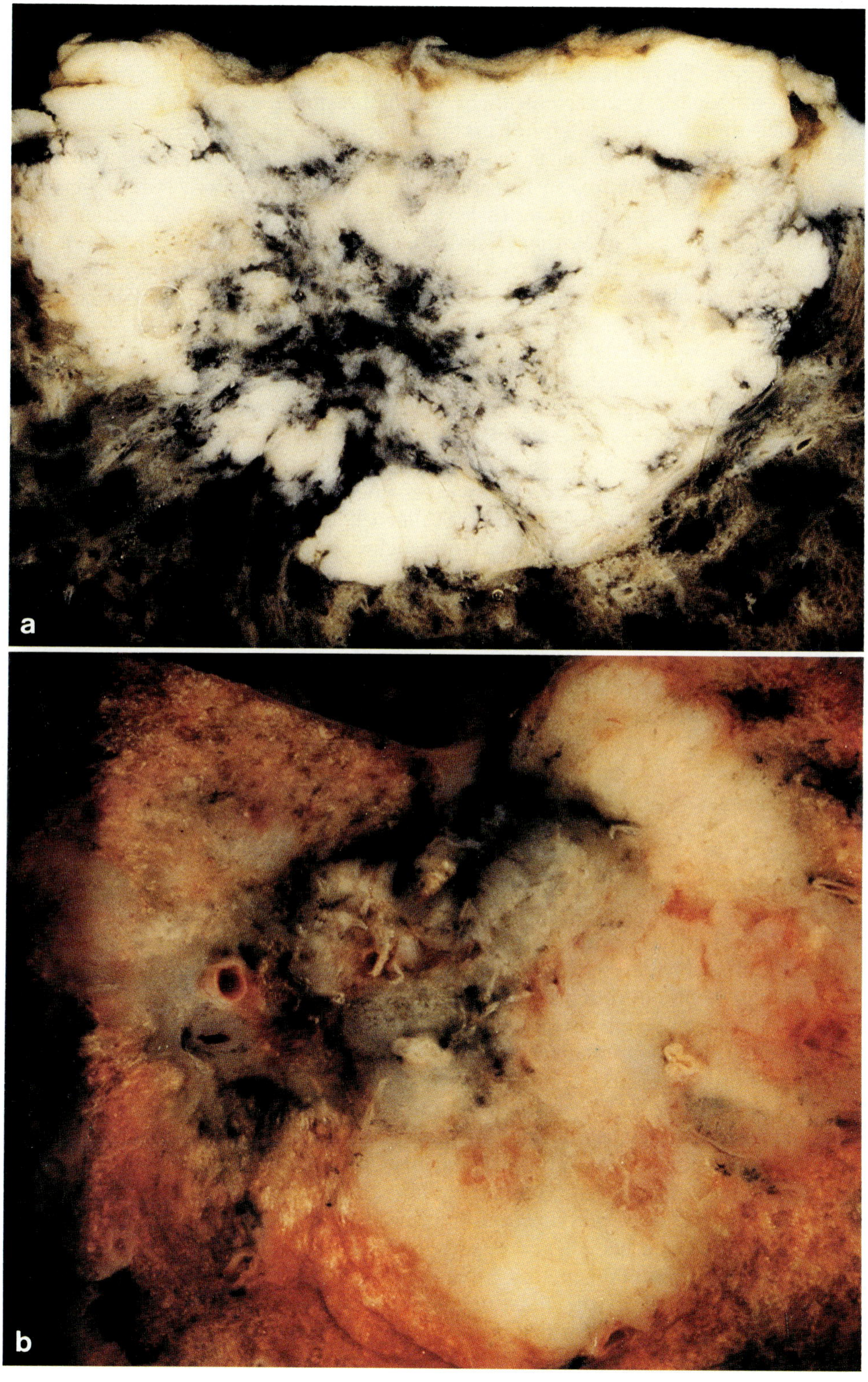
a
b

10.5.5 Kombinationstumoren

Schwierigkeiten bei der histologischen Tumordiagnostik entstehen, wenn innerhalb eines Tumors gleichzeitig unterschiedliche Wachstumstypen und Differenzierungsmuster vorhanden sind. Derartige Befunde erklären auch scheinbare Diskrepanzen bei der histologischen Analyse von Teilen desselben Tumors durch verschiedene Untersucher. Bezüglich der Einordnung von Kombinationstumoren haben die Pathologen bei der WHO besondere Empfehlungen erarbeitet. Als adenosquamöses Karzinom wird ein Tumor bei gleichzeitigem Vorliegen histologischer Strukturen eines Adenokarzinoms und eines Plattenepithelkarzinoms klassifiziert. Bei vorwiegend kleinzelliger Tumorkomponente mit plattenepithelialen oder drüsigen Anteilen soll man sich nach dem führenden Tumortyp mit Angabe weiterer Differenzierungen richten.
In Zusammenarbeit mit dem Herausgeber dieses Atlasses konnten wir in Präneoplasien zytologische Befunde erheben, die uns zwanglos die Ableitung verschiedener histologischer Differenzierungsgrade in demselben Lungentumor ermöglichen. Als amphikrine Zellen in Präneoplasien und manifesten Tumoren wurden z. B. Zellformen charakterisiert, in denen gleichzeitig Hinweise zur Schleimproduktion wie bei einem Adenokarzinom und neurosekretorische Granula wie bei einem kleinzelligen Karzinom vorhanden sind (Gonzales et al. 1986; Übersicht s. Müller 1987/1988; vgl. ***Abb. 83***).
Die morphologisch mit aufwendigen Untersuchungsverfahren faßbaren Befunde einer großen Heterogenität bösartiger Lungentumoren wird durch zytophotometrische Untersuchungsergebnisse mit DNA-Aneuploidien in 83% und 2 oder mehr Zellinien unterschiedlichen DNA-Gehalts in 44% unbehandelter Lungentumoren gestützt (Büchner et al. 1985). Offen ist noch die Frage, ob und inwieweit die genetische Instabilität in bösartigen Lungentumoren möglicherweise sogar durch individuell unterschiedliche Informationen zumindest in der Frühphase der Tumorentwicklung gesteuert wird. Aus den dargestellten Problemen für den Pathologen bei der Klassifikation von Lungentumoren ergibt sich zwanglos für den Einzelfall die Notwendigkeit einer kritischen Hilfe und sachlichen Diskussion mit den behandelnden klinischen Kollegen.

10.6 Metastasen/TNM-Klassifikation

Wie bei bösartigen Tumoren anderer Organe, so werden auch bei den Karzinomen der Lunge Krankheitsverlauf und Todesursache neben den Komplikationen durch den Primärtumor wesentlich vom Metastasierungsmuster geprägt. Im Vordergrund stehen Lymphknotenmetastasen. Bei klinisch zu Lebzeiten nicht diagnostizierten Bronchialkarzinomen fanden wir im Obduktionsgut bereits in 80% Lymphknotenmetastasen bei primären bösartigen Lungentumoren. Dies entspricht in etwa auch Befunden in der Klinik zum Zeitpunkt der Diagnosestellung. Bis vor kurzem wurde von mehreren Thoraxchirurgen die Mediastinoskopie mit histologischer Untersuchung der Lymphknoten bezüglich bereits möglicher Lymphknotenmetastasen als zwingende präoperative diagnostische Maßnahme gefordert (Übersicht s. Greschuchna u. Maassen 1973/1986). In jüngerer Zeit gewinnt die Computertomographie für das präoperative thorakale Lymphknotenstaging dank erheblich verbesserter technischer Möglichkeiten wesentich an Gewicht. Nach Untersuchungen am Obduktionsgut und mediastinoskopischen Befunden lassen sich wiederkehrende mediastinale Metastasierungswege in Abhängigkeit von der Topographie des Primärtumors dokumentieren ***(Abb. 96)***. Die lymphogenen regionalen und mediastinalen Metastasierungswege sind aber auch deutlich abhängig vom hi-

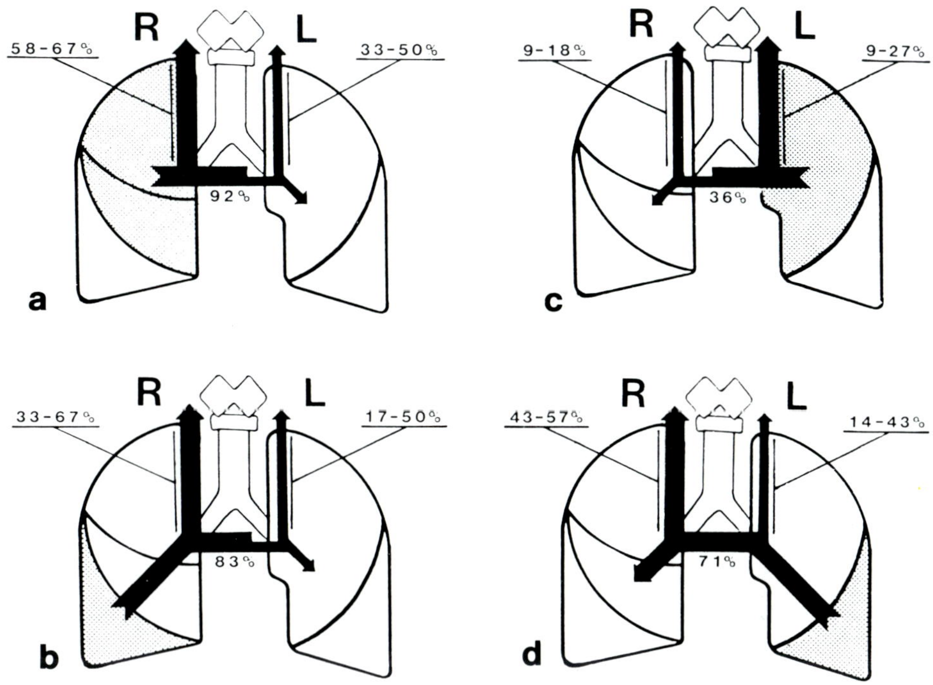

Abb. 96a–d. Schematische Zusammenstellung der Metastasierungswege des Bronchialkarzinoms in thorakale und zervikale Lymphknoten. Lokalisation der Primärtumoren: **a** rechter Ober- und Mittellappen, **b** rechter Unterlappen, **c** linker Oberlappen, **d** linker Unterlappen

stologischen Tumortyp des Primärtumors. Bei Plattenepithelkarzinomen wurden Lymphknotenmetastasen in 67%, bei kleinzelligen Karzinomen in 95% im Obduktionsgut bestätigt. Die im Schrifttum stark schwankenden Häufigkeitsangaben resultieren aus einer unterschiedlichen Selektion des Beobachtungsgutes. Grundsätzlich sind als erste Lymphknotenstationen die intrapulmonalen, dann die parabronchialen und hilären Lymphknoten befallen. In einem hohen Prozentsatz ist der Bifurkationslymphknoten beteiligt, es folgen ipsi- und kontralaterale Lymphknotenstationen ***(Abb. 97)***. Besonders hervorzuheben sind die Befunde bezüglich der Primärtumoren im linken Lungenunterlappen mit bevorzugter Metastasierung in die kontralateralen rechtsseitigen paratrachealen Lymphknoten nach Befall des Bifurkationslymphknotens (Literatur s. Greschuchna u. Maassen 1973; Junker 1986).

10.6.1 Hämatogene Metastasen

Eine nicht kleine Anzahl bösartiger Lungentumoren wird heute primär vom Pathologen aus Lymphknotenmetastasen oder Fernmetastasen z. B. in Leberbiopsien diagnostiziert. Nach den Lymphknotenmetastasen stehen Lebermetastasen mit 35–40% im Vordergrund, gefolgt von Metastasen im Skelettsystem mit 30%, der Nebenniere mit 22–34% und des Gehirns mit 14–19%. Aber auch atypische Metastasierungsmuster in die Wandungen von Magen und Darm, in die Haut und die Schilddrüse sind heute als

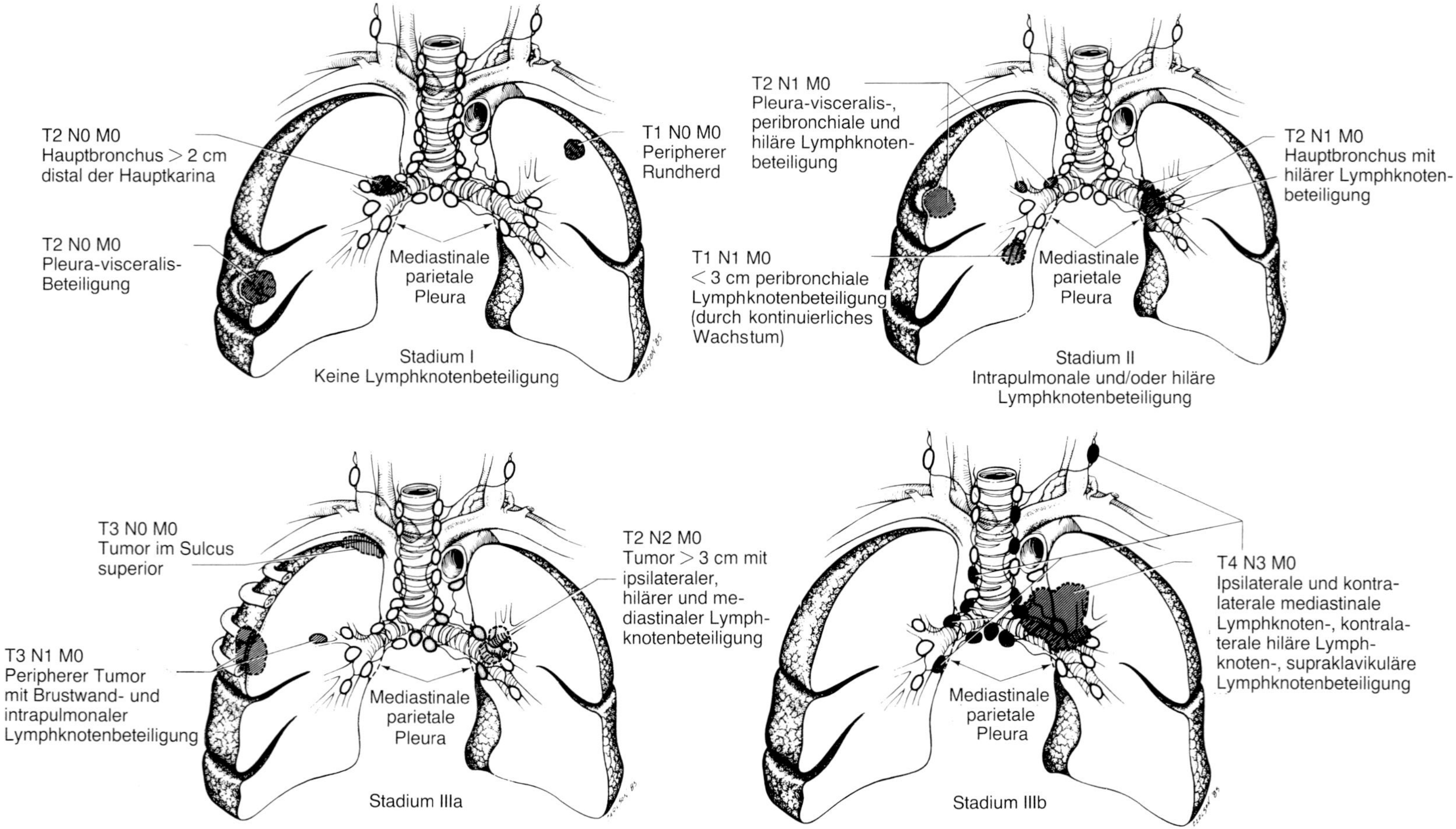

Abb. 97. Schematische Darstellung verschiedener Kombinationen von Tumorstadien der Stadien I–III b. (Nach Mountain 1986)

metastatische Primärmanifestation besonders kleinzelliger Karzinome keine Ausnahme mehr. Die Gegenüberstellung von kleinzelligen Karzinomen und Plattenepithelkarzinomen bezüglich der extranodalen Metastasierung ergab eine um den Faktor 2 größere Metastasierungsrate für das keinzellige Karzinom hinsichtlich der Leber-, Skelett-, Nebennieren- und Hirnmetastasierung (Literatur s. Menne et al. 1984).

10.6.2 TNM-System

Die Befunde des Pathologen über Größe und Ausdehnung eines Lungentumors im Resektionspräparat sowie die metastatische Beteiligung von regionären, ipsi- oder kontralateralen Lymphknoten geht in die (postoperative) pTNM-Klassifikation ein. Aus der Formel von T = Tumorausdehnung, N – Befund der Noduli lymphatici und dem Vorliegen von M = Fernmetastasen sind wesentliche Gesichtspunkte für Krankheitsverlauf und Therapie abzuleiten. Die Union Internationale Contre le Cancer (UICC) hat 1987 die überarbeitete Klassifikation für das Bronchialkarzinom vorgelegt. Dabei wurden die Vereinbarungen einer Expertenkommission von Thoraxchirurgen über die Neufassung der Tumorstadien T3 und T4 sowie der Symbole für die Lymphknotenmetastasierung N2 und N3 berücksichtigt (Mountain 1986).
In der folgenden Übersicht sowie in ***Abb. 97*** sind die Kurzfassungen für die verschiedenen T- und N-Kategorien und die sich daraus ergebenden möglichen zusammengefaßten Tumorstadien (Stadium I bis Stadium III b) exemplarisch wiedergegeben.

Lunge

TX	Positive Zytologie
T1	$\leqq 3$ cm
T2	>3 cm/Ausbreitung in Hilusregion/Invasion von viszeraler Pleura/partielle Atelektase
T3	Brustwand/Zwerchfell/Perikard/mediastinale Pleura u. a./totale Atelektase
T4	Mediastinum/Herz/große Gefäße/Trachea/Speiseröhre u. a./maligner Erguß
N1	Peribronchiale/ipsilaterale hiläre Lymphknoten
N2	Ipsilaterale mediastinale Lymphknoten
N3	Kontralaterale mediastinale/Skalenus- oder supraklavikuläre Lymphknoten

10.7 Lungenerkrankungen und Obduktion

Der Pathologe trägt bei der Diagnostik von gutartigen und bösartigen Lungenerkrankungen mit seinen Begutachtungen eine hohe Verantwortung für weitere klinische Maßnahmen und damit für das Schicksal seiner Patienten. In problematischen Einzelfällen sollten die morphologischen Befunde aber immer in engem Gedankenaustausch mit dem klinischen Kollegen im Rahmen klinisch-pathologischer Konferenzen diskutiert werden. Dies ist besonders dann zwingend notwendig, wenn sich das Urteil des Morphologen nur auf relativ kleine Biopsien stützen muß und die Frage offenbleibt, ob die erhobenen Befunde als repräsentativ für ein komplexes Lungenleiden zu werten sind.
Mit Nachdruck sei abschließend auf Notwendigkeit und Wert von Obduktionen bei unklar gebliebenen Lungenerkrankungen und nach Behandlung von Tumorerkrankungen hingewiesen. So haben wir in jüngster Zeit wichtige Befunde über medikamentös erziel-

te Tumorregressionen, aber auch Therapienebenwirkungen dokumentieren können. Neben wissenschaftlichen Fragestellungen darf besonders auch nicht die Aus- und Weiterbildung junger Kollegen im Unterricht vernachlässigt werden. Das Konsiliargespräch am Obduktionsgut muß wesentlicher Bestandteil unseres ärztlichen Handelns bleiben. Neben der Klärung und Zuordnung klinischer Diagnosen und den Möglichkeiten einer Therapiekontrolle bzw. Qualitätssicherung sind wesentliche zusätzliche Daten zum Krankheitsbild, Informationen für die Angehörigen und ggf. auch versicherungsmedizinisch relevante Befunde zu dokumentieren und zu diskutieren. Die vorstehend aufgezeichneten möglichen Probleme bei der morphologischen Diagnostik gutartiger und bösartiger Lungenerkrankungen rechtfertigen den Aufruf zu wieder häufigeren Obduktionen. Trotz erheblich verbesserter intravitaler Diagnosemöglichkeiten werden bezüglich Grunderkrankungen und Todesursachen in mehr als 30% durchgeführter Obduktionen wesentliche zusätzliche Informationen gewonnen. Die Einwilligung zur Obduktion durch die Angehörigen und der Sektionsantrag müssen aber vom Kliniker im Vorfeld zur Obduktion für den konsiliarärztlich tätigen Pathologen eingebracht werden.

11 Therapeutische Bronchiallavage

11.1 Indikation

Das Bronchofiberskop bietet gute Therapiemöglichkeiten bei verschiedenen Lungen- und Atemwegerkrankungen. Ganz allgemein ist das Gerät einem mit optischem System ausgestatteten Absaugkatheter vergleichbar (Clarke u. Knight 1977). Der kleine Instrumentendurchmesser sowie die flexible Spitze gestatten eine unmittelbare Einsicht zur Schleim- und Blutaspiration aus segmentalen und subsegmentalen Bronchien, die für den Absaugkatheter unerreichbar sind. Der Instrumentierkanal ermöglicht die Instillation pharmakoaktiver Substanzen in einer hohen Konzentration direkt am Wirkungsort, die bei systemischer Verabreichung toxisch wirken würden. Schließlich erlauben die geringe Belastung und die niedrige Komplikationsrate die Durchführung der Fiberbronchoskopie auch bei geschwächten und kardiorespiratorisch gefährdeten Patienten.

Für die Bronchiallavage gelten folgende Indikationen:

Postoperative (chirurgische) Indikationen

1. Schleimretention mit oder ohne Dys- bzw. Atelektasen
2. Pflege des Endotrachealtubus
3. Pflege der Trachealkanüle und Kontrolle des Larynx
4. Prüfung des Resektionsstumpfes
5. Unklare Hypoxämie

Internistische Indikationen

1. Exazerbierte, chronische Atemwegskrankheiten
2. Antibiotikainstillation
3. Intratumorale Injektionen
4. Leichte bis mittelschwere Blutungen

11.2 Die Methode der therapeutischen Bronchiallavage

Eine sachgemäße Vorbereitung der Untersuchungseinrichtung ist unabdingbare Voraussetzung; sie sollte am besten in Form einer „Check-Liste" vorgenommen werden (s. Übersicht).

Vorbereitung zur Bronchiallavage

1. Lichtquelle (auf Funktion prüfen)
2. Sauger mit Verbindungsschlauch (ggf. Zwischenstück) auf Saugfunktion, Anpassung des Schlauches und Zwischenstückes prüfen
3. Bronchofiberskop (auf Abwicklung, Saugfunktion, optische Klarheit, Beschädigungen des Intubationsteils prüfen)
4. Ersatzabsaugventil für Endoskop (zum Austausch nach Kurzdesinfektion)
5. Auf dem Endoskopwagen
   a) Zur Reinigung
      3 Schalen mit jeweils 75 ml 5%iger Gigaseptlösung, Wasser und 70%iger Alkohollösung
      Reinigungsbürste
      Mullplatten
   b) Zur Untersuchung
      Vernebler mit 6 ml 4%iger Scandicainlösung (vgl. hierzu Alternativmöglichkeiten der Inhalationsanästhesie nach Renz et al. 1981)
      1 sterile Mullplatte und 1 Tube Gleitmittel z. B. 2%iges Scandicaingel (alternativ: Gleitspray)
      1 Paar sterile Handschuhe
      Je eine 50 ml Flasche
         2%ige Scandicainlösung mit 5 ml Aufziehspritzen
         4%ige Scandicainlösung mit 5 ml Aufziehspritzen
      Kleine Schale mit 15 ml Kochsalz + 15 Tr. Sultanolinhalationslösung und 5 ml Aufziehspritzen
      Große Schale mit 50 ml steriler physiologischer NaCl-Lösung und zwei 10 ml Aufziehspritzen
6. In den Schubladen des Endoskopwagens (*immer* vorrätig und griffbereit!)
   a) 5 Ampullen Bisolvon
   b) 5 Ampullen Arterenol 1:1 000-Lösung
   c) 5 Ampullen Suprarenin 1:1 000-Lösung
   d) 5 Ampullen Soludecortin 50 mg
   e) 5 Ampullen Theophyllin 250 mg
   f) Biopsiezange
   g) Sekretgewinnungsbürste (z. B. Medi-Tech-BT-1,0-58-140)
   h) Sekretfänger (z. B. Sherwood)
   i) Zytologiekatheter (Rüsch, Charr 5 und 7)
   j) Transportbehälter für Sekret (Port-A-Cult-Röhrchen) (Nr. 21606)
   k) Transportbehälter für zytologische Probeentnahme (50%ige Äthylalkohollösung)
   l) Transportbehälter für histologische Probeentnahme (7%ige Formalinlösung)
   m) Beatmungsadapter für Endotrachealtubus („Bronchialverbinder" von Portex 26399)
   n) Ambubeutel

Nach vorheriger Gabe von 50 mg Prednisolon i. v. (bei der Möglichkeit einer Bronchokonstriktion) werden die Schleimhäute mit 4%iger Lidocain-Lösung betäubt und die transnasale Intubation in üblicher Weise vorgenommen. Die Frage der Prämedikation muß der Untersucher von Fall zu Fall entscheiden (s. 6.1.1). Besonders auf Intensivstationen, wo aus Gründen der Analgesie (postoperativ), der Sedierung (Übererregbarkeit) oder der Entzugssymptomatik (Alkoholkarenz) eine Reihe respirationsdämpfender Mittel verabreicht werden, ist Zurückhaltung bei der Prämedikation geboten. Erfahrungsgemäß braucht man sehr wenig oder gar kein Sedierungsmittel; die Gabe von Atropin 0,5 mg oder Hyoscin 0,15 mg 30 min vor der Untersuchung kann die Schleimbildung hemmen und ist daher nützlich. Eine *Sauerstoffanreicherung* (3–4 l/min z. B. durch eine Nasensonde) *ist auf jeden Fall indiziert.*

Bei intrabonchialer Lage des Bronchofiberskopes und nach örtlicher 2%iger Lidocaingabe instilliert der Untersucher zunächst 2–4 ml verdünnter Salbutamolinhalationslösung (s. 5.1.3). Zäher Schleim wird durch Gabe von 5–8 ml physiologischer Kochsalzlösung verflüssigt; gelegentlich kann die Instillation von 1–2 Ampullen eines Mukolytikums (unverdünnt) notwendig werden. Routinemäßige Instillation eines Mukolytikums sollte wegen der Möglichkeit der Schleimhautreizung mit Bronchospasmus vermieden werden. Nach entsprechender Schleimhautbetäubung und Schleimbefreiung werden in beide Hauptbronchien jeweils 2–3 ml der Salbutamollösung instilliert und abschließend noch 2 ml in die Trachea. Diese Untersuchung muß man *schonend* und *zügig* vornehmen; 5–10 min müßten für die Untersuchung ausreichen.
In einer kontrollierten Studie konnte unter Anwendung dieser Methode eine signifikante Besserung der Atemfunktionsparameter bei 15 Asthmatikern, als Vergleich dienten 17 asthmoide Bronchitiker, die eine reversible Atemwegobstruktion aufwiesen (Nakhosteen 1978a).

11.3 Postoperative Indikation

11.3.1 Schleimretention

Trotz enormer Fortschritte der Intensivpflege war man bis zur Einführung der Bronchofiberskopie immer wieder mit dem Problem konfrontiert, daß eine routinemäßige Entfernung von Schleim und Blut aus dem Rachen und Bronchialtrakt neben physiotherapeutischen Maßnahmen nur durch blindes Absaugen erfolgen konnte. Dieses „blinde“ Vorgehen ist mit großen Nachteilen belastet. Entlang der gesamten Nasotracheobronchialpassage können Traumata entstehen, die durch Blutungen und Koagelbildungen sogar zur Verschlechterung der Gesamtsituation führen können.
Mehrere Faktoren tragen zur vermehrten postoperativen Schleimproduktion und Retention bei (Nakhosteen 1979; Nakhosteen u. Niederle 1983): Reizung durch die endotracheale Intubation und mechanische Beatmung; herabgesetzte mukoziliäre Klärfunktion; gedämpfte ventilatorische Funktion durch Analgetika und Sedativa; Vermeidung von Husten infolge der postopertiven Schmerzen. Bei Thoraxoperierten kommen mindestens zwei weitere Momente hinzu:

1. Die Mehrzahl der Patienten leidet an einer obstruktiven Atemwegerkrankung mit vermehrter Schleimproduktion und verlangsamter Clearance.
2. Das chirurgische Trauma an Bronchien und Lungen verursacht eine gesteigerte lokale Reizung und bewirkt neben der verstärkten Schleimbildung eine erhöhte Infektionsgefahr. Beim liegenden Patienten sind die bevorzugten Stellen für eine Schleim- oder Blutpfropfenretention alle nach dorsal und kaudal gerichteten Segmente, vor allem B6, B9 und B10 (s. ***Abb. 172a,b***). Gewöhnlich ist die Verlegung des Lumens inkomplett, so daß eine Dystelektase entsteht (***Abb. 98a,b***). In seltenen Fällen kann jedoch eine komplette Hauptbronchusverlegung zu einer dramatischen Situation führen, wobei als Differentialdiagnose die Lungenembolie gilt (***Abb. 99a,b***). Die endoskopischen Perspektiven zeigen ***Abb. 100a–c***.

Eine Analyse von 60 bronchofiberskopischen Lavagen (Nakhosteen 1979) nach thoraxchirurgischen Eingriffen zeigte eine postbronchoskopische Zunahme des pO_2 von durchschnittlich 64,2 mm Hg (SD $\pm$ 16,2) auf 69,9 (SD $\pm$ 18,0) mm Hg ($p < 0{,}01$), während der pCO_2 keine Änderung aufwies. Im Durchschnitt wurden 1,8 Lavagen pro Pa-

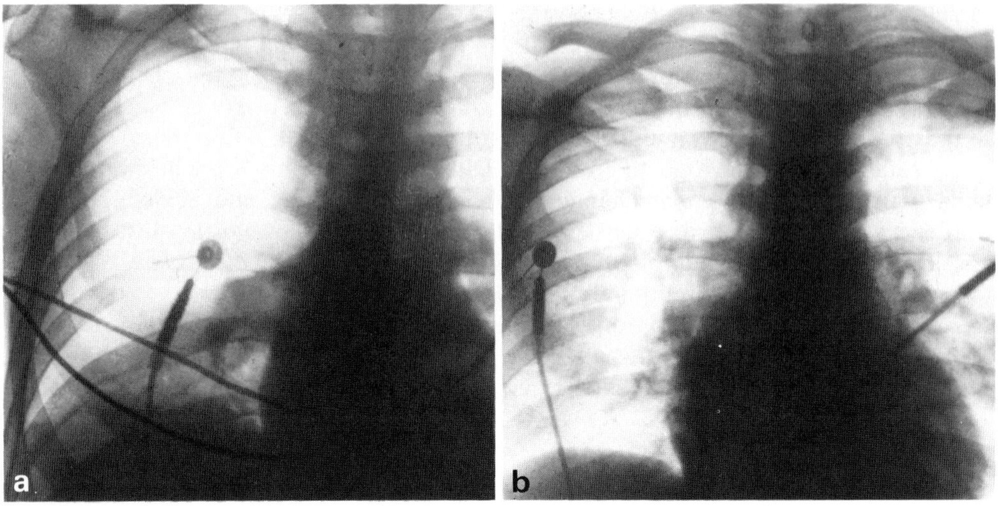

Abb. 98 a, b. Eine Dystelektase des rechten Unterlappens nach Laparotomie wegen akuten Abdomens (**a**); nach einer therapeutischen Bronchiallavage gute Belüftung (**b**)

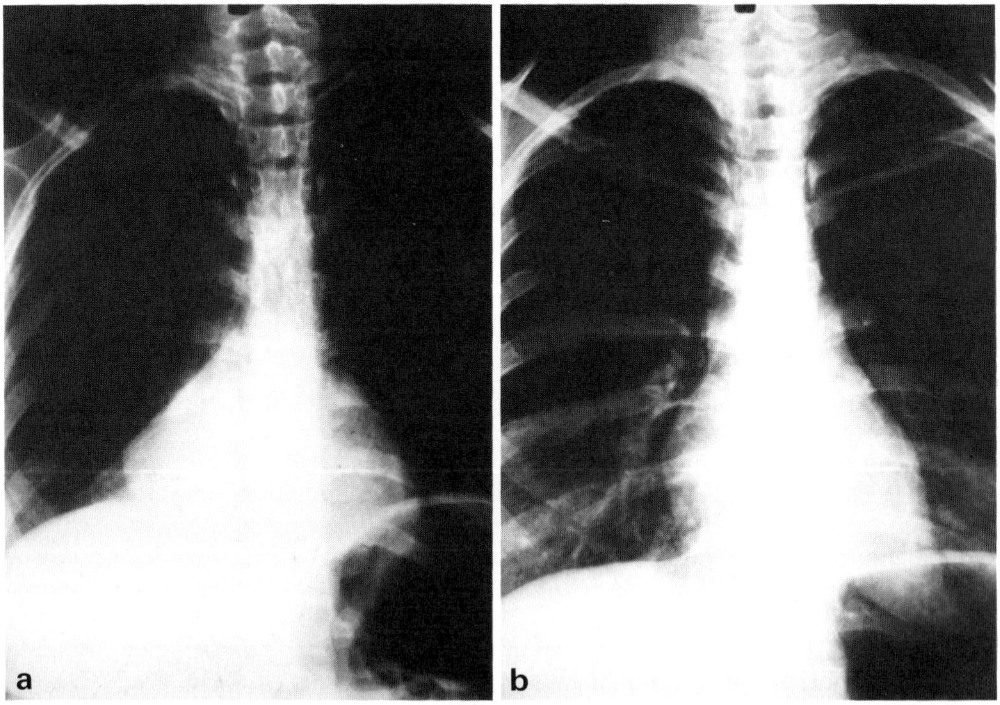

Abb. 99 a, b. Akut aufgetretene Unterlappenatelektase rechts bei Zustand nach Appendektomie (**a**). Die therapeutische Lavage zeigt eine Verlegung des Zwischenbronchus durch Schleimpfropf; die Thoraxkontrolle 1 h später weist eine gute Belüftung des Unterlappens auf (**b**)

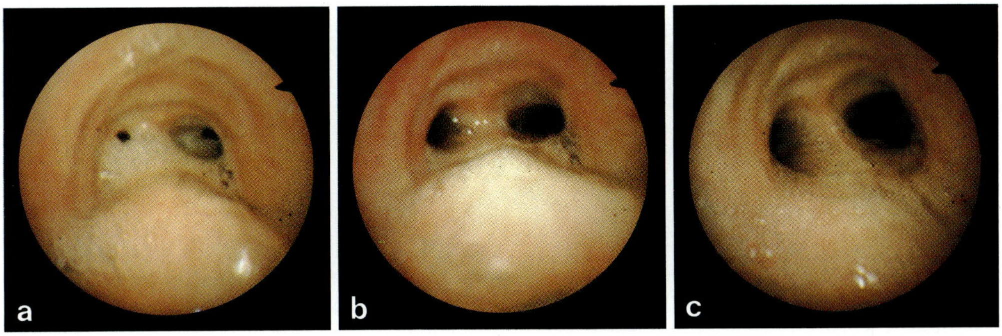

Abb. 100 a–c. Typischer Befund einer postoperativen Schleimretention in der Trachea bei Patienten, die entweder durch Schwäche, Schmerzen, ungenügende Physiotherapie und/oder Übersedierung nicht abhusten (**a**). Befund nach Lavage in Exspiration (**b**) und Inspiration (**c**)

tient vorgenommen. Die Indikationen waren Schleimretention (26), Stumpfprüfung (19), Dys- oder Atelektasen (18), respiratorisches Versagen (4) und Lage des Endotrachealtubus (3). Lobektomierte Patienten neigten öfter dazu, ipsilateral Dys- und Atelektasen zu entwickeln; hier könnte eine prophylaktische Lavage angezeigt sein (Tsuchiya et al. 1978).

Eine Einschränkung muß erwähnt werden: Da die therapeutische Lavage relativ einfach und schonend ist, liegt die Versuchung nahe, bei kardiorespiratorisch schwer erkrankten, therapierefraktären Patienten eine „Verlegenheitsindikation" für die therapeutische Lavage zu stellen – eine Versuchung, der man aber nicht nachgeben sollte. Auch der wiederholte Einsatz beim selben Patienten sollte wohl überlegt sein, da die Untersuchung selbst einen gewissen Reiz ausübt.

Obwohl manche Autoren die Instillation sog. Mukolytika intrabronchial empfehlen (Lan et al. 1987), ist unserer Meinung nach die Indikation äußerst selten zu stellen. Fast immer dürfte die Instillation von physiologischer Kochsalzlösung ausreichen. N-Acethylcystin, Ambroxol oder MESNA, um nur einige zu nennen, unmittelbar auf die Bronchialschleimhaut aufgebracht, kann eine bestehende Bronchokonstriktion sogar verstärken.

11.3.2 Endotrachealtubus

Bei beatmeten Patienten ist es erstaunlich, wie oft das Ende des Trachealtubus der Hauptbifurkation direkt aufsitzt oder sich sogar im rechten Hauptbronchus befindet. Um die *Lage des Intubationstubus* beim beatmeten Patienten zu prüfen, kann man das Bronchofiberskop über einen T-Adapter („Bronchialverbinder" oder swivel connector von Portex, Best. Nr. 26399 – s. ***Abb. 101***) durch den Endotrachealtubus unter Fortsetzung der maschinellen Beatmung einführen (***Abb. 102***). Um eine weitere Beatmung – z. B., wenn eine Lavage vorgenommen wird – nach Einführung des Bronchoskopes zu erlauben, muß der Endotrachealtubus einen inneren Durchmesser von mindestens *8,5 mm* haben, da ein kleinerer Durchmesser eine kritische Zunahme des Atemwegwiderstandes bewirkt (Grossman u. Jacobi 1974; Rauscher 1973). Dies bedeutet, daß ein Nasotrachealtubus in der Regel nicht groß genug ist und eine Umintubation stattfinden muß. Eine Alternativmethode bietet die Hochfrequenzbeatmung – s. 11.5.

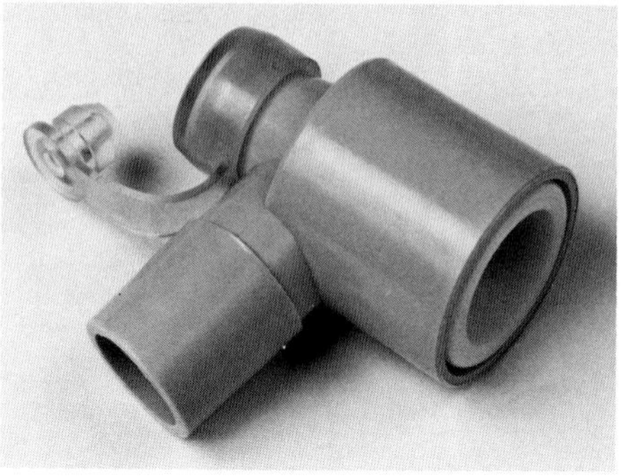

Abb. 101. Der „T"-Adapter von Portex (Bezeichnung „Swivel-adapter"), der eine simultane Beatmung während einer Bronchofiberskopie ermöglicht

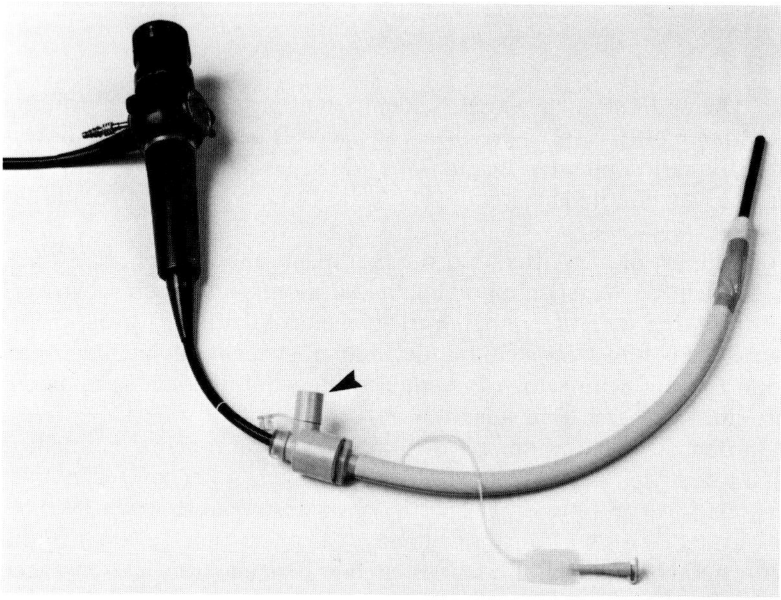

Abb. 102. Das Bronchofiberskop mittels „T"-Adapter durch einen Endotrachealtubus intubiert. *Pfeil* Anschlußstelle für die Beatmung

Die Kombination eines *dünnen* Bronchofiberskopes mit einem 7,5 mm Tubus ist allerdings zulässig. Während der Untersuchung muß der PEEP abgestellt werden, und es ist in jedem Fall notwendig, die *Sauerstoffkonzentration* während dieser Maßnahme auf 100% *zu erhöhen.*

11.3.3 Trachealkanüle

Trachealkanülen bringen zahlreiche pflegerische und mechanische Probleme mit sich, die oft rasch und elegant bronchofiberskopisch zu lösen sind. So ist das Trachealrasseln Ausdruck retinierten Schleims, den der Kranke nicht abhusten kann. Ursachen können eine falsche Lage der Kanülenspitze, eine Lumenverengung durch Borkenbildung oder

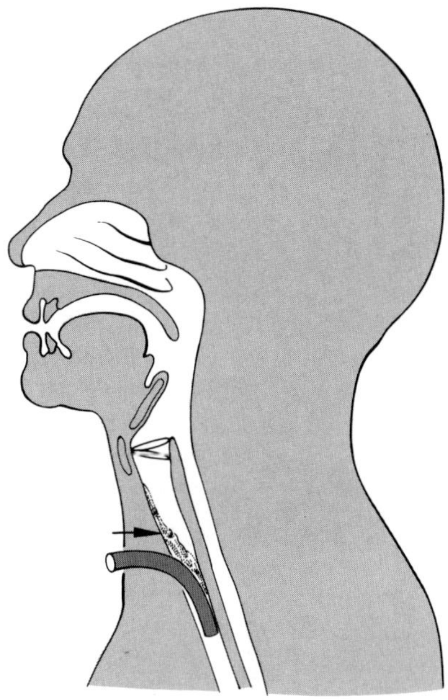

Abb. 103. Bei liegender Trachealkanüle kann sich Schleim proximal *(Pfeil)* ansammeln

eine Trachealwandinstabilität sein. Die bronchofiberskopische Inspektion und ggf. Lavage geschieht nach vorheriger Inhalation von 4%iger Lidocainlösung und Beschichtung des Intubationsteils mit Gleitmittel. Man denke aber auch daran, daß sich *proximal* der Trachealkanüle Schleim ansammelt, der bei liegender Kanüle transnasal oder transoral entfernt werden kann *und muß,* da er sonst erhebliche destruierende Prozesse in Gang setzen würde (***Abb. 103***).
Schließlich erleichtert das Bronchofiberskop das *Wiedereinführen der Trachealkanüle:* Nach gründlicher Benetzung der Kanüle mit Gleitmittel wird das Endoskop nur so weit eingelegt, bis gerade das distale Kanülenende im optischen Feld sichtbar ist. Dann werden gleichzeitig Kanüle und Fiberskop durch das Tracheostoma bogenförmig unter Sicht intubiert.

11.3.4 Resektionsstumpf

Ein *Resektionsstumpf* (***Abb. 104***) kann Sitz eines Karzinomrezidivs, einer kleineren (***Abb. 105*** und ***106***) oder größeren Fistel (***Abb. 107*** und ***108***), eines Nahtgranuloms (Baumgartner u. Mark 1981) oder einer Blutung (***Abb. 109*** und ***110***) sein. Obwohl die Differenzierung ein eher diagnostisches Problem darstellt, treten doch einige therapeutische Aspekte auf. Ein Nahtgranulom kann, wenn es nicht zu groß ist, mit einer bronchofiberskopischen Fremdkörperzange entfernt werden. Bei größeren granulomatösen Wucherungen oder, wenn die Notwendigkeit einer Verätzung gegeben ist, muß man allerdings das rigide Bronchoskop benutzen. Eine Stumpfblutung kann zur Bildung von Koageln führen, die bronchofiberskopisch entfernt werden können (***Abb. 111***). Wenn das Gerinnsel zu groß für den Biopsiekanal ist, soll man den Sog erhöhen und das Bronchofiberskop samt Gerinnsel herausziehen – ein Vorgang, der beliebig oft wiederholt werden kann. Auch eine Zange kann zur Koagelentfernung benutzt werden.

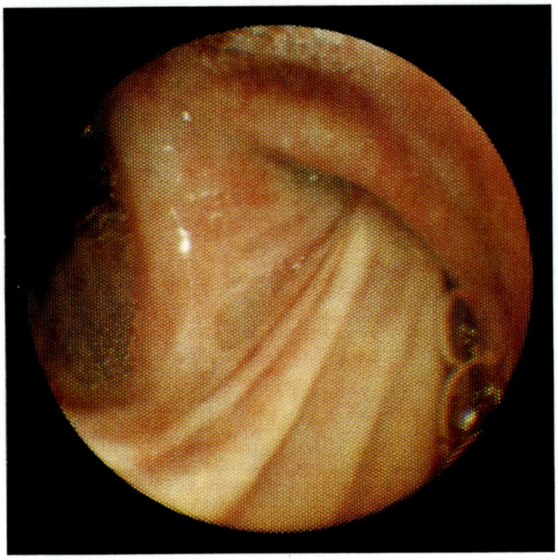

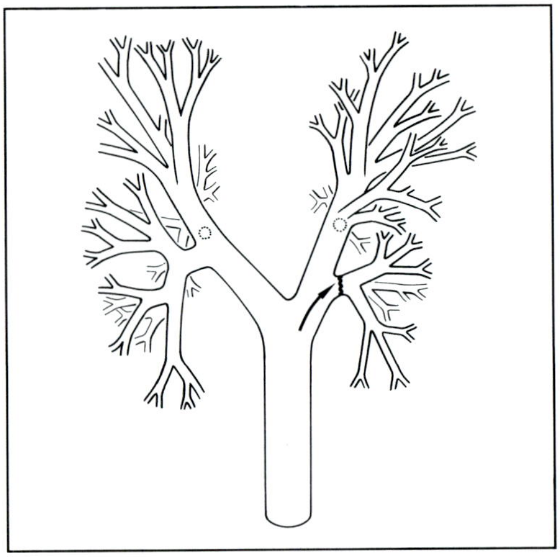

Abb. 104. Reizloser rechter Oberlappenbronchusstumpf nach Lobektomie; keine Fistelbildung

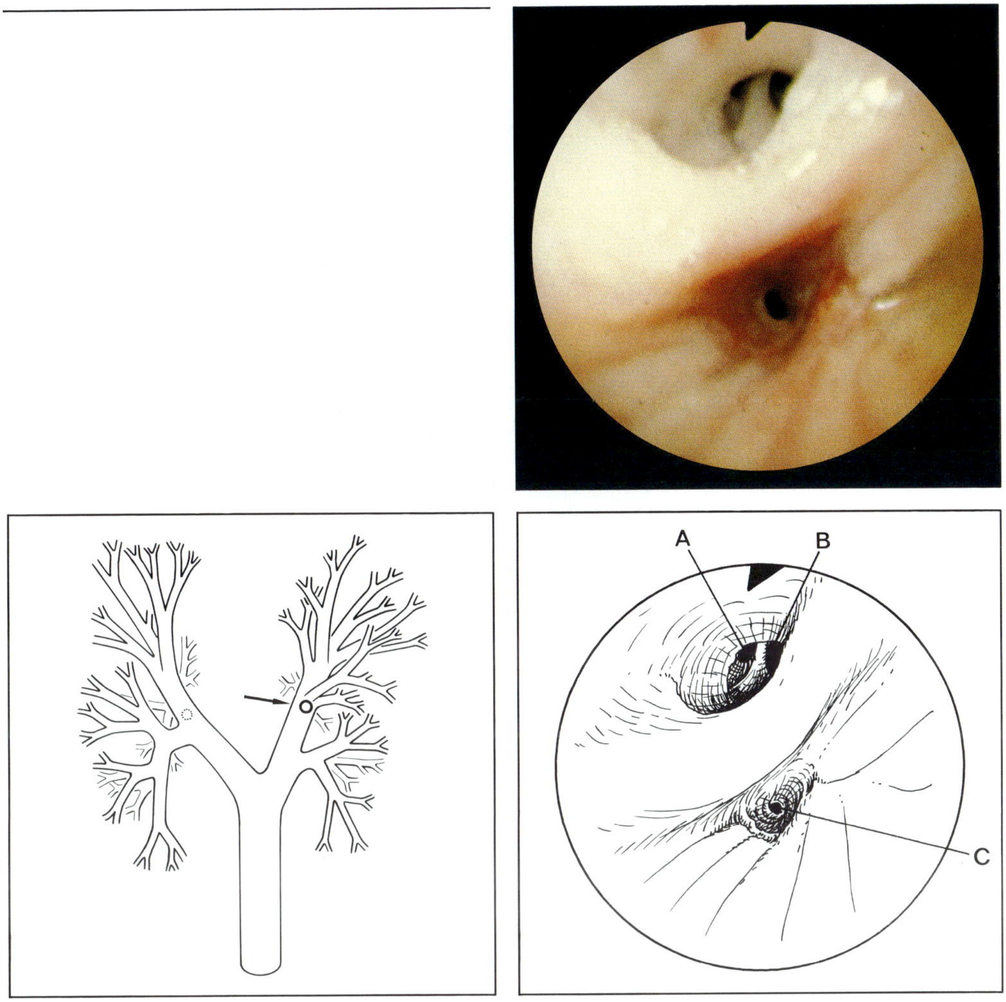

Abb. 105. Kleine bronchopleurale Fistel nach Unterlappenresektion rechts. Fistel *(C)* ist unten, oben stellen sich die Ostien von RB 4+5 dar *(A* bzw. *B)*

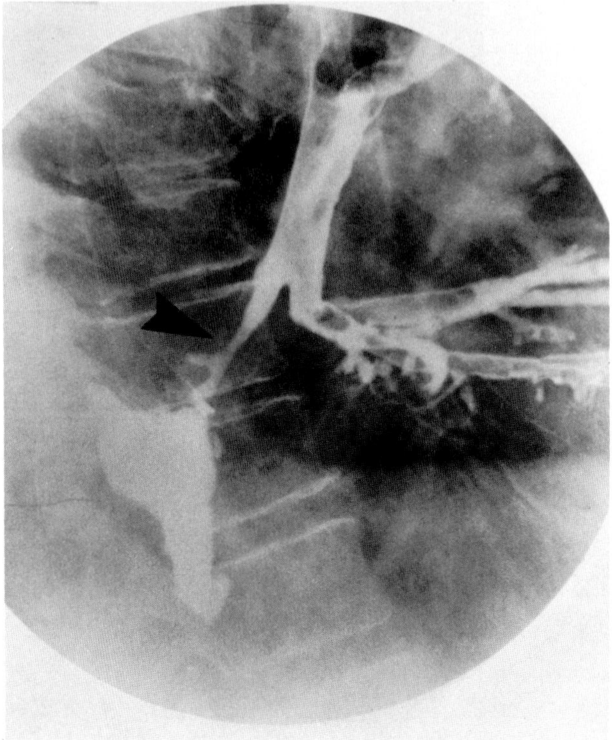

Abb. 106. Die Fistel in Abb. 105 ist hier durch Instillation von Dionosil *(wäßrig)* dargestellt. Fistelgang *(Pfeil)* führt zu einer kleinen Resthöhle

11.3.5 Unklare Hypoxämie

Gelegentlich können Fremdkörper die oberen Atemwege eines stark sedierten Patienten verlegen, wie z. B. das Schaumgummiendstück einer O_2-Insufflationssonde. Die Verlegung hindert die O_2-Insufflation, es entsteht eine extrapulmonal bedingte Hypoxämie. Die Ursache kann bronchofiberskopisch rasch eruiert werden.

11.3.6 Die bronchopleurale Fistel

Die Fistelbildung (***Abb. 106*** und ***107***) ist ein immer wiederkehrendes Problem in der Pneumologie. Konservative Versuche der Schließung durch z. B. Fibrinkleber oder Histoacryl haben die Erwartungen nicht erfüllt. Lan et al. (1987) empfehlen die relativ einfache Injektion einer Mischung aus Doxycyclin und Eigenblut mittels Bronchofiberskop. Das Ergebnis bei einem(!) Patienten soll gut gewesen sein. Eigene Erfahrungen mit dieser Methode fehlen.

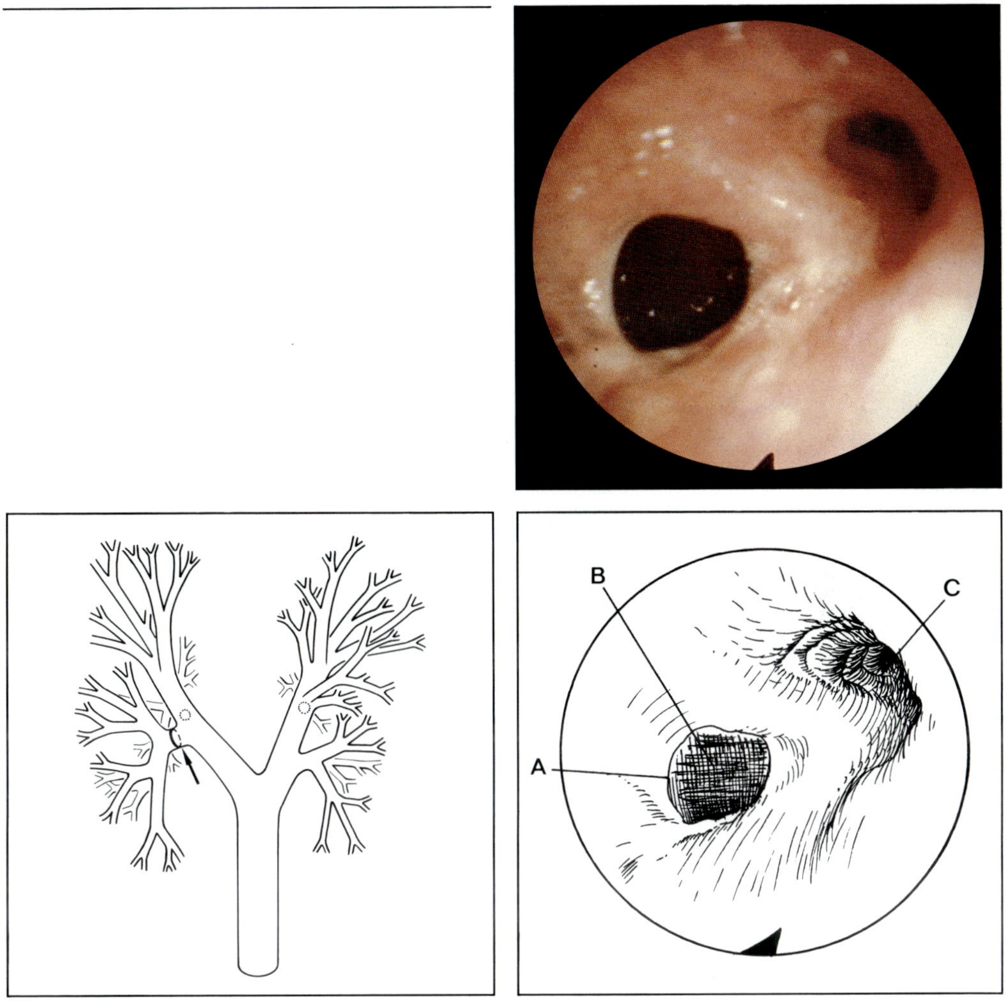

Abb. 107. Kleinfingerdicke Fistel im linken Oberlappen nach Oberlappenresektion. *A* Fistelrand, *B* Pleurahöhle, *C* linker Unterlappenbronchus

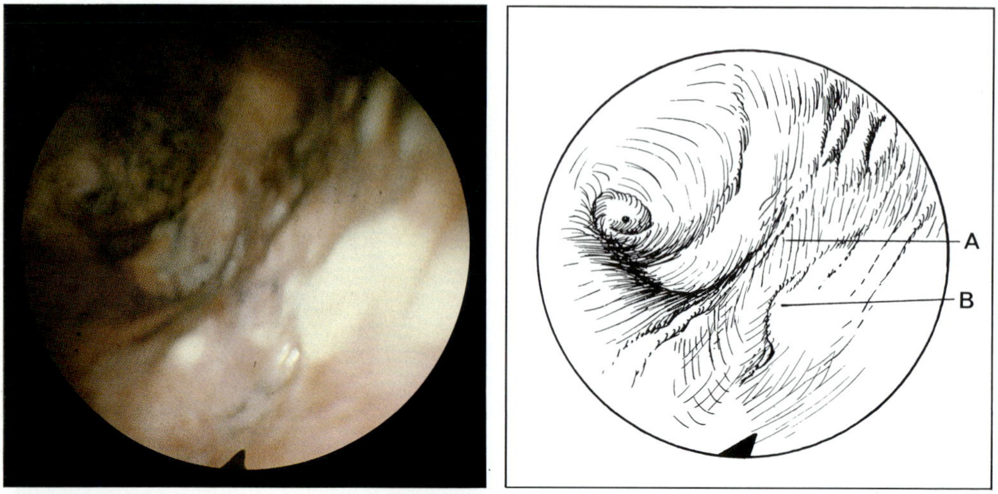

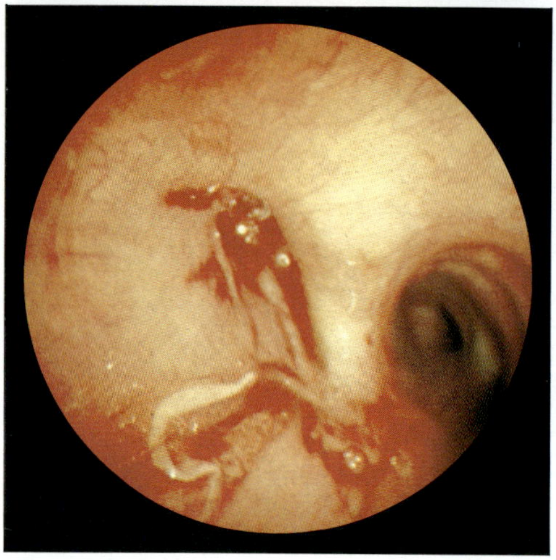

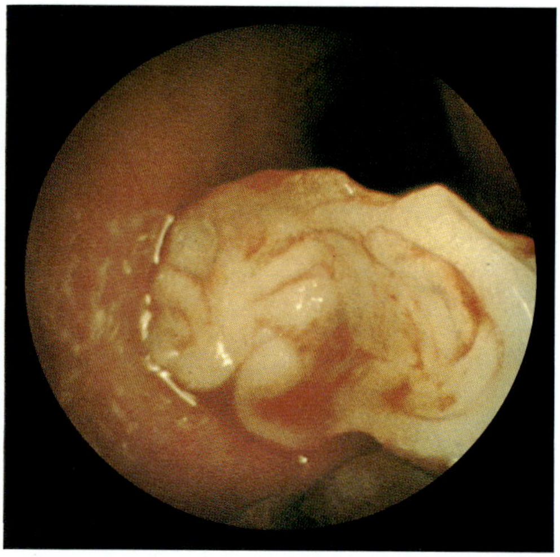

Abb. 108 *(oben)*. Die Fistel in Abb. 107 erlaubt eine mühelose Pleuroskopie: Flächenhafte Bakterienrasen, Kultur: Ps. aeruginosa. *A* Fibrotisches Gewebe, *B* Bakterienrasen

Abb. 109 *(unten links)*. Stumpfblutung bei einer 12jährigen 7 Jahre nach Pneumonektomie

Abb. 110 *(unten rechts)*. Versuch der Stillung einer sickernden Stumpfblutung durch Fibrinkleber nicht erfolgreich. Dieselbe Patientin wie Abb. 109 (s. Abschn. 11.4.4)

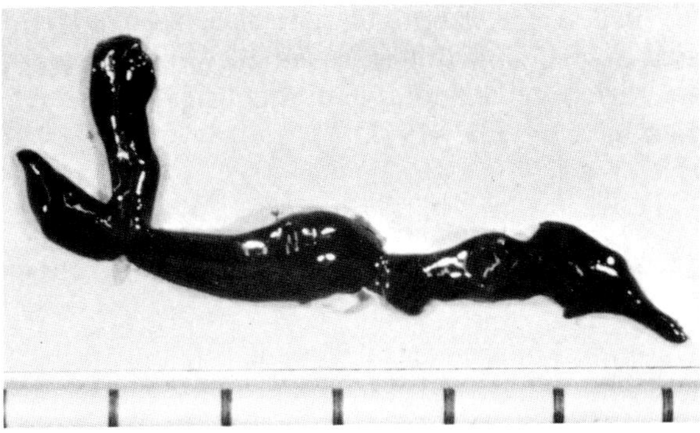

Abb. 111. Blutkoagel bronchofiberskopisch entfernt bei Patienten mit postoperativer Lungenblutung

11.4 Internistische Indikation

Die Anwendung der oben beschriebenen Methoden kann für eine Reihe chronischer und exazerbierter Atemwegserkrankungen sehr nützlich sein, so z. B. bei der schweren, produktiven, chronischen Bronchitis oder deren Exazerbation, bei Bronchiektasen, Mukoviszidose und therapierefraktärem Status asthmaticus. In allen diesen Fällen soll die Indikation zur Lavage *erst dann* gestellt werden, wenn die üblichen medikamentösen und physiotherapeutischen Maßnahmen ausgeschöpft sind. Bringt eine Intensivierung der Basistherapie innerhalb von Stunden oder höchstens einem Tag nicht die gewünschte Besserung, ist die Indikation für eine Lavage gegeben.

11.4.1 Chronische Atemwegserkrankungen

Bei der Mukoviszidose sollte die Lavage *nicht* als Ultima ratio bei schwerst erkrankten Kindern, sondern als Exazerbationstherapie in der Adoleszenz Anwendung finden.
Eine therapierefraktäre Atemwegsobstruktion kann verschiedene Ursachen haben: eine extreme Bronchokonstriktion, Verlegung der Bronchiallumina durch Schleimpfröpfe (Anderson 1966) oder einen nicht erkannten, zentralen Tumor. In solchen Fällen ist daher die Bronchofiberskopie unter vorheriger Gabe von Prednisolon und intrabronchialer Salbutamolinstillation nicht nur therapeutisch, sondern auch diagnostisch dringend indiziert. Da ein gleichermaßen zügiges und schonendes Vorgehen angezeigt ist, sollten nur Untersucher mit einer größeren Erfahrung in der Bronchofiberskopie das Verfahren anwenden (vgl. Kap. 8: „Komplikationen: Vorbeugung und Behandlung“).

11.4.2 Antibiotika bzw. tuberkulostatische Therapie

Bei eitrigen, exazerbierten Bronchiektasen kann man je nach Bakteriogramm das entsprechende Antibiotikum mit physiologischer Kochsalzlösung verdünnen und der Lavageflüssigkeit beigeben. Zunächst jedoch immer nur 1 ml dieser Lösung als Probe instillieren, um die lokale Reizwirkung zu prüfen.
Bei einer 74jährigen Patientin mit einer spezifischen Hauptkarinalymphknotenperforation konnte durch eine insgesamt 12malige bronchofiberskopische Streptomycingabe in

4 Wochen eine wesentlich schnellere Konversion erzielt werden, als wenn allein die systemische Dreifachtherapie zur Anwendung gekommen wäre. Die endobronchiale Antituberkulosebehandlung mit dem rigiden Bronchoskop wurde schon sehr früh praktiziert (s. z. B. Huzly 1975).

11.4.3 Endoskopische intraläsionale Injektion von Medikamenten

Die endoskopische intraläsionale Injektion von immunstimulierenden (Oho et al. 1979) und zytoreduktiven (Harrel et al. 1981) Substanzen mittels flexibler Nadel ist relativ selten indiziert und muß noch als experimentell angesehen werden. Beispielsweise haben Harrell und seine Mitarbeiter bei einem inoperablen und ausbestrahlten 66jährigen Patienten mit einem undifferenzierten Karzinom und oberer Einflußstauung 21 ^{125}J-Implantate in einer Gesamtdosis von 14,4 Mikrocurie (= 532,8 kBg) angebracht; die Implantation führte zu einer Behebung der Obstruktion im rechten Oberlappen. Potentielle Komplikationen stellen eine Blutung, Obstruktion, Entzündung und Hypoxämie dar; die Errechnung der Bestrahlungsdosis muß in enger Zusammenarbeit mit einem Radiologen durchgeführt werden, da eine Überdosierung zur Bronchusperforation führen kann (vgl. George 1977).
Oho und seine Mitarbeiter haben seit 1976 BCG und Nocardia rubra in inoperable Tumoren injiziert – z. T. mit positiven Ergebnissen. Allerdings treten bei der Anwendung von immunstimulierenden Substanzen häufig Temperaturen und Pneumonien auf. Trotz kasuistischer Berichte über gute Erfolge der immunstimulierenden Therapie konnte bisher noch keine kontrollierte Studie den therapeutischen Erfolg bestätigen. Hier dürfte noch Zurückhaltung geboten sein, zumal Basisinformationen über Wirkungsweise und Dosierungen ausstehen.

11.4.4 Blutungen

Die endoskopische Therapie einer *Blutung* verlangt, entsprechend der Blutungsursache, auch ein differenziertes Vorgehen. Folgendes ergänzt die schon vorausgegangene Besprechung dieser Problematik unter „Komplikationen: Vorbeugung und Behandlung" (s. 5.2.4).
Bei einer persistierenden oder rezidivierenden Blutung aus einer Bronchiektase, einem älteren Trauma (***Abb. 112a,b*** und ***113***), einem Resektionsstumpf oder einem Aspergillom, muß je nach Blutungslokalisation die operative Sanierung zunächst in Erwägung gezogen werden. Kommt eine chirurgische Intervention aus funktionellen oder klinischen Gründen nicht in Betracht, stehen zunächst zwei konservative Alternativen zur Diskussion.
Die erste Möglichkeit ist die Anwendung eines Fibrinklebers (Schlehe et al. 1981). Diese Autoren berichten über drei Patienten (zwei mit blutenden Tumoren, einer mit „hämorrhagischer Pneumonie"), bei denen die Methode erfolgreich angewendet wurde. Es werden *jeweils 2 ml*

- Aprotinin (Trasylol) 40 000 KIE,
- trans-AMCHA (Ugurol) 0,2 g
- Ringer-Lactat 0,05 mol/m^{3}CaCl$_2$

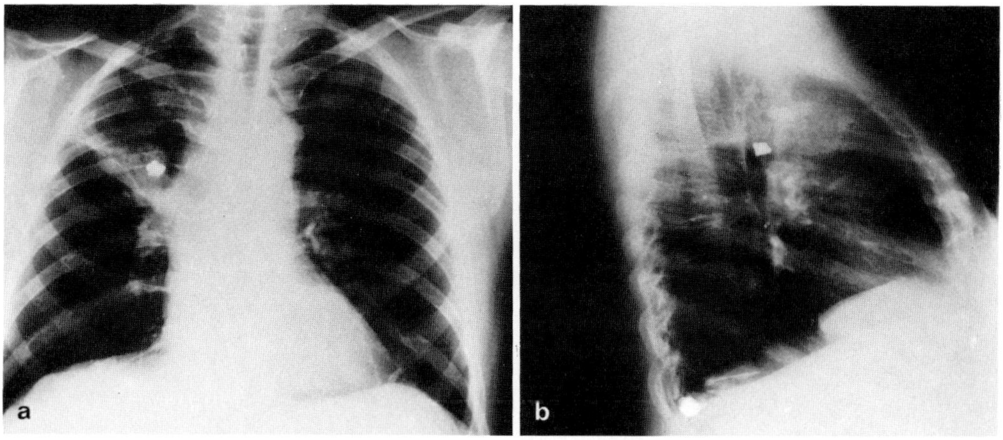

Abb. 112a, b. Ein seit 40 Jahren bekannter Granatsplitter führt zu einer plötzlichen Hämoptoe

mit Thrombin (Topostasin) 2000 NUH vermischt. Mittels Katheter im Instrumentierkanal des Fiberbronchoskopes wird der Fibrinkleber (IMMUNO, Heidelberg) an die blutende Stelle gebracht und unmittelbar danach die oben angegebene Mischung. Ein Gerinnsel bildet sich binnen Sekunden. Allerdings ist dieses Verfahren für Blutungen im zentralen Bronchialsystem nicht geeignet, da sich auf der Schleimhaut keine Haftstelle für das Gerinnsel findet, das dann als freier Fremdkörper sogar eine Lumenverlegung bedingen kann (vgl. ***Abb. 110***). Auch bei einer Oberlappenblutung dürfte diese Methode kaum effektiv sein, da die Schwerkraft zur Dislokation des Gerinnsels führen kann. Dieses Verfahren sollte auf periphere Blutungen dorsokaudal gerichteter Segmente beschränkt bleiben, zumal es nicht billig ist.
Die zweite Alternative ist die Anwendung eines Fogarty-Katheters, der am distalen Ende einen Okklusionsballon aufweist, der nach bronchofiberskopischer Einführung aufgeblasen werden kann. Nach Plazierung des distalen Endes wird der Ballon mit Kontrastmittel aufgefüllt und das Bronchofiberskop entfernt. Röntgenologische Lagekontrollen sind dank des Kontrastmittels dann sehr leicht. Diese Methode ist allerdings auch nicht unproblematisch: Der Katheter läßt sich nicht immer leicht plazieren und neigt zur Dislokation.

11.5 Hochfrequenzbeatmung

Üblicherweise wird die Bronchofiberskopie beim Intubierten mittels T-Adapter durchgeführt (s. o.). Unter bestimmten Umständen jedoch dürfte die Hochfrequenzbeatmung (Klain u. Smith 1976; Klain u. Keszler 1980), die von der "jet ventilation" (Sanders 1967) abgeleitet ist, eine Alternative darstellen. Sie beruht auf den Arbeiten von Sanders, der zur besseren Oxygenierung eine Kanüle in das rigide Bronchoskop eingeführt hatte, durch die Sauerstoff in das Tracheobronchialsystem geblasen werden konnte. Nach dem Venturi-Prinzip wird gleichzeitig Luft aus der Umgebung mitgeführt, so daß ausreichende Atemzugvolumina erreicht werden. Diese inzwischen verfeinerte Technik findet heute bei der starren Bronchoskopie routinemäßig Anwendung (Frey et al. 1979).

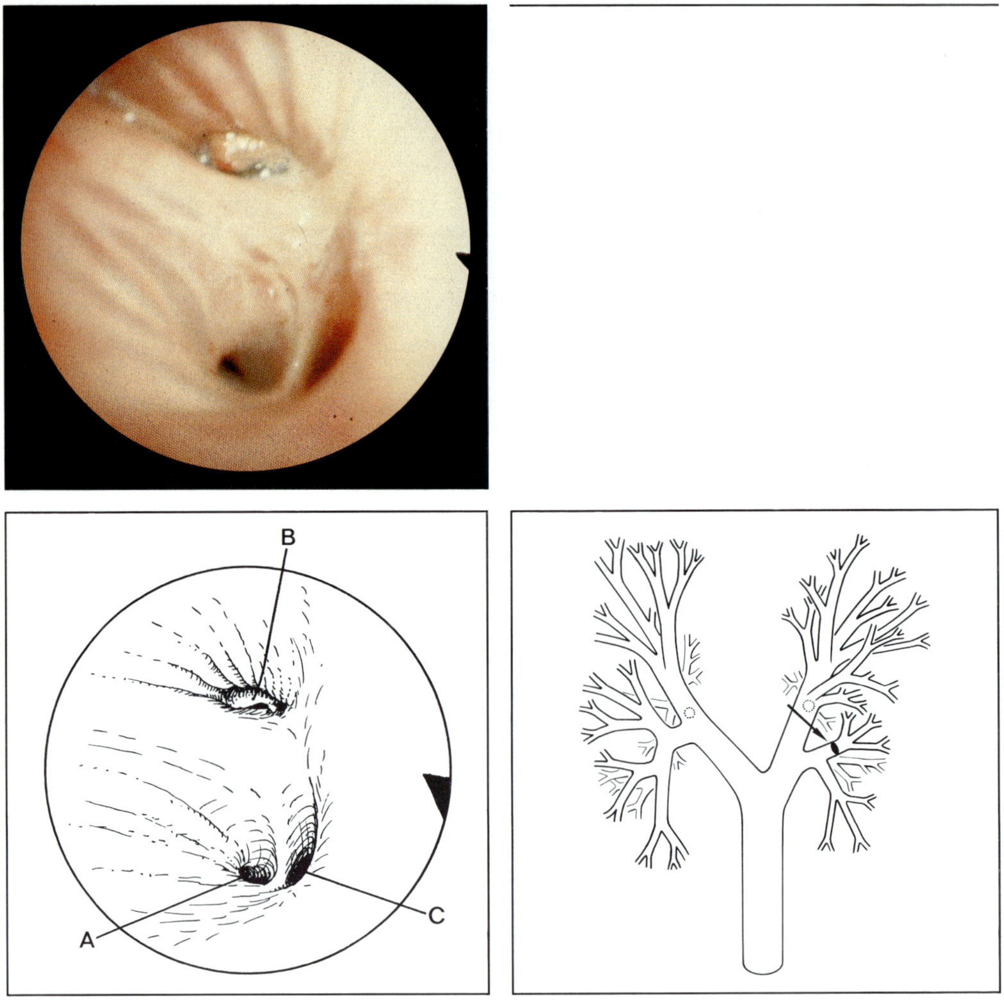

Abb. 113. Endoskopisch kam nach Entfernung der Blutreste der Splitter (Abb. 112) gut zur Darstellung. Er okkludiert das Ostium von RB 3. *A* RB 2, *B* Granatsplitter, *C* RB 1

In Abwandlung des Venturi-Prinzips entwickelte die Arbeitsgruppe von Klain (Klain u. Smith 1977; Keszler u. Klain 1980) unter Verwendung von großlumigen i. v.-Plastikkanülen die als "high frequency jet ventilation" bekannte Beatmungsmethode. Sie hat inzwischen zu beinahe revolutionären Möglichkeiten im Bereich der HNO (Babinski et al. 1980), der Notfallbeatmung, der Entwöhnung (weaning) von Intubierten (Sjöstrand 1980), und der Beatmung von Patienten mit bronchopleuralen Fisteln (Benjamisson u. Klain 1980) sowie Lungenödem (Kirby 1980; Schuster et al. 1981) geführt.
Auch beim simultan beatmeten und bronchoskopierten Patienten gewährleistet die Anwendung eines solchen Hochfrequenzbeatmungsgerätes (z. B. Akutronic MK 800, Wouterson, 8501 Wendelstein 2) eine optimale Oxygenierung (Sjöstrand 1977, 1980; Carlon et al. 1981). Die O_2-Kanüle wird auf der Innenseite des ET-Tubus befestigt, so daß die Notwendigkeit einer Abdichtungsmembran entfällt und die Gefahr eines Barotraumas vernachlässigt werden kann (Slutzky et al. 1980). Damit kann der Untersucher mit großer Bewegungsfreiheit und – da eine Atemfrequenz von 200–400/min aufrechterhalten wird – ohne Zeitdruck die Bronchofiberskopie durchführen. Diese Erläuterung macht deutlich, daß diese apparativ etwas aufwendigere Methode bei diffizileren und ausgedehnteren Untersuchungen eigentlich immer angezeigt ist.

12 Bronchoalveoläre Lavage

Der grundsätzliche Unterschied zwischen bronchoalveolärer Lage (BAL) und Bronchiallavage besteht darin, daß die BAL ein diagnostisches, die Bronchiallavage aber überwiegend ein therapeutisches Verfahren ist. Die Lavage der kleinen, peripheren Atemwege stellt eine sehr wertvolle Methode zur Evaluation entzündlicher und immunologischer Reaktionen der menschlichen Lunge dar, da die in der Lungenperipherie nachweisbaren zellulären und immunologischen Veränderungen Krankheitsprozesse der Alveolarstrukturen widerspiegeln können (Hunninghake et al. 1979 a–c) (***Abb. 114***). Die zelluläre Differenzierung der Lavageflüssigkeit (***Tabelle 11***) in Makrophagen, Granulozyten und Lymphozyten erfolgt nach Wright-Giemsa-Färbung eines Zytozentrifugenpräparates. T- und B-Lymphozyten können darüber hinaus immunologisch und/oder zytochemisch differenziert und quantifiziert werden (Hunninghake et al. 1979 b).

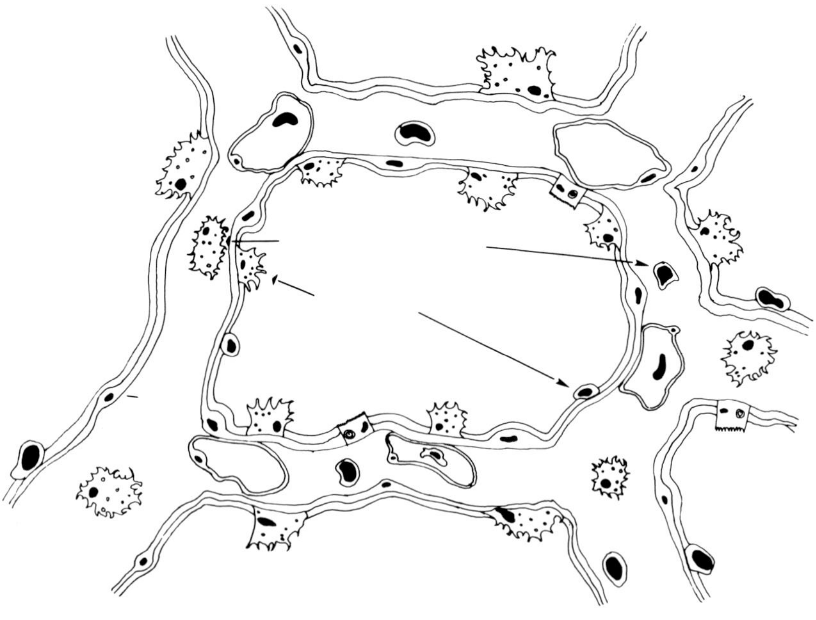

Abb. 114. Zelluläre Strukturen in der Alveole der normalen Lunge: vorzugsweise Alveolarmakrophagen *(kurze Pfeile)*, aber auch Lymphozyten *(lange Pfeile)* sowie selten polymorphkernige Leukozyten (Neutro-, Eosino- und Basophile). Entzündliche und Immuneffektorzellen (Makrophagen) finden sich sowohl auf der Alveolenoberfläche wie auch im Interstitium, ebenso verschiedene Eiweißkörper. (Mod. nach Hunninghake et al. 1979)

Tabelle 11. Lavage Zelldifferenzierungen bei normalen Nichtrauchern. (Hunninghake u. Crystal 1981)

Alveolare Makrophagen	93 ± 5%
Lymphozyten[a]	7 ± 1%
Neutrophile	1%
Eosinophile/Basophile	1%

[a] T-Lymphozyten: 73 ± 4%.
B-Lymphozyten: 8 ± 3%.

12.1 Diagnostische bronchoalveoläre Lavage

Die *diagnostische bronchoalveoläre Lavage* (Turner-Warwick et al. 1987; Costabel 1988) ist ein äußerst komplikationsarmes Verfahren zur Gewinnung von Zellen aus den peripheren Atemwegen, deren Klassifizierung v. a. für die Differentialdiagnose und Aktivitätsbeurteilung interstitieller Lungenerkrankungen bedeutsam ist. Auch bei beatmeten Patienten mit Gerinnungsstörungen kann eine BAL problemlos durchgeführt werden. Das Verfahren wird zunehmend auch zum Nachweis opportunistischer Infektionen bei immuninkompetenten Patienten angewendet. Da in Kap. 13 über Aids und bronchologische Verfahren berichtet wird, soll auf dieses Thema hier nicht weiter eingegangen werden.

Da die Untersuchung sehr komplikationsarm ist, erfuhr sie in den Jahren zwischen 1974 und 1985 eine hohe Akzeptanz bei bronchoskopierenden Ärzten. Die Entwicklung fand ohne standardisierte Bedingungen statt, so daß z. B. die Lavage mit Flüssigkeitsmengen von 20–500 ml durchgeführt wurde. Auch beim Vorliegen von standardisierten Richtlinien im Rahmen einer prospektiven multizentrischen Studie (26 Untersucher nahmen 1 588 Lavagen bei 787 Patienten vor; Chamberlain et al. 1987) waren 30,4% der Entnahmen für eine entsprechende Analyse ungeeignet. Entweder fanden sich zu wenig Alveolarmakrophagen oder zu viele Zellen aus den proximalen Atemwegen (v. a. Flimmerepithelien), ein eitriges Exsudat oder durch Degeneration oder labortechnische Artefakten alterierte Zellen. Diese und ähnliche Erfahrungen waren Anlaß für die Deutsche Gesellschaft für Pneumologie und Tuberkulose, eine Arbeitsgruppe unter Leitung von Costabel zu gründen, die einheitlich und im folgenden mitintegrierte Empfehlungen für die BAL erstellt hat.

12.1.1 Indikationen

Eine BAL ist immer dann indiziert, wenn Anamnese, klinische Befunde, Röntgenaufnahmen und Lungenfunktionsanalysen auf eine interstitielle Lungenerkrankung hinweisen. Sie ist auch zum Erregernachweis bei HIV-infizierten Patienten mit neu aufgetretenen pulmonalen Infiltraten geeignet (Kap. 13). Das Verfahren bietet sich aber auch bei anderen immunkompromittierten Patienten zum Nachweis opportunistischer Infektionen an, so z. B. bei invasiver pulmonaler Aspergillose (Kahn et al. 1986), Verdacht auf opportunistische Infektionen bei Patienten mit Lymphomen, Leukämien und anderen bösartigen Erkrankungen, insbesondere bei Zustand nach Knochenmarktransplantation (Milburn et al. 1987), sowie bei Nierenversagen (Abramson et al. 1987). Die Sen-

sitivität von BAL bei immunkomprimittierten Knochenmarktransplantierten mit akuten diffusen Pneumonien ist relativ hoch (bis 89%, Springmeier et al. 1986) und im Vergleich zu anderen Verfahren wie perthorakaler Nadelsaugbiopsie wesentlich effektiver (BAL 89%, Nadelsaugpunktion 17%; Springmeier et al. 1986).
Bei diffusen Lungenparenchymprozessen wie der Sarkoidose sollte in der ersten Untersuchung die BAL mit transbronchialen Lungenparenchymbiopsien kombiniert werden. Damit kann man in einer Sitzung sowohl Material für eine histologische Diagnosestellung wie auch zelluläre Proben für eine Bestimmung des Aktivitätsgrades der Erkrankung gewinnen.
Liegen schon makroskopisch Hinweise auf eine eitrige Bronchitis vor, so sollte auf die BAL verzichtet werden.
Indikation von untergeordneter Bedeutung ist z. B. die Erstellung eines Bioassays für die Inhalation radioaktiver Stoffe wie Plutonium (Guilmette et al. 1986) oder das Screening bei Patienten mit Sjogren-Syndrom ohne pulmonale Symptomatik (Hatron et al. 1987).

12.1.2 Kontraindikationen

Hier müssen lediglich die allgemeinen Kontraindikationen der flexiblen Bronchoskopie beachtet werden (S. 43).

12.1.3 Komplikationen

Schwerwiegende Komplikationen im direkten Zusammenhang mit einer BAL wurden bisher nicht mitgeteilt. Leichtere Komplikationen sind: Husten und Bronchospasmen bei Patienten mit bronchialer Hyperreagibilität sowie erhöhte Temperaturen innerhalb der ersten 24 h nach BAL. In einer radiologischen Studie, bei der 25 Patienten jeweils 30, 90, 240 min und auch 24 h nach BAL geröntgt worden sind, konnte eine homogene Verschattung im lavierten Bereich nachgewiesen werden, die in positiver Korrelation zur retinierten Flüssigkeit stand. Dieses Infiltrat klang binnen 24 h ohne weitere Therapie ab (Gurney et al. 1987) und ist nicht behandlungsbedürftig.
In einer sehr sorgfältigen Studie von Dhillon et al. (1986) wurden die Komplikationen bei 170 Patienten mit interstitiellen Lungenerkrankungen, bei denen eine BAL durchgeführt wurde, mit den Komplikationen von 51 Patienten, die lediglich bronchoskopiert worden waren, verglichen. In beiden Gruppen fand sich ein flüchtiger Abfall des peak-exspiratorischen Flows (PEF). Ein Temperaturanstieg von mehr als 1 °C trat bei 26% der BAL-Patienten ein. Lediglich bei 4% mußte eine antibiotische Therapie, nur bei 2% der Patienten mit einem PEF-Abfall eine Bronchodilatation durchgeführt werden. Die pyrexische Reaktion war positiv mit einer Prednisolontherapie und der Menge der Lavageflüssigkeit korreliert. Wiederholte Eingriffe bei 25 Patienten führten zu keiner signifikanten Zunahme der Nebenwirkungen.

12.2 Technik der BAL

12.2.1 Bronchoskopisches Vorgehen

Die Fiberbronchoskopie wird in üblicher Weise eingeleitet. Eine optimale Betäubung soll den Hustenreiz möglichst unterdrücken, um Flüssigkeitsverluste und eine Verunreinigung der Lavageflüssigkeit durch Blut und Flimmerepithelien zu vermeiden. Da andererseits Lokalanästhetika den Gewinn an Zellen, die Zellvitalität und einige Makrophagenfunktionen beeinträchtigen können, muß auf ihre übermäßige Anwendung verzichtet werden.
Die Rückgewinnung der Spülflüssigkeit ist vom Mittellappen oder Lingulabronchus am günstigsten. Deswegen sollte bei diffusen Lungenveränderungen die BAL an diesen Lappen durchgeführt werden. Muß dagegen ein umschriebener Befund abgeklärt werden, sollte vorzugsweise der befallene Lappen gespült werden.
Die Spitze des Bronchoskops ist soweit in die Peripherie vorzuführen, bis das Lumen abgedichtet ist. Auf etwa 30° gewärmte, ungepufferte, sterile, physiologische Kochsalzlösung wird in 5 20-ml-Aliquoten instilliert und nach jeder Instillation sanft entweder von Hand in die Spritze oder mit niedrigem Sog aspiriert und abgefangen. Ein zu hoher Sog führt zu einem Kollaps des entsprechenden Segments und Tamponade mit Flüssigkeitsretention und -verlust. Eine Rückgewinnung von 50%–60% des Instillationsvolumens ist zu erwarten. Da Glasbehälter oder Glasspritzen durch Oberflächenhaftung unkontrollierte Zellverluste bewirken, dürfen nur silikonisierte Gefäße oder Kunststoffbehälter für das Sammeln von BAL-Flüssigkeit Anwendung finden.

12.2.2 Verarbeitung der Lavageproben im Labor

Der Zeitverlust zwischen Abnahme der BAL-Flüssigkeit und Aufarbeitung im Labor muß auf ein Minimum beschränkt sein. Die gewonnene Flüssigkeit wird zur Entfernung von groben Schleimflocken durch 2 Lagen Mull filtriert, die Flüssigkeitsmenge gemessen und zentrifugiert. Die Gesamtzellzahl kann vorzugsweise mit einem Coulter-counter bestimmt werden.
Die zelluläre Differenzierung erfolgt anhand einfacher Zellausstriche, Zytozentrifugenpräparate oder Milliporfilterpräparate. Eine May-Grünwald-Giemsa-Färbung wird routinemäßig empfohlen. Wir fertigen mindestens 10 (3 werden als Minimum empfohlen) weitere Präparate zur Aufbewahrung an. Spezialfärbungen können je nach klinischer Fragestellung Anwendung finden.

12.2.3 Auswertung der Zytopräparate

Die diagnostische Aussagekraft von BAL-Zellpräparaten hängt eng mit der „Reinheit" zusammen. Sie kann durch Anwesenheit von Flimmerepithelien, Erythrozyten und bakteriellen Kontaminationen erheblich beeinträchtigt sein. Ein hoher Anteil an Flimmerepithelien weist darauf hin, daß das Material überwiegend bronchialer und nicht alveolärer Herkunft ist. Der Untersucher muß auch auf die Anwesenheit von Asbestkörperchen, Quarzkristallen, Herzfehlerzellen, Makrophageneinschlüssen, Tumorzellen, Herpes- und CMV-Einschlüsse (***Abb. 115*** und ***116***), Pneumocystis carinii und Mastzellen achtgeben (s. Kap. 9). Routinemäßig sollen wegen der verschiedensten Möglichkeiten mindestens 600 Zellen gezählt und beurteilt werden.

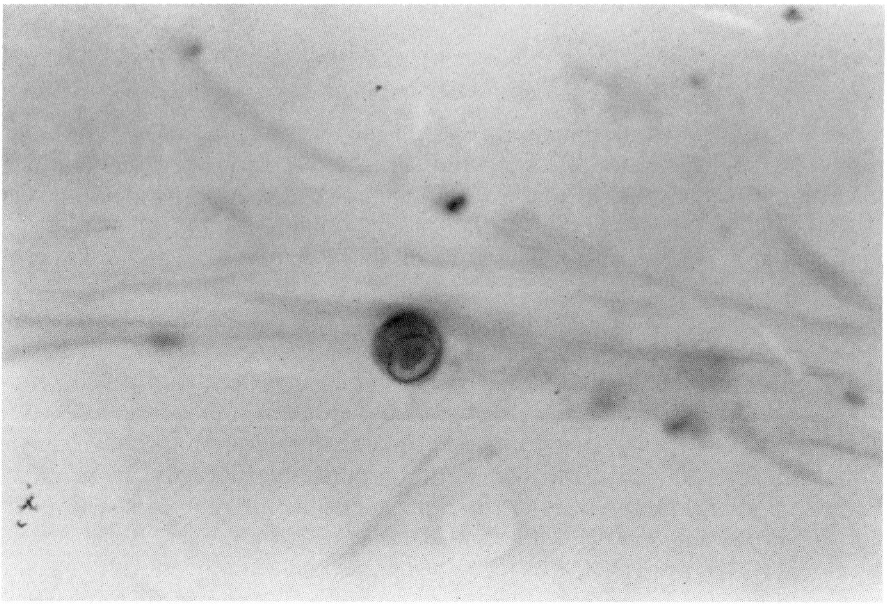

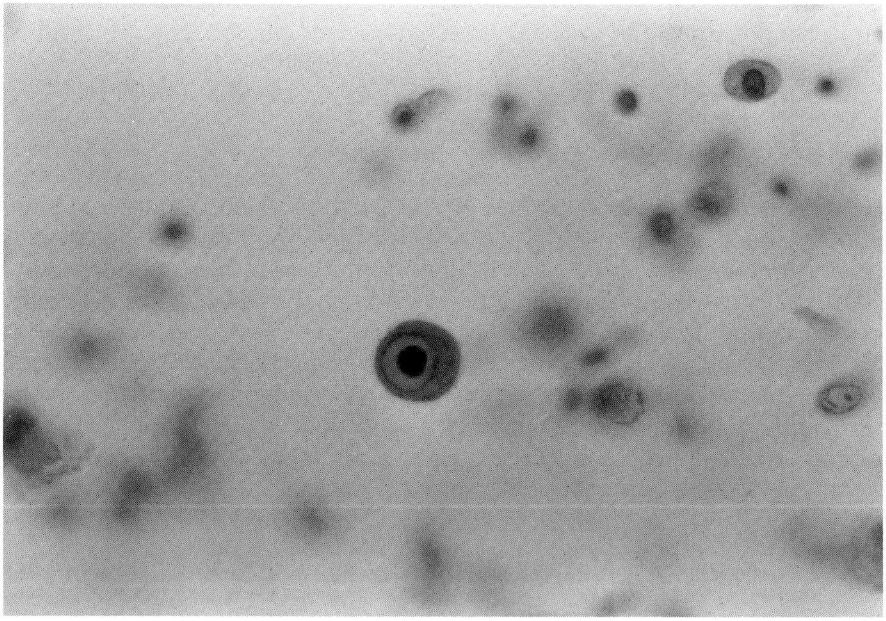

Abb. 115 *(oben)*. Zelle mit mehreren Kernen und intranukleärem Einschlußkörperchen. Ihre Dichte ist deutlich geringer als die von zytomegalieinfizierten Zellen. Zytologische Diagnose: Herpesvirus

Abb. 116 *(unten)*. Eine einzige Zelle mit großem und dichtem intranukleärem Einschlußkörperchen, von einem Hof umgeben: „Eulenauge". Zytologische Diagnose: Zytomegalievirus

Für die Beurteilung der verschiedenen Bestandteile eines BAL-Ausstrichs oder Zytozentrifugpräparats ist viel Erfahrung notwendig. Da der Zytologe nur in seltenen und idealen Fällen am selben Ort wie der klinische Untersucher ist, müssen die ungefärbten Zytozentrifugpräparate an einen erfahrenen Untersucher geschickt werden. Gleichzeitig nimmt in der Bronchologieeinheit ein Untersucher die zelluläre Differenzierung vor. So kann eine Qualitätskontrolle der eigenen Befunde erfolgen.
Normwerte für die einzelnen zellulären Bestandteile sind in ***Tabelle 11*** angegeben.

12.2.4 Befunddokumentation

Die Arbeitsgruppe um Costabel (1988) empfiehlt als Basisdokumentation

1. Instillationsvolumen,
2. prozentuale Flüssigkeitsrückgewinnung,
3. Gesamtzellzahl (entweder absolut oder pro Milliliter Rückgewinnung),
4. zelluläre Differenzierung,
5. eventuelle Besonderheiten.

12.3 Befundinterpretation

Immer sollten entsprechend der unten stehenden Übersicht spezifische und unspezifische Veränderungen differenziert werden.

Klinisch bedeutsame Befunde in der BAL. (Nach Costabel 1988)

1) Unspezifische Befunde

Normalbefund
- sicher keine *aktive* Sarkoidose
- sicher keine *aktive* exogen-allergische Alveolitis

Lymphozytose
- Sarkoidose
- exogen-allergische Alveolitis
- Tuberkulose
- arzneimittelinduzierte Alveolitis
- Lymphominfiltrate
- Lymphangiosis carcinomatosa
- Pneumokoniosen
- progressive Systemsklerose
- Sjögren-Syndrom
- Morbus Crohn
- Primäre biliäre Zirrhose

Granulozytose (Lymphozytose)
- idiopathische Lungenfibrose
- Asbestose
- Kollagenosen/Vaskulitiden
- Fribrosestadium bei Granulomatosen

2) Krankheitsspezifische Befunde

Makrophageneinschlüsse
- Pneumokoniosen
- pulmonale Hämorrhagiesyndrome

PAS-positive azelluläre Korpuskel
- Alveolarproteinose

Tumorzellen
- Lymphangiosis carcinomatosa
- Alveolarzellkarzinom
- Maligne Lymphome

Opportunistische Infektionskrankheiten
- Pneumocystis carinii
- Zytomegalievirus
- Pilze

Histiozytosis-X-Zellen
Berylliose: Positiver Lymphozytentransformationstest

12.3.1 Unspezifische Befunde

Verschiedene Krankheiten wie die Sarkoidose, die exogenallergische Alveolitis und die Tuberkulose können eine quantitative Veränderung der Lymphozytenzahlen bedingen. Das Verhältnis von T-Helfer- zu T-Suppressor-Zellen als prognostischer Indikator für die Aktivität der Sarkoidose (Hunninghake et al. 1980; Keogh u. Crystal 1982; Hunninghake u. Crystal 1981) hat sich nicht bestätigt. Allerdings spricht eine normale Verteilung der unterschiedlichen Lymphozytenkompartimente eher gegen eine klinisch aktive exogen-allergische Alveolitis oder eine Sarkoidose, während ein signifikanter Lymphozytenanstieg (auf 30% und mehr) auf Krankheitsaktivitäten hinweist.
In diesem Zusammenhang nochmals ein wichtiger Hinweis: Das intraluminale zelluläre Muster muß nicht unbedingt mit dem histologischen Gewebeaufbau übereinstimmen. Die feingewebliche Untersuchung kann wichtige Zusatzinformation liefern, so daß für die endgültige Diagnose einer pulmonalen Veränderung Biopsie und BAL komplementäre Methoden darstellen.
Ist die Diagnose chronisch interstitieller Pneumonitis gesichert, gestattet die granulozytäre Verschiebung einen wichtigen Hinweis auf die Krankheitsaktivität. Daher sollten BAL-Kontrollen neben den klinischen funktionellen und röntgenologischen Untersuchungen in regelmäßigen und von der Aktivität des Krankheitsprogresses abhängigen Abständen durchgeführt werden.

12.3.2 Krankheitsspezifische Befunde

Die krankheitsspezifischen Befunde sind weitgehend in Kap. 9 (Zytologie) aufgeführt. Durch die immunologische Charakterisierung alveolärer Zellen kann eine Berylliose oder Hypersensitivitätspneumonitis diagnostiziert werden. Durch monoklonale Antikörper kann die Diagnose der Histiozytosis X verifiziert werden (Daniele et al. 1985). Typische Einschlußkörperchen ermöglichen schon aus der Spülflüssigkeit die Diagnose einer Herpesvirus- (***Abb. 115***) oder auch Zytomegalieviruserkrankung (***Abb. 116***).

12.4 Ausblick

Das BAL-Verfahren hat das Spektrum der endobronchialen Untersuchungsmöglichkeiten sowohl für Klinik als auch Forschung erheblich erweitert. Zur Zeit wird intensiv nach Erklärungen für die verschiedenen Formen des Asthma bronchiale gesucht (z. B. Flint et al. 1985; De Monchi et al. 1985 und viele andere). So werden die zellulären und immunologischen Veränderungen im Rahmen eines asthmatischen Ereignisses nach endobronchialer Provokation untersucht. Insgesamt ist der Wert dieses Verfahrens für Klinik und Forschung noch nicht abzuschätzen. Es kann aber mit Sicherheit gesagt werden, daß die bisher etablierten Anwendungen nur einen kleinen Ausschnitt der potentiellen Möglichkeiten ausmachen.

13 Bronchoskopische Verfahren zur Aids-Diagnostik

13.1 Überblick

Auch heute noch sind Bedeutung und weitere Entwicklung des aquirierten Immundefektsyndroms (AIDS) nicht abzusehen. Obwohl sich in der Bundesrepublik Deutschland von 1986 bis 1989 eine deutliche Verlangsamung der Verdopplungsrate von 6 auf 14 Monate feststellen läßt, muß die Krankheit weiterhin äußerst ernstgenommen werden, nicht zuletzt wegen des inkooperativen Verhaltens aids-infizierter drogensüchtiger Heterosexueller, des tückischen Immunverhaltens des HIV-Virus mit ständig alterierender Antigenität und der erschreckend hohen Letalität (***Tabelle 12***):

Tabelle 12. Kumulative Aids-Statistik für die USA, BRD und Welt

	Datum	Fallzahl	Gestorben
San Francisco[a]	28.2.1989	6103	3956
Kalifornien[a]	28.2.1989	18152	10893
USA[a]	28.2.1989	87188	49976
WHO (gemeldet)[a]	28.2.1989	141000	70000
WHO (geschätzt)[a]	28.2.1989	350000	175000
Bundesrepublik Deutschland	31.3.1989	3086	1285

[a] San Francisco Sunday Examiner, 2.4.1989, S. I–6.
[b] Bundesgesundheitsamt, Prof. Koch, 11.4.1989.

Das Infektionsspektrum dieser immungeschwächten Patienten ist breit (s. Übersicht unten). Entzündungen bedingt durch Protozoen (Pneumozysten, Toxoplasmen, Kryptococcus, Isospora), Viren (s. ***Abb. 115*** und ***116***) und Organismen niedrigerer Pathogenität kommen häufig vor und sind Folge des ausgeprägten zellulären Immundefekts. Auch latente Tuberkulose-, Histoplasmose- und Herpes-zoster-Infektionen manifestieren sich klinisch während der progredienten Immundefizienz. Neue Infektionen können durch Saprophyten und weitere primär apathogene Organismen hervorgerufen werden. Obwohl in 6 Studien mit 1138 Erkrankten und 1840 Infekten Pneumocystis die größte und Zytomegalie die zweitgrößte Rolle spielten (Fishman 1988), sind multiple, häufig therapiefraktäre Simultaninfekte typisch. Ganz im Vordergrund der Todesursachen stehen damit weniger maligne Manifestationen (Kaposi-Sarkom; M.-Hodgkin-Lymphome) als opportunistische Infektionen, vorzugsweise im Bereich der Atmungsorgane.

Pulmonale Infektionen bei Aids. (Nach Kroegel et al. 1988)

A. Pathognomonische opportunistische Infektionen
1. Pneumocystis-carinii-Pneumonie
2. Pulmonale Toxoplasmose
3. Pulmonale Strongyloidiasis
4. Bronchopulmonale Kandidiasis
5. Pulmonale Kryptokokkose
6. Disseminierte Histoplasmose
7. Disseminierter Mycobacterium-avium-Komplex und Mycobacterium kansasii
8. Zytomegaliviruspneumonie
9. Herpes-simplex-Pneumonie

B. HIV-assoziierte pulmonale Infektionen
1. Tuberkulose
2. Nokardiose

C. Mögliche HIV-assoziierte pulmonale Infektionen
1. Pyogene bakterielle Pneumonie
2. Lymphoide interstitielle Pneumonitis

D. Aids-assoziierte pulmonale Neoplasien
1. Pulmonales Kaposi-Sarkom
2. Pulmonales Hon-Hodgkin-Lymphom

Bei Aids-Patienten muß die Suche nach Infektionsquellen einigen generellen Prinzipien Rechnung tragen:

a) Multiple Simultaninfektionen bestehen häufig.
b) Mit antibiotischer Unverträglichkeit muß gerechnet werden.
c) „Gewöhnliche" Krankheitsabläufe sind bei der geminderten immunologischen Antwort und der Neutropenie selten.
d) Das klinische Ansprechen auf eine Therapie ist verzögert.
e) Insgesamt ist die Behandlung von Aids-Patienten äußerst schwierig (Murray et al. 1984).

Bei dieser Behandlung ist in manchen Zentren eine Tendenz zur empirischen Therapie unter Umgehung invasiver diagnostischer Verfahren erkennbar (Fisher 1988). Gegen dieses Vorgehen spricht, daß schwere Nebenwirkungen die hochdosierte spezifische Therapie einer Pneumocystis-carinii-Infektion mit Cotrimoxazol (Trimethoprim 20 mg/kg/Tag und Sulfomethoxazol 100 mg/kg/Tag) begleiten können. Exantheme, Fiber, Leuko- und Thrombopenien, Hepatitiden und Niereninsuffizienz können einen Therapieabbruch bei bis zu 50% der Behandelten erzwingen. Eine ähnliche Situation ergibt sich bei der Alternativtherapie mit Sulfomethoxazol allein. Darüber hinaus erfordert die medikamentöse Prophylaxe bei Pneumocystis, Toxoplasmose, Mykobakterien oder Pilzerkrankungen die Identifizierung der verantwortlichen Organismen. Endoskopische Verlaufskontrollen können in diesem Zusammenhang prognostisch wichtig sein; die Persistenz von Pneumocystis-carinii-Zysten nach 3 Wochen Therapie ging bei einer Gruppe von 43 Patienten mit einer signifikant verminderten Überlebenszeit einher (Brenner et al. 1987).

Angesichts der Behandlungsproblematik und der katastrophalen Prognose kann schließlich auch nach der Zweckmäßigkeit aggressiver diagnostischer und therapeutischer Maßnahmen gefragt werden. Marchevski et al. (1985) konnten bei 68% von 70 Patienten mit Aids eine pulmonale Todesursache – progressives respiratorisches Versa-

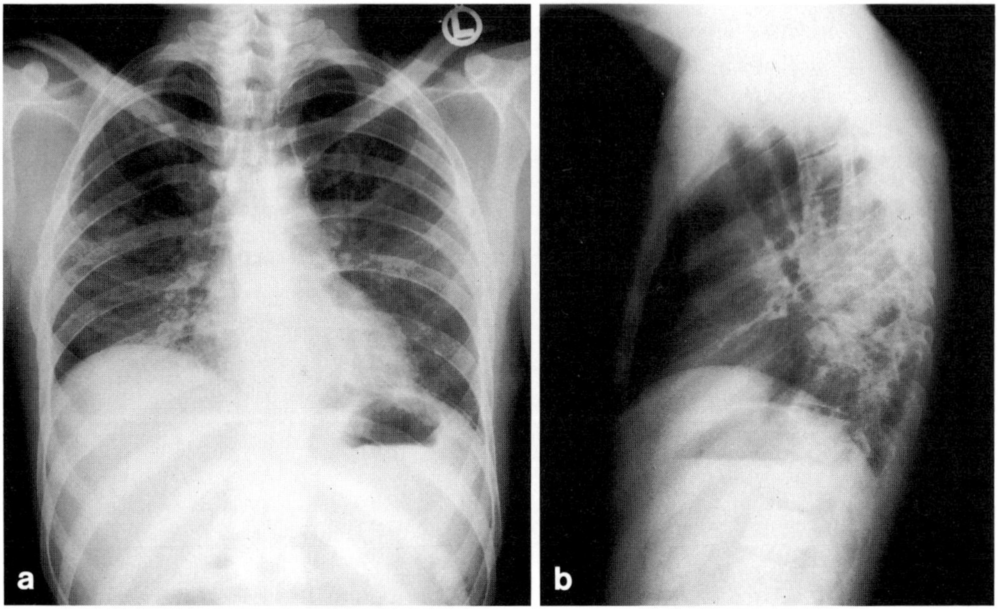

Abb. 117a, b. Die posterior-anteriore (**a**) und frontale (**b**) Röntgenaufnahme eines HIV-infizierten 29jährigen Aids-Patienten mit durch BAL- und TBB-nachgewiesener Pneumocystis-carinii-Pneumonitis. Beidseits ausgedehnte perihiläre und parenchymatöse, konfluierende Infiltrate (Patient von Prof. Daweke, Knappschaftskrankenkasse Bochum)

gen und andere pulmonale Komplikationen – feststellen. Bei rechtzeitiger Diagnosestellung wäre ein Teil der Komplikationen zu behandeln gewesen. Somit kann die frühzeitige Diagnose lebensrettend sein und rechtfertigt aggressive diagnostische Maßnahmen.

13.2 Klinik der Pneumocystis-carinii-Pneumonie

Eine der häufigsten und damit wichtigsten pulmonalen Erkrankungen ist die Infektion der Pneumocystis carinii. Typischerweise klagt der Patient über 1- bis 2wöchige progrediente Dyspnoe mit unproduktivem Husten und u. U. rezidivierendem Fieber. Bei der körperlichen Untersuchung fällt v. a. eine Tachypnoe und Zyanose bei nur minimal veränderten Auskultationsbefunden auf. Die Röntgenthoraxaufnahme zeigt dagegen typischerweise bilaterale perihiläre und parenchymatöse Infiltrate (***Abb. 117***) während umschriebene Infiltrate eher die Ausnahme bilden.
Da verschiedene Organe befallen sein können, soll bei jedem Verdacht auf eine Aids-Erkrankung ein koordiniertes und systematisches Vorgehen Anwendung finden mit Untersuchung der in Frage kommenden Körperflüssigkeiten (Sputum, Blut, Stuhl, Urin, evtl. Liquor). Bei Verdacht auf einen pulmonalen Befall (40–60% aller Aids-Patienten: Catterall et al. 1985; Falk et al. 1987; Hopewell et al. 1985) sollte die in ***Abb.114*** empfohlene Stufendiagnostik eingehalten werden.

13.3 Stufendiagnostik (*Abb. 118*)

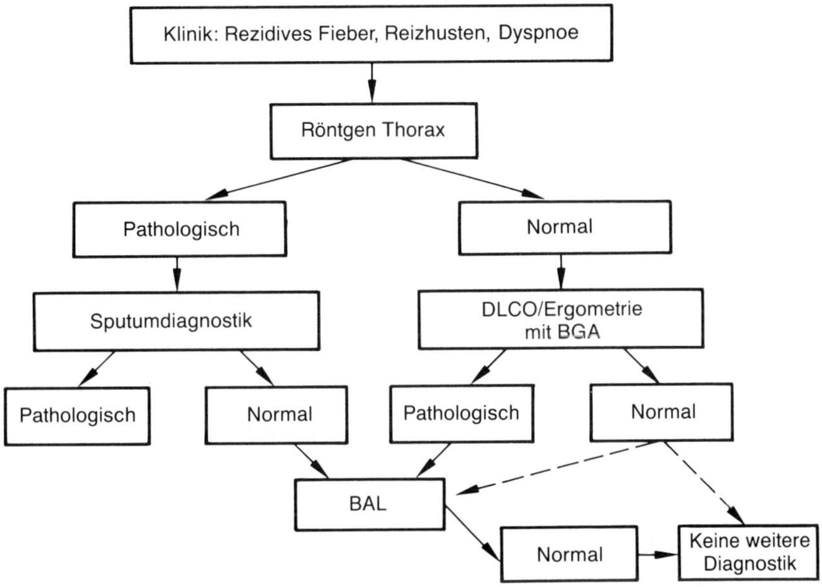

Abb. 118. Stufendiagnostik bei Aids-Patienten mit pulmonalem Befall (*DL CO* Diffusionskapazität für Kohlenmonoxid, *BGA* Blutgasanalyse). (Mod. nach Costabel et al. 1988)

13.4 Schutz- und Desinfektionsmaßnahmen

Da eine Ansteckung über die Tränenflüssigkeit denkbar, wenn auch nicht bewiesen ist, sollten Schutzbrillen getragen werden. Neben einem Mundschutz sind Gummihandschuhe und Operationskleidung unabdingbare Kleidungsstücke.
Das Bronchofiberskop muß nach der Untersuchung zunächst wie üblich mechanisch gereinigt werden und anschließend 1 h lang in Desinfektionslösung gelegt werden. Die wasserdichten Bronchoskope sind dringend zu empfehlen, da hier eine Desinfektion des gesamten Gerätes gewährleistet ist (vgl. Abschn. 3.2.2: „Desinfektion").

13.5 Lungenfunktion

Die Diffusionskapazität für Kohlenmonoxid (DLCO) und Bestimmung der arteriellen Blutgase (BGA) sind zwar sensitive, aber wenig spezifische Parameter für einen pulmonalen Befall bei Aids. Sie sollten bei entsprechendem klinischem Verdacht nur bei *normalem* Lungenparenchym in der Röntgenthoraxaufnahme Anwendung finden, da 3% –15% der Aids-Patienten mit normalem Röntgenbefund opportunistische pulmonale Infekte aufweisen.

13.6 Sputumdiagnostik

Die diagnostische Aussagekraft von Sputumuntersuchungen bei Patienten mit opportunistischen Infektionen ist verschiedentlich untersucht worden (Bigby et al. 1986; Pitchenik et al. 1986). Die diagnostische Treffsicherheit wird mit 25%–60% angegeben. Eine sehr wirksame Sputuminduktion bei unproduktivem Husten ist die 30minütige Inhalation von vernebelter 3%iger NaCl-Lösung. Die Sputumausstriche werden nach May-Grünwald-Giemsa und ggf. nach weiteren Spezialmethoden (Silberfärbung) gefärbt. Wegen der aufwendigen hygienischen Vorsorge bei endoskopischen Untersuchungen soll auf jeden Fall als erster Schritt der Diagnose die Sputumuntersuchung vorgenommen werden.

13.7 Bronchoalveoläre Lavage (BAL)

Ist die Sputumuntersuchung diagnostisch unergiebig, so muß eine Bronchoskopie mit BAL angeschlossen werden. Bei kompetenter BAL-Technik (s. Kap. 12) ist eine nahezu 100%ige Treffsicherheit bei Pneumocystis-carinii-Infektionen zu erwarten. Ohrenstein et al. konnten 1986 bei 53 von 54 Patienten (98%) mit Pneumocystis die Diagnose sichern; Pneumothoraxe wurden beobachtet. Eine ähnlich hohe Erfolgsrate der BAL konnte von Golden (1986) bestätigt werden. Die Pneumocystis carinii bei 36 von 37 Patienten, Zytomegalievirus bei 15 und jeweils einmal ein Mycobakterium avium intrazellulare und Kryptococcus (Golden et al. 1986).

13.8 Transbronchiale Biopsie (TBB)

Die TBB hat eine sehr hohe Sensitivität für die Diagnose Pneumocystis carinii (z. B. 81% von 171 Patienten, untersucht von Braddus et al. 1985). Gemeinsam mit der BAL erreicht man eine Sensitivität von nahezu 100% (Golden et al. 1986; Lagler et al. 1986). Die Durchführung einer TBB bei diesen schwerkranken Patienten erhöht die Gefahr der Blutung, des Pneumothorax und der respiratorischen Dekompensation, so daß die Indikation mit Zurückhaltung gestellt werden sollte (Flick et al. 1986).

13.9 „Katheter-BAL"

Caughey et al. (1985) beschreiben den Gebrauch einer BAL mittels Katheter bei 9 Patienten mit Aids und bilateralen Lungeninfiltraten. Der wiederverwendbare und sterilisierfähige Katheter besitzt einen Kontrollmechanismus für die Spitzenabwinklung. Unmittelbar nach bronchoskopischer BAL oder TBB wurde die Katheter-BAL vorgenommen; bei 8 bewiesenen Pneumocystis-carinii-Pneumonien waren 7 auch durch das Katheterverfahren positiv; CMV-Virus wurde ebenfalls nachgewiesen. Die einzigen Komplikationen der kleinen Serie waren Pneumothoraxe nach TBB, während die Katheteruntersuchungen komplikationsfrei blieben.

13.10 Offene Lungenbiopsie (OLB)

Die OLB bei Aids-Patienten mit pulmonalen Infiltrationen ist mit einer Treffsicherheit von nur 40%–50% (Di Fine et al. 1987) nicht mehr indiziert. Die kritische Evaluierung der OLB führte zwar gelegentlich zur Diagnosesicherung eines bis dahin nicht bekannten Prozesses (z. B. Kaposi-Sarkom, CMV-Pneumonie), therapeutische Konsequenzen ergaben sich jedoch nicht.

13.11 Aussichten

Vor dem Hintergrund der ausgedehnten politischen, finanziellen und wissenschaftlichen Investitionen bei der Aids-Bekämpfung ist es hoffentlich nur eine Frage der Zeit, bis diese katastrophale Erkrankung beherrscht werden kann. In der Zwischenzeit ist neben der bisher entscheidenden Prophylaxe die frühzeitige Diagnose unerläßlich. Der Bronchoskopie kommt hierbei eine Schlüsselrolle zu. In dem gewonnenen Material wird zukünftig die Diagnostik durch Anwendung spezifischer DNS-Proben sowie immunofluoreszenzantikörperbasierter Techniken verbessert. Das noch sehr teure Bactec-System für den kulturellen Nachweis von M. tuberculosis und M. avium intrazellulare kann innerhalb von 7–14 Tagen ein Ergebnis liefern.

14 Bronchographie

14.1 Indikationen

Die Indikationen zur Bronchographie werden von Land zu Land sehr unterschiedlich gestellt. Während diese Untersuchung relativ häufig in Japan, im deutschsprachigen Europa und im Ostblock durchgeführt wird, findet sie weniger Anwendung im angloamerikanischen Raum. Im allgemeinen gilt: Je reichhaltiger das bronchologische Repertoire, um so schmaler der Anwendungsbereich der Bronchographie. Er liegt zwischen der nichtinvasiven (Tomographie, Computertomographie, Sputumzytologie, Sonographie) und der invasiven Untersuchungsmethode (Bronchoskopie mit Zyto- und Histopathologie, Katheterung, Nadelsaugbiopsien) – in der Regel kommt die Bronchographie immer dann zur Anwendung, wenn diese Verfahren diagnostisch unergiebig sind. So gilt z. B. der Grundsatz, daß bei einer persistierenden, segmentalen oder lobären Verschattung und einem normalen Endoskopiebefund die Bronchographie indiziert ist.

Indikationen der Bronchographie

1. Bronchiektasen
2. Lokalisation der Segmentzugehörigkeit peripherer Tumoren
3. Deformierende Bronchitis
4. Hämoptoe unklarer Genese
5. Postpneumonische Schrumpfung mit Pleuraschwarte
6. Posttuberkulöse Syndrome; Mittellappensyndrom
7. Tracheobronchialstenosen
8. Chirurgische Indikationen, z. B. präoperativ bei isolierter Bullae; manche Karzinome, bei denen Lappen- oder Segmentresektion vorgesehen sind
9. Fisteldarstellungen
10. Kongenitale tracheobronchiale Anomalien

14.1.1 Bronchiektasen

Die Bronchographie bleibt weiterhin die beste Methode zur sicheren Diagnostik von Bronchiektasen (***Abb. 119a–c***). Die Computertomographie stellt speziell bei sakulären Bronchiektasen eine Alternative dar; aber auch hier sollte – besonders wenn eine Operation vorgesehen ist – die segmentale Zuordnung mittels Bronchographie gesichert werden. Sollte nach Feststellung von Bronchiektasen eine chirurgische Therapie in Erwägung gezogen werden, so muß das gesamte Bronchialsystem röntgenologisch dargestellt werden, um das genaue Ausmaß der pathologischen Veränderungen zu erfassen.

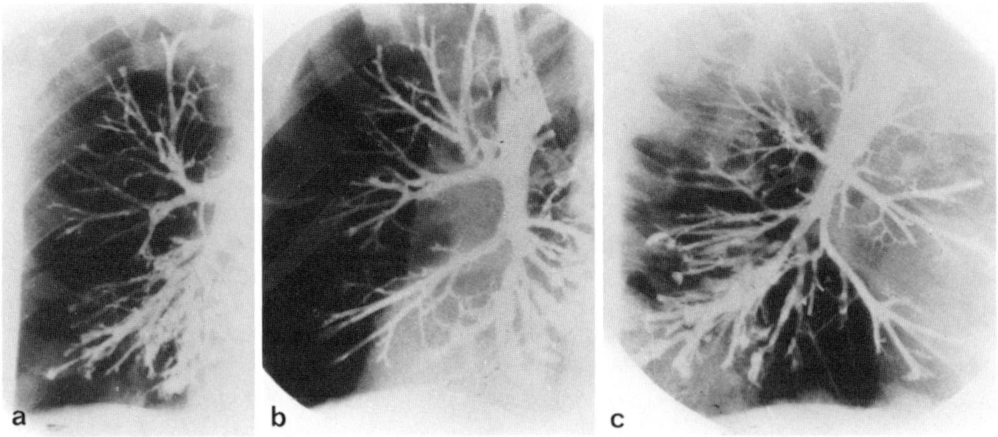

Abb. 119 a–c. Bronchographie rechts durch den Carlens-Tubus in Vollnarkose. **a** PA-Aufnahme, **b** Schrägaufnahme, **c** Frontalaufnahme. Diagnose: beginnende zylindrisch-sakkuläre Bronchiektasen RB 9+10

14.1.2 Tumorlokalisation

Zur genauen Identifikation der Segmentzugehörigkeit peripherer Tumoren und damit zur gezielten transbronchialen Biopsie wird besonders häufig in Japan eine selektive Bronchographie vorgenommen (Watanabe u. Ikeda 1981). Obwohl dies sicherlich ein Grund für die größere Treffsicherheit in der Diagnostik peripherer Tumoren vieler japanischer Kollegen sein dürfte, ist die Bronchographie vor der Endoskopie doch sehr aufwendig, zeitraubend und sowohl für den Patienten wie auch für den Untersucher belastend. In der Regel dürfte es in solchen Fällen genügen, sich die Tomogramme genau anzusehen, dann zu bronchoskopieren und transbronchiale Entnahmen unter Durchleuchtung vorzunehmen. Bei negativer Zytohistologie sollte der Patient immer dem Chirurgen zugeführt werden.

14.1.3 Deformierende Bronchitis

Gestatten Anamnese, Klinik und Röntgenuntersuchung keine eindeutige Differenzierung zwischen Bronchiektasen und deformierender Bronchitis, sollte eine Bronchographie durchgeführt werden. Gelegentlich wird eine isolierte Bronchiektase zur Darstellung kommen, deren Resektion eine Verbesserung der Symptome bedingt – die Diagnose wird üblicherweise jedoch „deformierende Bronchitis“ sein (***Abb. 120a–c***).

14.1.4 Hämoptoe unklarer Genese

Auch hier führt die Bronchographie nur selten zu greifbaren therapeutischen Konsequenzen. Da jedoch als Blutungsquelle auch „versteckte“ Bronchiektasen in Frage kommen, ist die Kontrastmitteldarstellung gerechtfertigt.

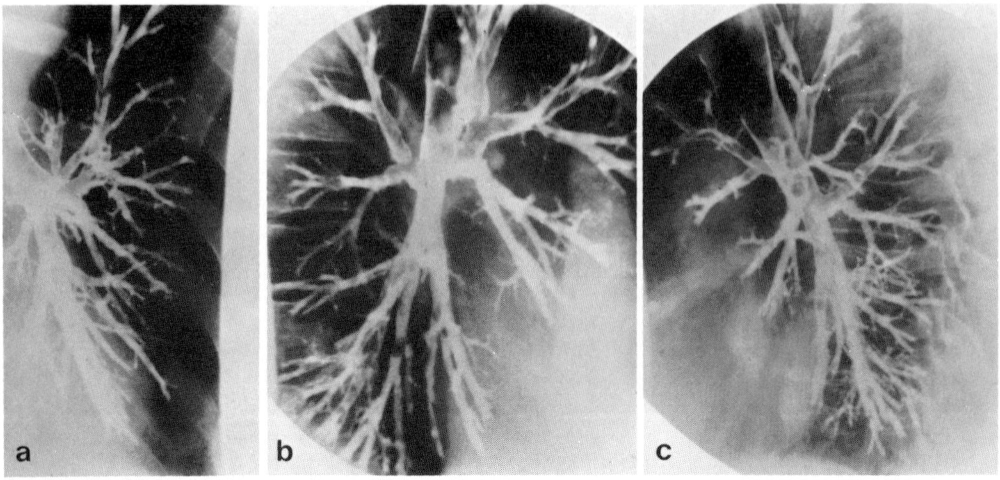

Abb. 120 a–c. Bronchographie links durch Bronchofiberskop in Lokalanästhesie (LA); derselbe Patient wie Abb. 119. **a** PA-Aufnahme, **b** Schrägaufnahme, **c** Frontalaufnahme. Diagnose: Wandunregelmäßigkeiten, besonders in den basalen Segmenten, deformierende Bronchitis

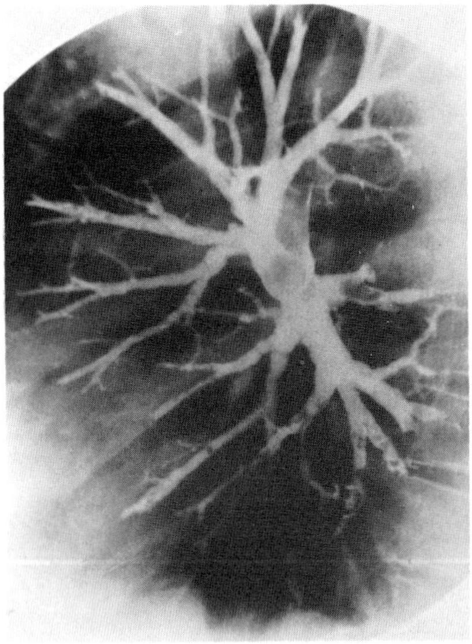

Abb. 121. Bronchographie links durch Bronchofiberskop in LA. Bei persistierender postpneumonischer Verschattung des linken Unterlappens und endoskopisch unauffälligem Befund weist die Bronchographie schrumpfende postpneumonische Deformierungen der basalen Bronchien auf

14.1.5 Postpneumonische Schrumpfung

Wichtigste Differentialdiagnose ist das Bronchialkarzinom. Für einen abgelaufenen entzündlichen Prozeß sprechen die periphere regredierende Verschattung und der negative endoskopische Untersuchungsbefund. Diese Diagnose kann durch die Bronchographie, sofern sie schrumpfend-deformierende Veränderungen in den betroffenen Segmentbronchien zeigt, unterstützt werden (***Abb. 121***).

14.1.6 Posttuberkulöses Syndrom (Mittellappensyndrom)

Die Bronchustuberkulose – ein relativ seltenes Ereignis – kann zur Bronchusstenose mit poststenotischer Dilatation bzw. Bronchiektasie führen, die bronchographisch darstellbar sind.
Das Mittellappensyndrom stellt eine persistierende, durch Stenosierung oder Verschluß des zugehörigen Bronchus bedingte Verschattung des Mittellappens (Atelektase) dar. Die Einengung kann durch spezifische oder tumoröse Hilusdrüsenschwellung entstehen. Stellt sich bronchoskopisch ein Normalbefund dar, sollte immer bronchographiert werden, da jetzt als Ursache am ehesten Bronchiektasen im Mittellappen in Frage kommen.

14.1.7 Tracheobronchialstenosen

Stenosen im Bereich der großen Bronchien und der Trachea können durch Tumor, Narbenbildung nach Intubation und Beatmung, eine verzögerte Fremdkörperentfernung oder Thoraxtraumen bedingt sein. In der Regel läßt sich ihr Ausmaß durch sorgfältige tomographische Untersuchungen bestimmen. Gelegentlich ergibt jedoch die Kontrastmitteldarstellung zusätzliche Informationen über die Stenose selbst, darüber hinaus kommen Wandunregelmäßigkeiten besser zur Darstellung. Vor Kontrastmitteldarstellungen *fortgeschrittener* Trachealstenosen wird jedoch gewarnt, da die Gefahr der Lumenverlegung gegeben ist (vgl. Abb. 134, S. 175).

14.1.8 Chirurgische Indikationen

Wird eine Segmentresektion oder eine Bullektomie erwogen, z. B. beim Vorliegen einer isolierten Bulla oder eines kleinen peripheren Bronchialkarzinoms, ist für den Chirurgen gelegentlich eine genaue präoperative Kenntnis der segmentanatomischen Verhältnisse wichtig. Diese Information stellt die Bronchographie zur Verfügung.

14.1.9 Fisteldarstellung

Eine bronchoösophageale oder bronchopleurale Fistel läßt sich bronchographisch sehr gut und in der Regel auch leicht darstellen (s. ***Abb. 105*** und ***106***). Sowohl die kongenitalen wie auch die erworbenen tracheoösophagealen und bronchoenteralen Fisteln äußern sich klinisch in einer gastrointestinalen Symptomatik, die mit Husten, Dyspnoe und Lungeninfiltration kombiniert ist. Neben der angeborenen tracheoösophagealen Fistel kommt hier den, wenn auch sehr seltenen, kongenitalen bronchobiliären Fisteln eine gewisse Bedeutung zu (Osakabe et al. 1981).
Ihre erworbene Form kann die Spätfolge eines Traumas oder das Ergebnis einer spezifischen Lymphknotenperforation (meist bei Patienten mit einem schweren Grundleiden, z. B. einer chronischen Leukämie) sein, sie kann aber auch durch iatrogene Instrumentenperforationen am Ösophagus oder an der Trachea verursacht werden. Hochsitzende ösophagotracheale Fisteln können, wenn auch heute zunehmend seltener, nach Radiumeinlagen gefunden werden. Alle Fisteln sollten endoskopisch und durch Kontrastmitteldarstellung erfaßt werden.

14.1.10 Kongenitale tracheobronchiale Anomalien

Angeborene Anomalien, wie z. B. ein aberranter Trachealbronchus, können immer bronchographisch präzise zur Darstellung gebracht werden (s. z. B. Oho u. Amemiya 1980; S. 62).

14.2 Kontraindikationen

Für die Bronchofiberskopie gilt im allgemeinen die Kontraindikation bei einem PO_2 unter 50 mm Hg und pCO_2 über 50 mm Hg keine Untersuchung durchzuführen. Wegen der höheren Patientenbelastung sollte eine Bronchographie bei einem pO_2 unter 60 mm Hg und pCO_2 über 45 mm Hg nicht vorgenommen werden. Weitere Kontraindikationen sind eine mäßige bis starke Dyspnoe oder kardiale Insuffizienz. Die Gefahr der „Jod"- oder „Kontrastmittelallergien" scheint gering, da das Jod in Dionosil gebunden ist. Zur Identifizierung echter Allergiker muß eine sehr genaue Anamnese erhoben werden (s. auch 14.3.2).
Schließlich muß bei Kindern die Bronchographie in Vollnarkose durchgeführt werden, da im allgemeinen die gebotene Kooperation für die Untersuchung in Lokalanästhesie nicht gegeben ist.

14.3 Technik der Bronchographie

Zum einen kann diese Untersuchung unter Vollnarkose mit dem Métras-Katheter oder durch den doppellumigen Carlens-Tubus, zum anderen in Lokalanästhesie, ebenfalls mit dem Métras-Katheter oder auch durch das Bronchofiberskop vorgenommen werden. Sachgemäß durchgeführt sind die bronchofiberskopischen Bronchographien genau so gut wie die mit dem Carlens-Tubus (vergl. ***Abb. 119a–c*** mit ***Abb. 120a–c***). Im folgenden soll nun die Technik der bronchofiberskopischen Bronchographie beschrieben werden.
Von Magnussen et al. (1987) wird eine gering abweichende Methode, auch unter Anwendung des flexiblen Endoskops beschrieben.

14.3.1 Apparative Vorbereitung

Vor Untersuchungsanfang sollte man sich von der Funktionsfähigkeit der Röntgenanlage überzeugen. Etwa 30 ml Kontrastmittel (Dionosil aqueous, Glaxo, Bad Oldesloe) werden dann in einer Spritze aufgezogen und warmgestellt, z. B. im Wasserbad bei 37 °C. Die Wärme erleichtert das Einspritzen des Kontrastmittels. Das Bronchofiberskop muß als Minimum einen Instrumentierkanaldurchmesser von 2,0 mm haben, durch einen 2,6 mm großen Kanal läßt sich das Kontrastmittel jedoch leichter applizieren.

14.3.2 Patientenvorbereitung

Der nüchterne und leicht prämedizierte (z. B. Pethidin 25 mg, Atropin 0,5 mg) Patient wird wie bei der transnasalen Bronchoskopie anästhesiert und intubiert. Patienten, die bereits einmal eine echte Kontrastmittelreaktion gehabt haben, sind bei einer erneuten Kontrastmittelexposition stärker gefährdet; das Risiko einer Nebenwirkung steigt von 1–2% auf 17–35%. Nach Greenberger et al. (1981) kommt es zu einer Risikoreduktion, wenn mit Steroiden und Antihistaminika vorbehandelt wird. Diese Autoren gaben Risikopatienten insgesamt drei Dosen von 50 mg Prednison in 6stündigen Abständen, die letzte eine Stunde vor der Untersuchung; gleichzeitig mit dieser letzten Prednisonverabreichung erhielten die Patienten 50 mg Diphenhydramin i. m. (Benadryl). Bei 318 Risikopatienten, die mit Kontrastmitteln untersucht wurden, kam es nur bei einem transitorisch zu Hypotonie, Urtikaria und Bronchospasmus. Da auch beim obstruktiven Syndrom die Gefahr einer Bronchokonstriktion gegeben ist, sollte man vorbeugend 50 mg Methylprednisolon i. v. verabreichen.
Der routinemäßigen beidseitigen Inspektion des Bronchialsystems folgt eine eingehende Betäubung der zu bronchographierenden Seite; hier sollten auch möglichst keine Biopsien oder Katheterungen vorgenommen werden, da Blutkoagel eine segmentale tumoröse Verlegung vortäuschen können. Die Bronchien werden ggf. mit Kochsalzspülung von Schleim gereinigt. Besteht die Möglichkeit einer Bronchokonstriktion, sollten 4 ml verdünnte Salbutamollösung instilliert werden. Der Patient wird auf der erkrankten Seite waagerecht auf dem Röntgentisch gelagert; während der ganzen Untersuchung wird Sauerstoff (2–3 l/min) über eine Nasensonde verabreicht.

14.3.3 Bronchogramm

Nach dem Auswechseln des Ventils am Bronchofiberskop (s. 14.3.1) plaziert man die Instrumentenspitze etwa 0,5 cm oberhalb des Hauptbronchusabganges. Der Patient hyperventiliert einige Male, atmet dann ganz normal aus (funktionelle Residualkapazität) und hält kurz die Luft an, während der Untersucher etwa 25 ml des Kontrastmittels einspritzt (bei kleinen Patienten weniger, bei größeren mehr). Nun wird der Patient aufgefordert, langsam und tief einzuatmen: Durch dieses Manover verteilt sich das Kontrastmittel im Bronchialsystem. Erst jetzt erfolgt eine Durchleuchtung zur Beurteilung des Füllungszustandes. Wenn nötig, kann Kontrastmittel nachgespritzt werden. Dann kann das Endoskop extubiert werden. Der Patient wird danach vom Untersucher aufgefordert, normal einzuatmen und die Luft anzuhalten, so daß die *Frontalaufnahme* erfolgen kann (s. ***Abb. 119c, 120c*** und ***121***). Danach wird der Röntgentisch um etwa 45° hochgekippt, der Patient im schrägen Strahlengang gelagert und unter Durchführung des gleichen Atemmanövers die *Schrägaufnahme* angefertigt (s. ***Abb. 119b*** und ***120b***). Schließlich bringt man den Patienten durch Senkrechtstellung des Röntgentisches in stehende Stellung und fertigt die *Posterior-anterior-Aufnahme* an (s. ***Abb. 119a*** und ***120a***). In senkrechter Stellung füllen sich die basalen Segmente häufig etwas besser, so daß man eine oder höchstens zwei zusätzliche schräge oder frontale Aufnahmen je nach Bedarf anfertigen kann. In der Regel genügen die ersten drei *Standardaufnahmen*. Weitere Durchleuchtungen und Aufnahmen verbessern die Diagnose nicht und bedeuten für den Patienten und das Personal eine unnötige Röntgenbelastung. Unmittelbar nach der Untersuchung muß der Patient kräftig abhusten. Eine Reintubation zum Absaugen des Kontrastmittels ist nur dann indiziert, wenn sich ein Kontrastmitteldepot gebildet

hat (z. B. bei schwerer Bronchiektase). In den meisten Fällen genügen der Husten und die physiologische Klärfunktion, um das Bronchialsystem innerhalb der nächsten 24–48 h vom Kontrastmittel zu befreien.
Ein wichtiger technischer Hinweis ist, daß die assistierende Schwester unmittelbar nach der Extubation des Bronchofiberskopes eine mechanische Reinigung seines Intubationsteils und Instrumentierkanals vornehmen muß. Sonst trocknet das Kontrastmittel ein und verstopft den Instrumentierkanal.
Ist zu viel Kontrastmittel eingespritzt worden, kann es durch die sogenannte *periphere Füllung* zum röntgenologischen Bild des „belaubten Baumes" kommen. Die diagnostische Klarheit wird durch eine diffuse Schummerung verwischt. Die Füllung dieser kleinsten Bronchialverzweigungen ist zu unterscheiden von der echten alveolären Füllung, die eher eine homogene Verschattung verursacht. Da die bronchiolären und alveolären Abtransportsysteme wesentlich langsamer zur Clearance von Fremdsubstanzen führen, bleibt das Kontrastmittel länger in diesen Bereichen, beeinträchtigt den Gasaustausch und kann vorübergehend pneumonische Erscheinungen verursachen.

14.3.4 Beurteilung

Die Beurteilung von Bronchographien ist meist schwieriger als deren Anfertigung. Hier können nur einige Leitfäden aufgeführt werden, die das Lernen erleichtern mögen. Häufig sind die frontalen und insbesondere die schrägen Aufnahmen ergiebiger als die PA-Aufnahme.
Bronchographien müssen systematisch betrachtet werden: Man soll sämtliche Segmente durchzählen, möglichst in mehr als einer Projektion. Die auf der letzten Innenseite abgebildeten Zeichnungen der Bronchialsegmente sollen diese Aufgabe erleichtern.
Die oben beschriebene Bronchographietechnik ist relativ einfach durchzuführen und beinhaltet die Vorteile einer Untersuchung in Lokalanästhesie. Die früher beschriebenen Methoden in Lokalanästhesie mit einem Führungsdraht oder durch einen Katheter (Nakhosteen 1978c) sind zu aufwendig und heute nicht mehr indiziert, da das verbesserte Material der Instrumentierkanäle nicht mehr durch Kontrastmittel beschädigt werden kann. Vielleicht wird durch die vereinfachte Technik der rückläufige Trend der Bronchographien in manchen deutschen Kliniken (Engel 1981) gestoppt, zumal diese Untersuchung doch einen Platz im diagnostischen Repertoire eines jeden haben sollte, der sich mit der Diagnose bronchopulmonaler Erkrankungen befaßt.
Die Zahl der Bronchographien während der letzten 5 Jahre beträgt in der Augusta-Krankenanstalt Bochum etwa konstant knapp 5% der gesamten Bronchoskopien, im Durchschnitt also etwa 55 Bronchographien pro Jahr.

15 Endoskopische Dokumentation

In der Einleitung zur endoskopischen Dokumentation der 1. Ausgabe dieses Buches hatten wir auf folgendes hingewiesen:
Vor der Besprechung der verschiedenen Dokumentationsmöglichkeiten sollten zunächst einige grundsätzliche Überlegungen geäußert werden. Plant man eine Diadokumentation, muß man sich darüber im Klaren sein, daß es mit dem „Knipsen" allein nicht getan ist! Die Bilder müssen gewissenhaft gekennzeichnet (Name, Alter, Diagnose, Aufnahmedatum) und nach einem vernünftigen System – am besten nach der Diagnose – geordnet werden. Zusätzliche Informationen bieten häufig die entsprechenden Röntgenaufnahmen und ggf. Lungenfunktions- und Szintigraphiebefunde. Das Anlegen eines solchen Diaarchivs kostet sehr viel Zeit und Mühe (und Geld!), und man soll sich dessen bewußt sein, *ehe* eine Kamera angeschafft wird. Sind aber die persönliche Neigung, das Interesse und auch die Möglichkeiten vorhanden, dann vermittelt die Bilddokumentation zusätzliche interessante Aspekte.
Durch die in der Zwischenzeit eingetretenen Entwicklungen der elektronischen Datenverarbeitung, der elektronischen Bildübermittlung (Videobronchoskopie) und Thermotransverdrücker haben sich Dokumentationshorizonte eröffnet, die man sich vor wenigen Jahren kaum hat vorstellen können. In diesem Kapitel werden die erhältlichen, noch relativ „einfachen" Dokumentationsmöglichkeiten zunächst beschrieben. Im Anschluß daran werden Weiterentwicklungen aufgezeichnet, die bei Akzeptanz des Endverbrauchers eine „computergestützte Dokumentationsrevolution" bewirken werden.

15.1 Dias

Die handlichsten Kameras sind die 16-mm-Kassetten-Spiegelreflexapparate mit Filmtransport und Rückspulung, die sowohl von Olympus (***Abb. 122***) als auch von Pentax angeboten werden. Anhand von sehr einfachen Farbsignalen kann der Untersucher sofort erkennen, ob die Belichtung für die Photoaufnahme ausreichend ist. Ein ähnliches Signal an der Xenonlichtquelle informiert die Assistentin. Das Auswechseln der Filmkassetten, nach jeweils 20 Belichtungen, ist denkbar einfach. Benutzt man eine Halogenlichtquelle, so muß diese mit einer Blitzeinrichtung ausgestattet werden. Bei Xenonlichtquellen ist dies nicht notwendig. Durch die gleichzeitige Integration eines Datensystems (***Abb. 122*** und ***123***) können Namen, Geburtsdatum, Geschlecht, Aufnahmetag und auch noch einige Informationen zur Diagnostik im Bild festgehalten werden.
Noch bessere Reproduktionen gelingen mit der 35-mm-Spiegelreflexkamera und einem Vergrößerungsadapter. Ein solches System (***Abb. 124***) in Kombination mit dem Dokumentationsbronchofiberskop wurde für die Aufnahmen dieses Buches benutzt. Aber auch die Kombination dieses Kamerasystems mit dem Routineendoskop gestattet eine für Veröffentlichungen qualitativ ausreichende Wiedergabe (vgl. ***Abb. 19–22***), zumal die

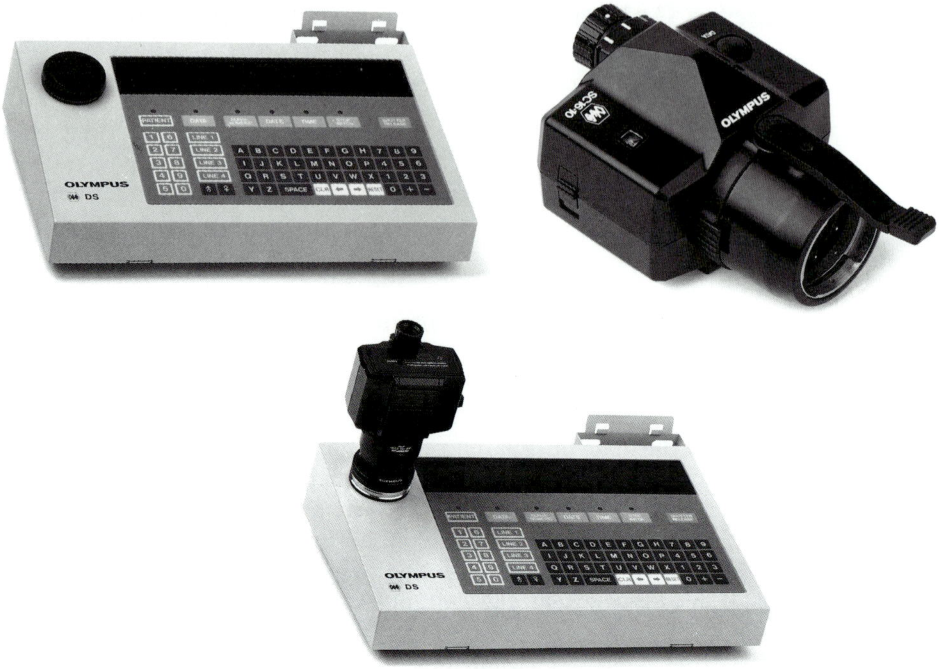

Abb. 122. *Links oben* das Dataset, *rechts* die automatische 16-mm-Kamera SC 16-10 (Olympus); *unten* die Kamera montiert auf dem Dataset für die Aufnahme von Patientendaten (vgl. Abb. 123)

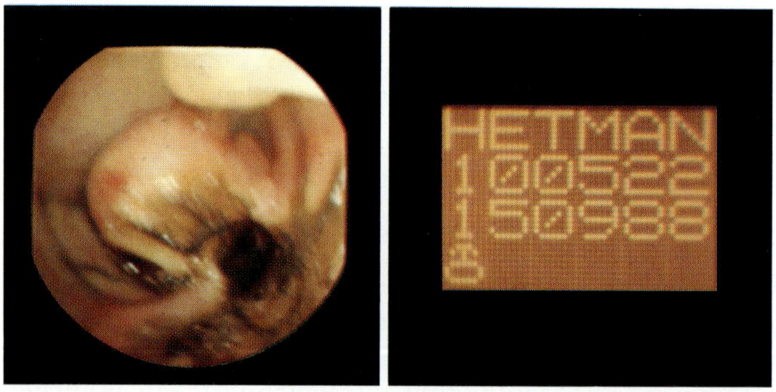

Abb. 123. *Rechts* die Angaben des Patienten mittels Dataset, *links* ein teils karbonisiertes Trachealkarzinoid (multifokales Karzinoid, daher Lasertherapie statt Operation; derselbe Patient wie in Abb. 131, 132, 202)

automatische Belichtung immer für eine optimale Ausleuchtung sorgt. Wendet man dieses System mit einem *Routinebronchofiberskop* an, so ist es ratsam, nicht mehr als 2–4 cm Abstand zwischen Endoskopspitze und Objekt zu haben. Eine zu große Entfernung erfordert längere Belichtungszeiten und schon kleinste Bewegungen des Endoskopes und/oder der Bronchien (durch respiratorische Verschiebung, Herzschlag) führen zu unscharfen Bildern. Eigentlich ist es immer ratsam, *vor jeder Aufnahme den Patienten*

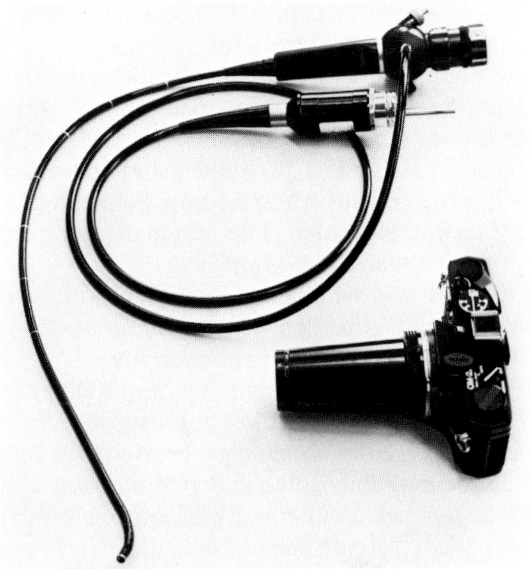

Abb. 124. Das Diadokumentationssystem, das für die meisten endoskopischen Aufnahmen dieses Buches verwendet wurde: Bronchofiberskop BF 6C, Vergrößerungsadapter SM-4S, Kamera OM-1 (Olympus)

tief inspirieren zu lassen und die Kamera in Apnoe auszulösen – ggf. nach vorheriger Hyperventilation.
Auf der Rückseite der OM-2-Kamera läßt sich ein Motor zum automatischen Filmtransport anbringen, der das Gewicht nicht wesentlich erhöht, aber die Handhabung spürbar erleichtert. Besonders geeignet für Archivierungszwecke ist ein Zusatz, der auf jedem Dia das Aufnahme- und/oder Geburtsdatum und die Patienteninitialen automatisch registriert.
Für sämtliche endoskopische Aufnahmen mit der 35-mm-Spiegelreflexkamera wird Ektachrom-Tageslicht Film (ASA 400, DIN 27) mit 36 Belichtungen empfohlen.

15.2 Das Polaroidsofortbild

Es wäre eine sinnvolle Ergänzung der ambulanten Bronchofiberskopie, wenn dem schriftlichen Befund eine Polaroidaufnahme der pathologischen Veränderung beigefügt werden könnte. Die bisher erhältlichen Sofortbildkameras und Filme waren nicht schnell bzw. empfindlich genug, um qualitativ ausreichende Bilder anzufertigen. Polaroid und Olympus haben gemeinsam ein Hochgeschwindigkeitssystem (Polaroidkamera Modell EC3) mit einem sehr empfindlichen Film (No. 779, ASA 640) entwickelt, so daß sogar mit Routinebronchofiberskopen endoskopische Aufnahmen möglich sind. Das System ist seit einigen Jahren auf dem Markt. Die Kamera kann mittels Adapter Machida und Pentax Fiberskopen angeschlossen werden.

15.3 Bronchokinematographie

Ein wirklich vorführbarer medizinischer Film erfordert einen nicht unerheblichen Aufwand vom Arzt selbst, da er die Aufgaben von Autor, Kameramann, Regisseur, Cutter und Toningenieur zu meistern hat. Jeder, der sich dieser Aufgabe einmal unterzog, wird

wissen, wieviel Arbeit und Mühen die Fertigstellung eines kurzgefaßten, brauchbaren Films macht (Chüden 1978).
Für endoskopische Filmvorführungen im kleineren Rahmen (bis 20 Personen) reichen Super-8-(bzw. Ektachrom-)Aufnahmen; für Lehrfilme oder größere Vorführungen muß man schon zum 16-mm-Film greifen. Beide Systeme brauchen eine Xenonlichtquelle. Die 16-mm-Aufnahmen sind aber mit erheblich höheren Kosten verbunden, die sich z. B. auch auf Aufarbeitung, Schneiden und Kleben erstrecken, wozu spezielle Geräte benötigt werden. Die besten Resultate der technischen Aufarbeitung werden in professionellen Studios erzielt.
Ein möglichst detailliertes Drehbuch sollte schon *vor* den Dreharbeiten erstellt werden. So wird z. B. erheblich weniger Filmmaterial verbraucht, und die Schneide- und Klebearbeiten verringern sich entsprechend.
Im allgemeinen sollte man auf Zoom-Objektive verzichten. Sie führen eine zusätzliche Variable in einen ohnehin komplizierten Vorgang ein, die meist ein schlechteres Ergebnis zur Folge hat. Nach eigener Meinung ist ein *40-mm-Objektiv* ausreichend, um das Filmformat ohne zu lange Belichtungszeit auszufüllen.
Es lassen sich zwar mit Routinebronchofiberskopen Filmaufnahmen anfertigen, die aber nicht formatfüllend sind; die Ergebnisse sind, in Verbindung mit 8-mm-Ektachrom, ausreichend gut. Bei 16-mm-Filmaufnahmen soll men jedoch das BF 6C20 (Olympus) anwenden.
Im folgenden werden einige grundsätzliche Hinweise zur Technik des Filmens dargestellt.

1. Filmgeschwindigkeit auf 12–16 Bilder/s einstellen.
2. Bronchokinematographiebuch anlegen mit
   a) Filmnummer; die Nummer soll am Anfang eines jeden Filmes aufgenommen werden;
   b) Patientenname, Datum der Aufnahme und Untersucher;
   c) abgelaufene Filmstrecke, die an der Kamera abgelesen werden kann (z. B. 1,6–2,1 m).
3. Vor jeder Aufnahme Patientennamen aufnehmen.
4. Den zu filmenden Gegenstand nah anfahren, Kamera auslösen, und sehr *langsam* und mit *ruhiger Hand* zurückfahren. Unruhige Aufnahmen sprechen für einen unerfahrenen Filmemacher!

Der französische Hersteller *Beaulieu* stellt wahrscheinlich die besten endoskopischen Filmkameras her und liefert sowohl eine 8 mm (Modell R 8-Endoskopie)- als auch eine 16-mm (Modell 11 R 16-Endoskopie)-Version. Für die 8-mm-Kamera ist Kodak Ektachrom-Film empfehlenswert. 16-mm-Filme gibt es als Positiv und Negativ: positive Filme sind vorzugsweise für die einmalige Herstellung gedacht, von dem Negativfilm können dagegen unbegrenzt viele Kopien hergestellt werden (Empfehlung: Eastman Ektachrom Video News Film 7240 Tungsten, bzw. Eastman Colour Negative II Film 7247).

15.4 Bronchovideoskopie

Eine praktische Alternative zum endoskopischen Film bietet die Videotechnik. Ihre Vorteile sind nicht unerheblich:

a) das sofort sichtbare, vergrößerte Bild mit Betonung der Details;
b) die Möglichkeit der optimalen Farbkorrekturen, Scharfstellung und Bildgrößenregelung;
c) „Live"-Übertragungen endoskopischer Befunde für Kollegen, Personal und Auszubildende.

Natürlich kann die Videoaufnahme auch auf Band gespeichert und später für Befunddemonstrationen oder Fortbildungen abgespielt werden.
Allerdings verlangt das Zusammenschneiden von Videobändern ein zweites Aufnahmegerät. Die Bedienung der heute erhältlichen Videoaufnahmegeräte ist erfreulicherweise so einfach, daß diese auch ohne größeren technischen Aufwand möglich ist.
Eine ausgereifte Videoanlage wird von der Fa. Olympus angeboten (***Abb. 125*** und ***126***). Diese Anlage beinhaltet eine kleine Videokamera (Typ OTV-F2), die nur etwa 280 Gramm wiegt und kaum eine Belastung für den Untersucher darstellt. Man kann den endoskopischen Befund unmittelbar durch das Bronchoskop, alternativ am Videoschirm beobachten.
Der große Vorteil der Betrachtung auf dem Videoschirm ist, daß der Untersucher in einer körperlich bequemen Stellung die Untersuchung vornehmen kann und sowohl assistierendes Personal wie auch Studenten und Kollegen die endobronchialen Sichten und Ereignisse miterleben.
Ein Teil der Patienten – bei weitem nicht alle – will auch selbst die endoskopische Befundung mitverfolgen. Die Videoanlage bietet eine hervorragende Gelegenheit – entweder schon während der Untersuchung oder später –, mittels einer Videoaufnahme dem Patienten die Befunde zu demonstrieren. Die Videospeicherung ist darüber hinaus eminent wichtig für die Demonstration eines Karzinombefundes, so daß sich ein Chirurg

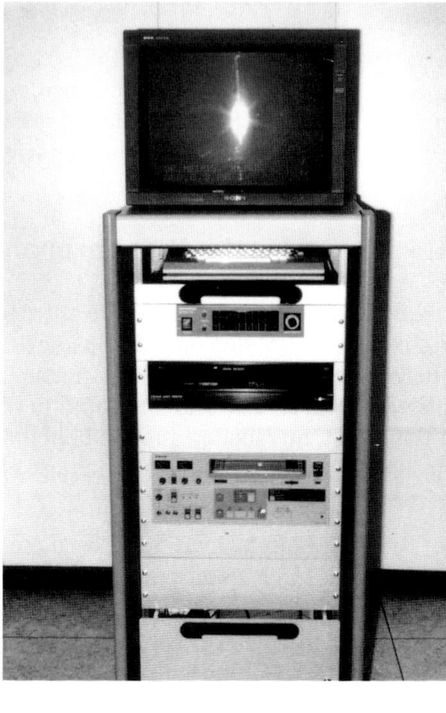

Abb. 125. Eine komplett ausgerüstete Videoanlage und Videowagen: Endokamera OTV-F2, Monitor Sony PVM 2130, Colour-Printer Hitachi VY25E, U-Matic Recorder Sony 7630, Typewriter VTW 100

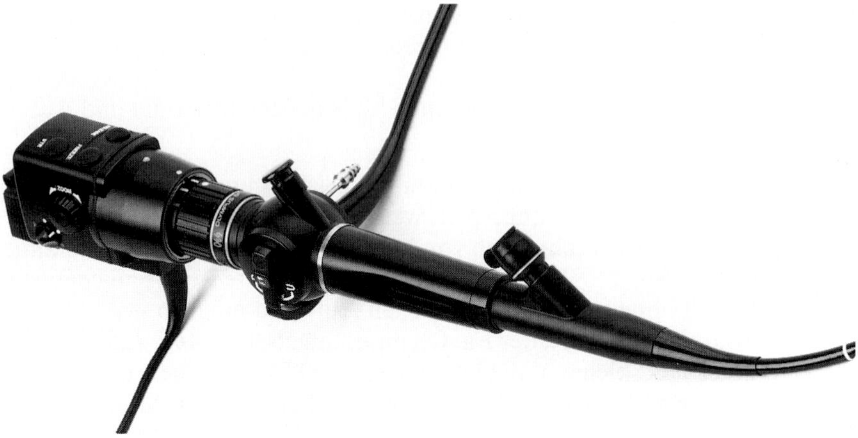

Abb. 126. Die miniaturisierte Videokamera OTV-F2 auf einem Bronchofiberskop montiert. Durch Betätigung der Knöpfe am Kontrollteil kann der Untersucher Bilder stoppen oder auf Videoband aufnehmen

präoperativ ein genaues Bild von den endoskopischen Verhältnissen machen kann, ohne erneut bronchoskopieren zu müssen.
Nicht zur Grundausrüstung gehörend, jedoch recht nützlich, ist eine Videoschreibmaschine, mit der Patientendaten und Befunde jeweils vor der Bandaufnahme eingegeben werden können.

15.5 Großbildprojektion

Verschiedene Firmen (Sony, Philips) bieten Großbildprojektoren an, mit denen endobronchiale Befunde einem noch größeren Kreis demonstriert werden können. Diese beinhalten nicht die Schärfe eines 16- oder 35-mm-Filmes, aber mit der fortschreitenden Technik nähert sich die optische Schärfe immer mehr derjenigen eines Filmes.

15.6 Elektronische Videobronchoskopie

In Kap. 2 und 6 wurden schon die aufregenden Möglichkeiten der Videoendoskopie angeschnitten. Die Videoendoskope übertragen Bildsignale elektronisch und nicht mittels Fiberoptiken. Aus Bildübertragungen mittels Digitalsignalen resultiert eine verbesserte optische Schärfe. Die Kameras sind in die Endoskope integriert und nicht abnehmbar, so daß der Untersucher ausschließlich auf das Bildsignal im Monitor angewiesen ist. Die Kamera (die Größe entspricht in etwa der auch jetzt erhältlichen Videokamera) weist 3 Knöpfe auf:

1. „Freeze": Durch Betätigung wird ein Bild im Videomonitor festgehalten.
2. „Copy": Durch Betätigung können Farbbilder mittels Thermotransverdrücker ausgedruckt werden. Da diese Signale vom Videoschirm übernommen werden, können auch schriftliche Angaben zum Patienten mit ausgedruckt werden. Das Format ist wahlweise veränderlich (***Abb. 127*** und ***128***). Diese Drucker sind erst seit 1988 auf

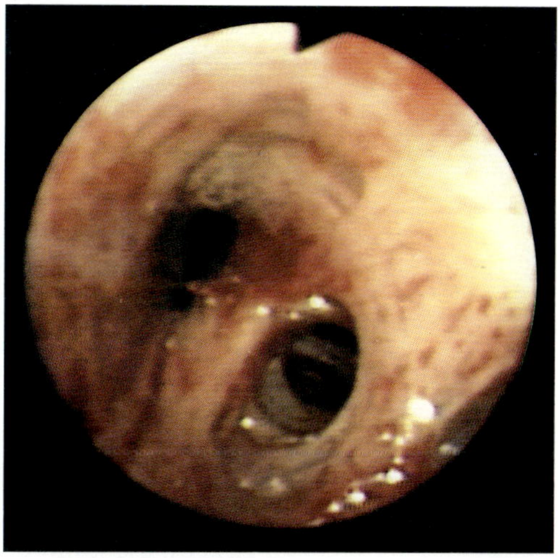

Abb. 127. Ein vom Videoband aufgenommenes Bild, gedruckt unter Anwendung des Thermotransferdruckers ▸

Abb. 128. Formatvariationen ergeben sich beim modernen Transferdrucker; anstelle eines kleinen Bildes kann auch ein Text angebracht werden ▾

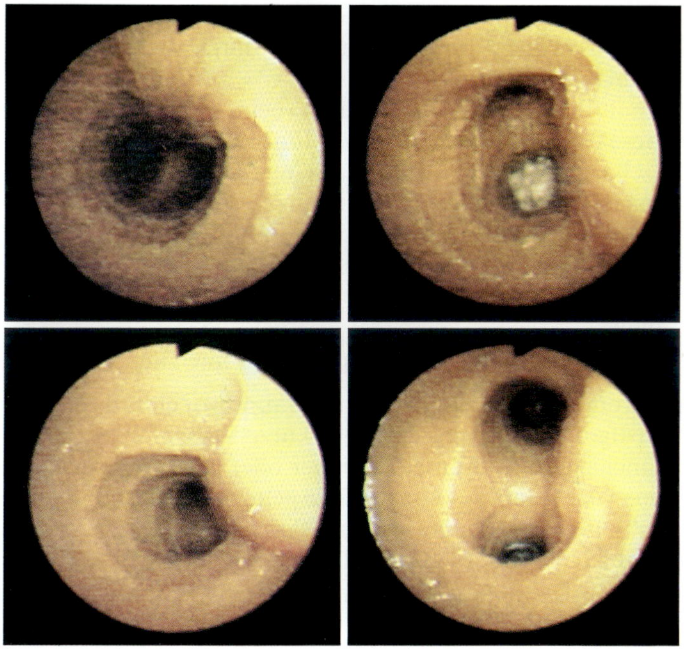

dem Markt; eine erhebliche Qualitätsverbesserung innerhalb der nächsten Jahre ist zu erwarten.

3. „Start/Stop“: Mit diesem Knopf kann die Videobandaufnahme betätigt werden.

Zur Durchführung von Videoübertragungen gelten die gleichen Regeln wie beim Filmen. Es ist sinnvoll, von Anfang an themenspezifische Bänder (z. B. „chronische Atemwegerkrankungen“, „Bronchialkarzinom“ usw.) sowie ein Bronchovideoskopiebuch anzulegen. Vor jeder Aufnahme müssen Name, Geburtsdatum und ggf. Befund eingeblendet und im Buch Patientenname, Untersucher und Datum sowie Strecke des abgelaufenen Bandes (am Videorekorder ablesbar) eingetragen werden.

16 Laser-, Elektro- und Kryotherapie

16.1 Indikationen

Für all diese endoskopisch durchzuführenden Behandlungsmaßnahmen gelten ähnliche Indikationen. Nach eingehender Auswertung der Literatur (Arabian et al. 1984; Emslander et al. 1987; Dierkesmann 1985; Oho 1983; Dumon et al. 1983 u. a) sowie Berücksichtigung der eigenen Ergebnisse kann ein Therapieerfolg vornehmlich bei folgenden Krankheitsbildern erwartet werden:

- inoperable, radio- oder chemotherapeutisch ausbehandelte Tumoren mit deutlicher Stenosierung zentraler Atemwege durch vorzugsweise intraluminales Tumorwachstum (***Abb. 129a–c***);
- multifokale Karzinoidtumoren (beim monofokalen Karzinoid ist eine Manschettenresektion anzustreben; ***Abb. 130–132***);
- zeltartige, narbige Stenosen (sog. Knopflochstenosen), die posttraumatisch oder nach Langzeitbeatmung entstanden sind (***Abb. 133a,b***);
- benigne endobronchiale Tumoren mit Stenosierung der Trachea oder eines Hauptbronchus;
- blutende, endobronchial wachsende Tumoren der Trachea oder eines Hauptbronchus;
- Entfernung von Fremdkörpergranulomen zur Erleichterung der Extraktion.

Bei komplettem Verschluß eines Hauptbronchus durch Tumorgewebe sprechen für ein günstiges Behandlungsergebnis: kurze Verschlußzeit und Stenosestrecke, großer endobronchialer Tumoranteil, geringer oder gar fehlender Pleuraerguß. Tumoröse Infiltrationen der Hauptpulmonalgefäße gelten als Kontraindikation (s. 16.2.2: „Komplikationen“). Eine bronchographische Darstellung der stenosierten Strecke und der Bronchien distal davon ist auf jeden Fall sehr zu empfehlen (***Abb.134***).

16.2 Lasertherapie

16.2.1 Technische Details

Durch einen Neodymium-YAG-Laser der Wellenlänge 1060 mm werden sowohl die Blutstillung als auch die Gewebeverdampfung und Karbonisierung (Fisher 1983) optimal erreicht. Er besitzt als Koagulationslaser bei einer Leistung bis 100 W eine Tiefeneinwirkung von mehreren Millimetern. „Laser“ ist das Akronym für “light amplification by stimulated emission of radiation”, YAG die Abkürzung für Ytrium-Aluminium-Granet. Da die Neodymium-YAG-Laser-Strahlen unsichtbar sind, wird das Behandlungsziel in der Regel mittels niedrigenergischem rötlichem Licht aus einer Heli-

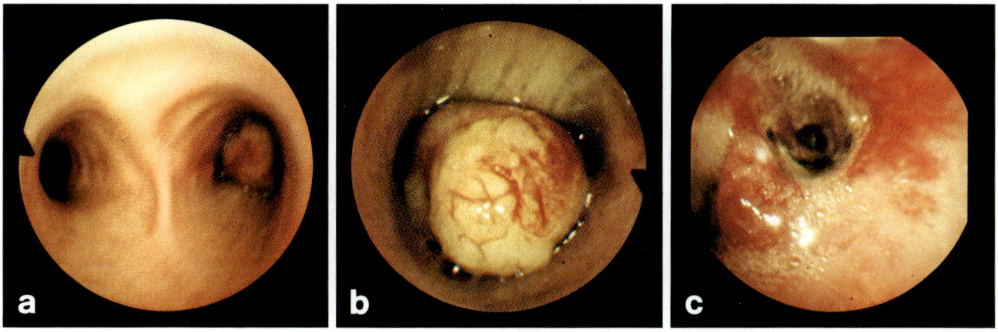

Abb. 129 a–c. Ein „austherapiertes“, rezidivierendes Adenokarzinom des rechten Hauptbronchus vor (**a**, **b**) und nach (**c**) Laserrekanalisation (vgl. Abb. 134)

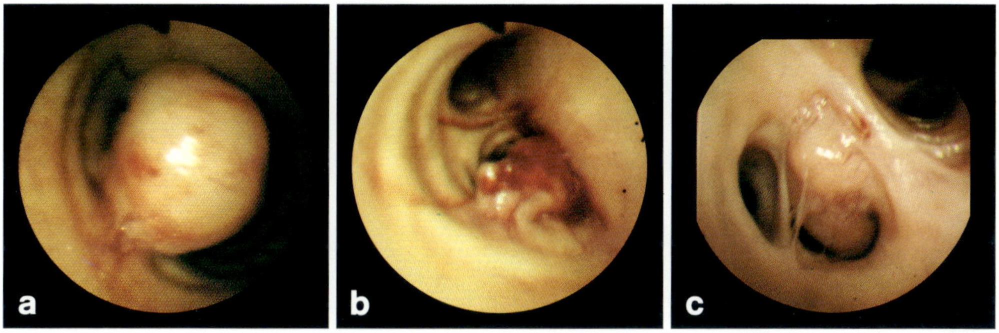

Abb. 130 a–c. Ein multifokales adenozystisches Karzinoid der mittleren (**a**) und distalen (**b**) Trachea sowie des linken Unterlappenbronchus (**c**)

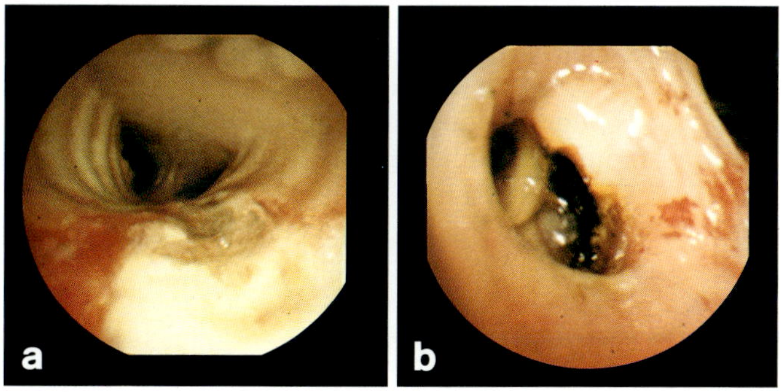

Abb. 131 a, b. Multifokales Karzinoid. **a** Trachea nach Laserung; Vorbefund s. Abb. 123; **b** linker Unterlappenbronchus bei der Koagulation oder Verdampfung (s. Text; für Restzustand des Befundes im LULB, s. Abb. 202)

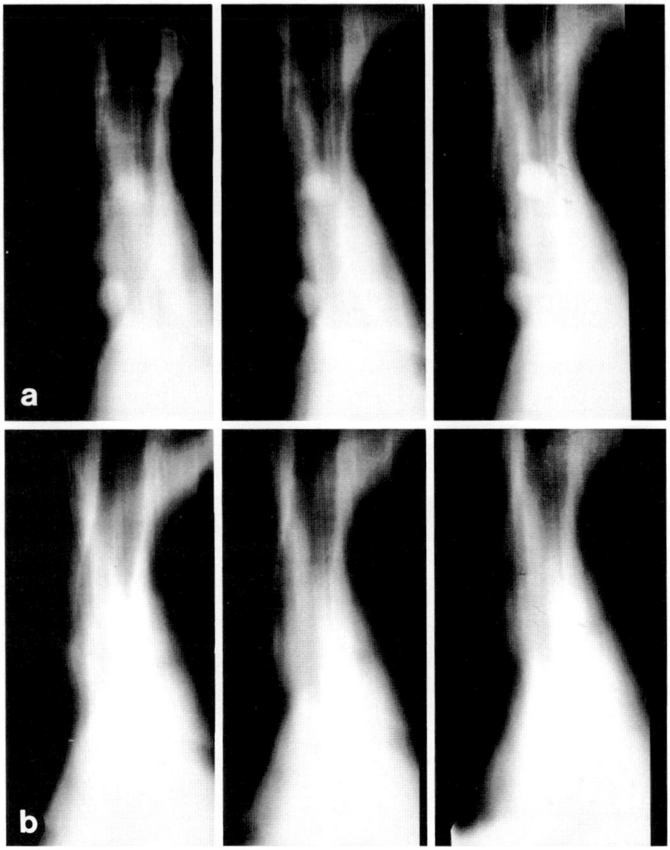

Abb. 132a, b. Tomogramme desselben Patienten wie Abb. 123, 131 und 202. *Links* das Trachealkarzinoid vor Laserung, *rechts* danach (Prof. Dr. Heckemann, Augusta Kranken-Anstalt, Bochum)

um-Neon-Quelle eingestellt. Die Energie wird mittels einer flexiblen Quarzfaser übertragen, deren Spitze durch einen koaxial eingeführten Kohlendioxydstrom vor Überhitzung und Verunreinigung geschützt wird. Der Durchmesser dieses Gesamtkomplexes beträgt 2,0 mm. Als Führungsschiene kann sowohl der Instrumentierkanal eines großkanaligen flexiblen Bronchoskops (Mindestdurchmesser 2,6 mm, besser: 3,2 mm) als auch ein starres System, z. B. die Maaßen-Führungssonde dienen.

16.2.2 Komplikationen

Bevor endoskopische Techniken beschrieben werden, sollen mögliche Komplikationen erwähnt werden, da sie einen unmittelbaren Einfluß auf die Auswahl der Endoskopietechniken haben. Die wichtigsten Komplikationen sind:

- Blutung;
- Explosion und Feuerentwicklung (Casey 1987; Denton et al. 1988);
- Pneumothorax;

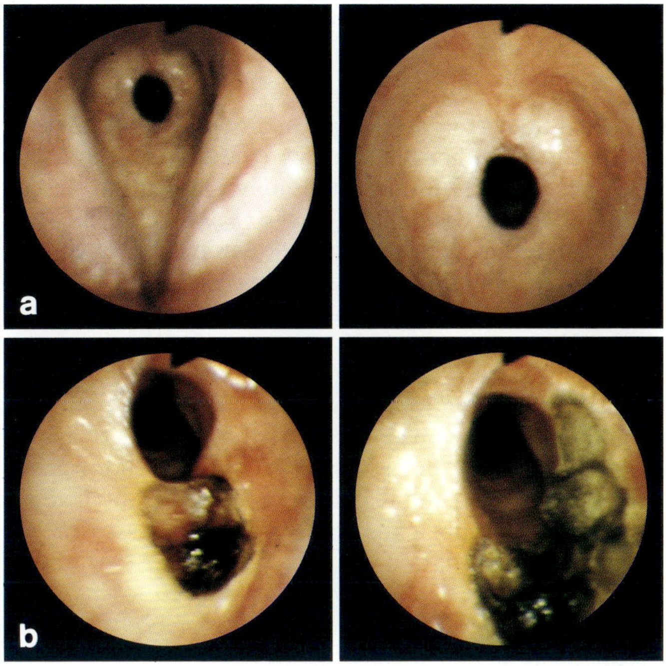

Abb. 133a, b. „Knopflochstenose" unmittelbar ▲ subglottisch nach Tracheostomaverschluß vor **(a)** und nach **(b)** Laserung

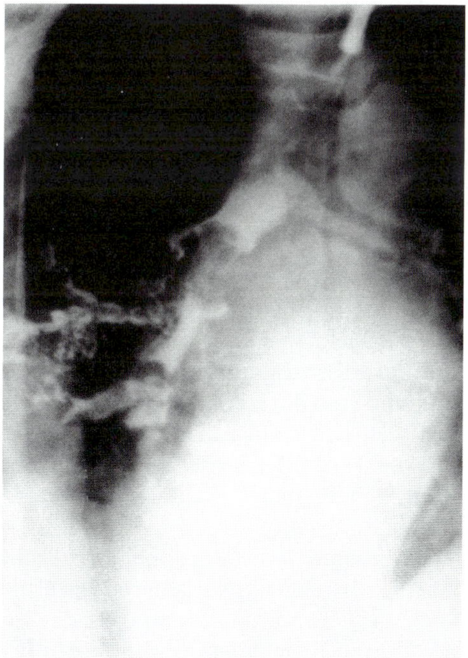

Abb. 134. Bronchographische Darstellung der Stenosestrecke und der distalen Bronchien vor Laserung: eine relativ kurze Aussparung von etwa 2 cm, günstige Voraussetzung für Laserrekanalisation (derselbe Fall wie Abb. 129a–c). Nebenbefund: Perlschnurartige Bronchiektase des Mittellappenbronchus

- tracheo- und bronchoösophageale Fisteln;
- bronchiale Perforation;
- Hypoxämie.

Die Reaktionen auf diese Komplikationen, v. a. der ersten Phase der Lasertherapiezeit, sind nicht einheitlich. Generell wird empfohlen, zunächst eine Pulmonalisangiographie oder eine digitale Subtraktionsangiographie zur Frage des Befalls der pulmonalen Hauptgefäßäste durch einen Tumor vorzunehmen. Bei Fehlen typischer unregelmäßiger tumorbedingter Abbrüche in Pulmonalisästen ist die Gefahr einer Blutung deutlich gemindert. Weiterhin muß zwischen Endoskopikern und Anästhesiologen eine enge Kooperation bestehen, so daß die Beatmung zumindest zum Zeitpunkt des Lasereinsatzes relativ sauerstoffarm gehalten wird ($F_1O_2 < 0,5$) bei gleichzeitiger Kontrolle der peripheren Sauerstoffsättigung.
Der Gebrauch von Monophilamentlaserfasern ohne Schutzhülle und ohne Kohlendioxidkühlung (Denton et al. 1988) ist sehr leichtsinnig und sollte nicht vorkommen. Findet das Verfahren unter Verwendung eines Endotrachealtubus Anwendung, scheinen Tuben aus Silikon und Rüschelit im Hinblick auf die Feuerentwicklung weniger gefährlich zu sein als Tuben aus Polyvenylchlorid (Ossoff et al. 1983). Der Untersucher muß immer peinlichst darauf achten, daß – ehe er einen Stromstoß auslöst – die Spitze der Lasersonde *distal vom Instrumentierkanal zu sehen ist* und daß ein *genügend großer Abstand zwischen der Sondenspitze und der feuer- und explosionsgefährdeten Tubusspitze* besteht. Wenn möglich, soll eine Tumorbehandlung mittels Laser in 2 Phasen erfolgen: Das Tumorgewebe wird zunächst mit einer niedrigen Leistung (20–30 W) bis zu einer Tiefe von ca. 5 mm gelasert, wodurch eine Denaturierung des eiweißreichen Gewebes und eine Koagulation der kleinen Gefäße erreicht wird. In der zweiten Sitzung kann dann die Karbonisation mit höherer Leistung (60–100 W) erfolgen, wonach die Abtragung mit deutlich reduzierter Komplikationsgefahr erfolgen kann (Dierkesmann 1985; Emslander 1984). Der bei der Karbonisation entstehende Schmauch ähnelt einer leicht explodierenden Gasmischung und muß durch Dauersog entsorgt werden. Die Vorteile des starren Bronchoskops, auch im Hinblick auf die Vermeidung von Komplikationen, sind in 16.2.3 erwähnt.

16.2.3 Bronchoskopische Techniken

Bis auf kleinste endobronchiale Manipulationen sind sich alle Untersucher einig, daß die Lasertherapie unter Vollnarkose durchgeführt werden soll. In Übereinstimmung mit Oho sind die Herausgeber der Meinung, daß die meisten Untersuchungen mit einem flexiblen Bronchoskop durchgeführt werden können, wenn auch in speziellen Fällen, z. B. bei Eingriffen in der Trachea, langstreckigen Verschlüssen, gefäßreichen Tumoren und nach Pneumonektomie, dem starren Bronchoskop der Vorzug gegeben werden sollte.
Von anderen Arbeitsgruppen wird jedoch zunehmend häufiger die Benutzung eines starren Bronchoskops generell empfohlen (Dumon et al. 1985; Brutinel et al. 1988; ***Abb. 135***). So werden bis zu 95% der Lasereingriffe in der Mayo-Klinik z. Z. mittels eines starren Bronchoskops durchgeführt (Brutinel et al. 1988). Durch diese Instrumente sind Läsionen der Trachea und der Hauptbronchien leicht erreichbar, das Feuerrisiko ist gering, Rauch und Blut können problemlos entfernt werden, so daß ein guter Überblick über das Operationsfeld ständig gewährleistet ist. Wenn wirtschaftliche oder andere Zwänge das Laserverfahren auf eine einzige Sitzung beschränken, so kann man

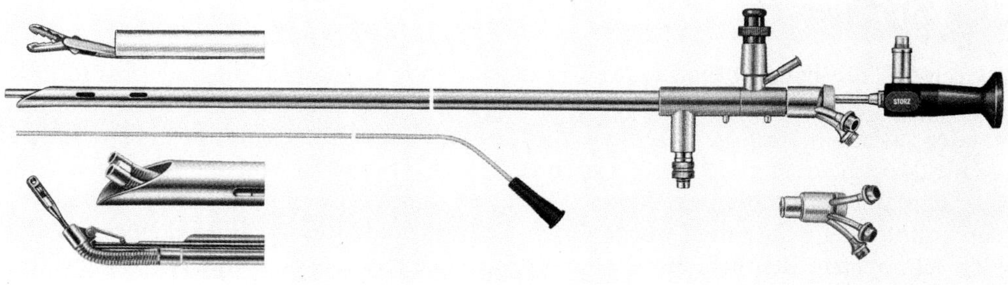

Abb. 135. Laserbronchoskop (Storz) mit folgenden Merkmalen: Instrumentenführung zur gleichzeitigen Verwendung von Lasersonde und Absaugkatheter unter optischer Kontrolle; doppeltes Steuerungsinstrument nach Maassen

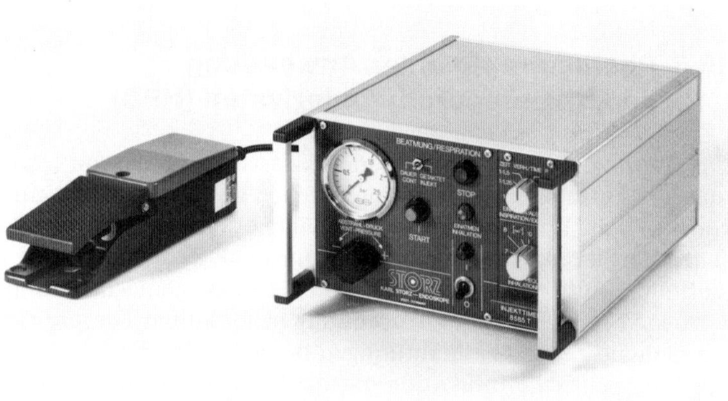

Abb. 136. „Injektomat" (Storz) ermöglicht die Beatmung mit offenem System und erleichtert das Instrumentieren durch starres Bronchoskop

mittels starrem Bronchoskop auch ein Debridement vornehmen (vgl. auch ***Abb. 136***). In jedem Fall besteht aber kein Zweifel, daß der Laserbronchoskopist in der Lage sein muß, auch mit einem starren System zu operieren.

16.3 Elektrokauter

Die Abtragung eines endobronchialen Tumors mittels Elektrokauter kann als Alternative zur Lasertherapie angesehen werden, wenn auch die durch Laser erreichbare präzise Karbonisation nicht gegeben ist. Ein Vorteil liegt jedoch in der günstigeren Wirtschaftlichkeit von Elektrokautersystemen, wie vereinzelte Berichte zeigen (Hooper u. Jackson 1985). Diese Autoren berichten über 3 Patienten, bei denen ein Eingriff mittels Elektrokauter wegen inoperabler hauptbronchusobstruierender Bronchialkarzinome vorgenommen worden ist. Obwohl zufriedenstellende Ergebnisse erzielt werden konnten, kam es bei einem Patienten zu einer Explosion („ohne Verletzung des Patienten") wegen zu hoher Sauerstoffkonzentrationen.

16.4 Kryotherapie

Extreme Kälte bewirkt eine Gewebsnekrose durch Kristallisation und Thrombosierung. Sogenannte Kryosonden werden ähnlich gebraucht wie die Elektrokoagulationssonden. Komplikationsgefahren wie Blutungen, Feuer oder Explosionen sind äußerst gering (Angeboalt et al. 1987). Vergnon et al. (1987) berichten von den Ergebnissen der Kryotherapie bei 8 Patienten, denen z. T. vorher durch Lasereinsatz nicht geholfen werden konnte. Bei 6 Patienten wurde durch die bronchiale Rekanalisation eines inoperablen Tumors eine deutliche Besserung erreicht. Die Kryosonde wurde mittels flexiblem Bronchoskop appliziert. Das System ist preiswert, mobil und schmerzfrei. Die Ergebnisse sind allerdings erst nach 8–10 Tagen zu bewerten.
Gegenüber dem Laserverfahren hat die Kryotherapie den Nachteil, daß ein unmittelbarer Kontakt zwischen Sonde und Gewebe stattfinden muß, wodurch die gezielte Nekrotisierung einer Lasertherapie nicht erreichbar ist.

16.5 Phototherapie unter Anwendung von Hämatoporphyrinderivaten (HPD)

Die Zytotoxizität der Phototherapie in Anwesenheit von Hämatoporphyrinen beruht auf der Sensibilisierung von Tumorzellen auf die Wirkung eines relativ schwachen Infrarotstrahls. Ein Pionier dieses zunächst diagnostischen und später auch therapeutischen Verfahrens ist Balchum (Balchum et al. 1984). Er konnte zeigen, daß durch dieses Verfahren äußerst kleine Tumoren erkennbar gemacht und auch gleichzeitig zerstört werden können. Es findet Anwendung bei okkulten Tumoren (Sputumzytologie positiv für maligne Zellen bei unauffälligen bildgebenden Verfahren).
Als therapeutische Indikation gilt die Nekrotisierung von Tumoren bis zu einer Tiefe von 5 mm (Cortese 1986). Obwohl Balchum die Methode auch bei größeren obstruierenden Tumoren propagiert (Balchum et al. 1984, 1985), hat sie hier bisher keine generelle Akzeptanz gefunden. Trotzdem kann man in Zukunft aufgrund der relativ niedrigen Komplikationsrate eine zunehmende Anwendung dieses Verfahrens erwarten. Die Hauptkomplikation ist die Photosensibilisierung; die Patienten dürfen sich für die Dauer der Therapie nicht ungeschützt der Sonneneinstrahlung aussetzen.

16.6 Zusammenfassung

Trotz der relativ einfachen Handhabung des Lasers weisen die erst kürzlich berichteten schweren Komplikationen (besonders Explosion) darauf hin, daß die unachtsame Handhabung des Lasers erheblichen Schaden anrichten kann. Die genaue Beachtung der einzelnen Schritte zur Vermeidung von Komplikationen, der Einsatz des starren Bronchoskops bei schwierigeren Eingriffen und eine enge Kooperation zwischen dem Bronchoskopisten und dem Anästhesisten sollten aber einen erfolgreichen Einsatz dieser Methode in mittleren und größeren pneumologischen Zentren ermöglichen.

17 Brachytherapie

17.1 Vorgeschichte und Indikationen

Schon der Zeit um die Jahrhundertwende entstammt die sehr verlockende Idee (Curie u. Curie 1898), eine Zerstörung des malignen Tumors bei möglichst geringer Schädigung des gesunden Gewebes durch unmittelbare Annäherung einer Strahlenquelle zu erreichen. Wegen des leichteren Zugangs zu Unterleibsorganen und der Möglichkeit, Bestrahlungssonden hier länger liegenzulassen, fand zunächst eine routinemäßige Anwendung der lokalen intraluminalen Bestrahlung in der Gynäkologie statt (Henschke 1960). Für die Bronchologie bestanden die Nachteile damals besonders in der sehr langen Expositionsdauer von 18–24 h bei Verwendung von ^{222}Rn oder 3–4 h bei ^{60}Co, der Notwendigkeit einer Allgemeinnarkose und der schließlich nicht unerheblichen Strahlenbelastung von 135 mm rem pro Eingriff für den Untersucher (Schlungbaum et al. 1962).

Frühere sporadische Versuche, mittels starrer Bronchoskope radioaktive „Seeds" bei Patienten mit einem Bronchialkarzinom zu inplantieren (Kernan u. Cracovaner 1929; Eicken 1937), setzten sich wegen unkalkulierbarer lokaler Nebenwirkungen sowie wegen der Strahlengefährdung des Pflegepersonals nicht durch. Eine Ausnahme scheint die Implantation radioaktiver ^{198}Au-Seeds mittels flexibler Bronchoskope zu machen – ein Verfahren, von dem in jüngster Zeit vereinzelt relativ optimistisch berichtet worden ist (Rabie et al. 1986; Mittal et al. 1984) und das aufmerksam beobachtet werden sollte. Die Plazierung dieser radioaktiven Seeds, ihr gelegentlicher Verlust und ihre Entfernung scheinen für dieses Verfahren jedoch schwer lösbare methodische Probleme darzustellen.

Der viel elegantere Ansatz scheint das endobronchiale „Afterloading" mit ^{192}Jr zu sein, ein Verfahren, das v.a. durch Schumacher (1985) und Macha et al. (1986), aber auch durch Alberti et al. (1986) propagiert und verfeinert wurde. Diese Maßnahme kann grundsätzlich in Lokalanästhesie vorgenommen werden, sodaß sowohl schwerkranke als auch ambulante Patienten behandlungsfähig sind. Häufig sterben letztendlich Patienten, denen durch dieses Verfahren palliativ geholfen werden konnte, infolge von Metastasen oder Tumorkachexie und müssen so nicht die qualvollen Symptome des langsamen Erstickens erleben (vgl. hierzu 17.5).

„Afterloading" steht für ein strahlentherapeutisches Nachladeverfahren, bei dem eine blinde Applikationssonde zunächst ohne „Strahler" an den Tumorherd gebracht und dann mit Hilfe einer Fernsteuerungsautomatik eine Strahlenquelle aus einem Schutzbehälter für die Dauer der Bestrahlung in der Sonde fortbewegt wird. Das Behandlungsprinzip des möglichst nahen Heranführens einer Strahlenquelle mit hoher Dosis und steilem Dosisabfall auf kleinerem Raum wird als Brachytherapie bezeichnet (Bublitz et al. 1967; Schlungbaum et al. 1962).

Die Indikationen für solch eine endobronchiale Kleinraumbestrahlung mit ^{192}Jr („high dose") werden wie folgt angegeben (mod. nach Macha et al. 1986):

1. intrabronchial wachsender Tumor mit Stenose der Hauptbronchien oder Trachea nach Ausschöpfen sonstiger Therapiemöglichkeiten;
2. extraluminale tumorbedingte Kompression nach Ausschöpfen sonstiger Therapiemöglichkeiten;
3. tumorbedingte Atelektasen bei Verschluß der Hauptbronchien;
4. inoperable adenozystische Karzinome;
5. Stumpfrezidive;
6. kleinvolumige Dosiserhöhung bei Kombinationsbehandlung (perkutane Strahlentherapie plus Brachytherapie).

17.2 Methodik

Da Patienten, die für eine Afterloadingtherapie in Frage kommen, häufig an einer unspezifischen bronchialen Hyperreagibilität leiden, sollte die prämedikative Vorbereitung wie bei Asthmatikern Kortikosteroide einschließen (s. S. 54). Der Untersucher betäubt den Rachen gründlich mit einem Lokalanästhetikum und intubiert ein flexibles Bronchoskop transoral, inspiziert die Trachea und das zu bestrahlende Gebiet und nimmt auch hier eine gründliche Lokalanästhesie vor. Unter Benutzung des Bronchoskops als Leitschiene wird vorsichtig und unter rotierenden Bewegungen ein Endotrachealtubus (ETT) eingeführt und das Bronchoskop entfernt (***Abb. 137–142***). Die vorherige Benetzung der Spitze des ETT mit Xylocaingel erleichtert die Intubation. Nun schiebt der Untersucher die Führungssonde durch den ETT und entfernt diesen anschließend, wobei er sich vergewissert, daß die Sonde in situ bleibt. Anschließend erfolgt eine erneute transorale Intubation des Bronchofiberskops, wonach unter Sicht die Sonde entsprechend der zu bestrahlenden Strecke präzise plaziert wird. Vereinfacht wird das Vorgehen durch eine vorherige Abmessung und Markierung der proximalen Grenze der zu bestrahlenden Strecke auf der blinden Sonde. Gegebenenfalls sollte eine Röntgenthoraxaufnahme im p.-a.-Strahlengang die Lage der Führungssonde dokumentieren. Die Führungssonde wird am Patienten durch Pflasterzügel fixiert und mit dem proximalen Ende an dem Schutzbehälter der Iridiumquelle (Gamma Med. II, Fa. Sauerwein; ***Abb. 143–145***) angeschlossen. Bis auf den Patienten verlassen daraufhin alle Personen den Behandlungsraum; die weitere Beobachtung des Patienten erfolgt über einen Videomonitor; die Kreislaufverhältnisse werden mittels EKG-Monitor kontrolliert. Eine Gegensprechanlage ermöglicht einen kontinuierlichen Kontakt.
Über das Afterloadingsteuerungssystem werden die Kurven der Isodosen eingezeichnet, die nach dem Inversquadratgesetz berechnet worden sind (***Abb. 146***). Somit erhalten im Gegensatz zur perkutanen Bestrahlung die tumornahen Bezirke hohe Strahlendosen unter weitgehender Schonung des umgebenden Lungenparenchyms.
Bei der Brachytherapie werden in Abständen von 1–2 Wochen jeweils 5–8 Gy verabreicht, bis zu einer Gesamtdosis zwischen 25 und 30 Gy (***Abb. 147a,b***).

17.3 Laserrekanalisation und Brachytherapie

Die Brachytherapie ist nicht immer problemlos einsetzbar, zumal wenn neben dem Tumor für das Einlegen der Führungssonde nicht genügend Platz ist. Unter der Voraussetzung eines intraluminalen Tumorwachstums (im Gegensatz zur extraluminalen Tumorkompression) und bei möglichst geringer zeitlicher Stenosierung und kurzstreckiger

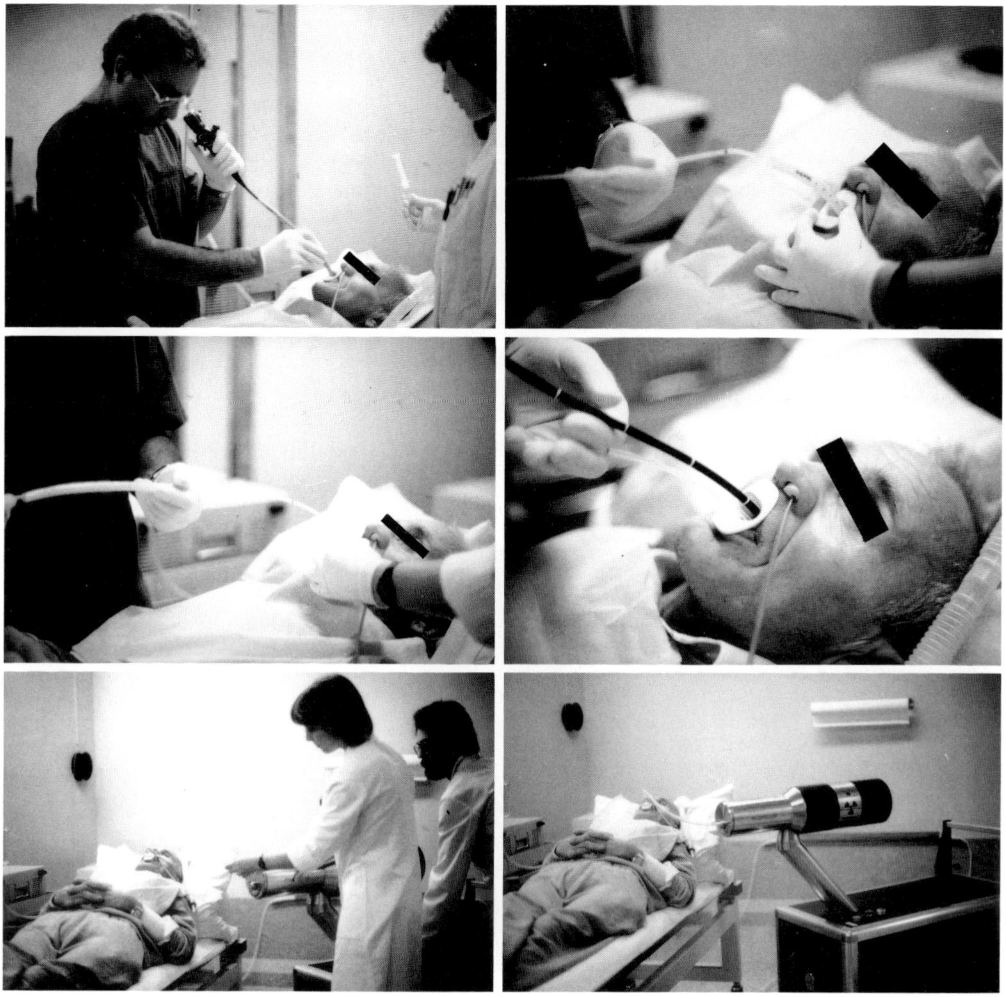

Abb. 137–142. Endoskopische Technik bei der Brachytherapie.

Abb. 137 *(oben links)*. Durch vorsichtige Drehbewegungen schiebt der Untersucher den Endotrachealtubus (ETT) über das als Schiene dienende Bronchoskop in die Luftröhre

Abb. 138 *(oben rechts)*. Den blinden Katheter schiebt der Untersucher durch den liegenden ETT in das Bronchialsystem

Abb. 139 *(Mitte links)*. Sich vergewissernd, daß der blinde Katheter in situ bleibt, entfernt der Untersucher den ETT

Abb. 140 *(Mitte rechts)*. Nach Wiedereinführung des Bronchoskops plaziert man den Katheter unmittelbar neben den Tumor

Abb. 141 *(unten links)*. Das proximale Ende des Katheters schließt die Schwester an die Schutzhülse der Irridiumquelle

Abb. 142 *(unten rechts)*. Die Irridiumquelle wird in dem blinden Katheter durch Fernbedienung nachgeladen ("after-loading")

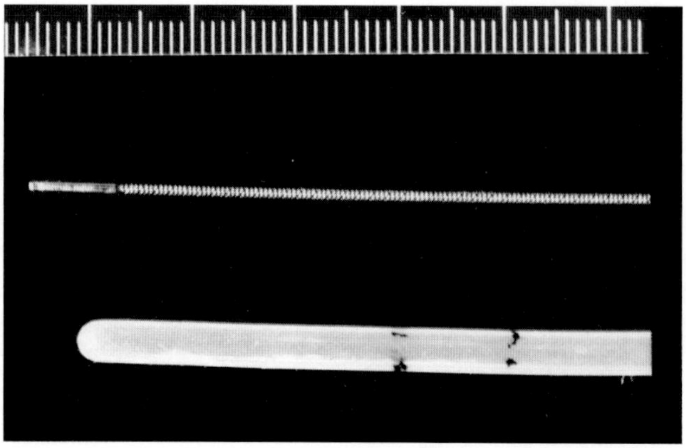

Abb. 143. Die Spitzen des blinden Katheters *(oben)* und der Irridiumstrahlenquelle *(unten)*

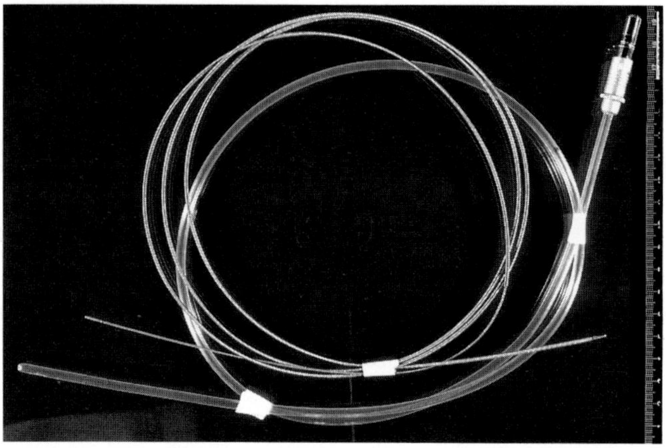

Abb. 144. Der gesamte blinde Katheter und der Führungsdraht für die Irridiumquelle, die nur etwa 1 cm der Spitze ausmacht

Verlegung bietet sich die Laserrekanalisation an (Allen et al. 1985; Dierkesmann u. Huzly 1983; Macha et al. 1986; Emslander et al. 1985). Bei solchen fortgeschrittenen Stenosen ist es äußerst wichtig, daß die Ausdehnung der Tumorverlegung objektiviert wird (s. ***Abb. 134***); durch eine bronchographische Darstellung kann der Operateur im voraus die zu rekanalisierende Strecke berechnen.
Das Prinzip der Kombinationstherapie ist in ***Abb. 148a–d*** dargestellt.
Die Abgrenzung zwischen Laser- und/oder Afterloadingtherapie wurde von Emslander (1985) schematisch dargestellt (***Abb. 149***). Daraus geht hervor, daß die extraluminale Tumorkompression nur der Brachytherapie zugänglich ist (***Abb. 147a,b***); der Einsatz eines Lasers ist hier absolut kontraindiziert. Wir betonen dies besonders, da bekanntgeworden ist, daß gesunde Schleimhaut durch Laser mit dem Ziel karbonisiert worden ist, einen extraluminalen Tumor zu erreichen!

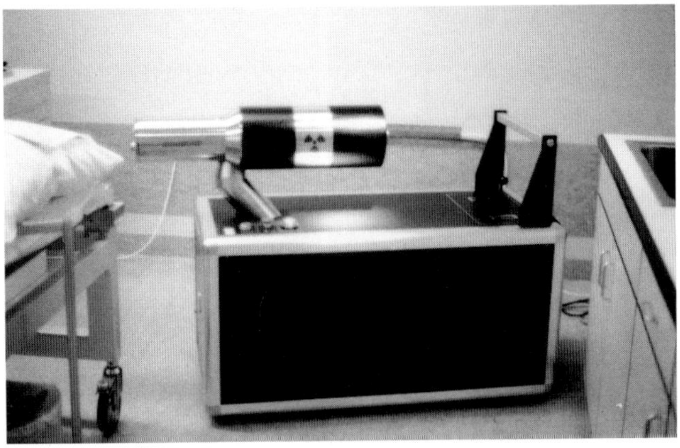

Abb. 145. Das Sauerwein-Brachytherapie-Gerät, das das Standardinstrument der Kleinraumbestrahlung darstellt

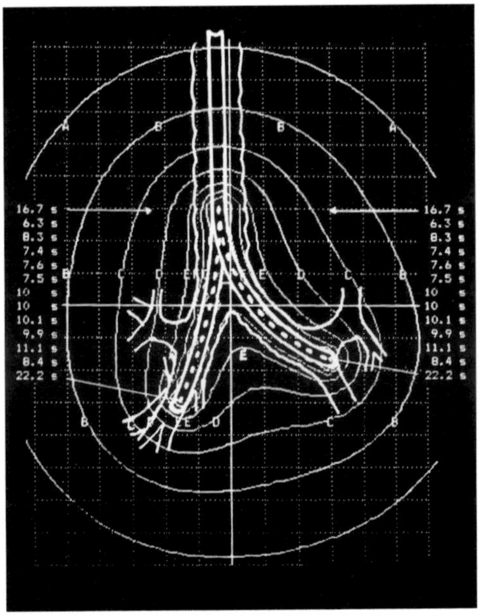

Abb. 146. Die Isodosenverteilung bei der endobronchialen Kleinraum-Therapie; steiler Abfall der Isodosen mit Entfernung von Strahlenquelle

17.4 Ergebnisse

Verschiedene Betrachtungsserien liegen inzwischen vor, Voll- oder Teilremissionen konnten bei 62% von 106 Patienten (Macha et al. 1986), eine signifikante Abnahme des Stenosegrades ($p < 0{,}01$) bei 72 Patienten (Emslander 1988) erzielt werden. Ähnliche Beobachtungen wurden von uns (***Abb. 147a,b***) und anderen Autoren gemacht (z. B. Alberti et al. 1986; Allen et al. 1985; Schray et al. 1985). So stellt die moderne Brachytherapie unter Anwendung der Afterloadingtechnik ein hervorragendes palliatives Therapiekonzept für die bisher nicht mögliche Bestrahlung kleiner Tumorgebiete dar.

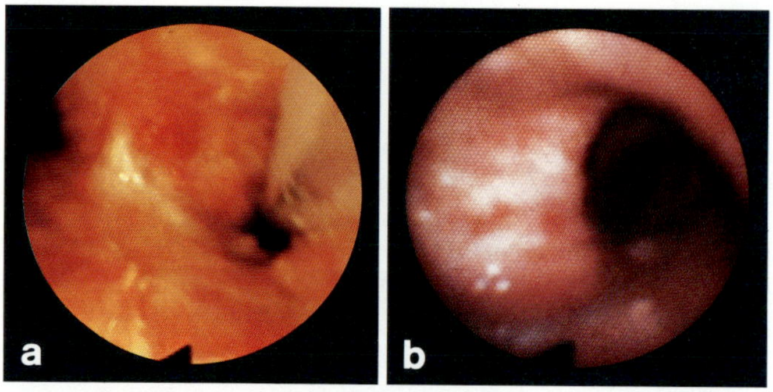

Abb. 147. a Der liegende blinde Katheter neben einem submukös rezidivierten Plattenepithelkarzinom des rechten Hauptbronchus; **b** Teilremission nach Applikation von 28 Gy in 4 Sitzungen

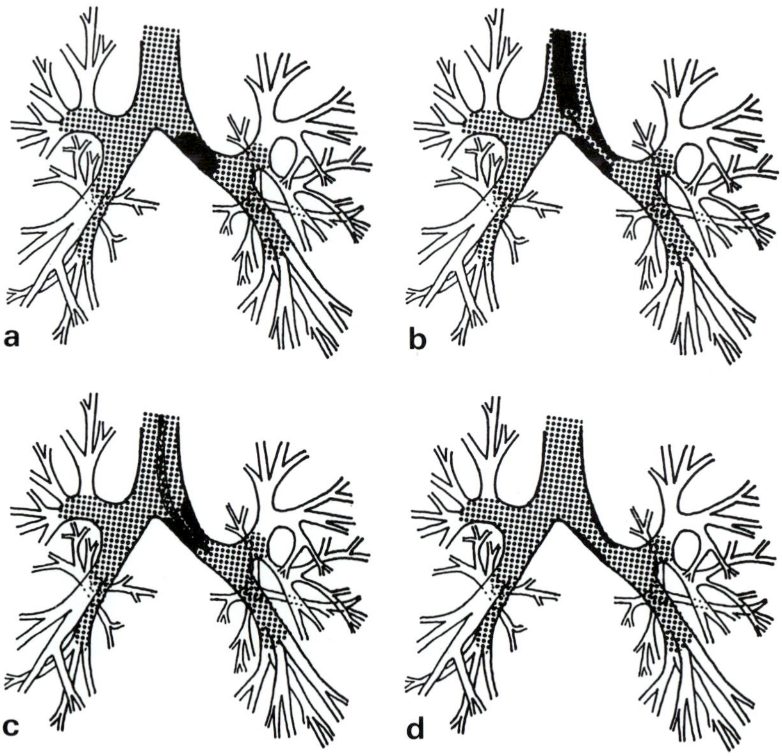

Abb. 148a–d. Schematische Zeichnung der Kombinationsmöglichkeiten von Laser- und Brachytherapie. **a** Komplette Stenose eines Hauptbronchus. **b** Rekanalisation durch Lasertherapie. **c** Einbringen der blinden Führungssonde in den Kanal. **d** Nach Brachytherapie Tumorrückbildung

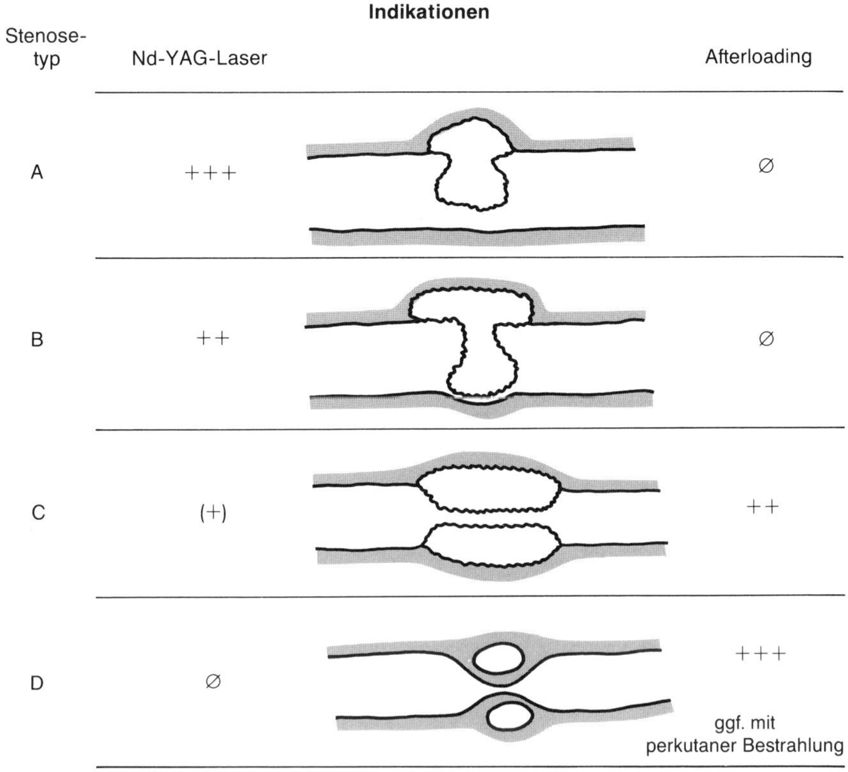

Abb. 149. Indikation für Laser- und/oder Brachytherapie in Abhängigkeit vom Wachstumsmuster des Tumors. (Nach Emslander et al. 1985)

17.5 Komplikationen und Kontraindikationen

Unmittelbare und relativ leichte Komplikationen sind Bestrahlungsmucositis, vorübergehende Zunahme der Hustensymptomatik und narbige Umwandlungen gesunder Bronchialschleimhaut, die das Bestrahlungsgebiet tangiert (Khanavkar et al. 1989).
Die Hauptkomplikationen der Laser- und/oder Brachytherapieverfahren sind tracheo- oder bronchoösophagale Fisteln, Blutungen oder massive Eiterentleerungen nach Eröffnen einer Stenose.
Die Inzidenz einer massiven Hämoptoe mit tödlichem Ausgang divergiert mit Angaben zwischen 5,7% und 25% sehr (Macha et al. 1987; Seagren et al. 1985). Da diese Serien pneumologischen Zentren mit einem relativ großen Anteil überregional zugewiesener Patienten entstammen, wäre es denkbar, daß ein Teil dieser Patienten der Nachsorgestatistik entgangen ist. Aus einer kleineren Serie von 11 Patienten, die bis zu 17 Monate nachbeobachtet worden waren, wurde eine tödliche Hämoptoe in 6 Fällen gesehen (Khanavkar et al. 1989).
Fajardo u. Lee (1975) untersuchten die bei 11 Patienten nach Bestrahlung aufgetretenen Rupturen pulmonaler Gefäße. Sie kamen zu der Schlußfolgerung, daß nicht durch die Bestrahlung selbst, sondern durch eine vorherige Verletzung (Chirurgie, Inflammation) eine Prädilektion zur Ruptur bestand. Detaillierte radiologische Untersuchungen der

Tumorumgebung vor Lasertherapie von Pearlbury et al. (1985) zeigten große pulmonale Gefäße nur 1–3 mm entfernt von Karzinomen der rechten und linken Hauptbronchien. Nach diesen topographischen Verhältnissen würde eine hohe hämorrhagische Komplikationsrate bei diesen Eingriffen nicht überraschen.
Eine Fistelbildung ist hauptsächlich dann zu befürchten, wenn der Tumor einen größeren Wanddefekt und/oder ausgedehnte mediastinale Infiltrationen bedingt. Bei solchen Situationen sollte man möglichst einer vorsichtigen Lasertherapie den Vorzug geben; die Brachytherapie muß hier, wenn überhaupt, niedrigdosiert durchgeführt werden, evtl. auch in größeren Zeitabständen mit regelmäßigen endoskopischen Kontrollen. Bildgebende Verfahren (Pulmonalisangiographie, DSA) sollen genau wie bei der Lasertherapie ausschließen, daß die Hauptpulmonalgefäße tumorinfiltriert sind. Führt die Lumenfreilegung zur Abszeßentleerung mit der gefährlichen Komplikation einer kontralateralen Aspiration, so muß bis zur ausreichenden Entleerung auf einen doppellumigen Tubus umintubiert werden.

17.6 Aussicht

Schonend und relativ einfach in der Durchführung, erweitert die endobronchiale Brachytherapie mit Nachladetechnik die Therapiemöglichkeiten schwerkranker Patienten, denen man durch dieses palliative Verfahren v.a. die erschütternden Symptome des langsamen Erstickungstodes ersparen kann. Im Hinblick auf potentielle hämorrhagische und Fistelkomplikationen sollte die Indikation sorgfältig gestellt werden.

18 Forschungsansätze der Bronchofiberskopie

18.1 Mukoziliäre Klärfunktion

Zahlreiche Untersuchungen der Flimmerepithelaktivität des Tracheobronchialbaumes erfolgten an Hand von Zellkulturen (Ballenger et al. 1966; Satir 1974) und Tiermodellen (Borhaus u. Deyrup 1953; Rylander 1966; Iravani 1971; Iravani u. Melville 1974; Giordano u. Holsclaw 1976). Röntgenographische (Berke u. Roslinski 1971) und nuklearmedizinische Methoden (Yeates et al. 1975; Müller et al. 1975; Konietzko et al. 1975; Mossberg et al. 1976) ermöglichten es, diese Untersuchungen indirekt am Menschen durchzuführen. Die direkte Bestimmung der Flimmerepithelaktivität in vivo gelang jedoch erst Sackner et al. (1973b) durch die Anwendung der Bronchokinematographie. Bei intratrachealer Lage des Fiberbronchoskopes werden Teflonplättchen mit 1,0 mm Durchmesser und 0,8 mm Dicke auf die Schleimhaut gebracht. Durch Anwendung einer verzögerten kinematographischen Technik (time-lapse cinematography) filmt man die kranial gerichtete Bewegung dieser Plättchen, die an Größe ständig zunehmen. Sind Plättchengröße und Projektionsbild standardisiert und Filmgeschwindigkeit bekannt, kann die Plättchengeschwindigkeit errechnet werden. Mit Hilfe dieser Methode konnten Sackner et al. (1973a) zeigen, daß die Gabe von 50%igem Sauerstoff für 30 h die Klärfunktion auf 51% erniedrigt, während sie mit einer 100%igen Sauerstoffgabe nach nur 2 h auf 45% gesenkt wird (1973a, 1975, 1976b). Die Auswirkungen dieser Erkenntnisse einer zu hohen O_2-Konzentration bei der Beatmung sind für die Intensivpflege nicht ohne Bedeutung.

Mit dieser und ähnlichen Methoden konnte die Wirkung einer Reihe von weiteren Substanzen auf die Geschwindigkeit der Flimmerepithelaktivität untersucht werden, unter anderem Terbutalin (Wood et al. 1975; Santa Cruz et al. 1974), Carbuterol (Sackner et al. 1976a), anderen β-adrenergen Substanzen (Konietzko et al. 1975; Friedman et al. 1977a; Mossberg et al. 1976), Aminophyllin (Serafini et al. 1976), Beclomethasondipropionat (Sackner et al. 1977), Halothan (Forbies 1976), Rauch und SO_2 (Goodman et al. 1978) und schließlich Physiotherapie und Luftbefeuchtung (Chopra et al. 1977).

Auch wir haben uns intensiv für die methodischen Probleme der mukoziliären Klärfunktion interessiert (Nakhosteen 1981). Die von Sackner et al. (1973b) und Friedmann et al. (1977a) angegebene röntgenologische Methode zur Bestimmung der trachealen Klärfunktion wurde modifiziert und verbessert (Nakhosteen et al. 1981), so daß es zu einer ganz erheblichen Senkung der Röntgenbelastung pro Untersuchung kam [von um 200 mrad auf 15 mrad- (2 m Gy auf 0,15 m Gy); zum Vergleich ist die Strahlendosis einer Thoraxübersichtsaufnahme etwa 40–45 mrad (0,4–0,45 m Gy)]. In der klinischen und experimentellen Forschung ergeben sich für diese Methode sehr viele Anwendungsmöglichkeiten, so z. B. in dem Bemühen, den „potentiellen Bronchitiker“ in einem Raucherkollektiv zu identifizieren, da es klinische und experimentelle Hinweise gibt, daß eine Verlangsamung der trachealen Klärfunktion einer Bronchitis vorausgeht (Wanner et al. 1975). Da die Methode apparativ nicht sehr aufwendig ist, nur etwa 20 min in Anspruch nimmt und eine gute Reproduzierbarkeit aufweist, scheint eine Anwendung im größeren Rahmen denkbar und sinnvoll.

18.2 Röntgenologische Bestimmung der Klärfunktion

Die apparative Ausstattung umfaßt:

a) Bronchofiberskop,
b) Röntgendichtes Zentimetermaß,
c) Stanzer (Teflon tape punch, Small Parts, Inc., 6901 NE 3rd. Avenue, Miami 33138, FLS, USA),
d) 50/-Wismuth-beschichtetes Teflonband (Wismuth-coated Teflon tape for punch, Chemplast, 04-150 Dey Road, Wayne, New Jersey 07074, USA),
e) Preßluftquelle.

Nüchterne Probanden werden wie üblich lokalanästhesiert und waagrecht auf dem Röntgentisch gelagert. Das Bronchofiberskop intubiert man transnasal, bis die Spitze gerade oberhalb der Stimmbänder liegt. Es erfolgt eine einmalige Betäubung der Stimmbänder mit 2 ml 4%iger Lidocainlösung. Der Stanzer wird mit der einen Seite an die Preßluftquelle, mit der anderen an das Endoskop angeschlossen (***Abb. 150***). Durch mechanische Auslösung werden einzelne Partikel hergestellt (***Abb. 151***) und in die Luftröhre geblasen. Nachdem 15–20 Partikel in der Trachea sind, extubiert man das Endoskop. Das röntgendichte Meßband legt man auf die Trachea, und die Blende wird so eingestellt, daß nur die Trachea dem Röntgenstrahl ausgesetzt ist. 5 min nach der Extubation werden 6–10 Aufnahmen in einminütigen Abständen ausgelöst. Hiernach

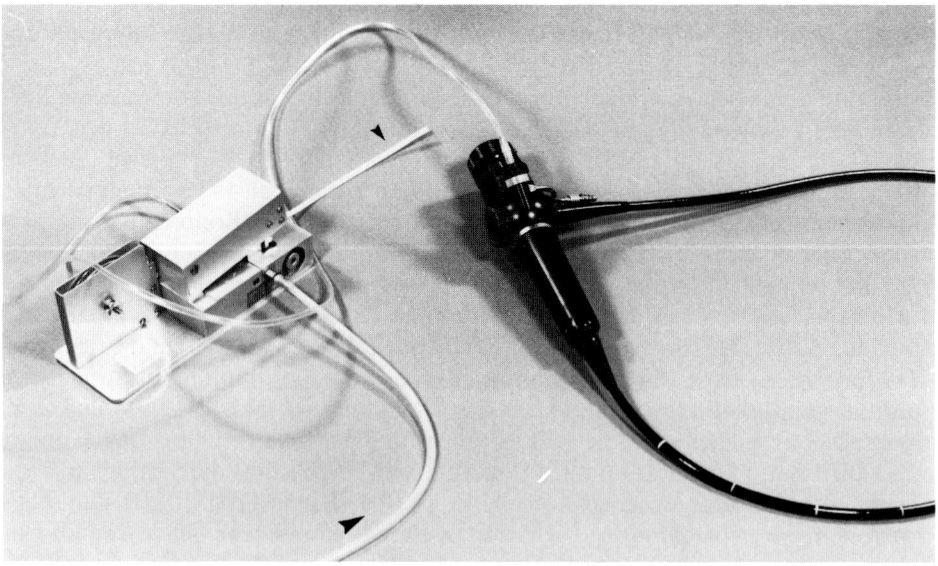

Abb. 150. Teflonbandstanzer mit einem Verbindungsschlauch am Ostium des Instrumentierkanals angeschlossen. *Pfeil oben* zeigt auf das Teflonband, *Pfeil unten* auf Druckluftzubringerschlauch

kann der Proband die restlichen Partikel abhusten. Die entwickelten Aufnahmen werden nebeneinander befestigt, die Strecke der Gesamtbeweglichkeit aller Partikel ausgemessen und durch die Zeit dividiert, so daß die tracheale Klärgeschwindigkeit (TKG) in mm/min errechenbar ist.
Nur zwei Beispiele sollen hier demonstriert werden. ***Abbildung 152*** zeigt die tracheale Klärfunktion eines normalen 19jährigen Probanden, der eine TKG von 19 mm/min hat. ***Abbildung 153*** zeigt denselben Probanden 15 min nach intratrachealer Gabe von 2 × 20 ml Zigarettenrauch: Die akute Rauchexposition führt zu einem Abfall der TKG auf 5 mm/min!

Weitere Forschungsansätze. Die negative Auswirkung des zu starken Absaugens auf die Bronchialmukosa konnten Sackner et al. (1973c) durch eine endoskopische Filmtechnik demonstrieren. Ihre Bemühungen führten zu der Entwicklung eines atraumatischen Absaugekatheters, der auf dem Markt erhältlich ist.
Unterschiede in den regionalen Gasaustauschverhältnissen können durch die Fiberbronchoskopie näher präzisiert werden. Die selektive Luftentnahme aus ausgewählten Segmenten kann wichtige Hinweise über diese Gasaustauschverhältnisse geben. Eine weitere mögliche Anwendung wäre die Bestimmung von Ventilations-Perfusions-Störungen, die beispielsweise nach Lungenembolie auftreten können (Ashburn u. Moser 1973; Williams et al. 1979).
Medikamente können in einer hohen Konzentration in ausgewählte Segmente instilliert werden. Die Untersuchungen zur Pharmakokinetik verschiedener Medikamente werden durch das Bronchofiberskop erleichtert. So kann man zum Beispiel den Inhalt eines Dosieraerosols in sehr hoher Konzentration durch den Instrumentierkanal einbringen, um anschließend die Resorption im Bronchialtrakt zu bestimmen (Knight u. Clarke 1977).
Auch die Auswirkung verschiedener Medikamente auf die Bronchialschleimhaut kann mit Hilfe des Bronchofiberskopes sowie histologischer und elektronenmikroskopischer Auswertung der Schleimhautproben untersucht werden (Anderson et al. 1977).
Auf Grund ihrer geringen Patientenbelastung und der sehr niedrigen Komplikationsrate kann die fiberoptische Bronchoskopie zur Beurteilung verschiedener chronischer Einwirkungen auf die Bronchialschleimhaut Anwendung finden. Zum Beispiel kann die

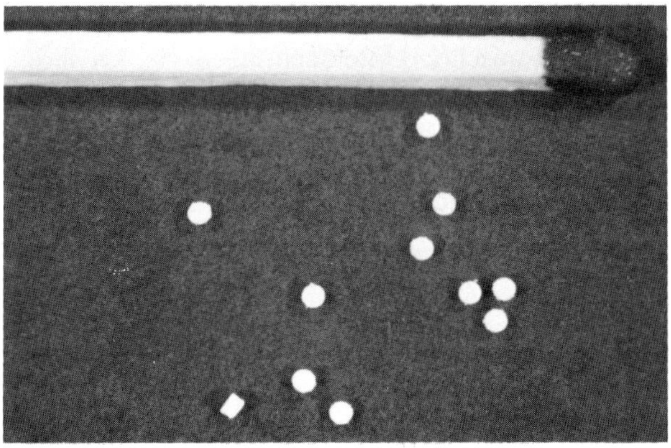

Abb. 151. Die Testpartikel für die röntgenologische Bestimmung der trachealen Klärgeschwindigkeit. Die röntgendichten Partikel sind 1 mm breit, 0,8 mm dick und wiegen 1,76 mg

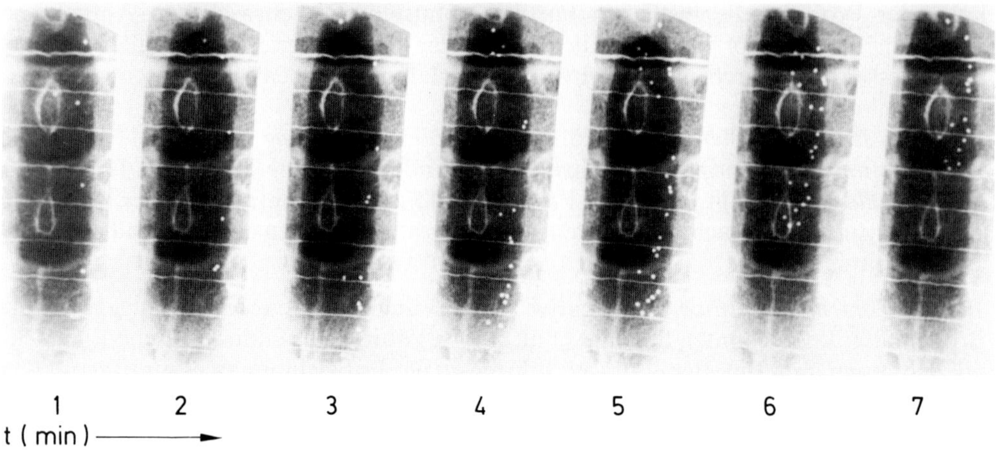

Abb. 152. Röntgenologische Ermittlung der trachealen Klärgeschwindigkeit (TKG), Normalproband mit einer TKG von 19 mm/min (dicke Drahtmarkierung nach kranial gerichtet)

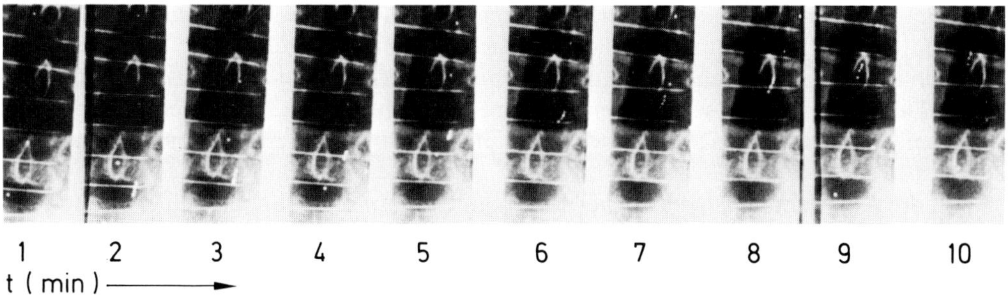

Abb. 153. TKG bei einem normalen Nichtraucher 15 min nach Gabe von 2mal 20 ml Zigarettenrauch in die Trachea. Die TKG fällt von 19 auf 5 mm/min ab

Auswirkung von Kohlenstaub oder industriellen Dämpfen durch serienmäßige fiberbronchoskopische Untersuchungen makroskopisch und histologisch abgeklärt werden.

18.3 Die bronchoalveoläre Lavage in der Forschung

Wegen der Komplikationsarmut der bronchoalveolären Lavage (BAL) wird dieses Verfahren zunehmend bei Untersuchungen zur Ätiopathogenese verschiedener Krankheitsbilder angewendet, so z. B. beim von Asthma bronchiale und bei verschiedenen chronischen Pneumonitiden. Strenge Richtlinien sind jedoch hierbei zu beachten (Summary and Recommendations of Workshop 1985), wobei vor allem eine Kontraindikation bei Asthmatikern mit einem FEV1 von unter 60% der Norm beachtet werden muß.

19 Anatomie der Nase und des Rachens

19.1 Einleitung

Eleganz und Einfachheit der transnasalen fiberoptischen Bronchoskopie beruhen hauptsächlich darauf, daß die nasotracheale Passage einen natürlichen Bogen zur Einführung des Bronchoskopes darstellt (***Abb. 154***). Den ersten, sehr flachen Abschnitt bildet der Nasengang (***Abb. 154b*** und ***155***). Der engste Durchmesser dieses unteren Nasenganges beträgt bei etwa 70% aller Erwachsenen etwa 6,4 mm, so daß alle gängigen Bronchofiberskope diese Enge passieren können. Bei ungefähr 20% besteht ein inverses Durchmesserverhältnis zwischen dem *mittleren* und *unteren* Nasengang, so daß die mittlere Passage zwischen Concha nasalis media und Concha nasalis inferior die größte Öffnung bietet (***Abb. 156*** und ***157***). Bei etwa 5% aller Patienten kann es passieren, daß die mittleren und unteren Nasengänge auf einer Nasenseite zu eng, auf der anderen aber weit genug sind. Bei etwa 5% aller Patienten ist die Nase zu eng – es muß transoral intubiert werden.

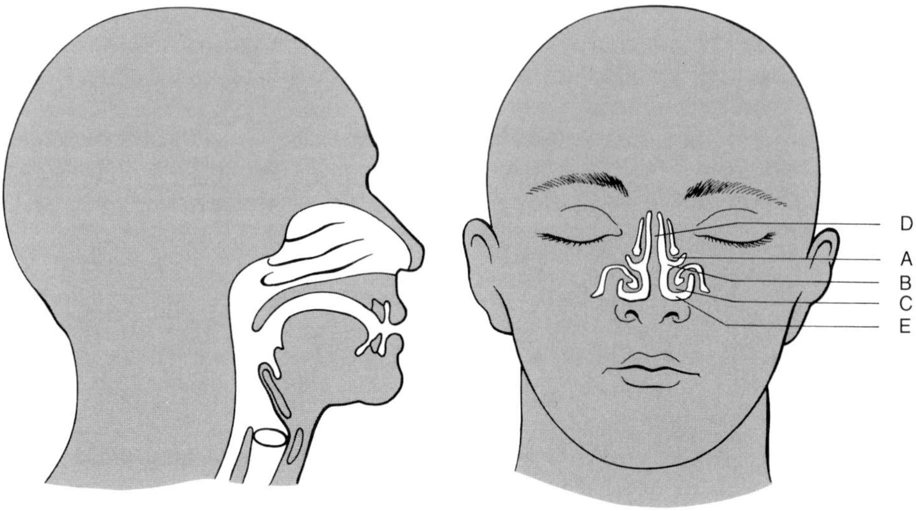

a b

Abb. 154. a Die anatomischen Verhältnisse der Nase und des Rachens bieten einen natürlichen C-Bogen für die transnasale Einführung des Bronchofiberskopes. **b** Schematische Frontalschnitt der Nasengänge. Die mittlere und untere Nasenpassage haben an den engsten Stellen bei über 90% aller Patienten einen Durchmesser von 6,4 mm. *A* Concha nasalis media, *B* mittlerer Nasengang, *C* Concha nasalis inferior, *D* Nasenseptum, *E* unterer Nasengang

Nach Passieren der Nase nähert sich die Bronchoskopspitze dem Epipharynx (***Abb. 158***). Hier fängt der natürliche Bogen eigentlich erst an, und die Bronchoskopspitze muß nun in Richtung des Bogens, d. h. nach kaudal, flektiert werden. Ist der Untersucher nicht voll orientiert, so daß die Spitze des Gerätes gegen den Epipharynx stößt, können iatrogene Schürfverletzungen entstehen (***Abb. 159***).
Bei leichter kaudaler Flexion wird jetzt der Zungengrund sichtbar. Gelegentlich liegt er dem weichen Gaumen direkt an, so daß nur eine Schleimhautfalte oder eine sehr kleine Öffnung erkennbar ist (***Abb. 160***). Zur Überwindung dieses Hindernisses wird der Patient aufgefordert, durch die Nase zu atmen, wobei sich in der Regel die Zunge vom Epipharynx abhebt (***Abb. 161***).
Danach kann man auf die Epiglottis sehen, die sich dem Untersucher ähnlich einer *Miniaturzunge entgegenstreckt* (***Abb. 162*** und ***163***). Dorsokaudal der Epiglottis kommen die Stimmbänder zum Vorschein (***Abb. 165–167***). Als Orientierungshilfe gilt die Faustregel: *Die offenen Stimmbänder zeigen wie die Spitze eines Pfeils nach ventral.* „Verlaufen" kann man sich im Rachen hauptsächlich an zwei Stellen – einmal in den Recessus piriformis, zum anderen in die Spalte zwischen Epiglottis und Zungengrund (***Abb. 164***). Beide Möglichkeiten können Folge des Schluckaktes sein: Entweder wird die Bronchofiberskopspitze zum Recessus „geshuntet" oder sie gelangt durch Anhebung der Epiglottis darunter. Hier gilt dann, wie immer wenn man desorientiert ist: *Spitze des Bronchoskops zurückziehen und sich neu orientieren.*
Wie aus diesem Kapitel zu ersehen ist, kommt zur Inspektion von Nase, Rachen und Stimmbändern den fiberoptischen Instrumenten eine zunehmend große Bedeutung zu (Clarke u. Knight 1977). Wichtig sind für den Bronchoskopisten paretische Stimmbandveränderungen (***Abb. 168–173***). Besteht eine Rekurrenslähmung, so befindet sich das Stimmband in der sogenannten „Leichenstellung", es ist atonisch und unbeweglich. Fordert man den Patienten auf, ein lautes „i" zu phonieren, so bleibt das paretische Band unbeweglich, während das gesunde Stimmband kompensatorisch über die Mittellinie hinüberschwingt. Eine tumorbedingte Stimmbandparese ist im allgemeinen ein Zeichen für Inoperabilität, da der Tumor schon den Aortenbogen und damit den Rekurrensnerv destruiert haben muß.

19.2 Endoskopische Aspekte der Nase und des Rachens

Abbildung 155–173 s. S. 193–211.

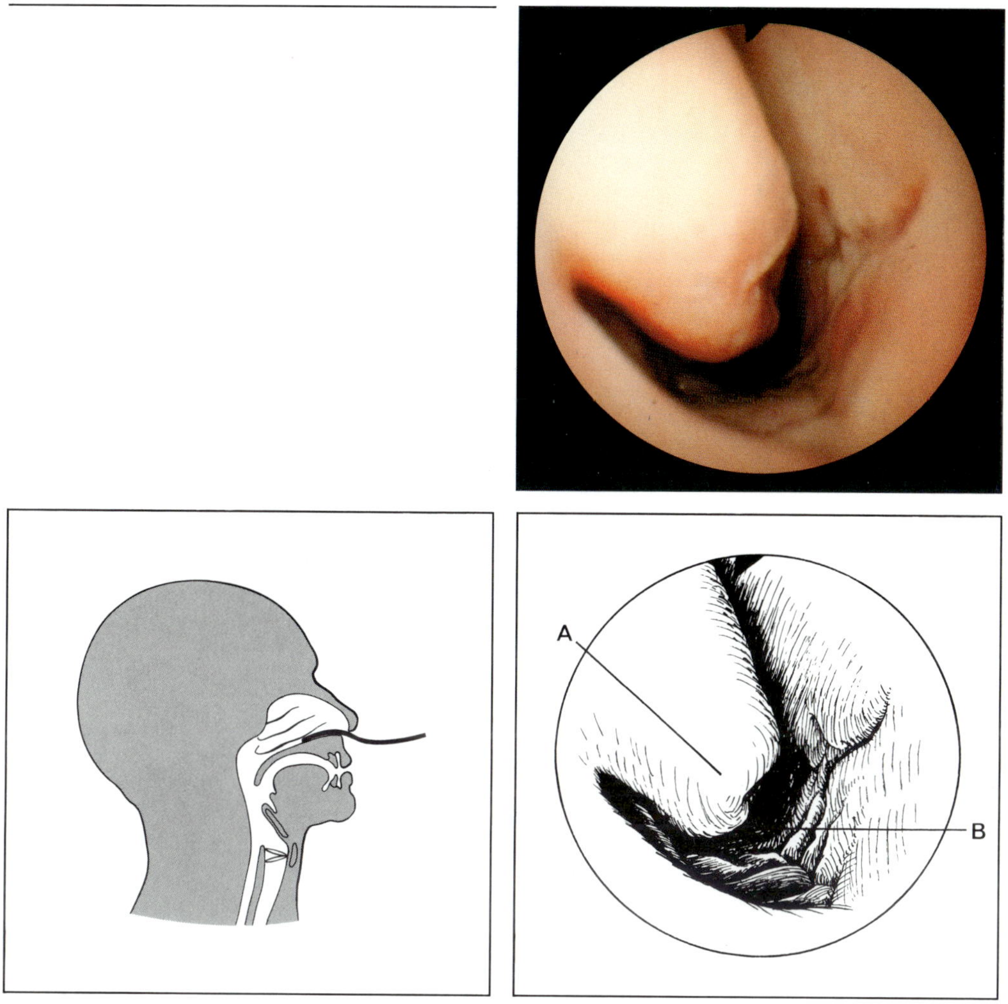

Abb. 155. Untere Nasenpassage. Zwischen der Concha nasalis inferior, Nasenboden und Septum ist meist genug Raum für das Bronchofiberskop. Bei Jugendlichen sind die knorpeligen und Weichteilstrukturen wesentlich weicher als bei Alternden und lassen oft trotz engerer Verhältnisse das Instrument glatt passieren. *A* Concha nasalis inferior, *B* untere Nasenpassage

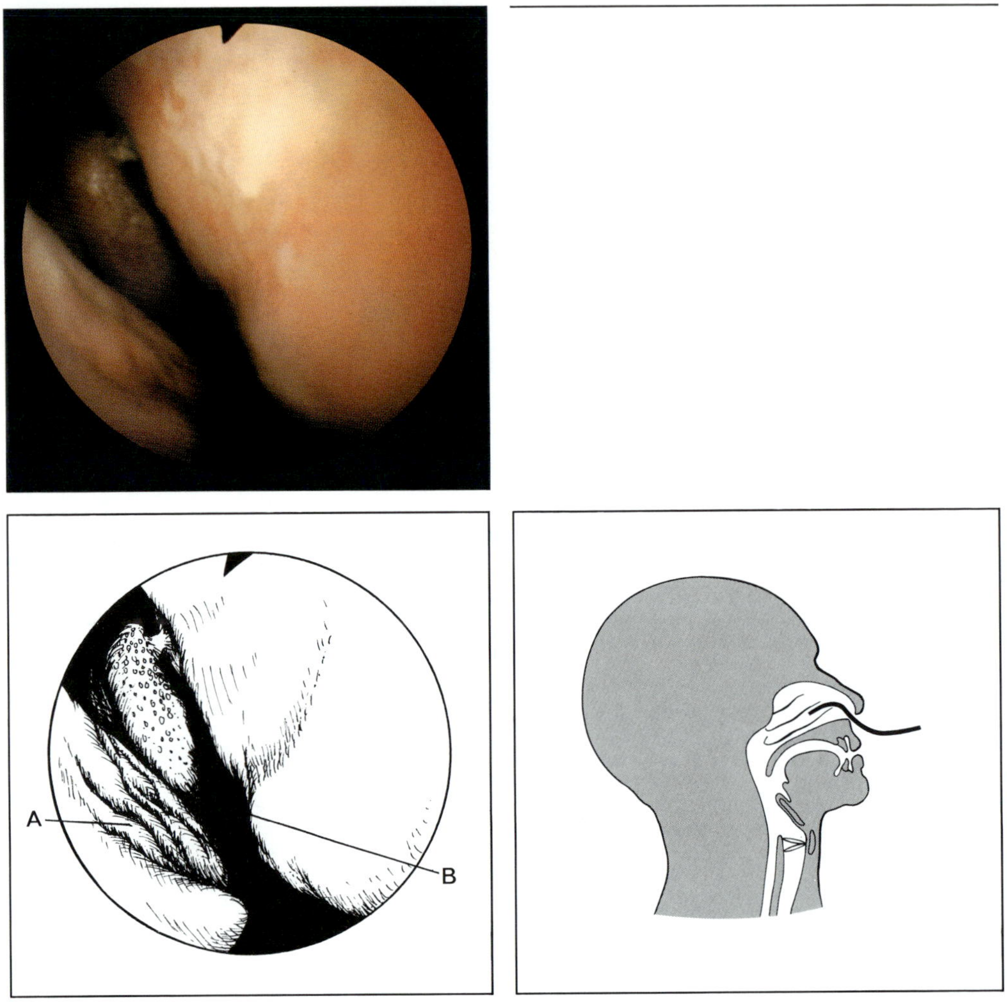

Abb. 156. Mittlere Nasenpassage. Das Nasenseptum ragt hier etwas vor und die Concha nasalis media ist in der Tiefe gerade sichtbar. *A* Concha nasalis inferior, *B* mittlere Nasenpassage

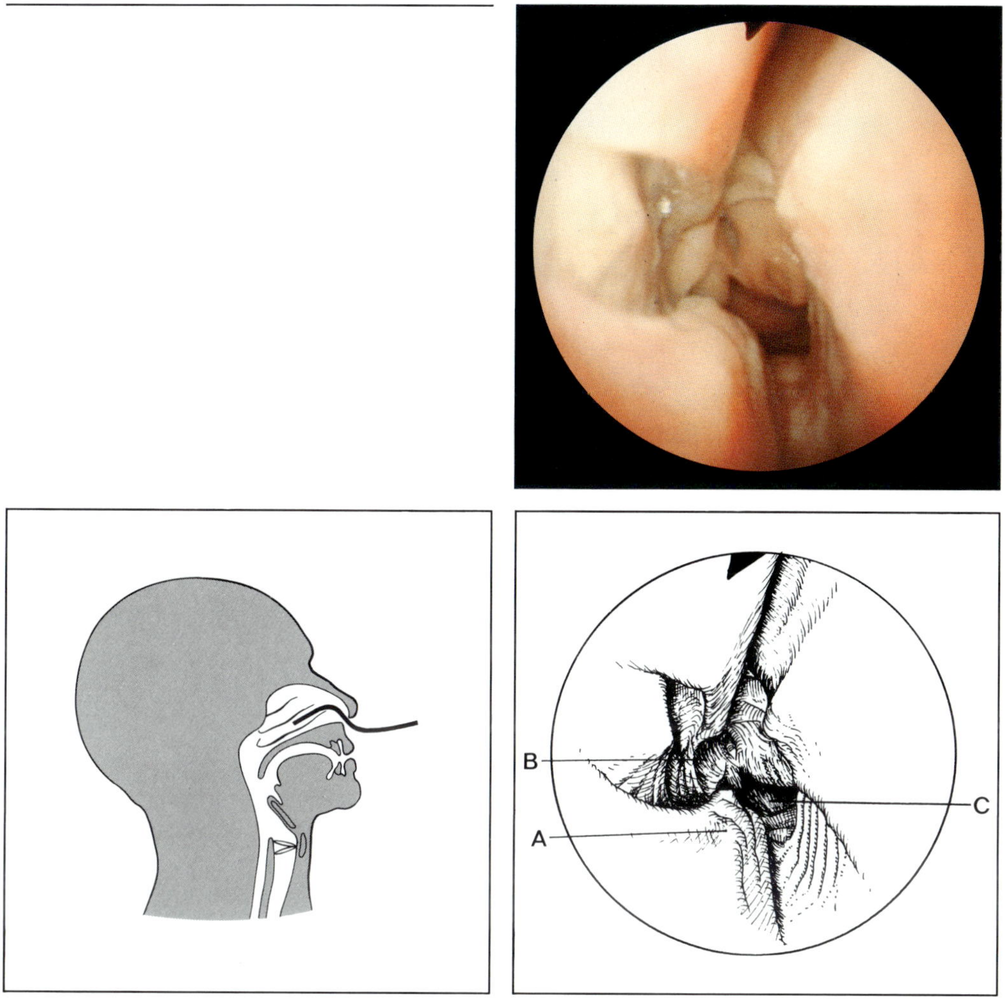

Abb. 157. Mittlere Nasenpassage. Zwischen dem Nasenseptum medial, der Concha nasalis inferior kaudal und der Concha nasalis media kranial bietet sich die zweite Möglichkeit zur transnasalen Intubation. *A* Concha nasalis inferior, *B* Concha nasalis media, *C* mittlere Nasenpassage

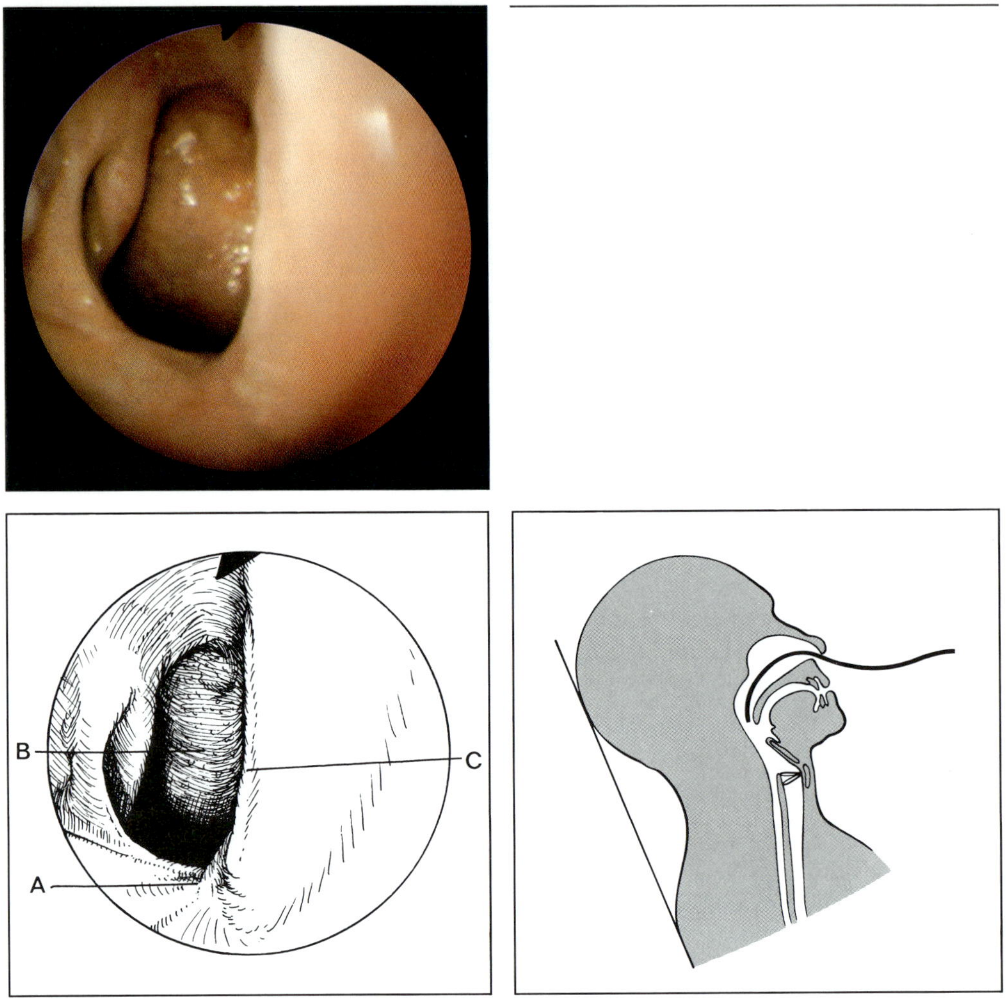

Abb. 158. Proximales Ende der Nasenpassage und Epipharynx. Nach dorsal vereinigen sich die mittlere und die untere Nasenpassage. Hier beginnt der Anfangsteil des C-Bogens, der über den Pharynx zum Larynx führt. *A* Nasenboden, *B* Epipharynx, *C* Nasenseptum

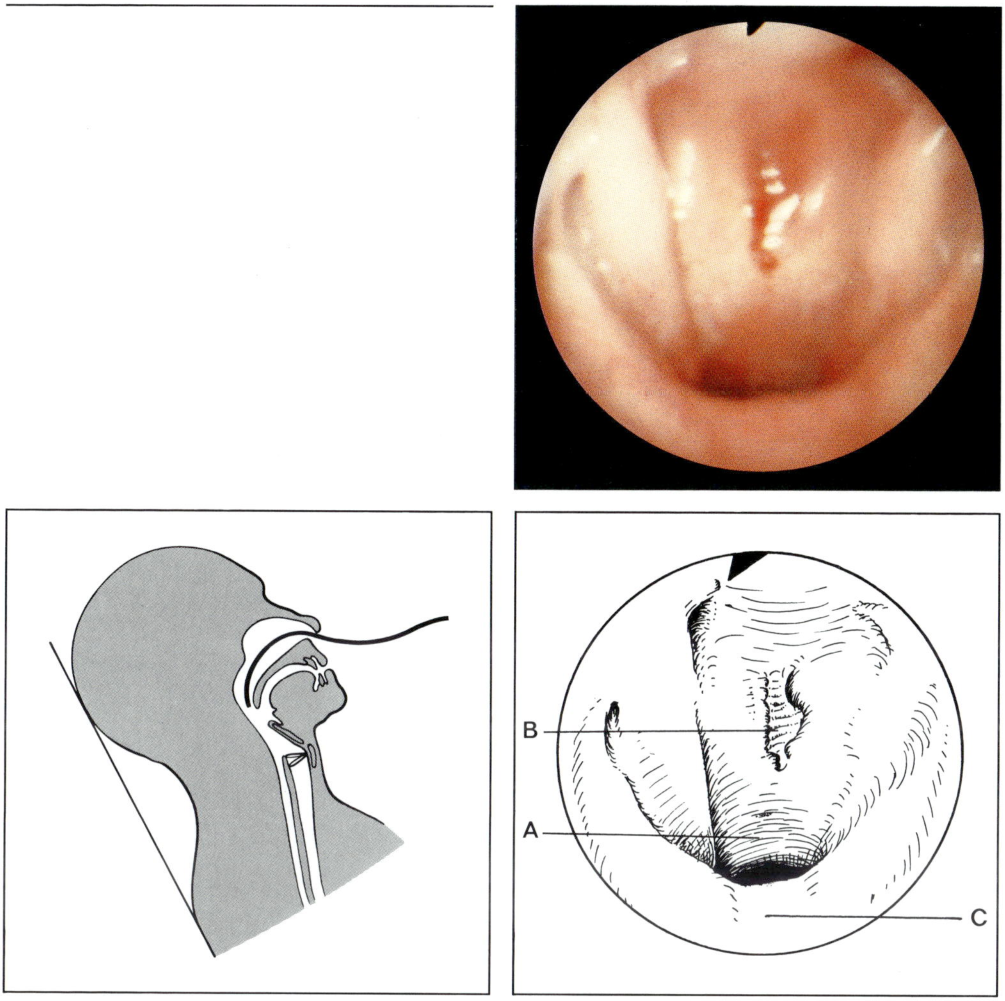

Abb. 159. Epipharynx mit iatrogener Schürfung. Am Ende der Nasenpassage muß die Spitze des Bronchofiberskopes kaudal flektiert werden; eine Geradeausbewegung kann zu einer Schleimhautverletzung führen. *A* Epipharynx, *B* Schürfung, *C* Nasenboden

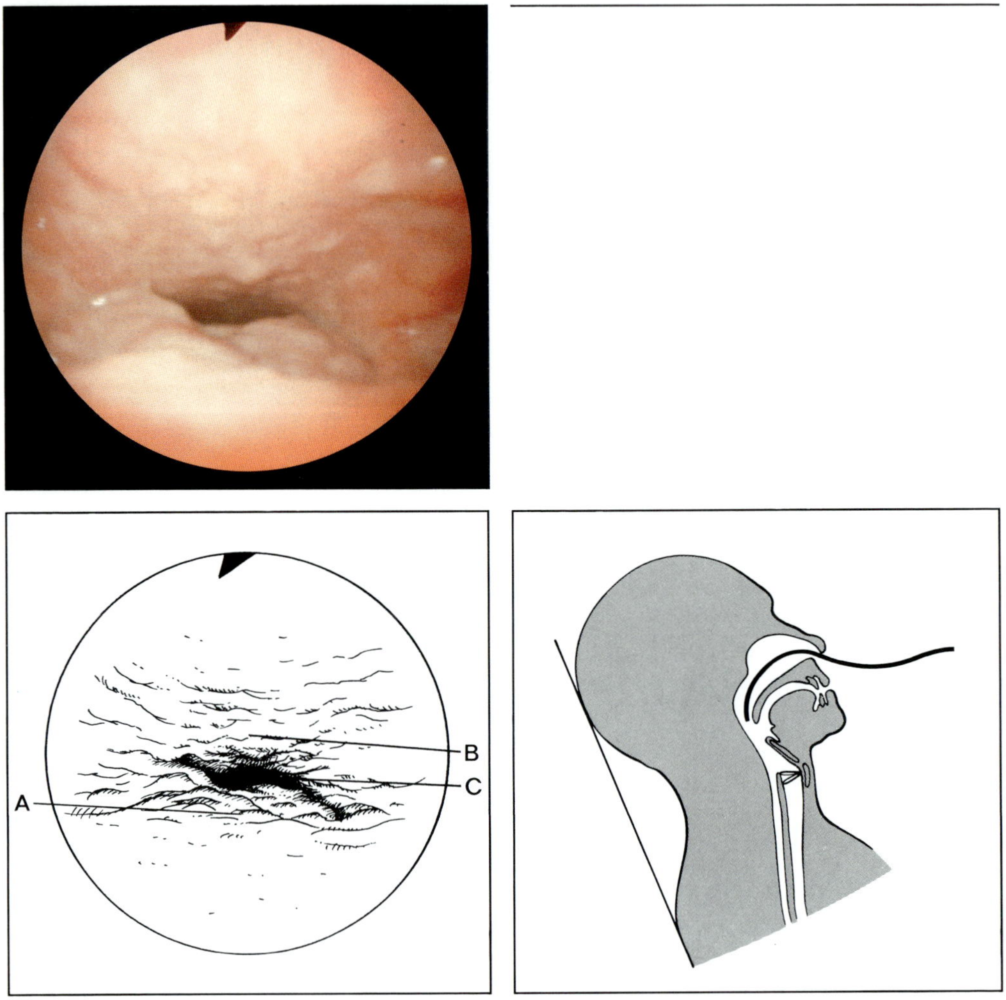

Abb. 160. Zungengrund und Pharynx. Der Zungengrund ist durch seine Lage (kaudal), durch die meist gut sichtbaren Geschmacksknospen und durch seine auf- und abwärts gerichtete Bewegungsfreudigkeit erkennbar. *A* Zungengrund, *B* Pharynx, *C* Passage zur Epiglottis

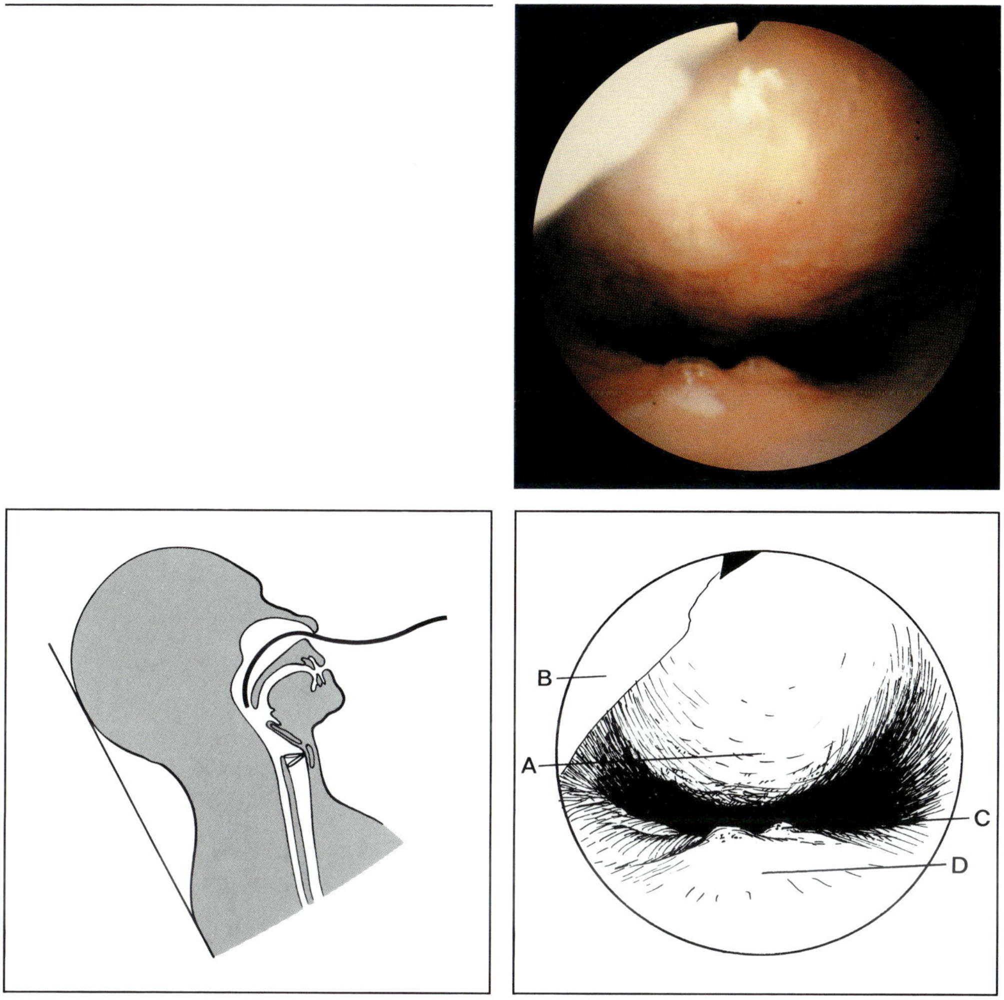

Abb. 161. Zungengrund und Pharynx. Die Öffnung zwischen Pharynx und Zunge wird meist größer, wenn der Patient durch die Nase atmet. Zwei Geschmacksknospen kommen hier gut zur Darstellung. *A* Pharynx, *B* Schleimauflagerung auf Optik, *C* Geschmacksknospe, *D* Zungengrund

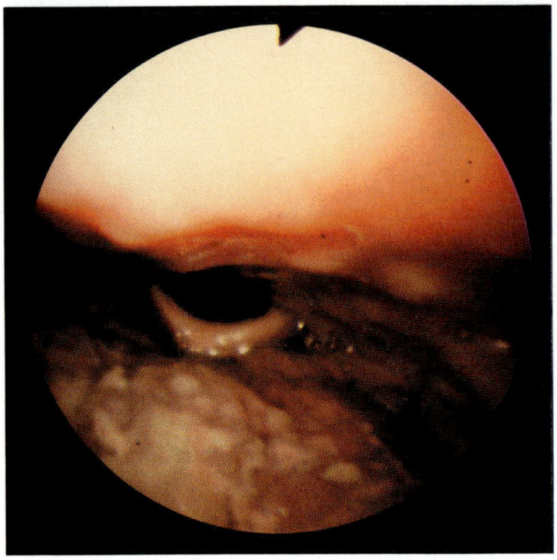

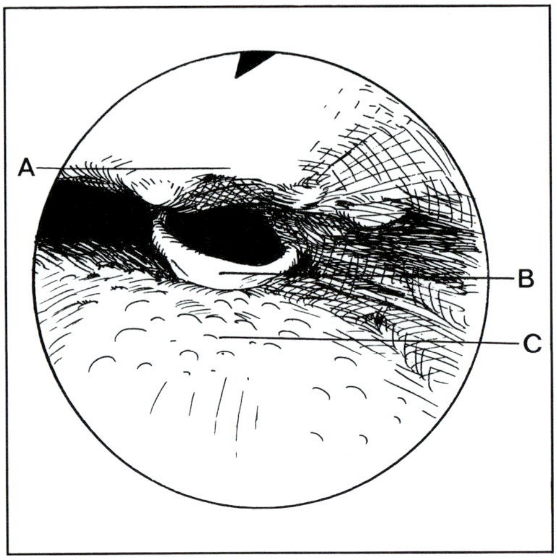

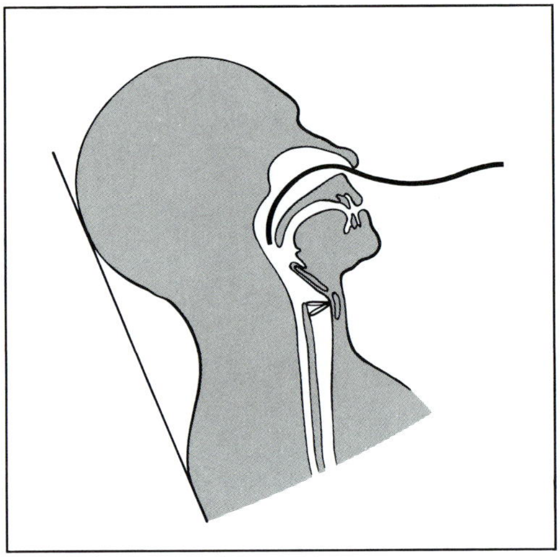

Abb. 162. Epiglottis. Kommt der äußere Rand der Epiglottis ins Blickfeld, so ist die erste Stufe der transnasalen Intubation beendet. *A* Pharynx, *B* Epiglottis, *C* Zungengrund

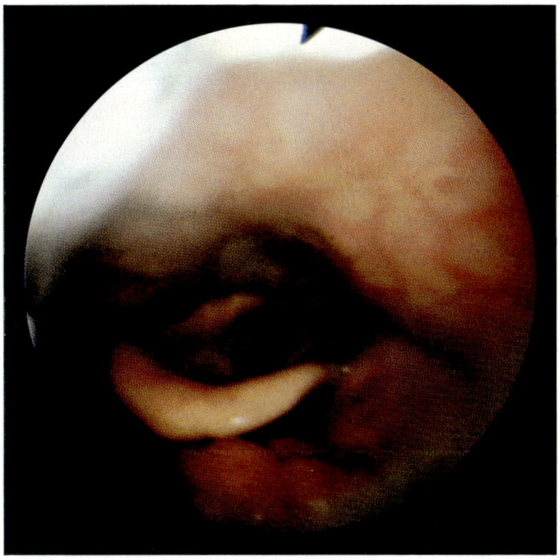

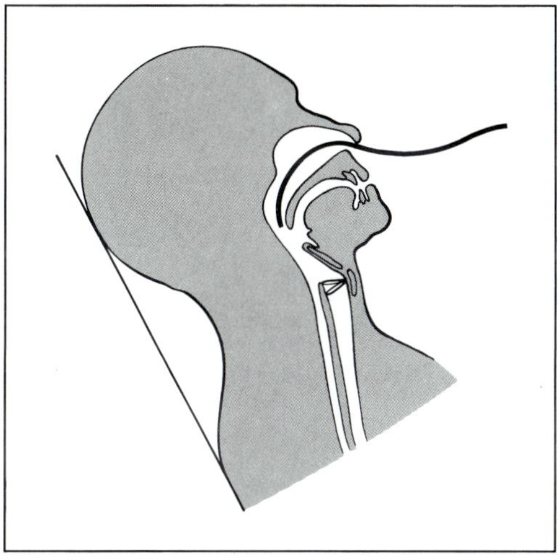

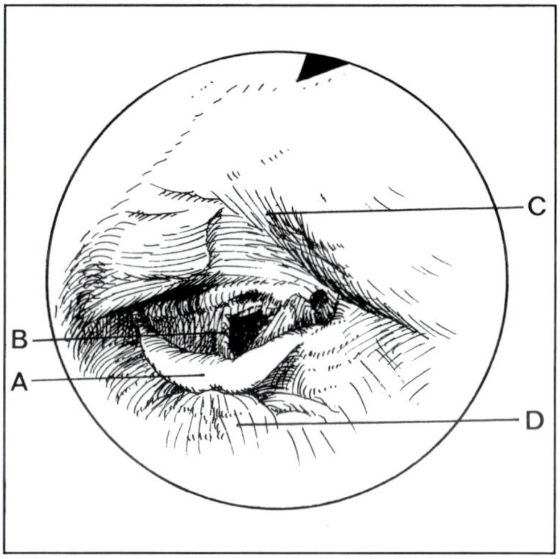

Abb. 163. Epiglottis. Hinter der Epiglottis kommen die Stimmbänder zur Darstellung. Eine optimale Lokalanästhesie stellt bei den meisten Patienten den Rachen relativ ruhig. *A* Epiglottis, *B* rechtes Stimmband, *C* Pharynx, *D* Zungengrund

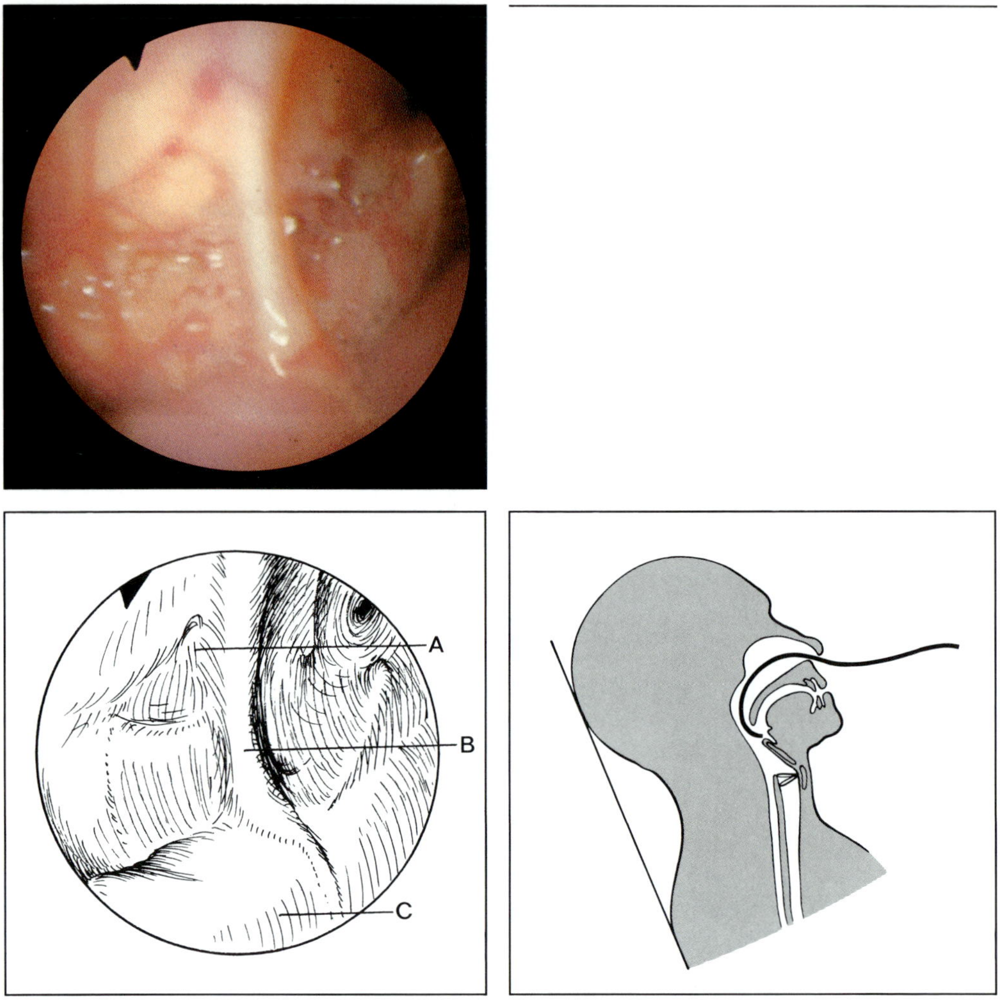

Abb. 164. Frenulum zwischen Epiglottis und Zungengrund. Steht die Epiglottis ziemlich hoch oder schluckt der Patient sehr viel, kann die Spitze des Bronchofiberskopes in diese „Sackgasse" geraten. *A* Epiglottis, *B* Frenulum, *C* Zungengrund

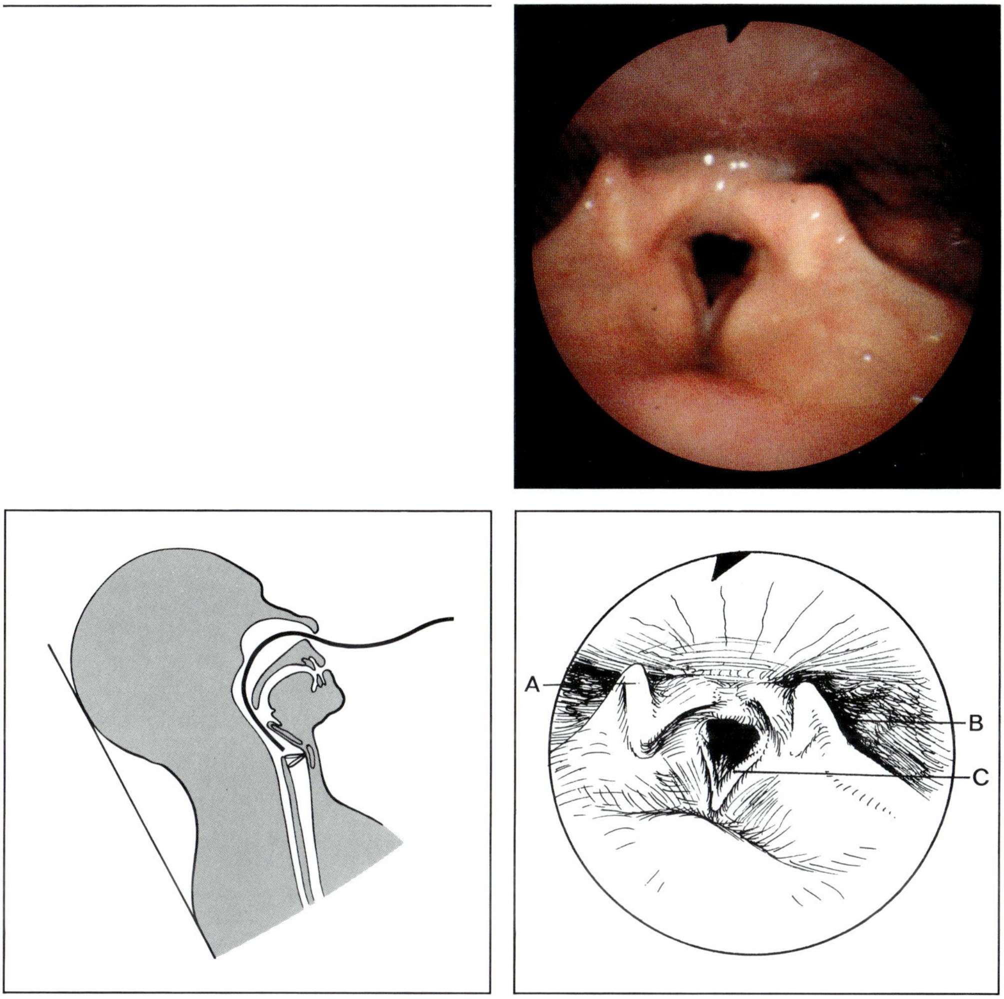

Abb. 165. Normale Stimmbänder. Die Stimmbänder sowie ihr Stütz- und Bewegungsapparat sind im Normalfall symmetrisch, ebenfalls sämtliche Bewegungen. Eine potentielle „Sackgasse“ für den weniger erfahrenen Untersucher ist der Recessus piriformis. *A* Aryknorpel (rechts), *B* Recessus piriformis, *C* Stimmband (links)

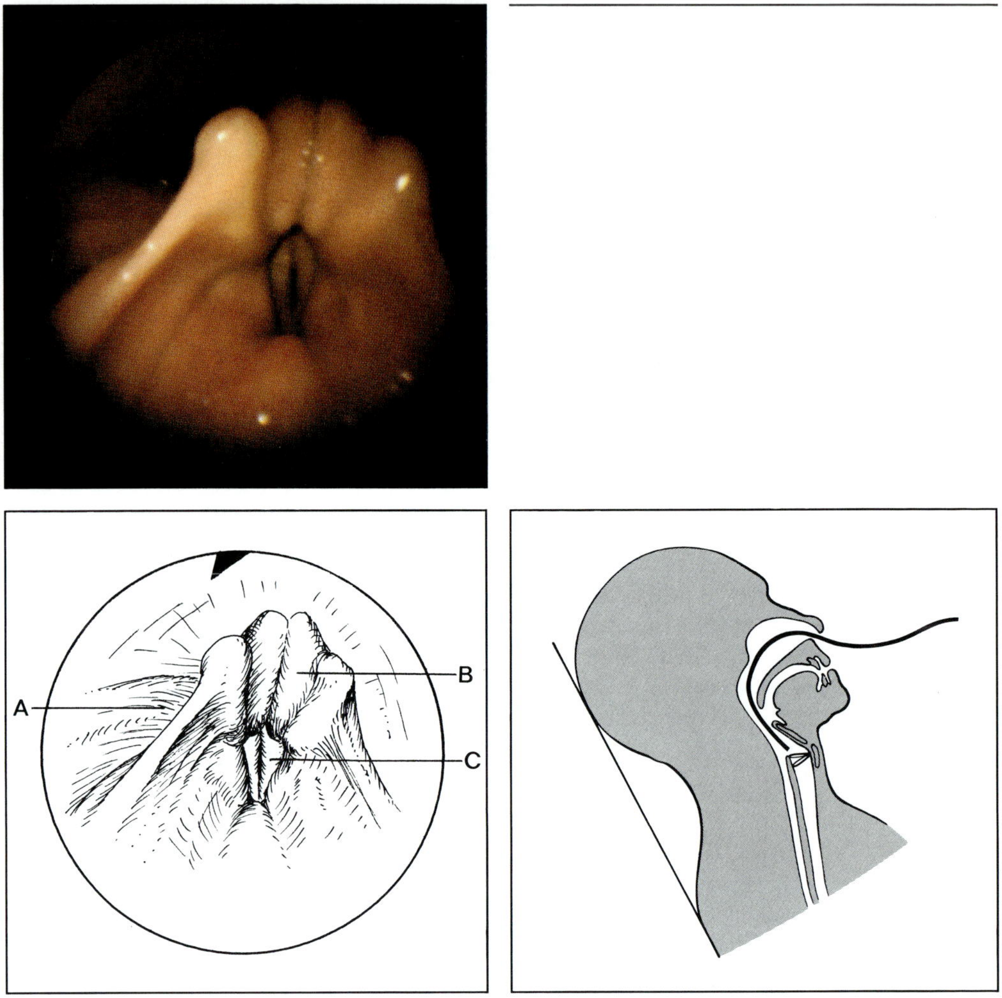

Abb. 166. Normale Stimmbänder bei der Phonation. Die Bewegung ist seitengleich, die Stimmbänder treffen sich in der Mittellinie. Anästhesiert man die Stimmbänder durch das Bronchofiberskop, so muß man in dieser Stellung auch einen Bolus von 2–4 ml 4%iges Lidocain applizieren. *A* Recessus piriformis, *B* Aryknorpel, *C* Stimmband (links)

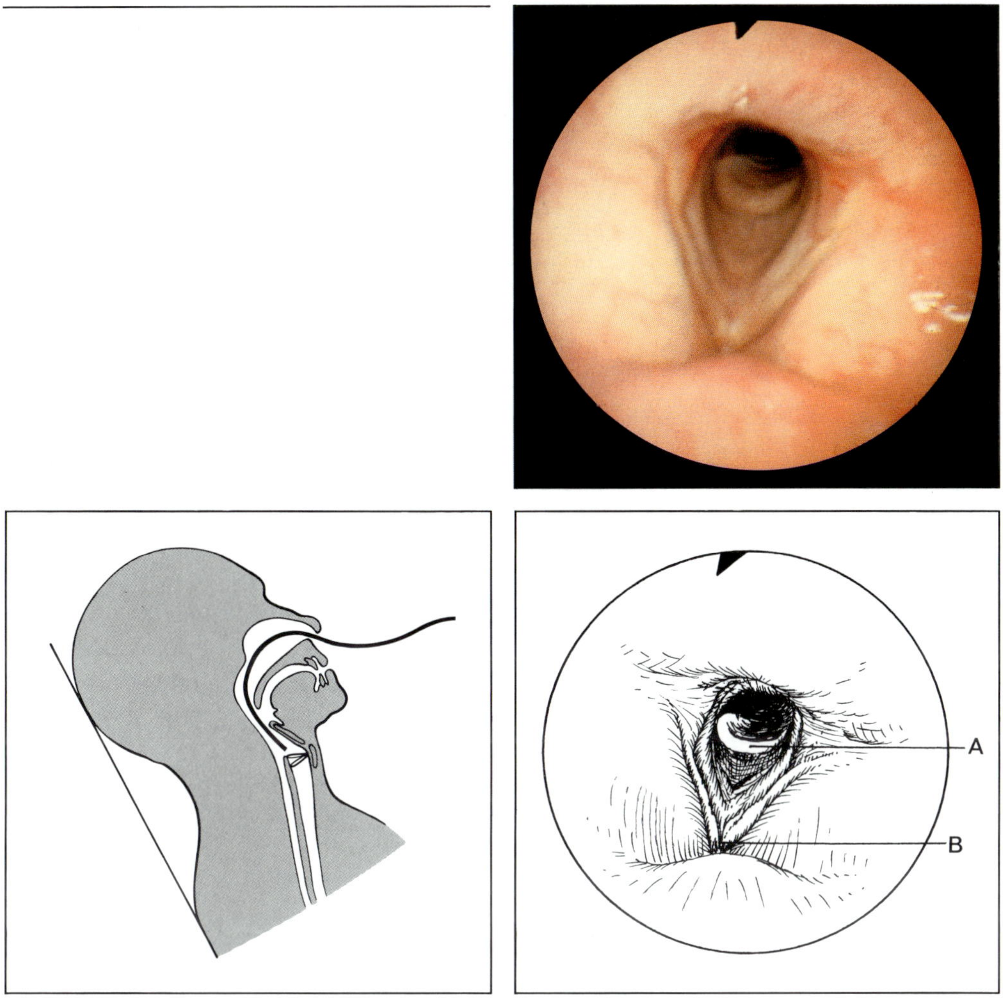

Abb. 167. Normale Stimmbänder. Die Intubation des Fiberskopes muß an der weitesten Stelle dieser Öffnung geschehen, möglichst ohne Berührung der Stimmbänder. Unmittelbar nach Intubation erfolgt meist eine reflektorische Schließung der Stimmbänder; der Patient soll dann ruhig durchatmen bis zur Akkomodation, die etwa 10–15 s dauert. *A* Krykoidknorpel, *B* vordere Stimmbandkommissur

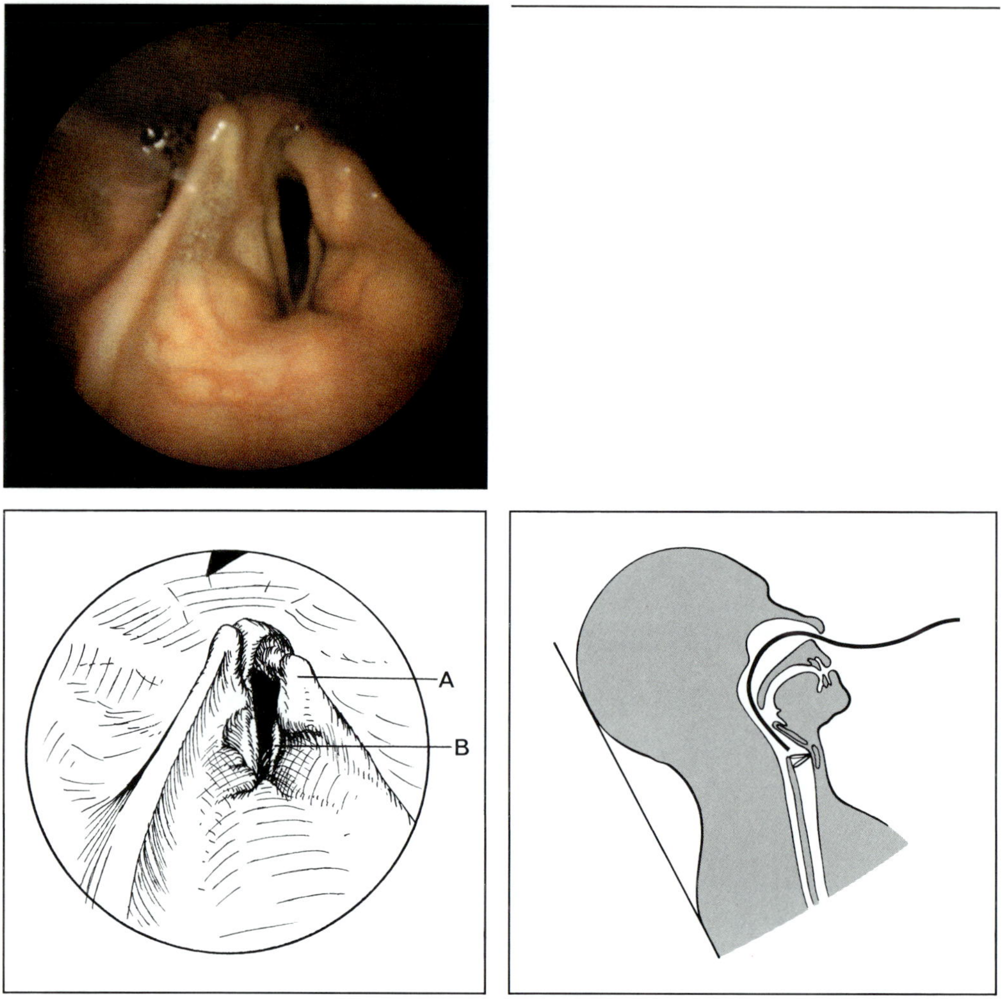

Abb. 168. Stimmbandparese links in relaxierter Stellung. Das paretische Stimmband ist schlaff und zeigt keine atemsynchrone Bewegung (die unter normalen Bedingungen immer nachweisbar ist). *A* Aryknorpel, *B* paretisches Stimmband

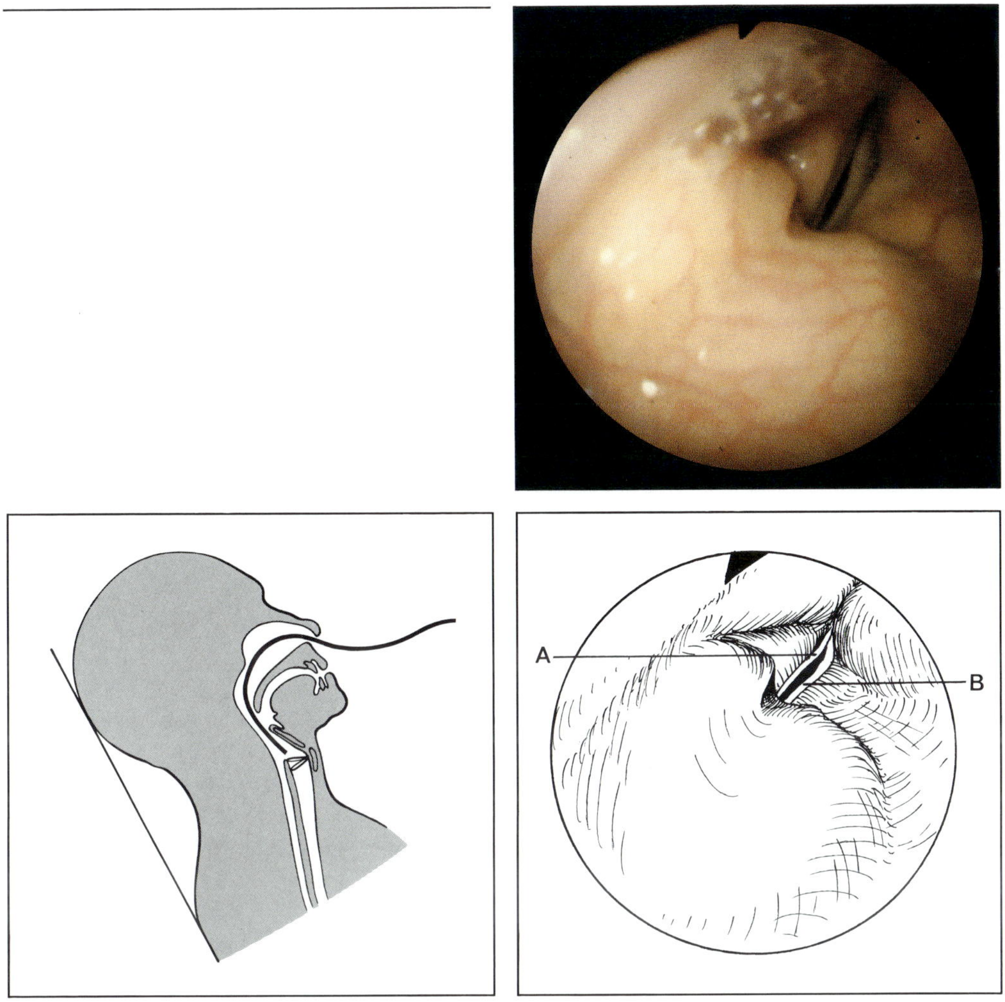

Abb. 169. Stimmbandparese links beim Phonieren. Das gesunde Stimmband ragt kompensatorisch über die Mittellinie hinaus. Beim links- oder rechtsseitigen Bronchialkarzinom bedeutet diese Parese Inoperabilität. *A* Normales, *B* paretisches Stimmband

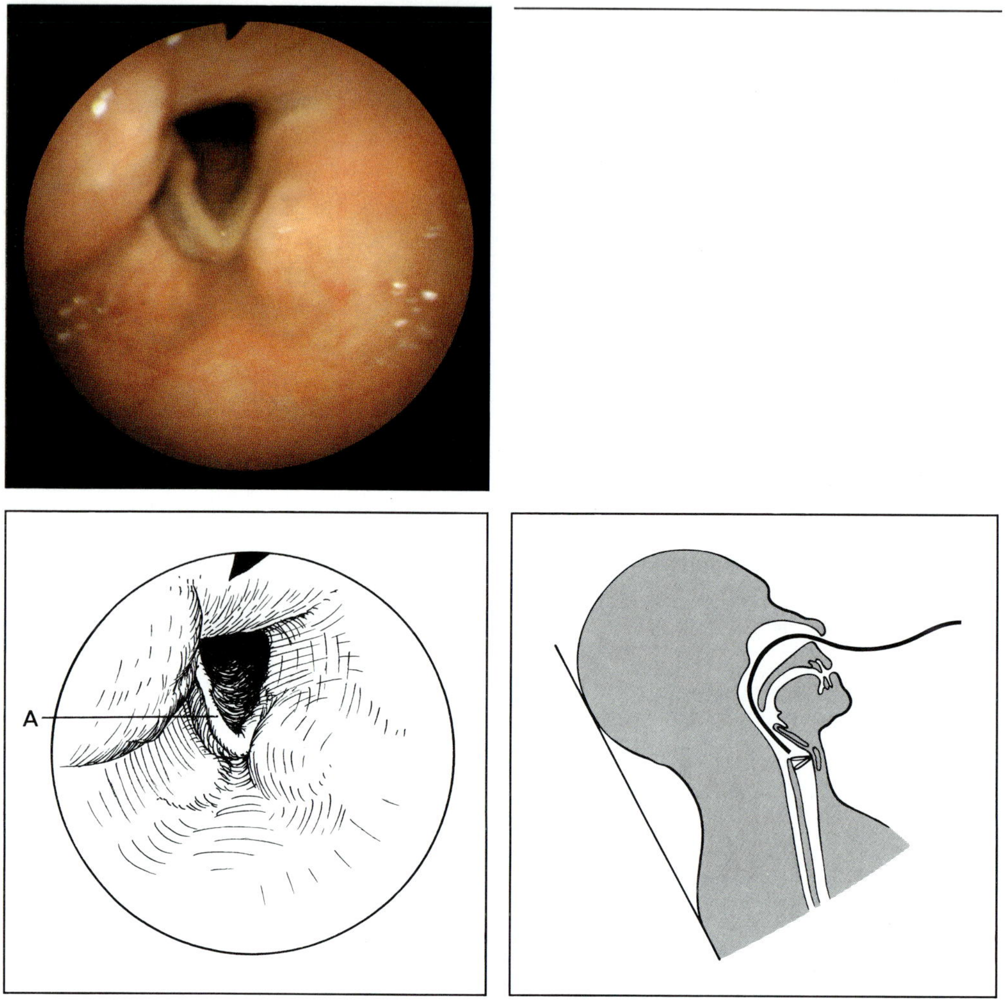

Abb. 170. Stimmbandparese rechts in relaxierter Stellung. Eine rechtsseitige, tumorbedingte Stimmbandparese ist wesentlich seltener als eine linksseitige Parese. Sie zeugt von einem sehr fortgeschrittenen Lungentumor. *A* Paretisches Stimmband

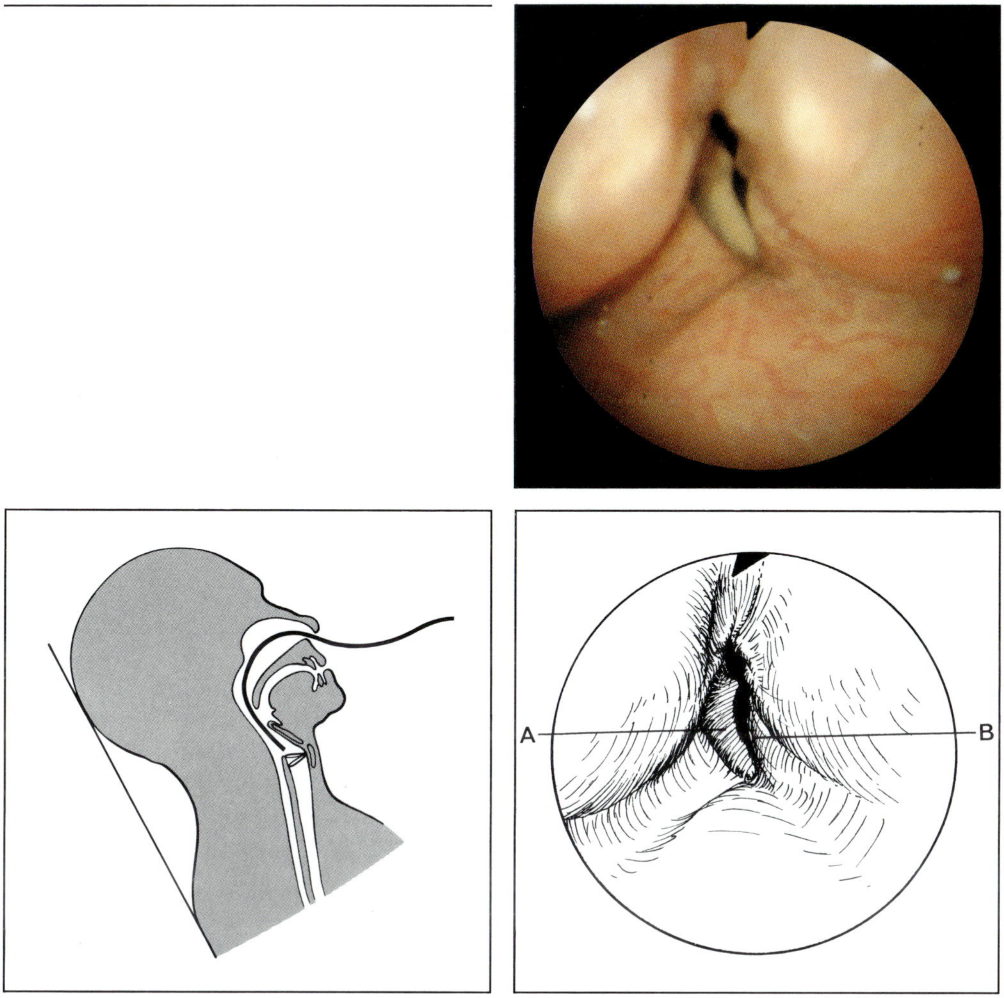

Abb. 171. Stimmbandparese rechts beim Phonieren. Hier ist das kompensatorische Überschwingen des gesunden linken Stimmbandes gut zu erkennen. *A* Paretisches, *B* normales Stimmband

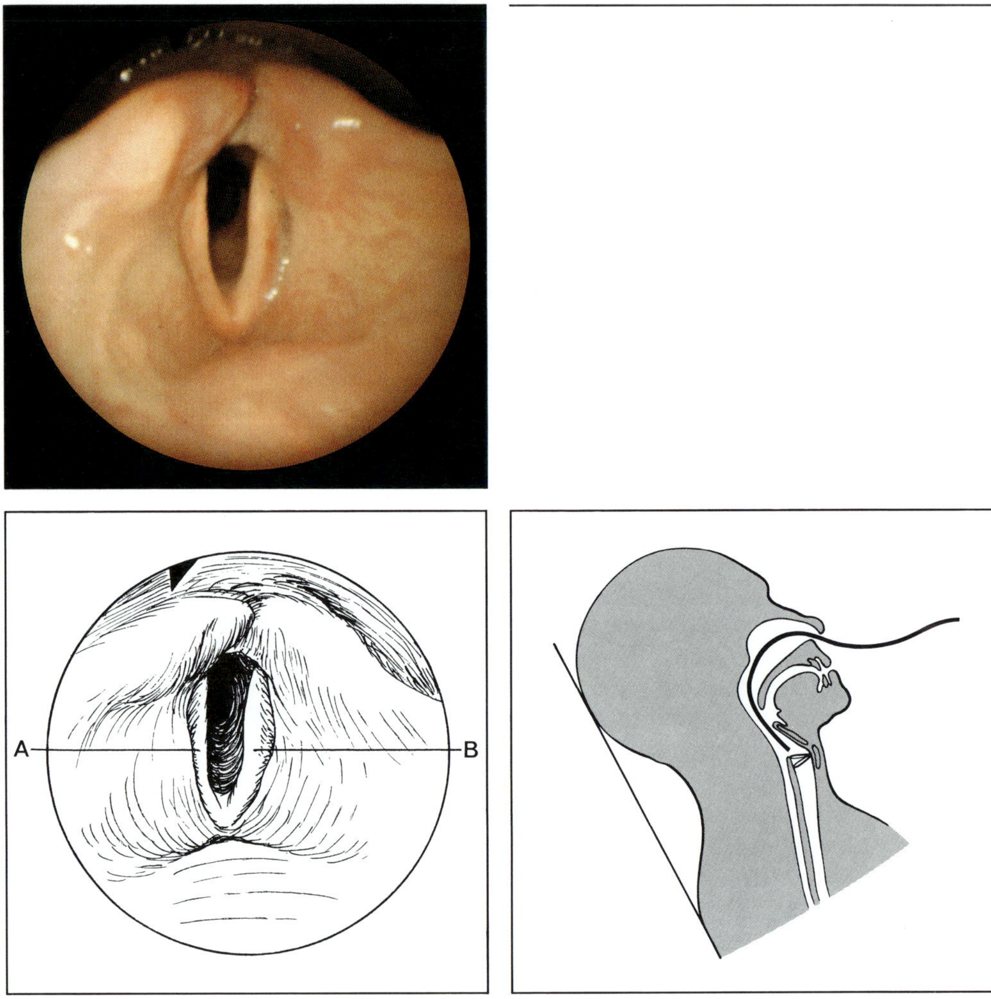

Abb. 172. Stimmbandparese beidseits in relaxierter Stellung. Dieser äußerst seltene Zustand wurde durch ein ausgedehntes kleinzelliges Karzinom der Hauptkarina verursacht. Einziges Symptom: im Urlaub aufgetretene Heiserkeit. *A* Rechtes, *B* linkes Stimmband

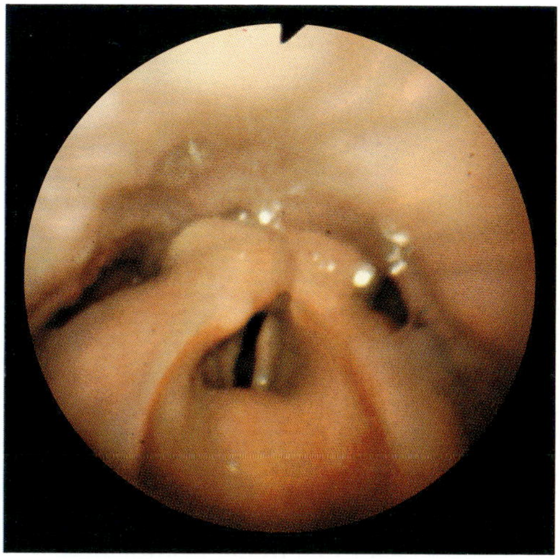

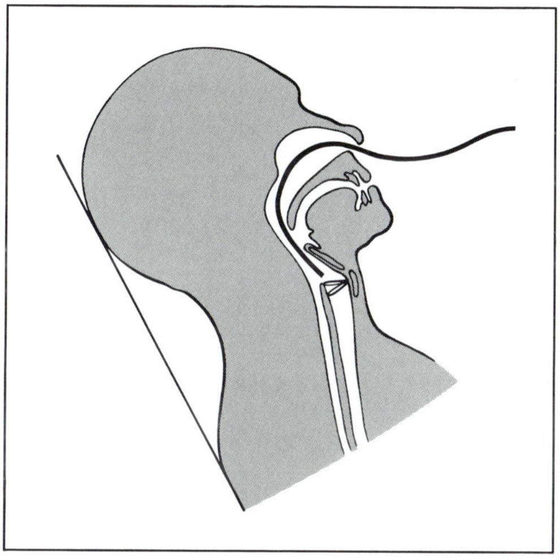

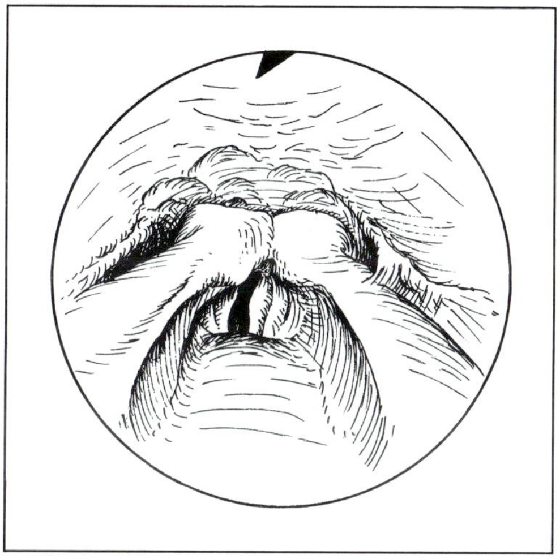

Abb. 173. Stimmbandparese beidseits beim Phonationsversuch. Bei dem frustranen Versuch, doch einen Laut zu produzieren, werden die aryepiglottischen Falten durch akzessorische Muskeln bewegt. Entzündliche oder traumatische (z. B. intubationsbedingte) Stimmbandschwellungen bedeuten hier akute Erstickungsgefahr

20 Anatomie des Tracheobronchialsystems

20.1 Allgemeine Hinweise

Die praktische Ausbildung zum Bronchoskopisten setzt die genaue Kenntnis wichtiger anatomischer Merkmale der Nase, des Rachens und des Tracheobronchialsystems voraus. Selbst nach langjähriger Erfahrung mit Erkrankungen des Respirationstraktes sollte man sich nochmals grundsätzlich über die pulmonale Anatomie, ihre Normvarianten und ihre pathologischen Veränderungen informieren.

Wichtiger Hinweis zur Benutzung des Atlasteils. In diesem Buch sind die Aufnahmen des Tracheobronchialsystems und die entsprechenden Zeichnungen so abgebildet, wie sie der Untersucher, am Kopfende des Patienten stehend, sieht. Steht der Untersucher dagegen dem liegenden Patienten gegenüber, wie bei der transnasalen Intubation, dann ist die Anatomie invertiert, und die Abbildungen müssen um 180° gedreht werden.

20.2 Nomenklatur

Die Nomenklatur des Tracheobronchialsystems ist international weitgehend einheitlich – mit Ausnahme der im amerikanischen Schrifttum manchmal zu findenden Umkehrung des 2. und 3. Segmentes sowie der Bezeichnung des apikalen Unterlappensegmentes als „superior" (Zavala 1978).

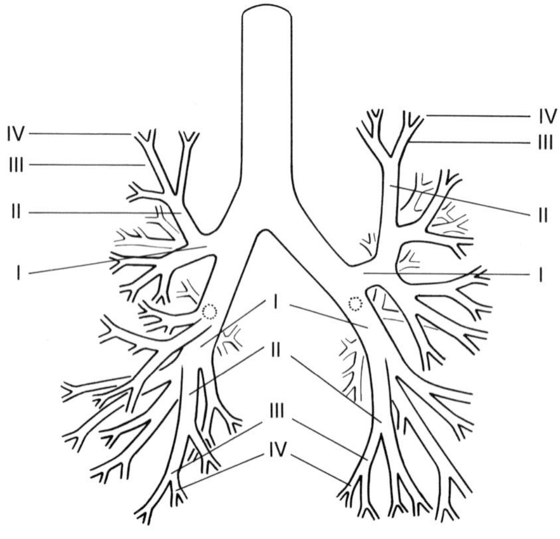

Abb. 174. Die Ordnung oder Generationseinteilung der Segmentbronchien

Für die Beschreibung endoskopischer Befunde ist es angebracht, statt von „sub-, sub-sub- oder subsubsubsegmentalen Bronchien" von „Bronchien III., IV. und V. Ordnung" zu sprechen. Diese Einteilung verdeutlicht ***Abb. 174***. Als Kurzbezeichnung werden die Segmente II. Ordnung mit 1–10 durchnumeriert, alle Segmente III. Ordnung mit „a", „b" und – wenn vorhanden – „c", IV. Ordnung mit „i" und „ii", V. Ordnung mit „α" und „β" beschrieben.
Zur Bezeichnung der segmentalen Bronchien zweiter bis fünfter Ordnung gilt:
Die *oberen, hinteren und lateralen* Bronchien werden mit der numerisch bzw. alphabetisch *niedrigeren* Bezeichnung versehen, während die *unteren, ventralen und medialen* Bronchien mit *höheren* Zahlen bzw. Buchstaben gekennzeichnet werden (NB. Sämtliche Richtungsangaben sind am Patienten orientiert!). Schließlich kürzt man „rechts" mit „R", „links" mit „L" und „Bronchus" mit „B" ab. Damit wird z. B. das „ventrale Subsubsegment des dorsalen Subsegmentes des apikalen Segmentes des rechten Oberlappenbronchus" zum:

„R B1aii"	R	=	Rechts
	B	=	Bronchus
	1	=	1. (oder apikales) Segment
	a	=	hinteres Subsegment
	ii	=	ventrales Subsubsegment

Der Ausdruck sieht zunächst kompliziert aus, die einzelnen Bezeichnungen sind aber, wie die Auflösung zeigt, relativ einfach zu lernen. Zu Übungen an Hand des Tracheobronchialbaumes mögen folgende Aufgaben dienen:

Wo liegen:	LB6ci?
	RB3a?
	RB5b?
	LB8c?
	RB1ai? ...... usw.

20.3 Segmentale und topographische Anatomie

Ähnliche Bedeutung wie der endoskopischen Anatomie kommt besonders für die Lokalisation eines peripheren Herdes und/oder einer Lappensegmentatelektase der Kenntnis der röntgenologischen segmentalen und topographischen Anatomie zu

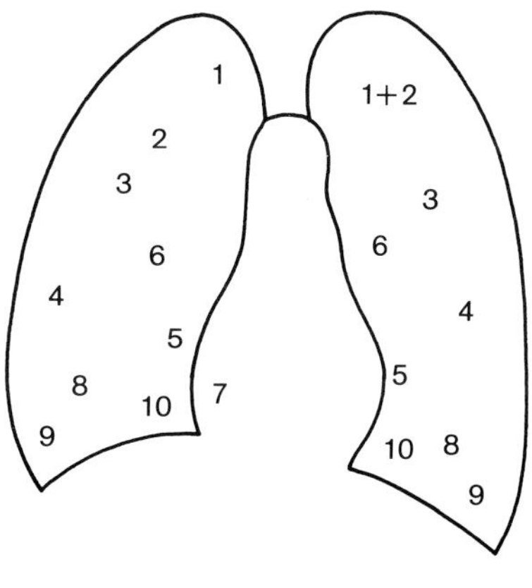

Abb. 175. Röntgenographische Topographie der Lungensegmente im PA-Strahlengang

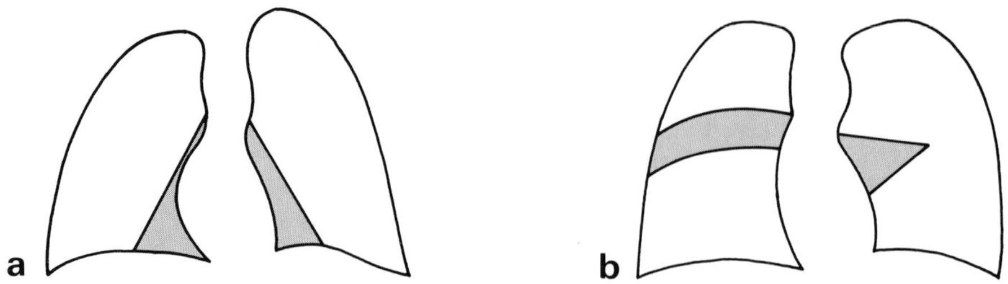

Abb. 176. a Beidseitige Unterlappenatelektase im PA-Strahlengang. **b** Beidseitige Atelektase von B6 im PA-Strahlengang (schematische Darstellung)

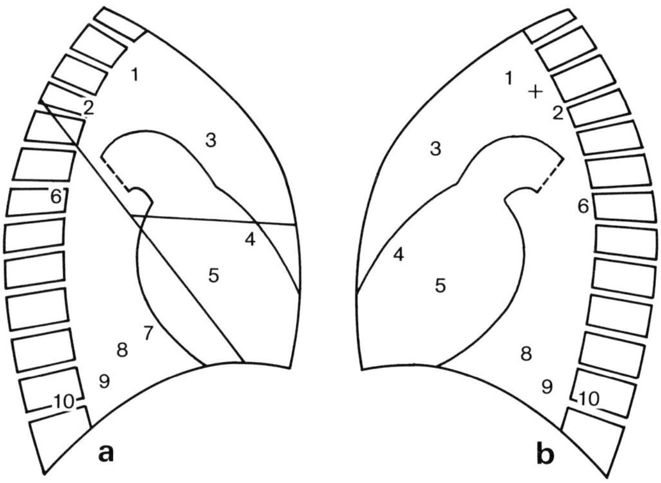

Abb. 177. Röntgenographische Topographie der Lungensegmente im frontalen Strahlengang

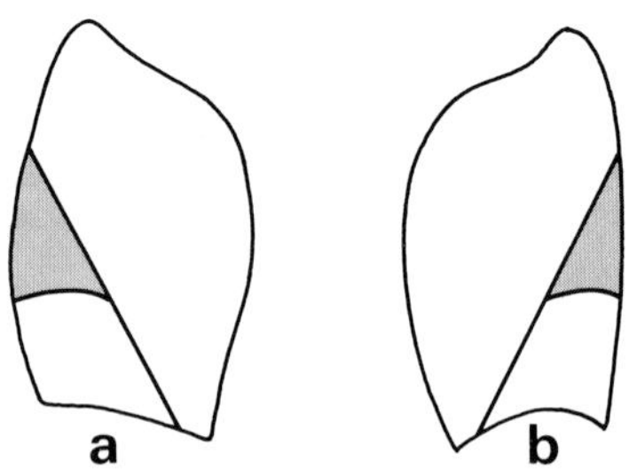

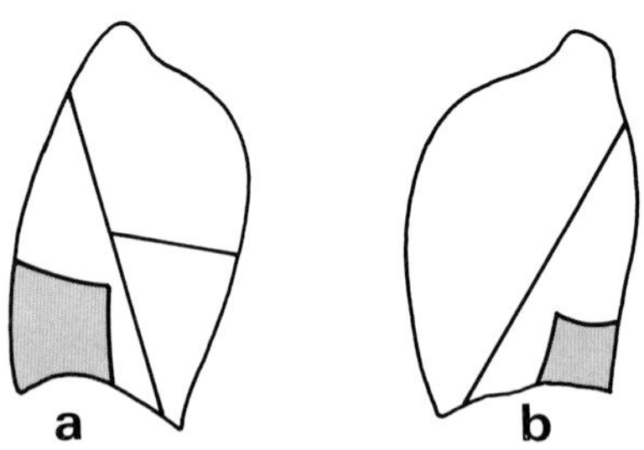

Abb. 178 *(links)*. Schematische Darstellung einer B6-Atelektase im frontalen Strahlengang. *Links* rechts anliegende Aufnahme, *rechts* links anliegende Aufnahme

Abb. 179 *(rechts)*. Schematische Darstellung einer B9- und B10-Atelektase im frontalen Strahlengang. *Links* rechts anliegende Aufnahme, *rechts* links anliegende Aufnahme

(***Abb. 175*** und ***177***). Berücksichtigt man z. B. die anatomische Lage aller nach dorsal und kaudal verlaufenden Segmente und die Auswirkung der Schwerkraft auf intrabronchiale Schleimbewegungen, so wird erklärlich, wo sich beim liegenden Patienten Schleimpfropfen bevorzugt bilden: in den apikalen und posterobasalen Unterlappensegmentbronchien (***Abb. 176a,b, 178, 179***).

20.4 Beschreibung des Tracheobronchialsystems

Vor der Beschreibung der wesentlichen intratrachealen Merkmale sei nochmals an die Faustregel erinnert, daß die Stimmbänder einer *Pfeilspitze* gleichen, die nach ventral zeigt. Unmittelbar kaudal der Stimmbänder und durch seine bogenförmige ventrale Prominenz eindeutig erkennbar, liegt der kräftige Krikoidknorpel (***Abb. 180*** und ***181***). Das Krikoid ist der einzige komplette Ringknorpel, und aus diesem Grunde ist dessen Integrität für die Stabilität der Trachea ganz entscheidend. Seine Zerstörung bei z. B. Nottracheotomien erschwert die Aufgabe des Chirurgen, der später die tracheale Rekonstruktion vornimmt.

Einige Millimeter distal des Krikoidringes findet sich auf der dorsalen Seite eine kleine rundliche Einbuchtung (***Abb. 181***).

Danach wird die Trachealhinterwand von der Pars membranacea, von kranial nach kaudal ziehende Bindegewebszüge, die sich leicht in die Trachea hineinwölben, gebildet. Ventral und seitwärts finden sich die hufeisenförmig aufgereihten Knorpelspangen. Die Gesamtzahl dieser Knorpelspangen variiert in der Trachea zwischen 16 und 20, im linken Hauptbronchus zwischen 9 und 12 und im rechten Hauptbronchus zwischen 6 und 8. Auch in den Hauptbronchien und unteren Stammbronchien finden sich die längsgerichteten Faserzüge der *Pars membranacea* dorsal, die Knorpelspangen ventral und seitlich. Orientierungsschwierigkeiten in den Segmentbronchien können immer durch Zurückziehen des Bronchoskopes zu einem Hauptbronchus behoben werden.

Die Hauptkarina oder Hauptbifurkation muß mittelständig, scharf und beweglich sein (***Abb. 189***). Beim Husten oder bei forcierten respiratorischen Manövern sollte sich die Hauptkarina mitbewegen. Von der Bifurkation verläuft der rechte Hauptbronchus relativ steil (5°–15°) nach rechts kaudal, die stärkere Abwinklung des linken Hauptbronchus kann dagegen bis zu 30° betragen.

Die Trachea weist eine Reihe von Verformungen auf, beginnend mit Hustenstoß beim Normalen (***Abb. 182***) und Atemwegsinstabilen (***Abb. 183***); hinzu kommen unterschiedliche Gestaltungen der Atemwegsinstabilität, z. B. dreieckig (***Abb. 184***) oder säbelscheidenähnlich (***Abb. 185***). Der Instabilitätsgrad läßt sich bei extremer In- und Exspiration gut objektivieren (***Abb. 186*** und ***187***).

Beim Überblick von der Hauptkarina fallen v. a. der steile Abgang des rechten und der schräge Abgang des linken Hauptbronchus auf (***Abb. 188***).

Etwa nach 2 cm im rechten Hauptbronchus geht der rechte Oberlappenbronchus von der lateralen Seite bogenförmig ab und teilt sich sofort typischerweise in drei Segmente auf (***Abb. 190***): das 1. oder apikale, 2. oder posteriore und 3. anteriore (***Abb. 191–195***).

Der *Zwischenbronchus* verbindet den rechten Oberlappen- mit dem Unterlappenbronchus und ist etwa 3 cm lang. Am distalen Ende des Zwischenbronchus sind zwei gegenüberliegende Ostien sichtbar (***Abb. 196***). Das mehr schlitzförmige *ventrale* führt zum 4. (lateralen) und 5. (medialen) Segment des Mittellappenbronchus (***Abb. 198***), das mehr rundliche *dorsale* zum 6. oder apikalen Unterlappensegment (***Abb. 199***). Gelegentlich ist eine tripartite Aufteilung des Mittellappens erkennbar (***Abb. 197***). Manchmal findet sich unmittelbar unterhalb des 6er-Segmentes ein subapikales Segment. Nach Abgang des 7. oder kardialen Segmentes sind dann die drei basalen Segmentbronchien sichtbar 8. oder anterobasaler Unterlappensegmentbronchus, 9. oder laterobasaler Unterlappensegmentbonchus und 10. oder posterobasaler Unterlappensegmentbronchus (***Abb. 200***).

Der linke Hauptbronchus ist gegenüber dem rechten durch einen stärker abgewinkelten Abgang von der Trachea und seine größere Länge bis zur Oberlappenkarina gekennzeichnet. Hier zweigt der linke Oberlappenbronchus nach lateral ab (***Abb. 201*** und ***202***). Etwa einen Zentimeter danach wird auf der ventrokaudalen Seite des linken Oberlappenbronchus das Lumen des Lingulabronchus sichtbar. Der Lingulabronchus entspricht dem Mittellappen der rechten Seite und teilt sich ebenfalls in zwei Segmente, das kraniale oder obere (4.) und das kaudale oder untere (5.) (***Abb. 203*** und ***207***). Folgt man dem linken Oberlappenbronchus, werden etwa 1 cm peripher der Lingulaöffnung die drei Oberlappenbronchien sichtbar. Die apikalen und posterioren Segmente weisen in der Regel einen gemeinsamen Ursprung auf und werden deswegen als das *apikoposteriore Segment* bezeichnet, während das anteriore oder 3. Segment genauso wie rechts (anterior) heißt (***Abb. 204–206***). Als Normvariante können diese drei linken Oberlappensegmentbronchien aber auch einen gemeinsamen Ursprung besitzen.

Gegenüber der Oberlappenkarina am Anfang des Unterlappenbronchus findet sich der Abgang des 6. oder apikalen Segmentbronchus, der wie auf der rechten Seite in einem relativ scharfen Winkel von 80°–90° nach *dorsal* zieht (***Abb. 208–210***). Etwas weiter kaudalwärts werden dann im Unterlappenbronchus die drei basalen Segmente sichtbar (***Abb. 211***). Das 7. oder kardiale Segment ist links nicht angelegt.

Die unbedingt wissenswerten Unterschiede zwischen dem rechten und linken Bronchialsystem nochmals in der Zusammenfassung:

1. Nur links gibt es einen apikoposterioren Segmentbronchus (LB 1 + 2).
2. Der Zwischenbronchus kommt nur rechts vor.
3. Den Mittellappenbronchus (RB 4 u. 5) gibt es nur rechts und er entspricht links dem Lingulabronchus (LB 4 u. 5), somit ist der Gebrauch von „rechts“ und „links“ in diesem Zusammenhang überflüssig.
4. Der kardiale Segmentbronchus (RB 7) ist links nicht angelegt.

Abbildung 180–211 s. S. 217–248.

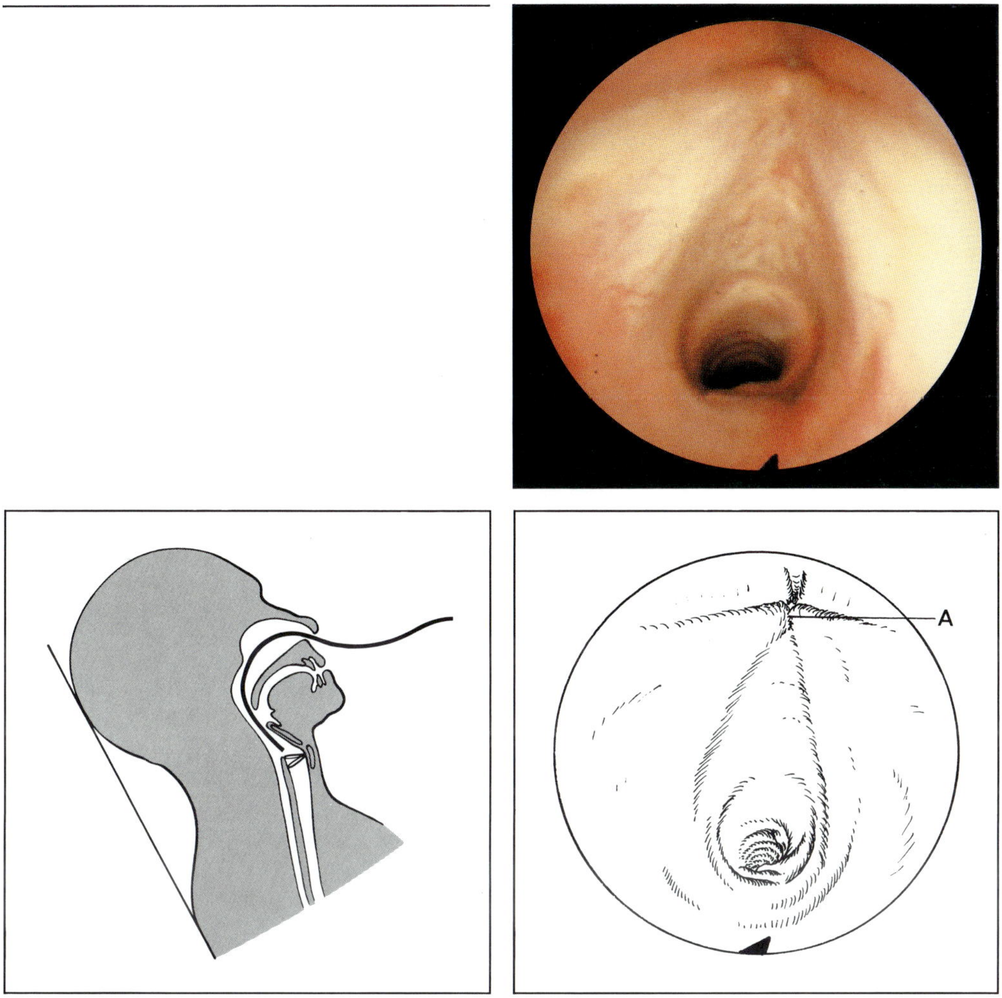

Abb. 180. Übergang Stimmbänder zur Trachea. Die vordere Kommissur stellt die eigentliche „Spitze" der „Pfeilspitze", die nach ventral zeigt, dar. Distal kommt der kräftige Krikoidknorpel zur Darstellung, der für die Stabilität der Trachea wichtig ist. *A* Vordere Kommissur (vgl. Abb. 167)

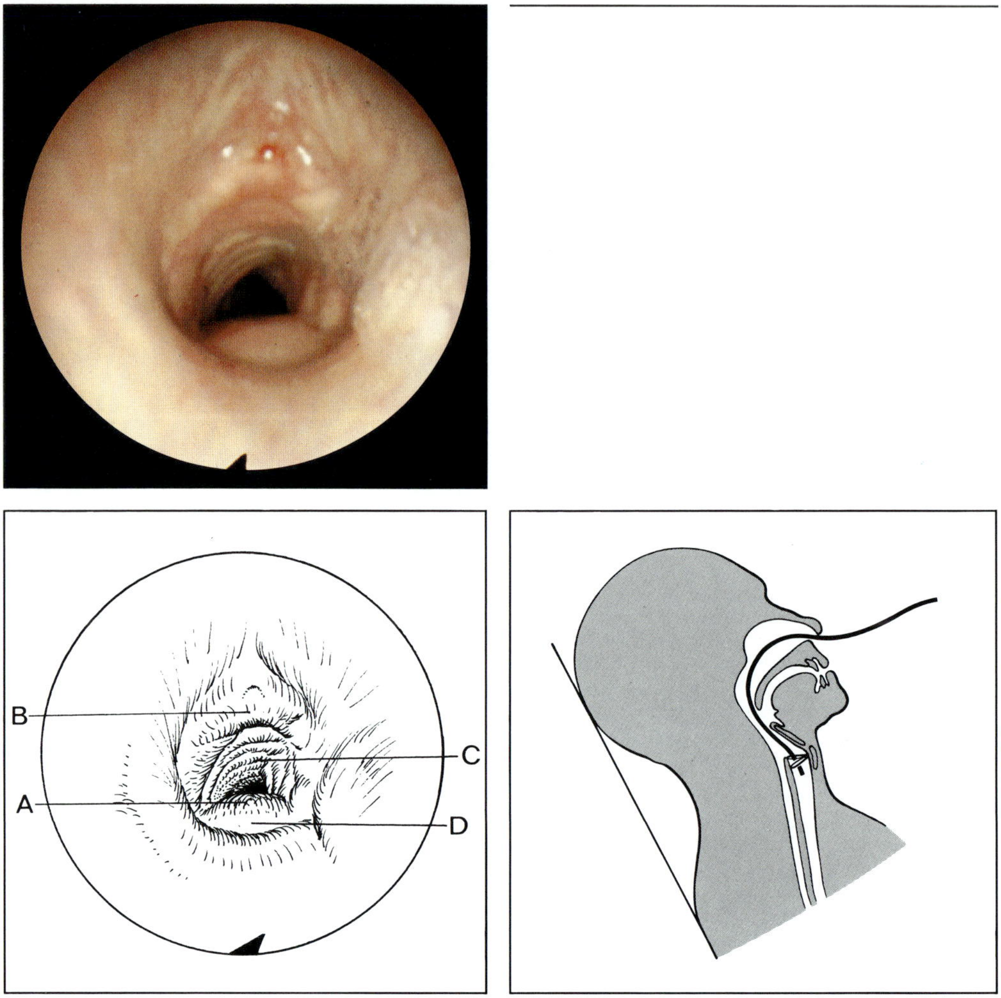

Abb. 181. Normale Trachea. Gegenüber der Krikoidprominenz ist dorsal die üblicherweise vorkommende rundliche Vorwölbung zu sehen, die durch den distalen Kehlkopfstützapparat (hauptsächlich der hintere Teil des Krikoids und dessen Band- und Muskelzüge) hervorgerufen wird; sie ist normal. *A* Normale Vorwölbung, *B* Krikoidprominenz, *C* Trachealknorpel, *D* Subglottis

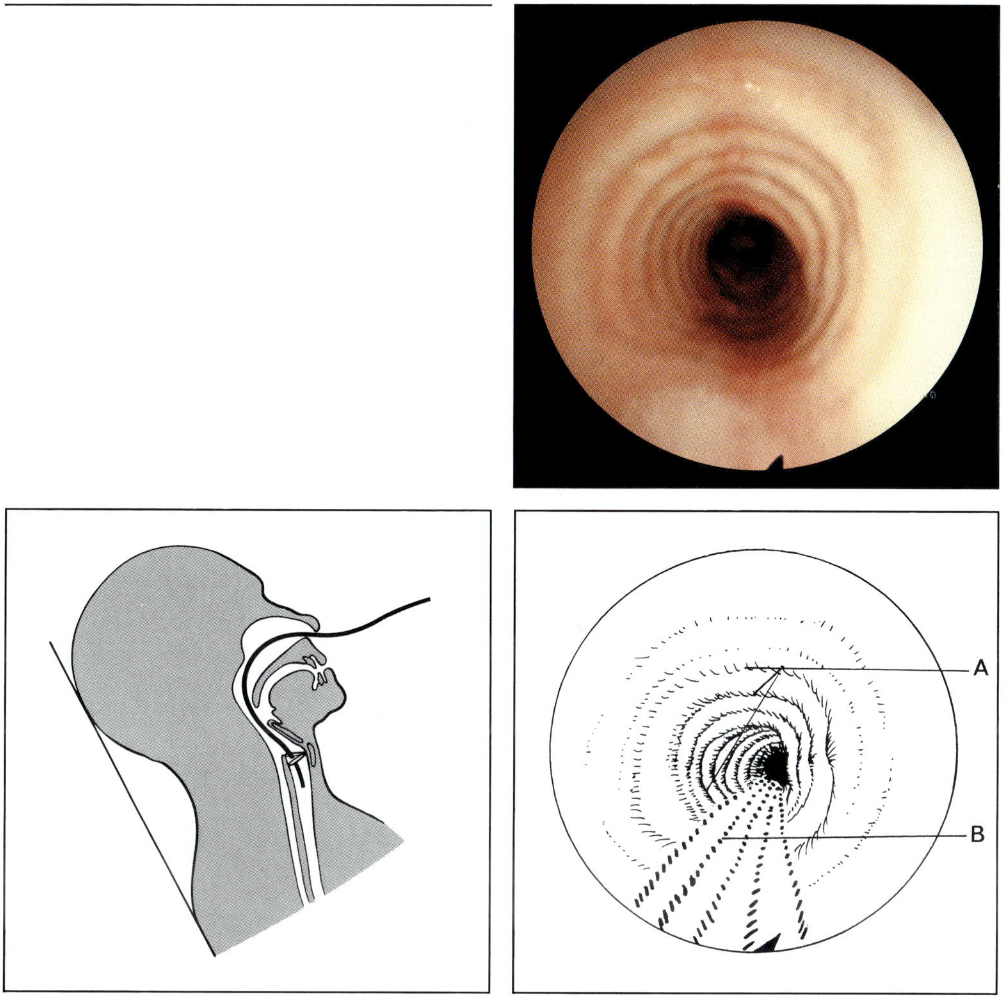

Abb. 182. Normale Trachea. Die typische gesunde Trachea weist dorsal die längsziehenden Faserzüge der *Pars membranacea* auf; ventral und auf beiden Seiten kommen die hufeisenförmigen Knorpelspangen zur Darstellung. Bei relaxierter Ein- und Ausatmung und normaler Atemwegsdynamik bewegt sich die Pars membranacea atemsynchron nur angedeutet. *A* Knorpelspangen, *B* Pars membranacea

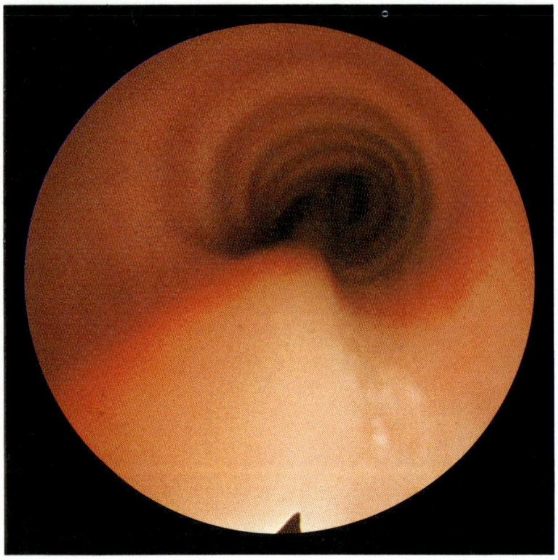

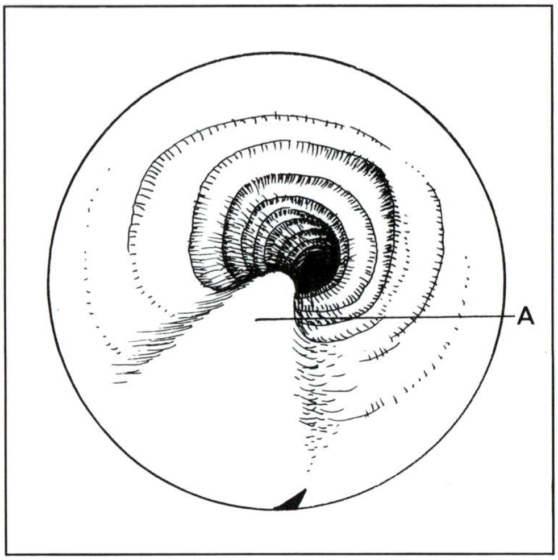

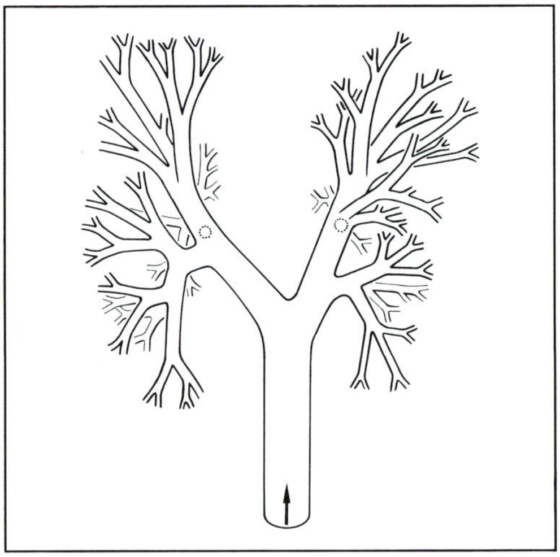

Abb. 183. Normaler Hustenstoß. Durch eine simultane Zunahme des extraluminalen und Abnahme des intraluminalen Druckes kommt es zu einem partiellen Kollaps der Pars membranacea, wodurch beim Gesunden nicht mehr als die Hälfte des Trachealllumens eingeengt wird. Die Enden der Knorpelspangen werden, wenn überhaupt, nur sehr leicht durch die Hinterwandeinwölbung zusammengezogen. *A* Eingewölbte Pars membranacea

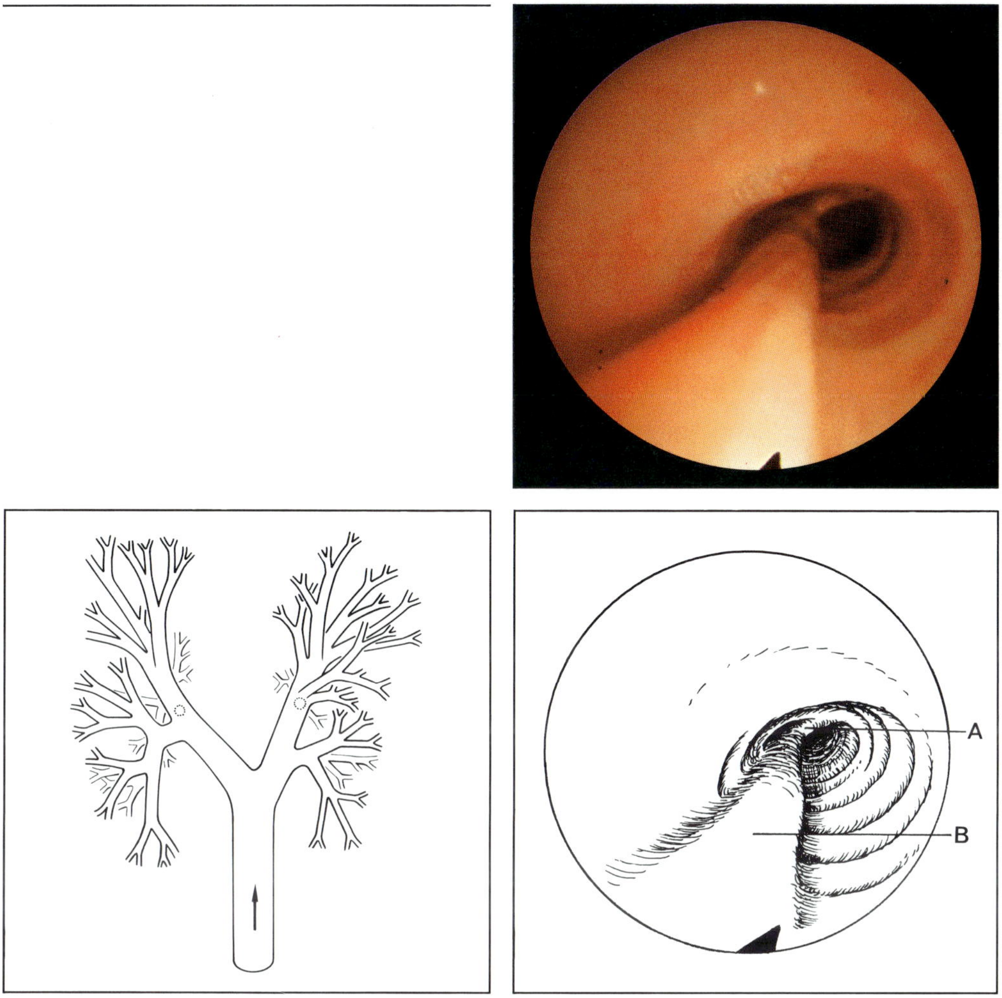

Abb. 184. Husten bei instabiler Trachea: Tracheomalazie. Das ständige Husten bei einer chronischen Bronchitis führt einerseits zur zunehmenden Einwölbung der Hinterwand, die immer mehr an Elastizität verliert, andererseits bedingt der sich chronisch wiederholende Zug eine Erweichung der Knorpelspangen, so daß sich deren Enden fast hinter der kollabierenden *Pars membranacea* treffen. *A* Hauptkarina, *B* Pars membranacea

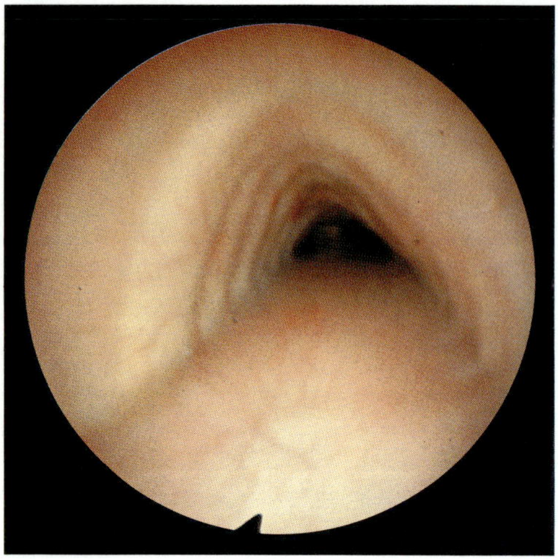

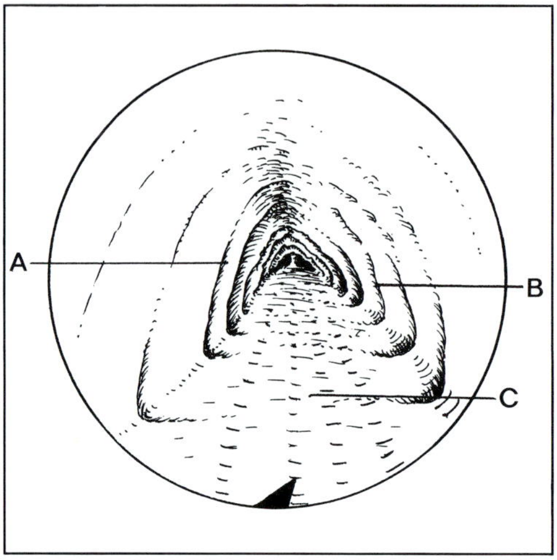

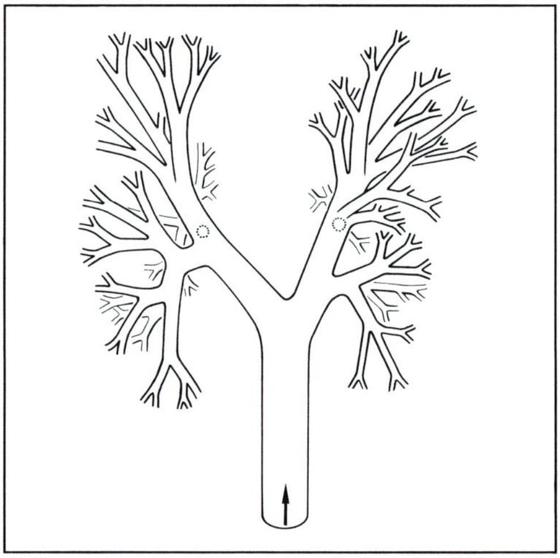

Abb. 185. Dreieckdeformierung der Trachea bei chronischer Bronchitis. Je nach Dauer und Ausprägung der Bronchitis wird auch bei normaler Atmung die Hinterwand immer stärker eingewölbt, die Deformierung der Trachealknorpel beschränkt sich vorzugsweise auf die ventrale Mittellinie. So entsteht die dreieckige Tracheadeformierung. Zustand nach therapeutischer Lavage. *A* und *B* deformierte Knorpelspangen, *C* Pars membranacea

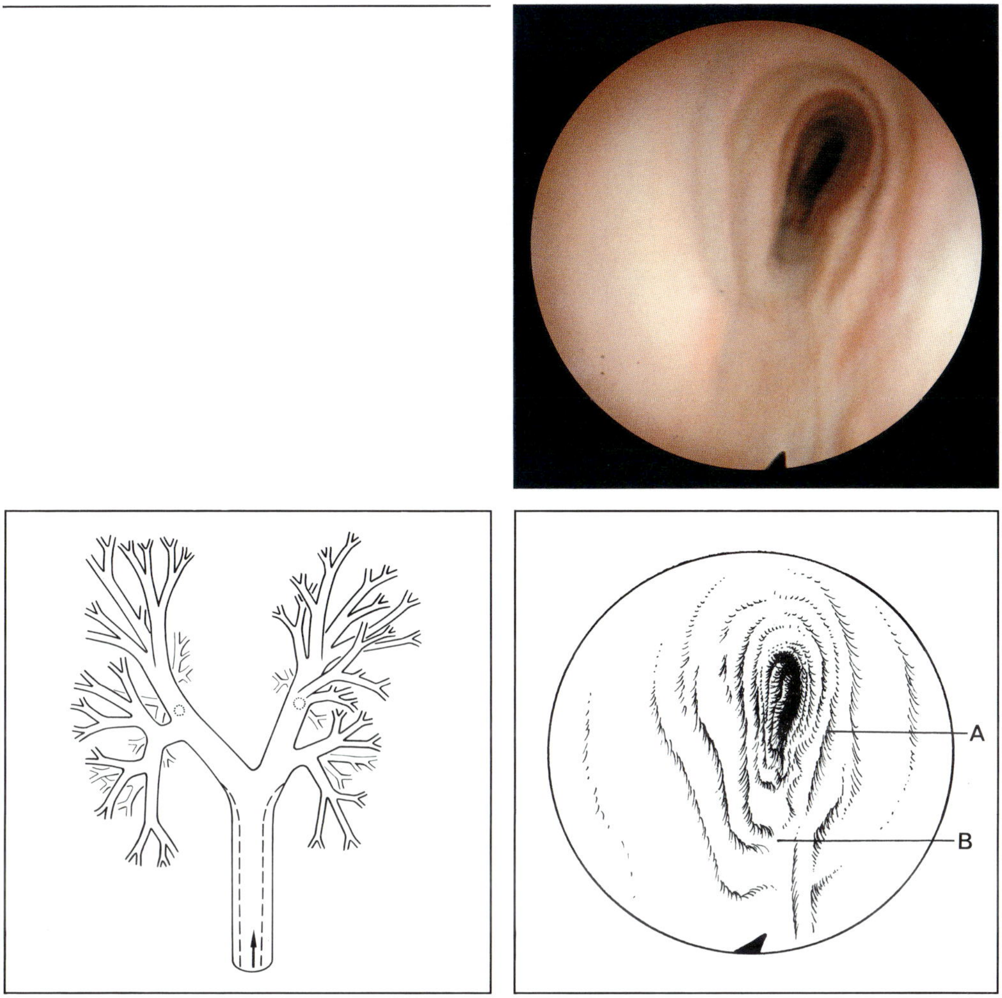

Abb. 186. „Säbelscheidentrachea". Der Begriff wurde ursprünglich für das Plattdrücken der Trachea durch einen Kropf oder ein Schilddrüsenmalignom geprägt. Sie kann jedoch im erweiterten Sinne eine der vielfältigen Manifestationen der chronischen Bronchitis mit Tracheomalazie sein. *A* Deformierte Knorpelspange, *B* Pars membranacea

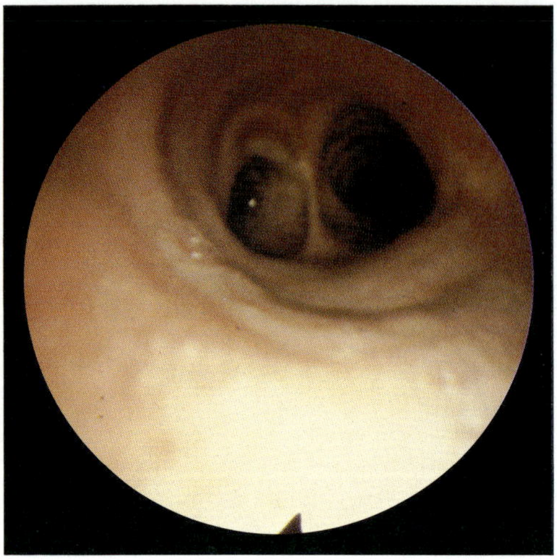

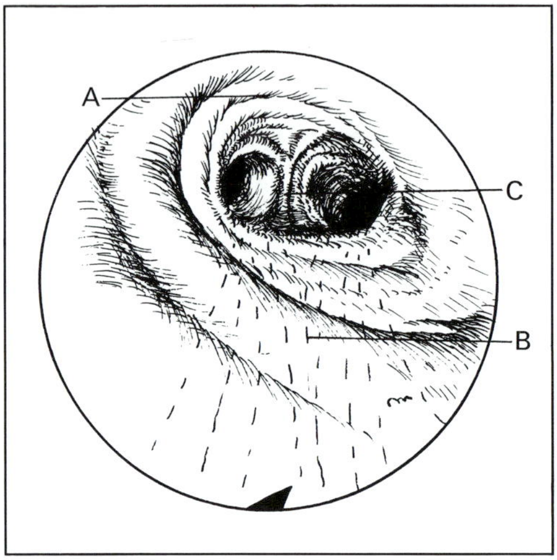

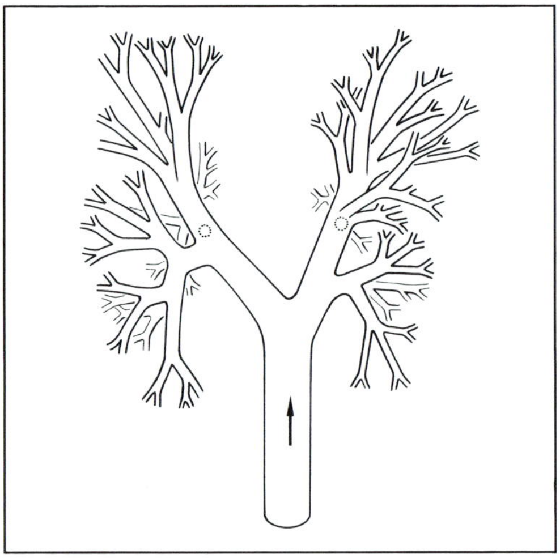

Abb. 187 und **188.** Atemwegdynamik: Instabilität bei chronisch-produktiver Bronchitis. **Abb. 187** wurde während einer normalen Inspiration, **Abb. 188** während einer normalen Exspiration aufgenommen. Die ganz eindeutige, atemsynchrone Bewegung der Hinterwand ist Ausdruck einer deutlichen Atemweginstabilität. Solche Patienten, häufig mit einem Emphysem belastet, kommen aus folgenden Gründen zur Bronchofiberskopie: 1. Abklärung von "trapped air" in der Lungenfunktionsanalyse. 2. Kein Ansprechen auf die bronchodilatatorische Therapie, daher Prüfung der Atemwegdynamik. 3. Objektivierung des Stabilitätszustandes der Atemwege präoperativ, da bei Atemweginstabilität erhöhte postoperative Schleimretention und Notwendigkeit der Bronchiallavage besteht. 4. Therapeutische Lavage nach schwerer Exazerbation. *A* Knorpelspangen, *B* Pars membranacea, *C* Hauptkarina

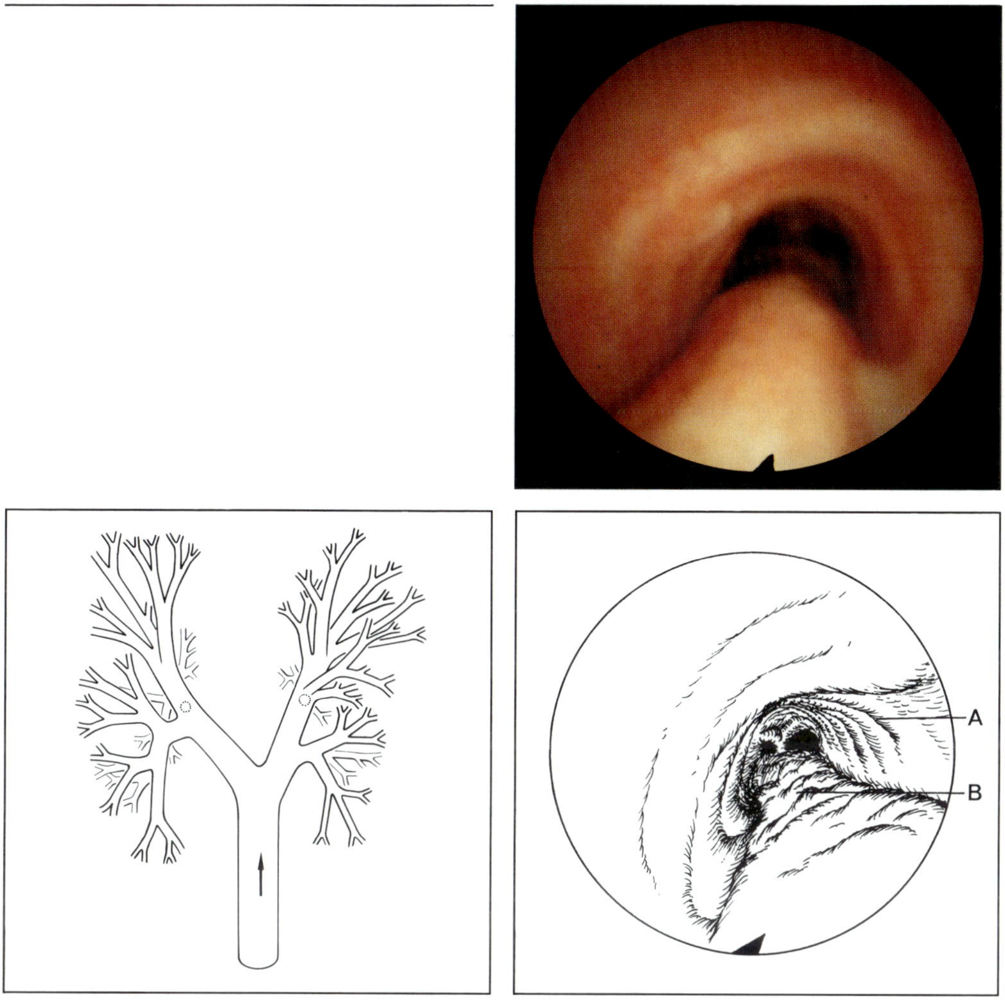

Abb. 188. Legende s. S. 224

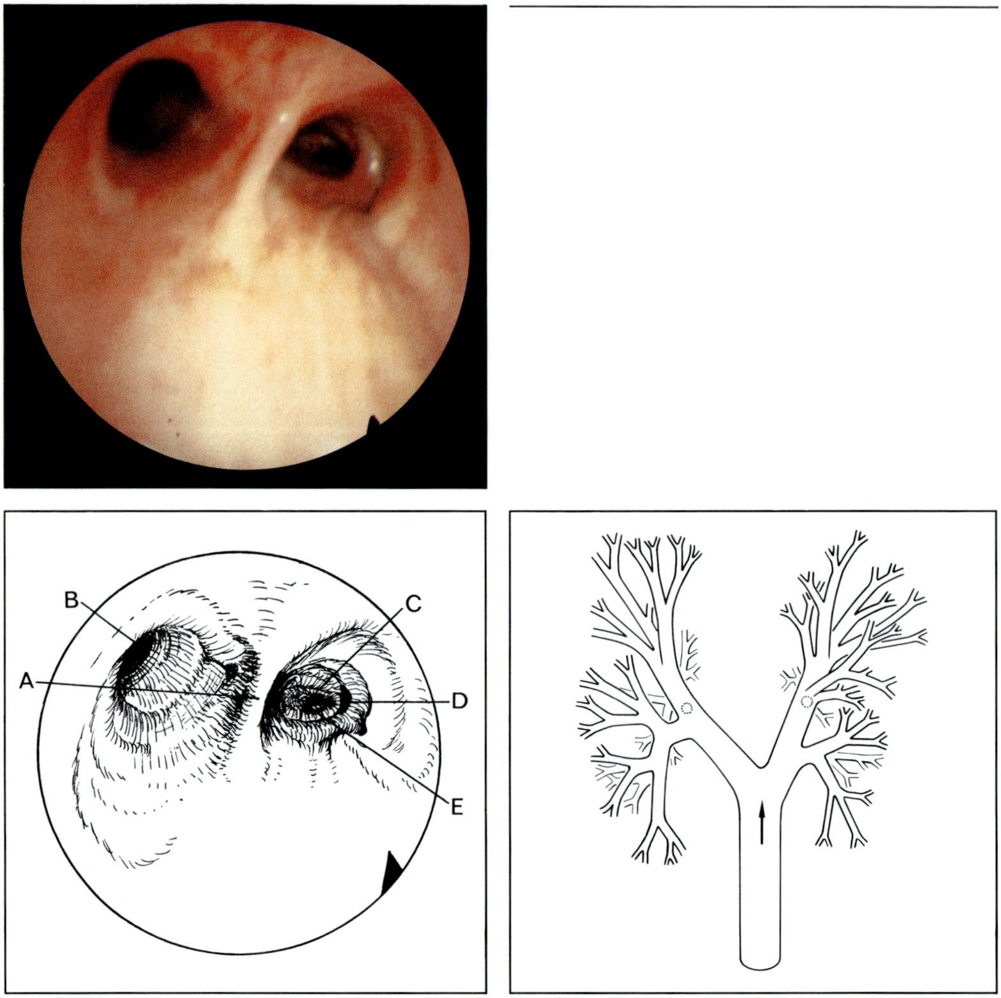

Abb. 189. Normale Hauptbifurkation. Die Hauptkarina ist mittelständig und weist eine angedeutete Linksneigung auf. Die Schleimhaut ist leicht gereizt infolge der Schleimhautbetäubung und bronchofiberskopischer Inspektion. Der rechte Hauptbronchus zeigt einen steilen Abgang gegenüber der Trachea; der Winkel des linken Hauptbronchus ist dagegen größer. Rechts lateral ist das Ostium des rechten Oberlappenbronchus, weiter distal und ventral der des Mittellappens sichtbar. *A* Hauptkarina, *B* linker Hauptbronchus, *C* Mittellappen, *D* RB1–3, *E* RB6

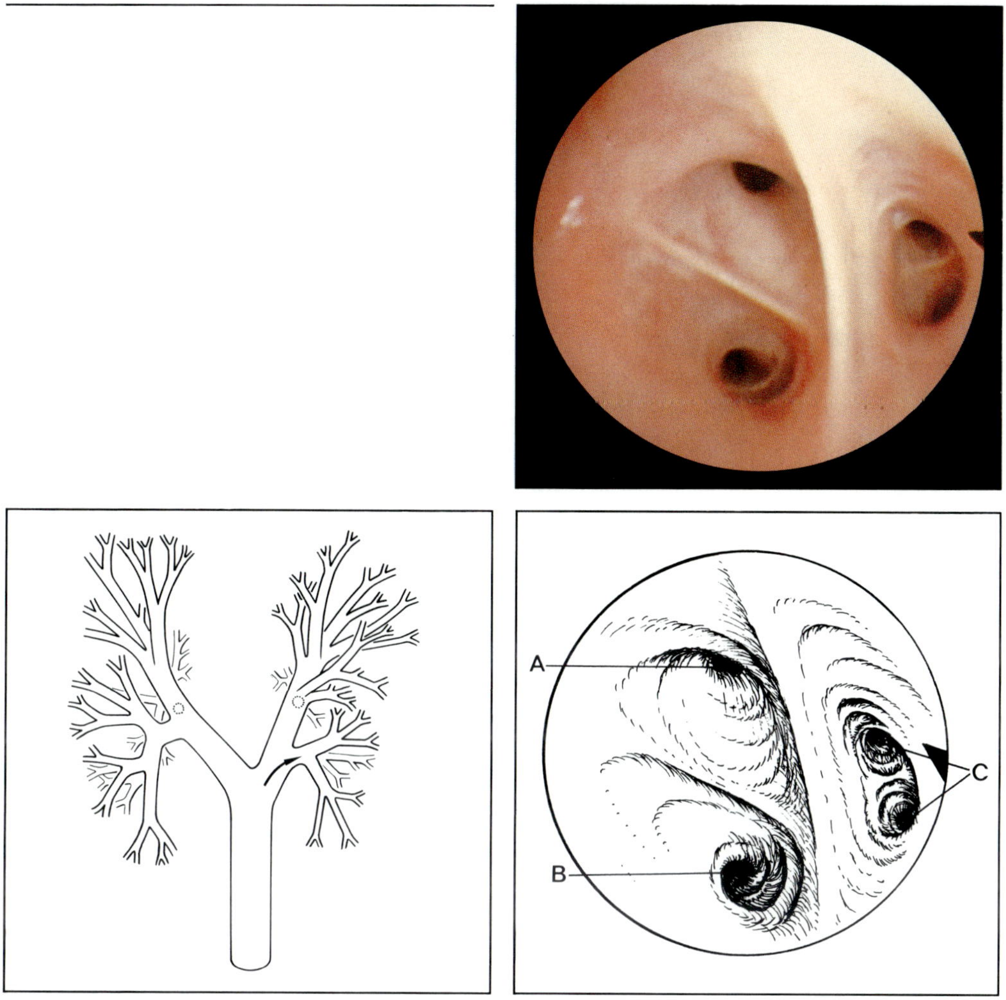

Abb. 190. Rechter Oberlappenbronchus mit normaler 3facher segmentaler Aufteilung. Diese Aufteilung findet sich bei 30% und 40% aller Untersuchten (Oho u. Amenmiya 1980). Die Segmentbronchien III. Ordnung von RB1 und RB2 sind gut erkennbar. *A* RB3, *B* RB2, *C* RB1 a und b

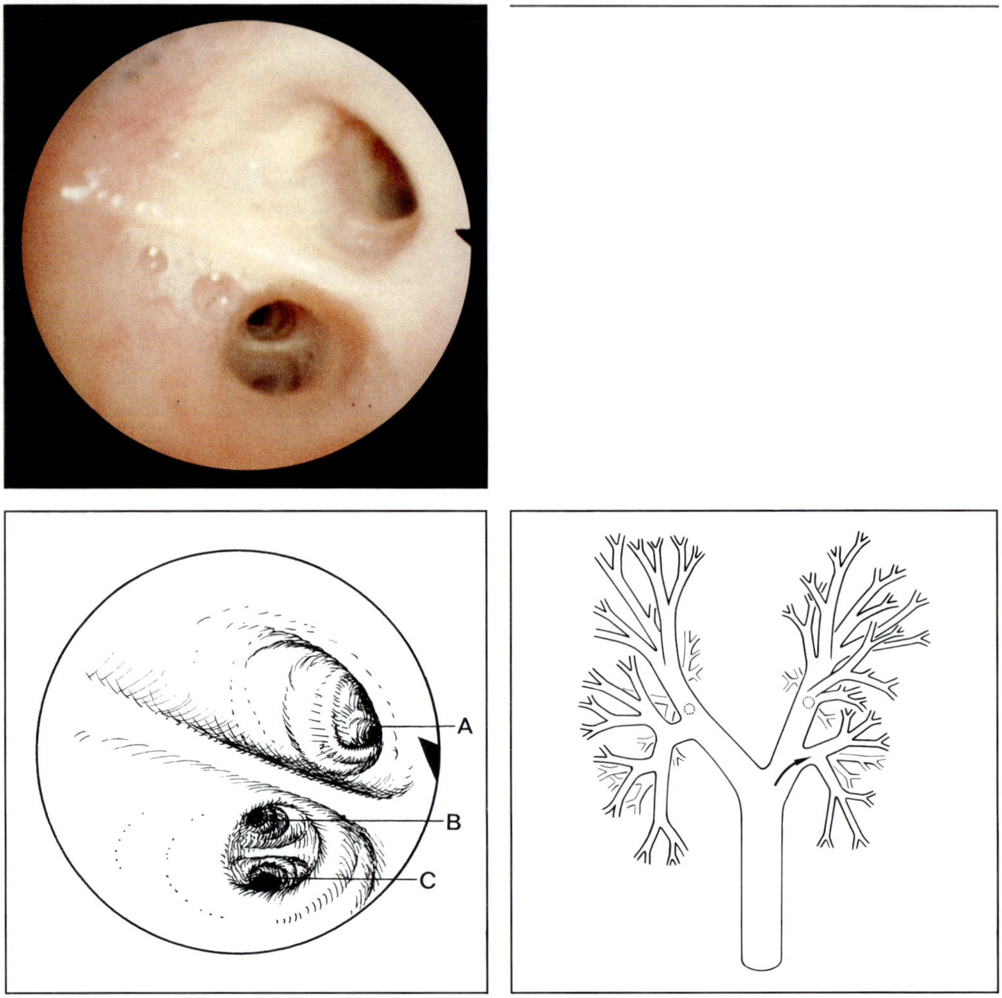

Abb. 191. Rechter Oberlappenbronchus, Normvariante (Typ B1 und B3+B2). Sie wird unterschiedlich häufig gefunden: 10% (Simon 1978), 24% (Shiowaza, zit. nach Oho u. Amemiya 1980). *A* RB1, *B* RB3, *C* RB2

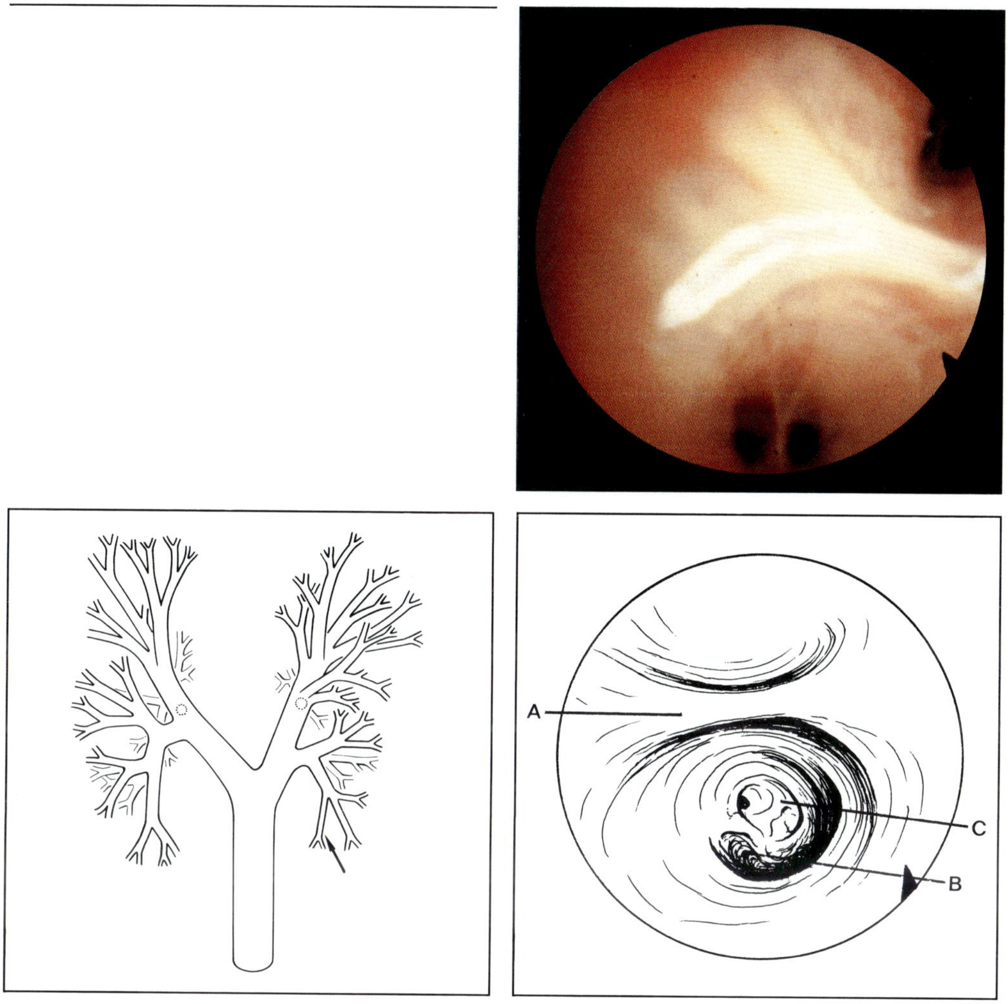

Abb. 192. Segmentbronchien IV. Ordnung: RB1ai (das oberste Lumen) und RB1aii (unmittelbar unter i). Angeschnitten ist auch RB1bi. *A* RB1, *B* RB1ai, *C* RB1aii

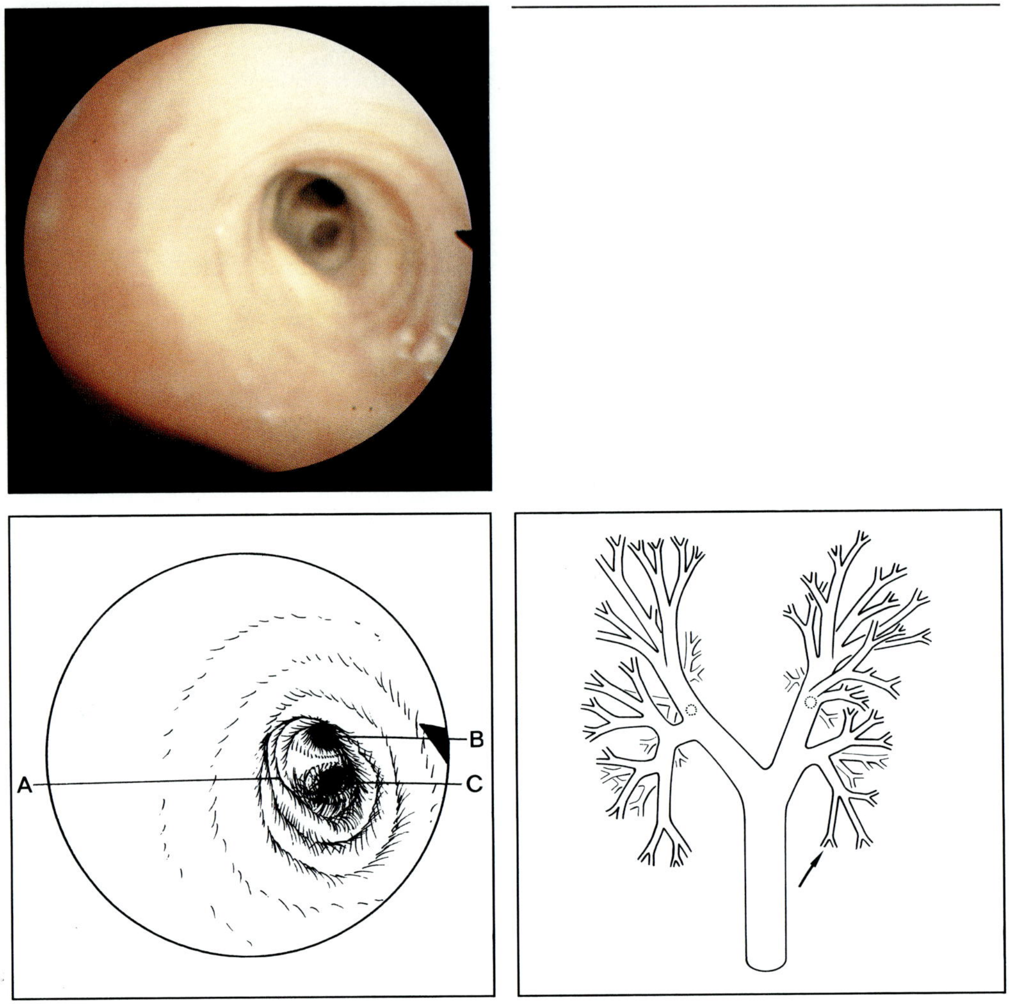

Abb. 193. Segmentbronchien IV. Ordnung. RB1bi und ii. Neben dem Zeiger sind Ringfalten, die durch glatte Muskulatur hervorgerufen werden, erkennbar. *A* Muskuläre Ringfalte, *B* RB1bi, *C* RB1bii

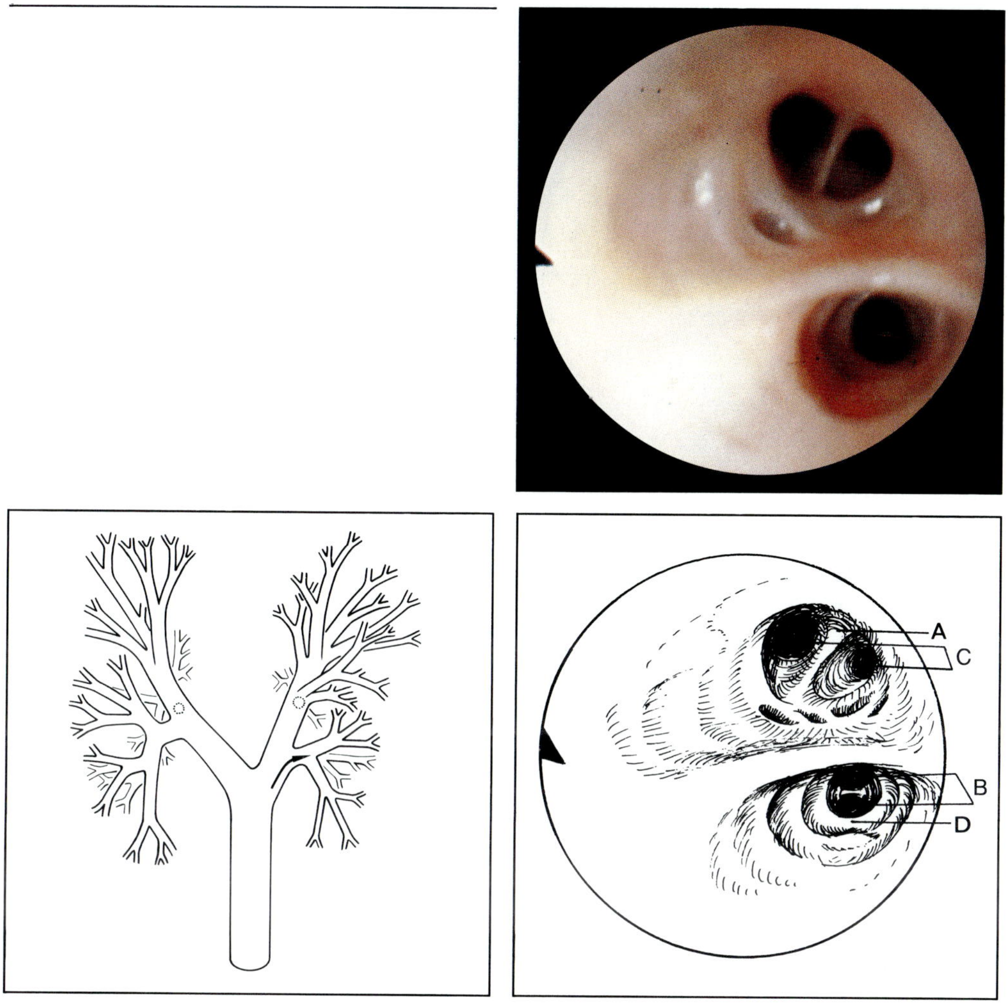

Abb. 194. Posteriores rechtes Oberlappensegment mit den entsprechenden Segmentbronchien III. und IV. Ordnung. Zwei dilatierte Drüsenausführungsgänge als Normalbefund und nicht als bronchitische Veränderungen. *A* Subsegmentale Karina, *B* RB2bi, *C* RB2bii, *D* muskuläre Ringfalte

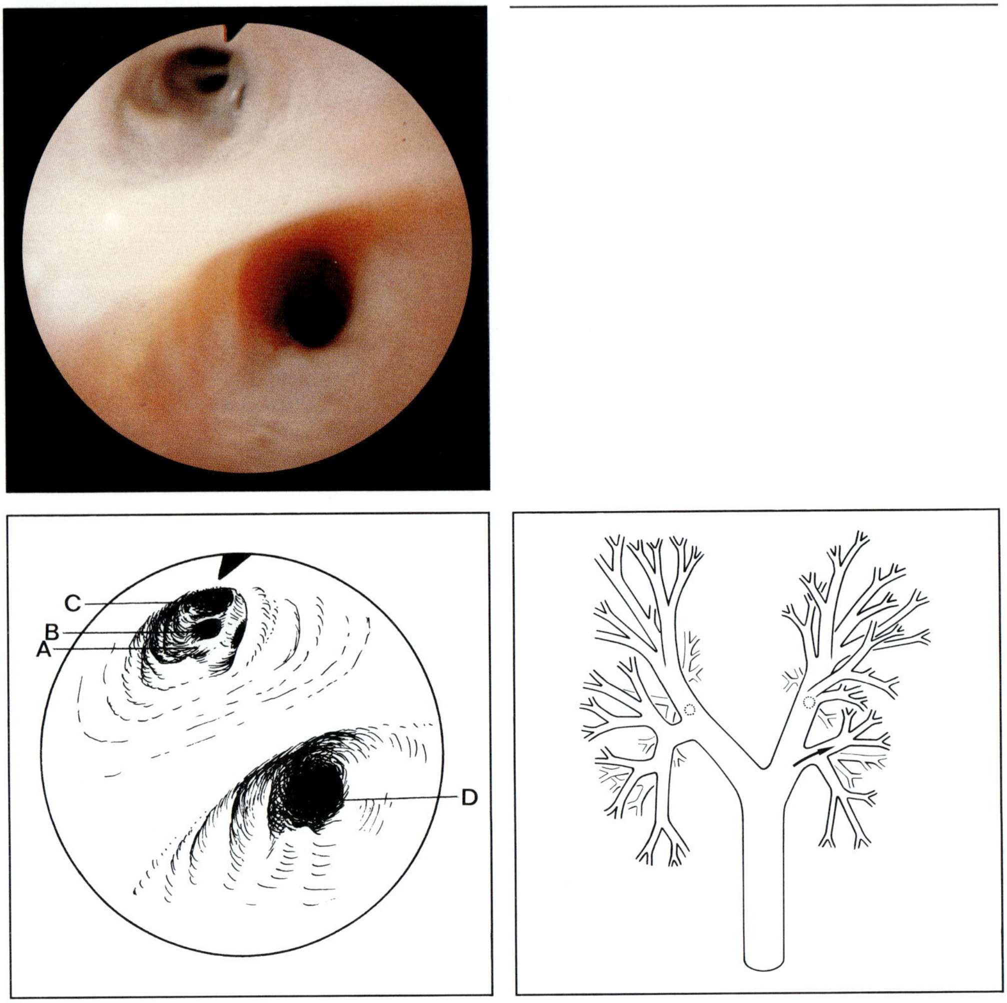

Abb. 195. Anteriores rechtes Oberlappensegment. RB3ai und ii sind sichtbar, die entsprechenden Ostien von RB3b werden durch den Schatten der Subkarina zwischen RB3a und b verdeckt. *A* RB3a, *B* RB3aii, *D* RB3b

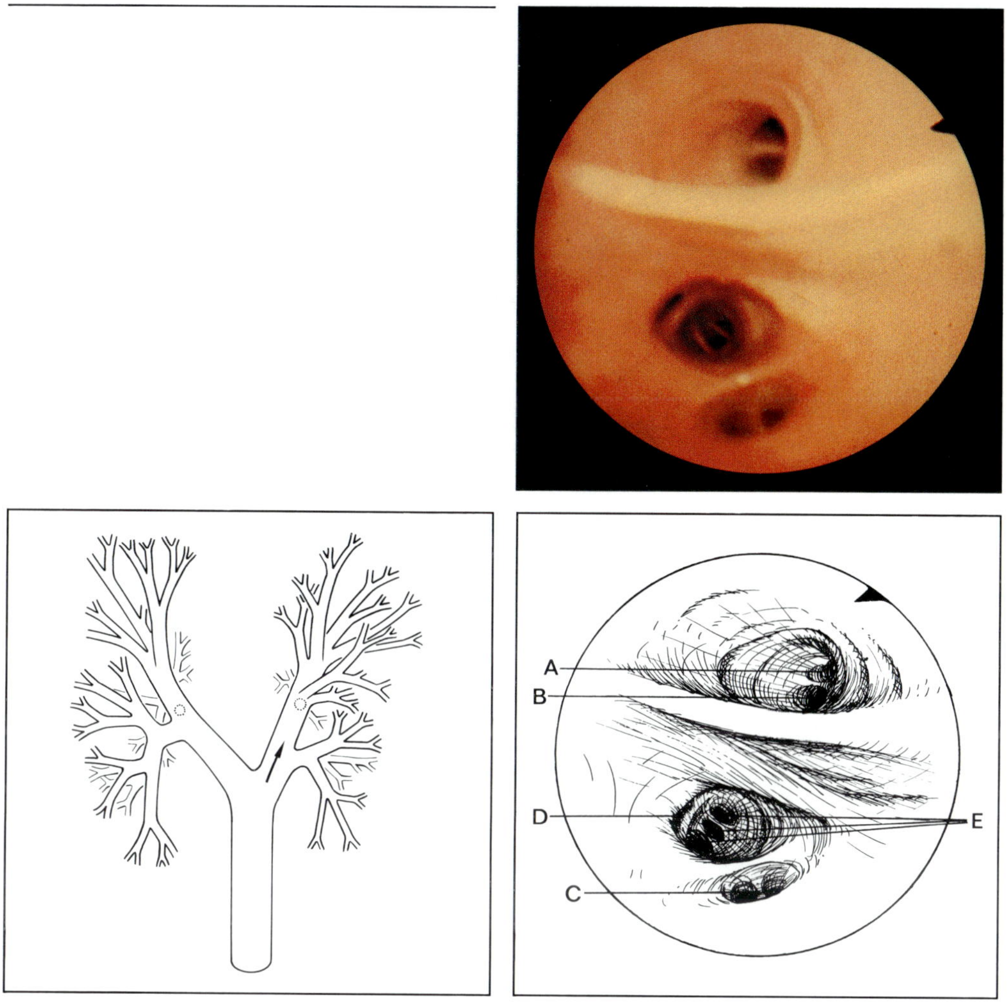

Abb. 196. Normaler Zwischenbronchus. An dieser Stelle, etwa 1 cm oberhalb der Mittellappen- und apikalen Unterlappensegmentostien, läßt sich bei normalen anatomischen Verhältnissen ein guter Überblick über die weitere Topographie gewinnen. Das halbmondförmige Ostium des Mittellappens findet sich ventral, der Verlauf des hier abgebildeten Bronchus ist relativ steil, so daß die Ostien von RB4 und RB5 gut zur Darstellung kommen. Aus dieser Perspektive ist der gute Einblick in die subsegmentale Aufteilung von RB6 etwas ungewöhnlich. *A* RB4 und *B* RB5: Mittellappen, *C* RB6, *D* RB7, *E* EB8–10

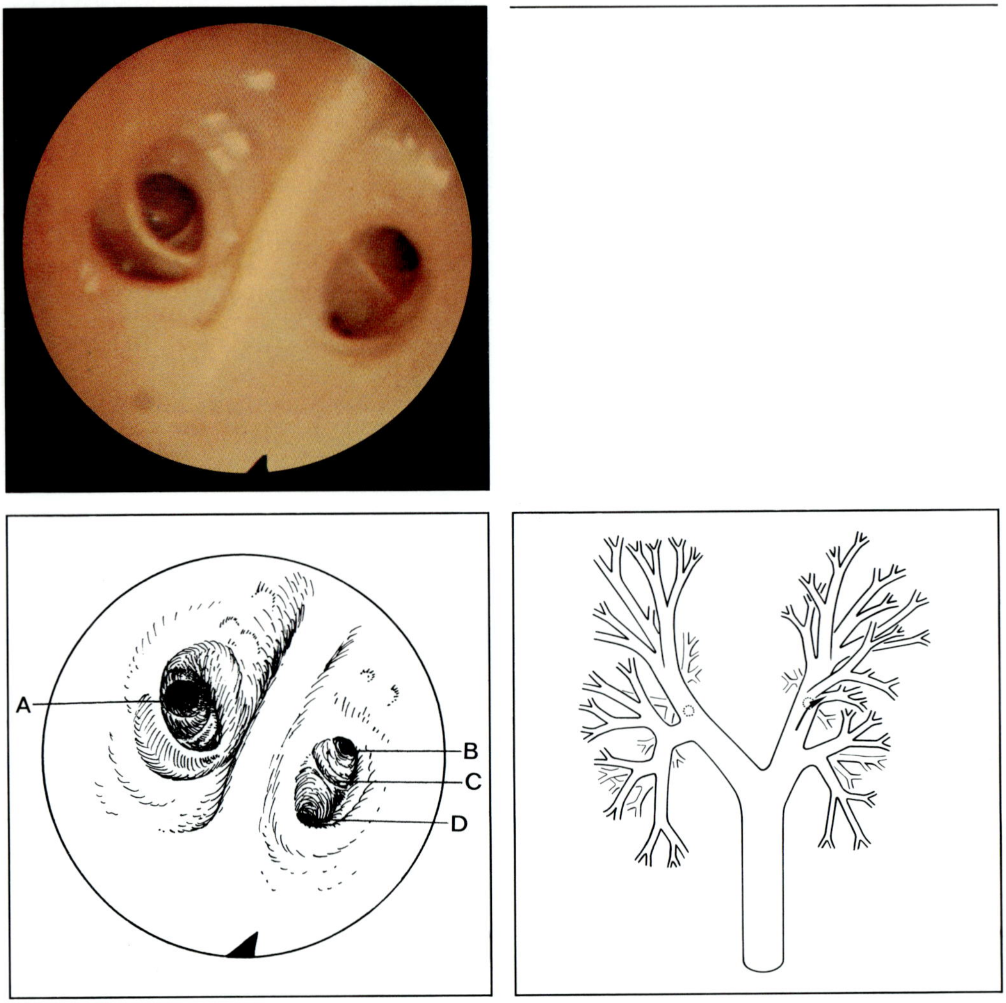

Abb. 197. Mittellappenbronchus. Hier ist die subsegmentale Aufteilung gut sichtbar. Durch eine tiefe Inspiration erweitern sich die Segmentostien, so daß die Spitze des Fiberskopes häufig weiter nach peripher vorgeschoben werden kann. *A* RB5, *B* RB4a, *C* Subkarina RB4, *D* RB4b

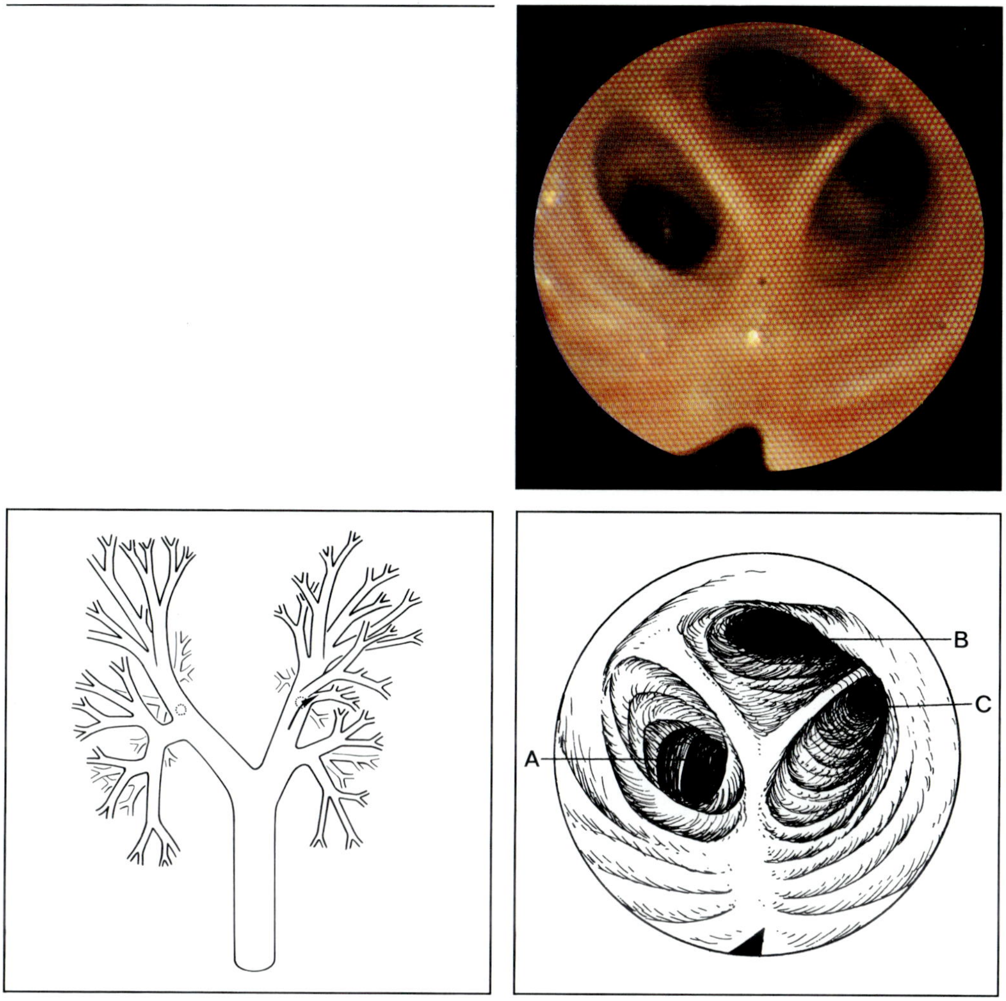

Abb. 198. Mittellappen, Dreieraufteilung. Eine Dreieraufteilung des Mittellappens findet sich in etwa 10% aller Fälle. Die Aufteilung IV. Ordnung (RB5bi und ii) ist gut erkennbar. Aufnahmen durch dünnes Routineinstrument (Olympus BF 4 B2). *A* RB5, *B* RB4a, *C* RB4b

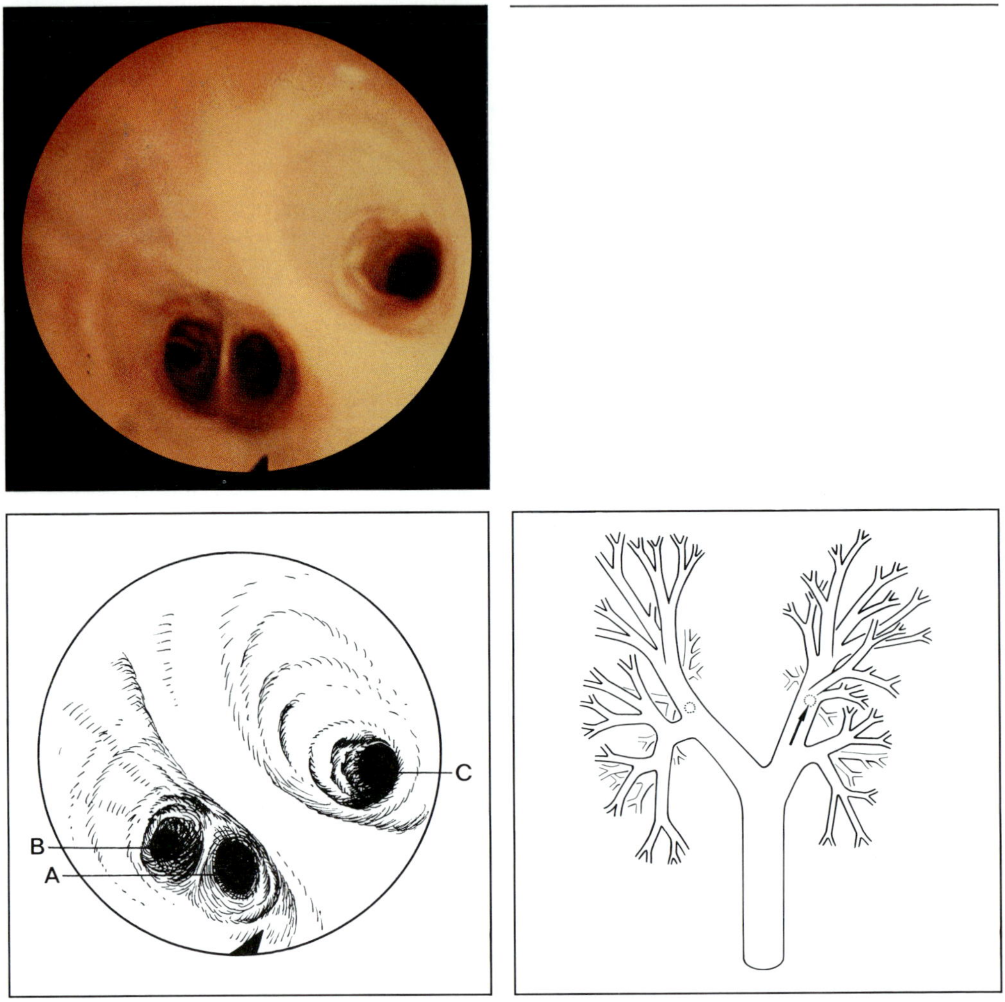

Abb. 199. Apikales Unterlappensegment rechts. Dieses Segment, dessen Ostium rundlichoval ist, zieht in der Regel nahezu senkrecht nach dorsal. Es teilt sich in drei Subsegmente auf, die verschiedene anatomische Varianten aufweisen können. Die vorliegende Kombination (RB6a und c, b-Typ) kommt auf der rechten Seite am häufigsten vor, während sich links am häufigsten die Kombination LB6a und b (c-Typ) findet. *A* RB6a, *B* RB6c, *C* RB6b

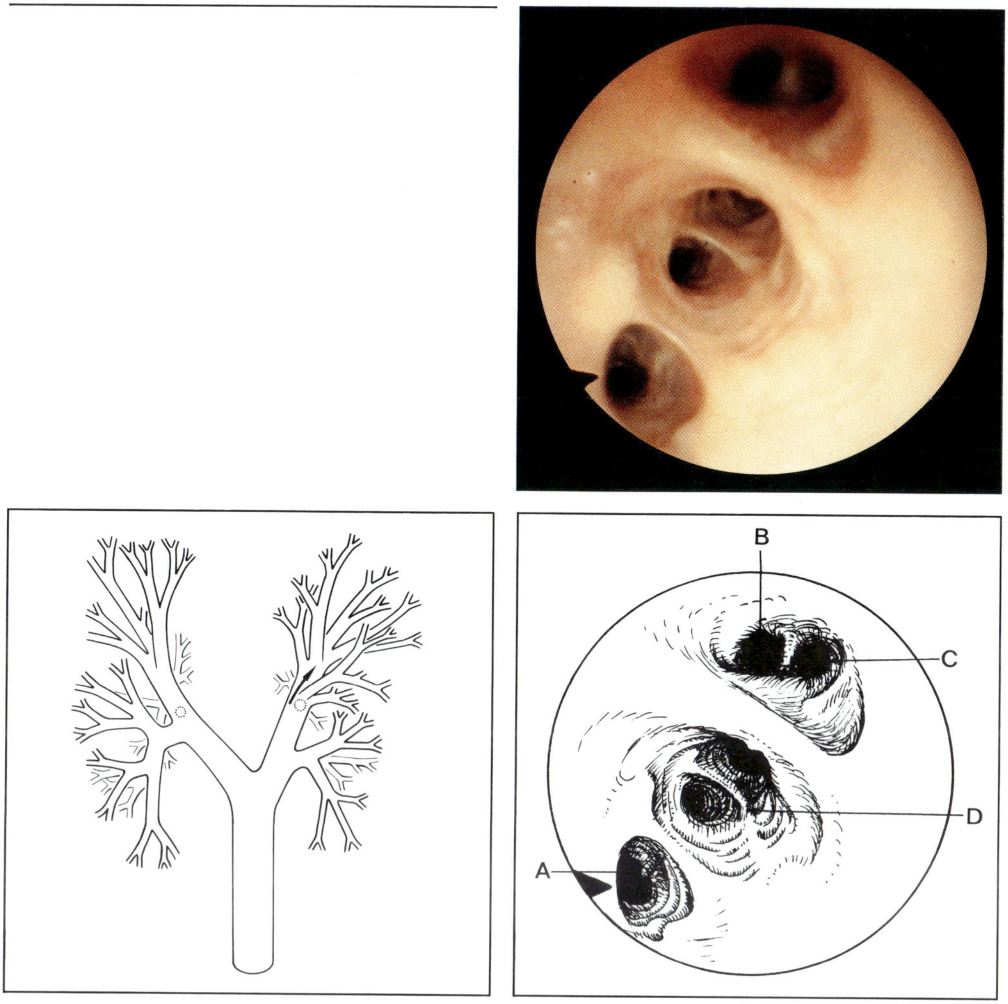

Abb. 200. Unterlappensegmentbronchien rechts. Nach Abgang des kardialen (7.) Segmentes kommen das antero-, latero- und posterobasale Segment (8.–10.) zur Darstellung. Obwohl auch hier anatomische Varianten häufig sind, ist es typisch, daß sich die subsegmentalen Karinen von RB8 und RB9 fast senkrecht gegenüberstehen. Eine gewisse Schleimvermehrung und Schleimhautunregelmäßigkeit spricht hier für eine leichte bis mäßig chronische Bronchitis. *A* RB10, *B* RB8b, *C* RB8a, *D* RB9

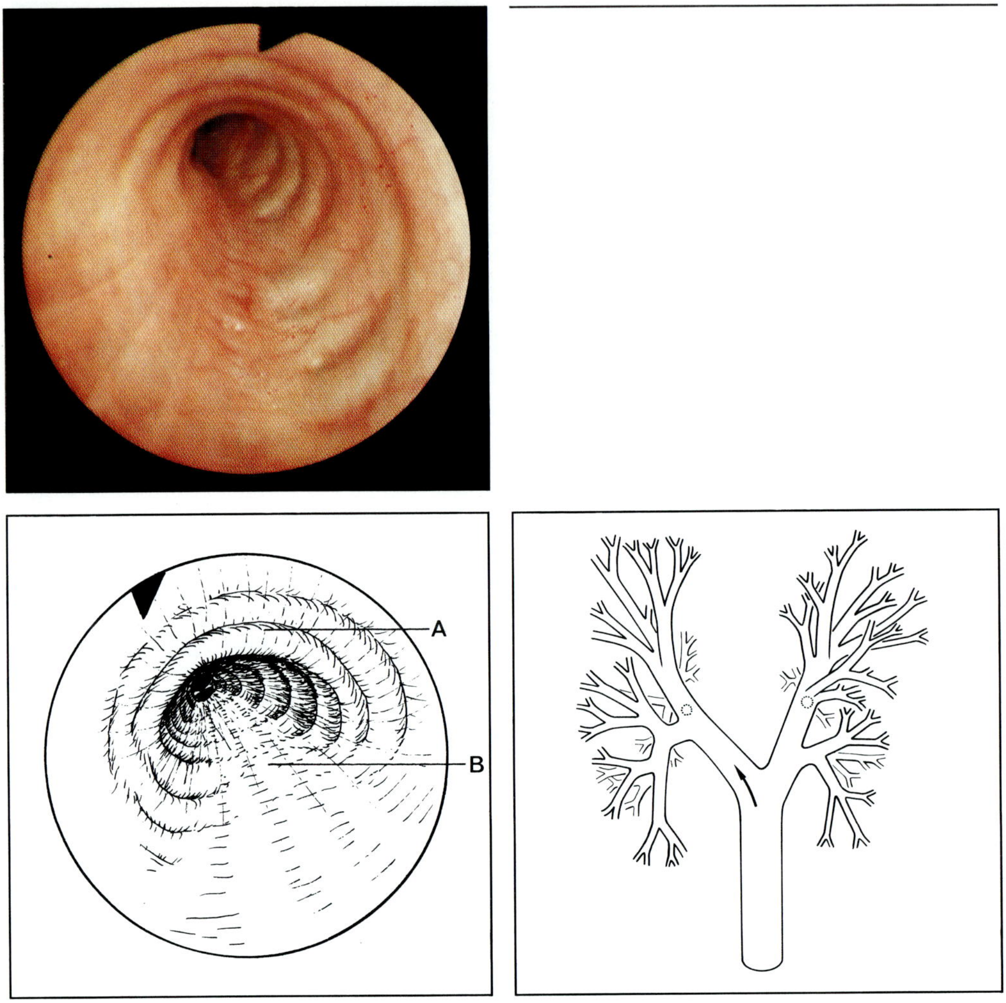

Abb. 201. Linker Hauptbronchus. Der linke Hauptbronchus zieht bogenförmig von der Trachea in einem Winkel bis zu 30° nach links. Liegt die Spitze des Bronchofiberskopes in seinem Anfangsteil und der Patient hustet kräftig, kann sie unter Umständen in den rechten Hauptbronchus verlegt werden, ohne daß der Untersucher es merkt. *Faustregel:* Bei plötzlicher Desorientierung immer die Spitze zurückziehen, bis ein bekanntes Merkmal (in diesem Fall die Hauptkarina) darstellbar wird. *A* Knorpelspangen, *B* Pars membranacea

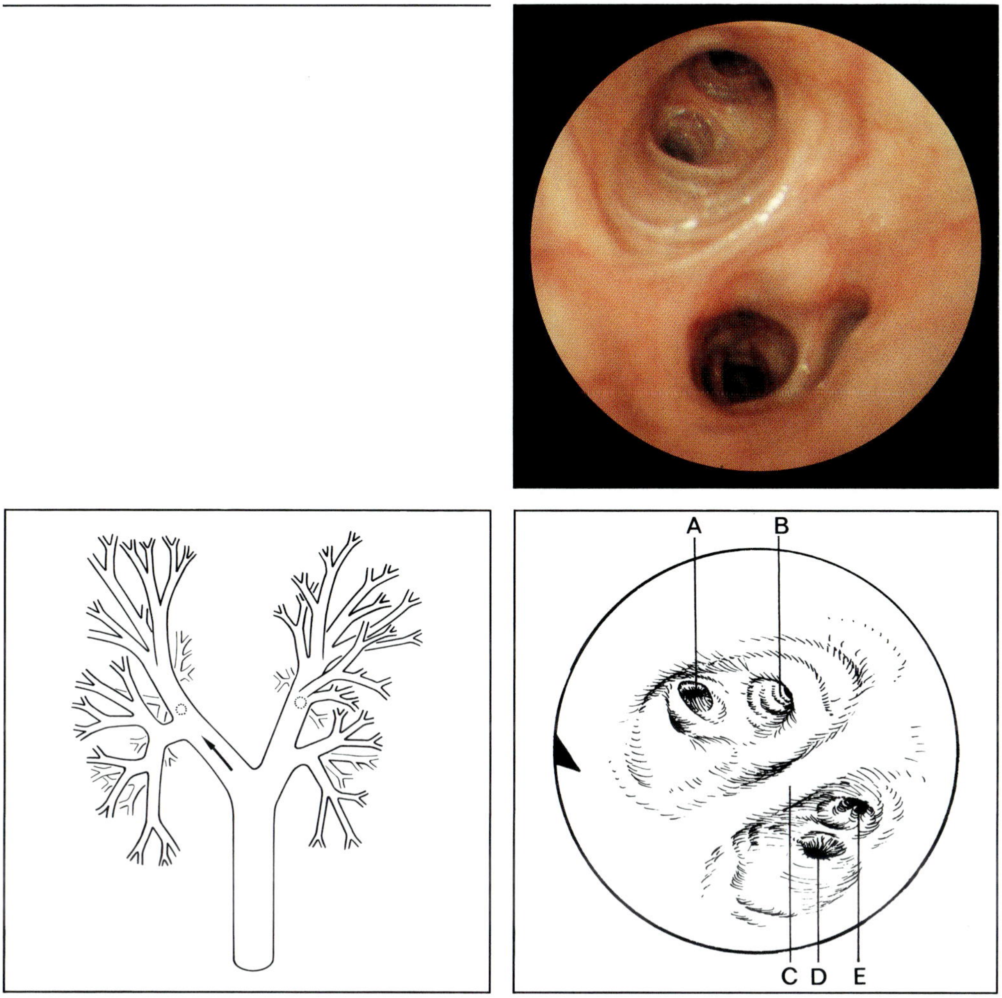

Abb. 202. Distaler linker Hauptbronchus. Diese Übersicht zeigt im Uhrzeigersinn die Ostien des anterioren (3.) Segmentes, des Lingulabronchus, des anterobasalen (8.) und latero- sowie posterobasalen (9. u. 10.) Segmentes mit ihrem gemeinsamen Abgang sowie das Ostium des apikalen Unterlappensegmentes (6.). Relativ selten sind so viele Segmentostien in einer Übersicht zu sehen, da in der Regel 1. die Abgangswinkel des linken Oberlappenbronchus und/oder des linken Unterlappenbronchus zu spitz sind, 2. das Lingulaostium erst wieder entfernt von der Oberlappenkarina ansetzt oder 3. Schrumpfungen die Anatomie verändern. *A* Distaler linker Oberlappenbronchus, *B* Lingulaostium, *C* Oberlappenkarina, *D* LB6, *E* linker Unterlappenbronchus

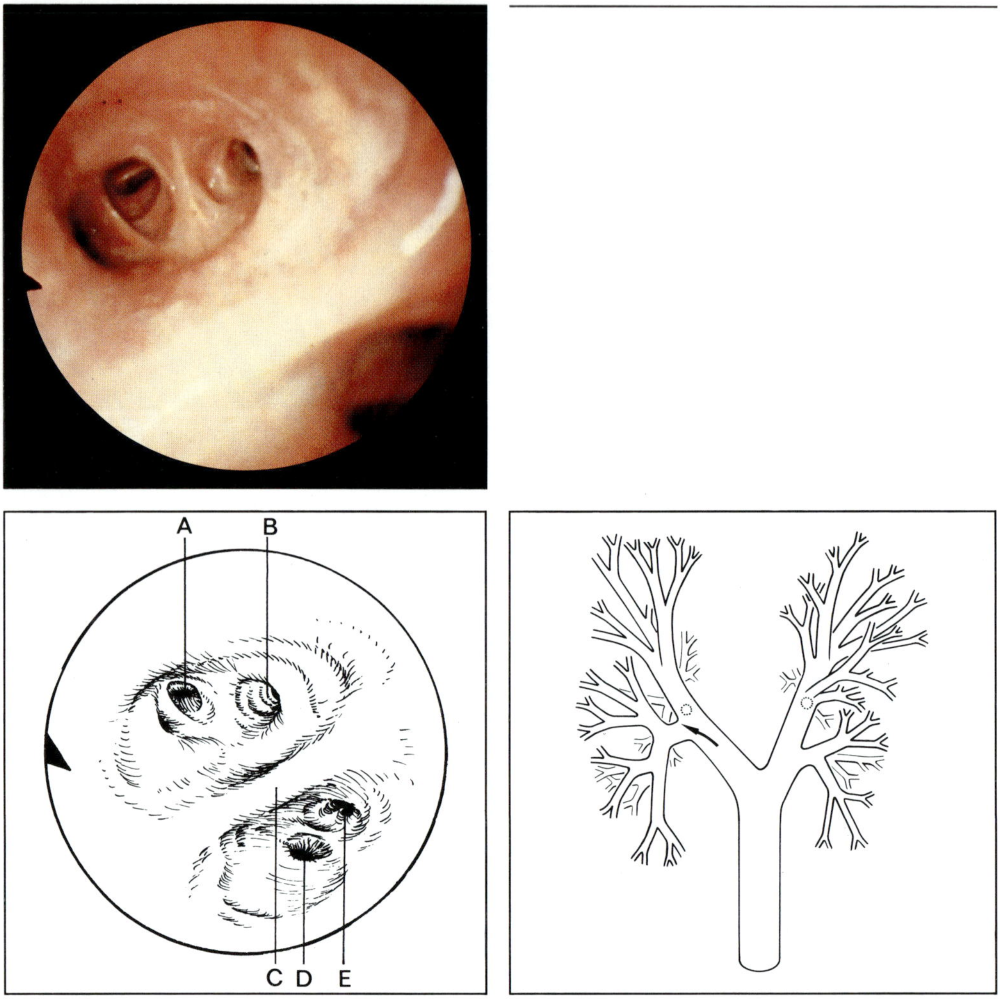

Abb. 203. Linker Oberlappenbronchus. Aus dieser Perspektive, dicht an der angeschnittenen Oberlappenkarina, sind schon die Lingulasegmentbronchien (4. oder oberer und 5. oder unterer) und die Subsegmente vom 3. oder anterioren Oberlappensegment (LB3a und b) sichtbar (Bezeichnungen s. Abb. 202)

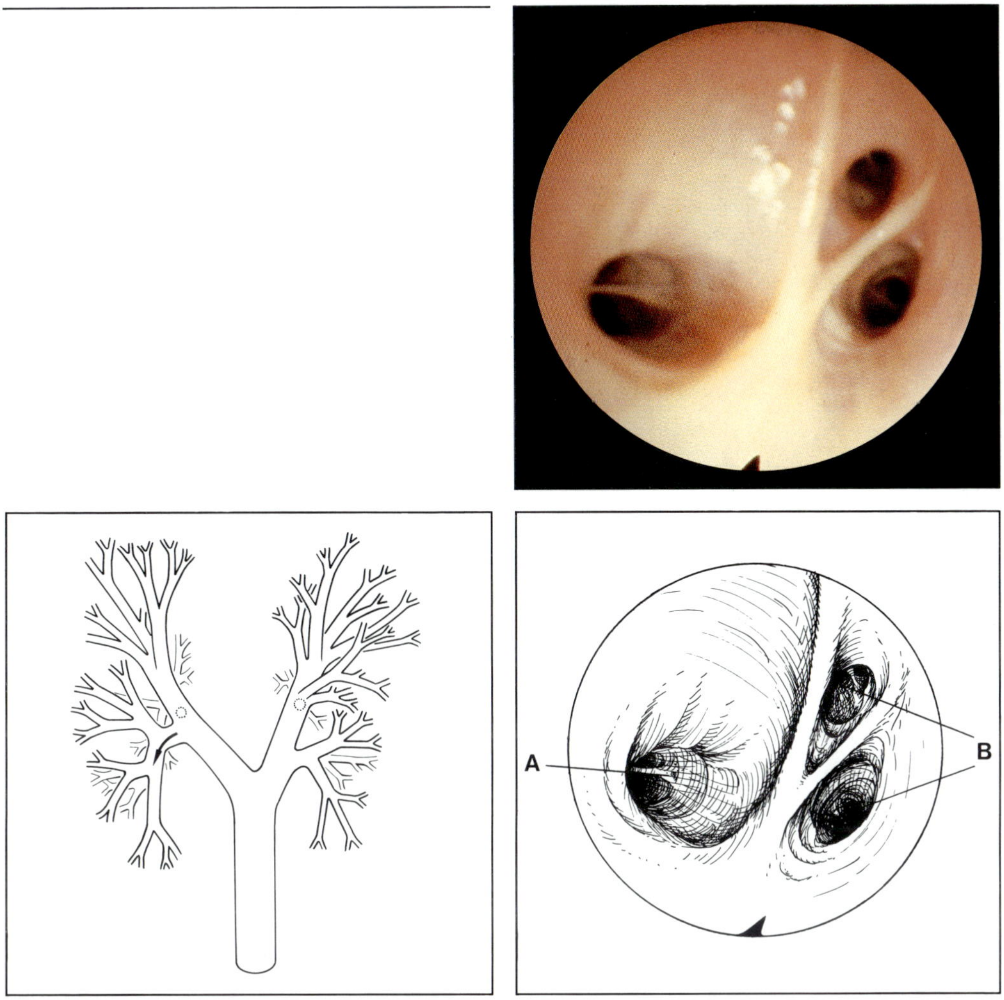

Abb. 204. Distaler linker Oberlappenbronchus. Nach dem Abgang des Lingulabronchus sieht man dieses Bild. Das gemeinsame Ostium des apikodorsalen Segmentes (LB1 + 2) und das getrennt abgehende anteriore Segment (LB3) sind in typischer Weise dargestellt. *A* LB1 + 2, *B* LB3

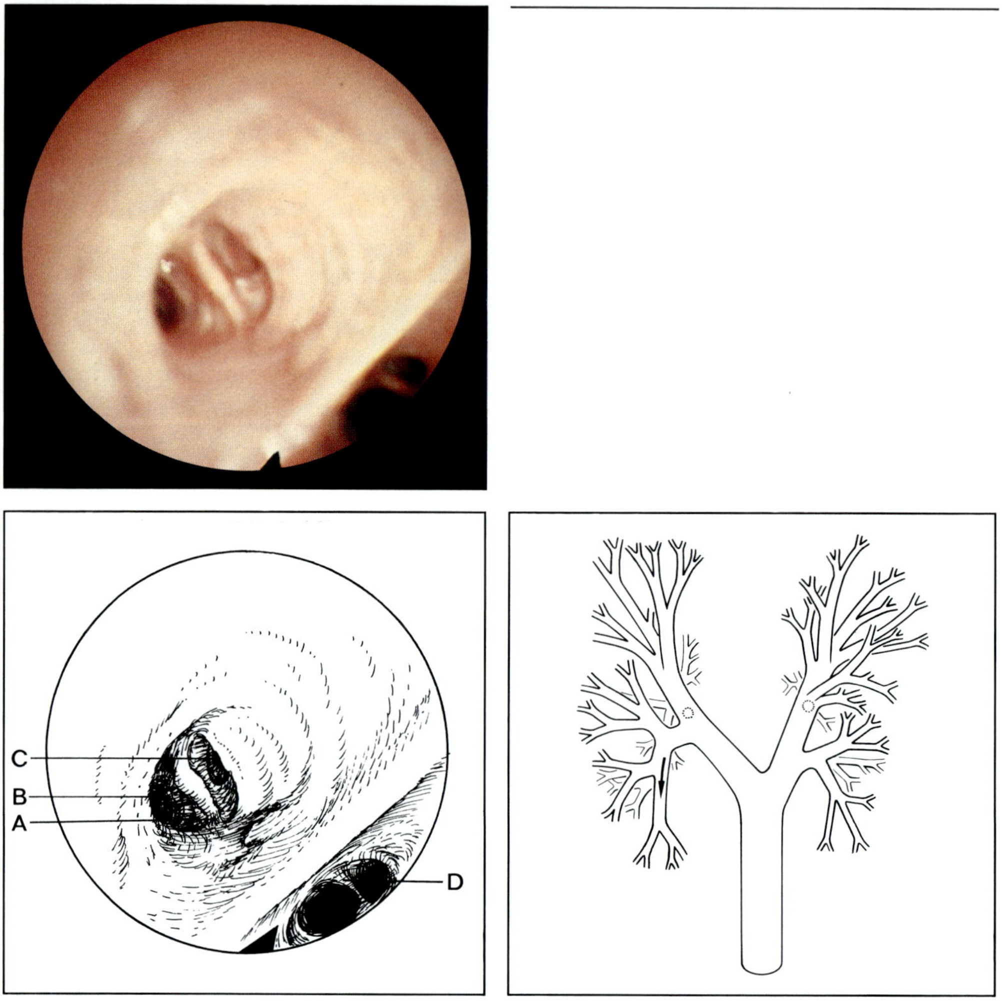

Abb. 205. Apikodorsaler linker Oberlappensegmentbronchus (LB1 + 2). Von LB1a sind die Bronchien IV. Ordnung (i und ii) erkennbar. Durch tiefes Einatmen weiten sich diese Segmentostien und erlauben einen besseren Einblick in die Peripherie. *A* LB1, *B* LB1a, *C* LB1b, *D* LB2

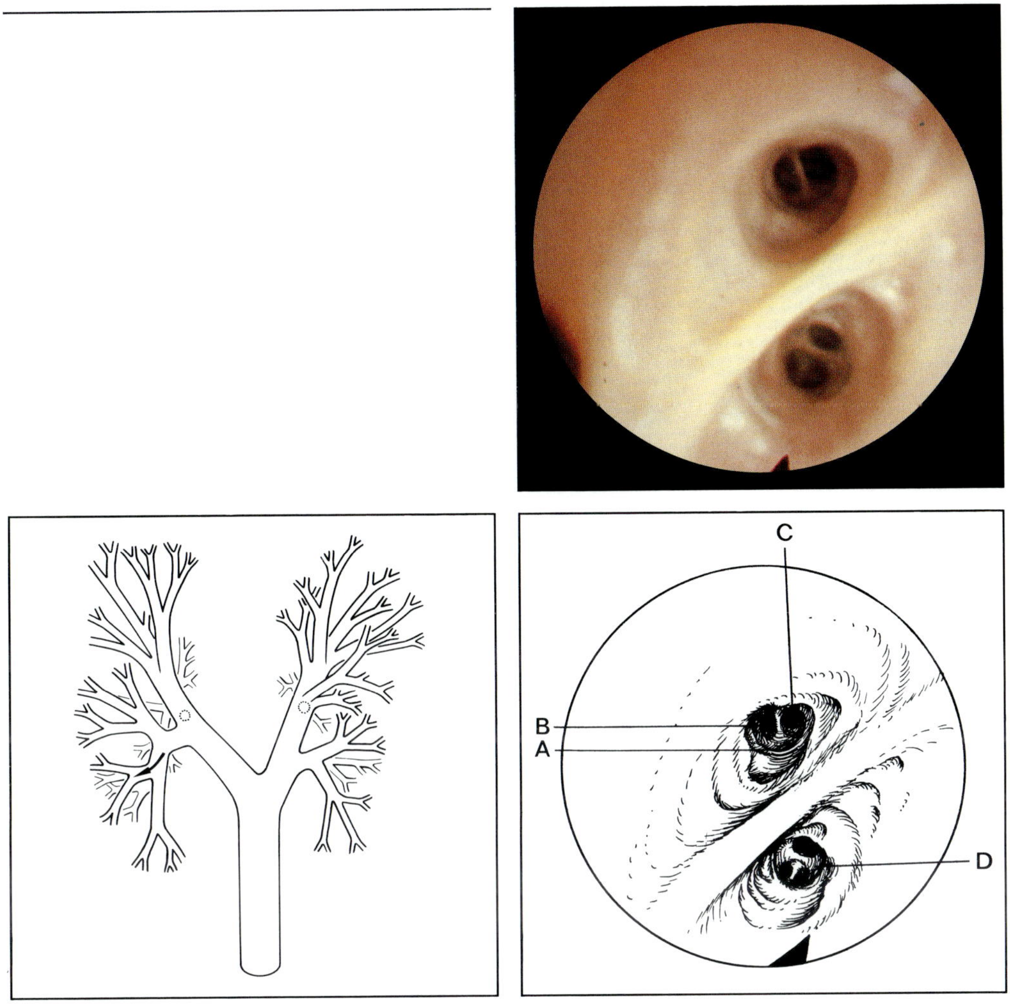

Abb. 206. Anteriorer linker Oberlappensegmentbronchus (LB3). Er kann eine Aufteilung in zwei – wie hier – (a + b) oder auch in drei (a + b + c) Subsegmente haben. *A* LB3a, *B* LB3ai, *C* LB3aii, *D* LB3b

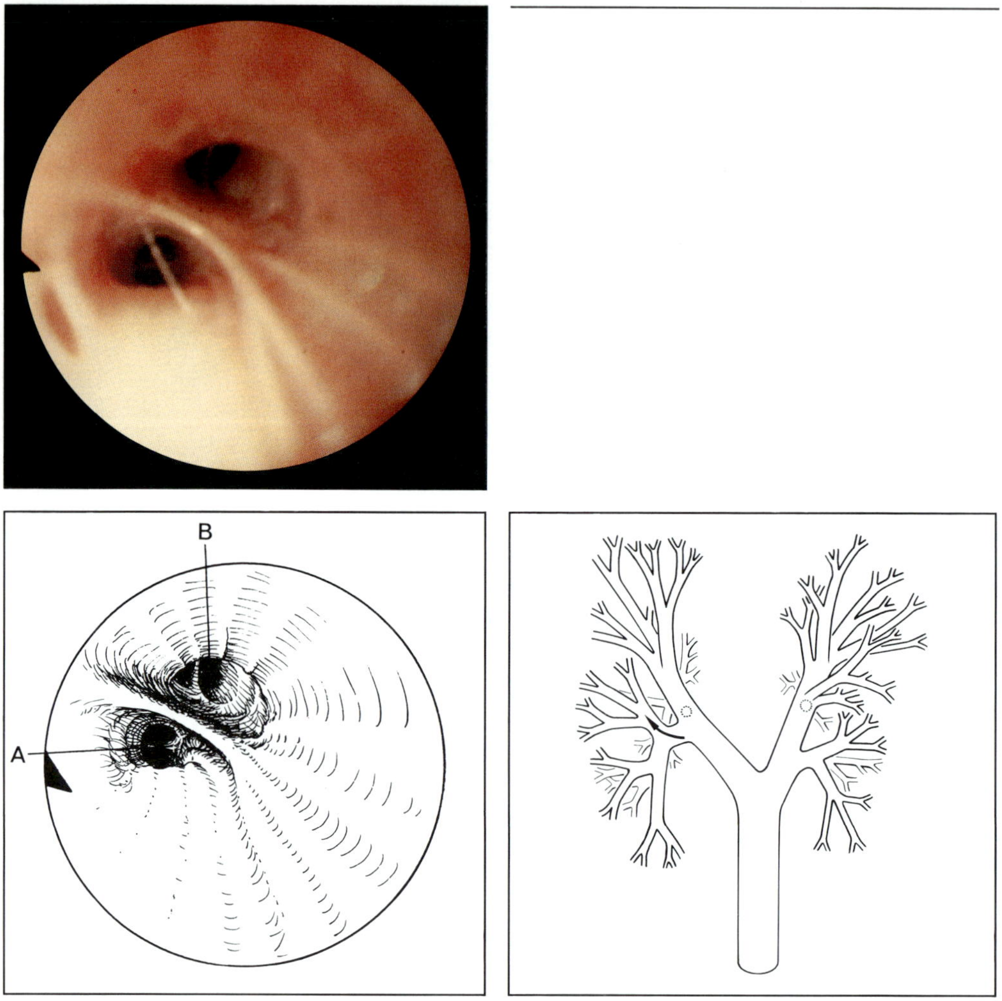

Abb. 207. Lingulabronchus (LB4 u. 5). Die Inspektion dieses Bronchus ist unter Umständen sehr schwierig, besonders wenn das Ostium weiter distal der Oberlappenkarina ist und der Abgangswinkel stark nach mediokaudal liegt. Die Ähnlichkeit mit dem Mittellappenbronchus wird durch die längsziehenden Faserzüge unterstrichen. *A* LB4, *B* LB5

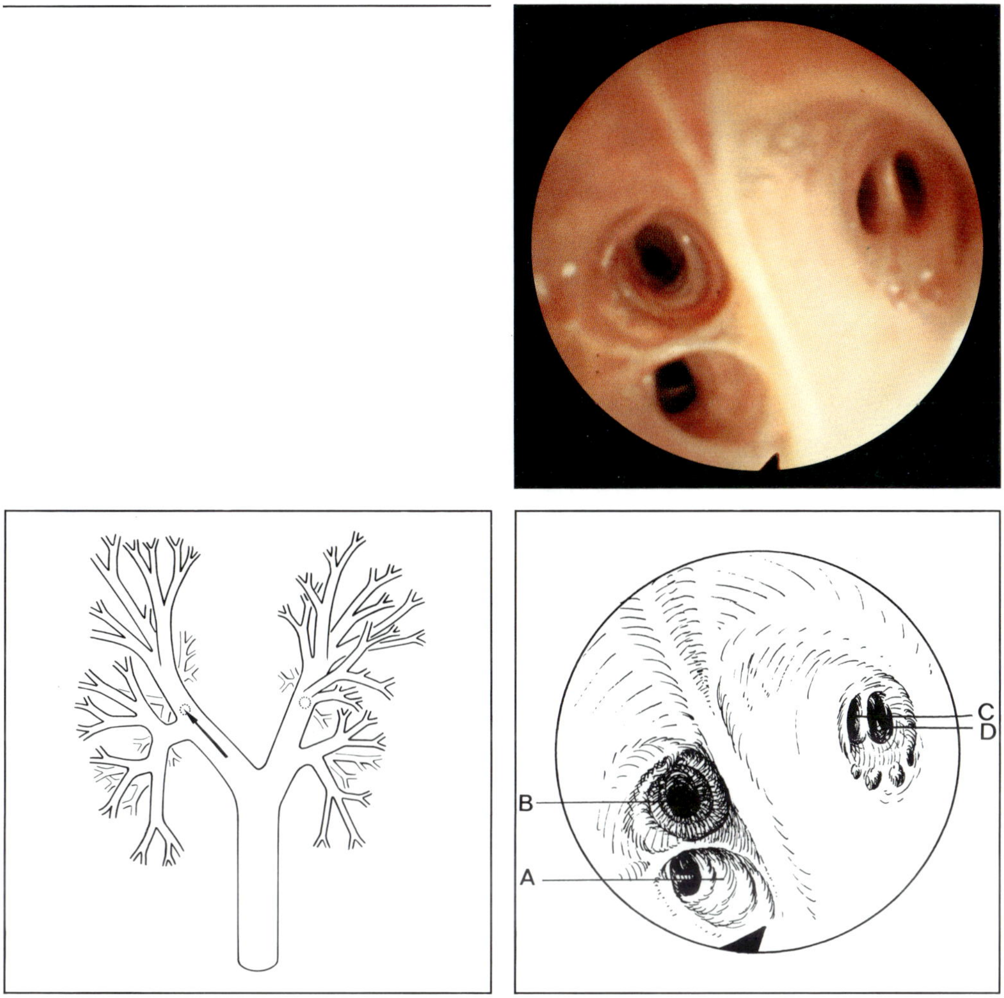

Abb. 208. Apikaler linker Unterlappensegmentbronchus (LB6). Die vorliegende segmentale Aufteilung – a+b (c-Typ) – ist für links typisch, während beim RB6 der b-Typ (a+c) häufiger vorkommt. Die etwas vermehrte Schleimbildung und leichte Schleimhautunregelmäßigkeit sind Ausdruck einer leichten bis mäßigen chronischen Bronchitis. *A* LB6a, *B* LB6b, *C* LB6ci, *D* LB6cii

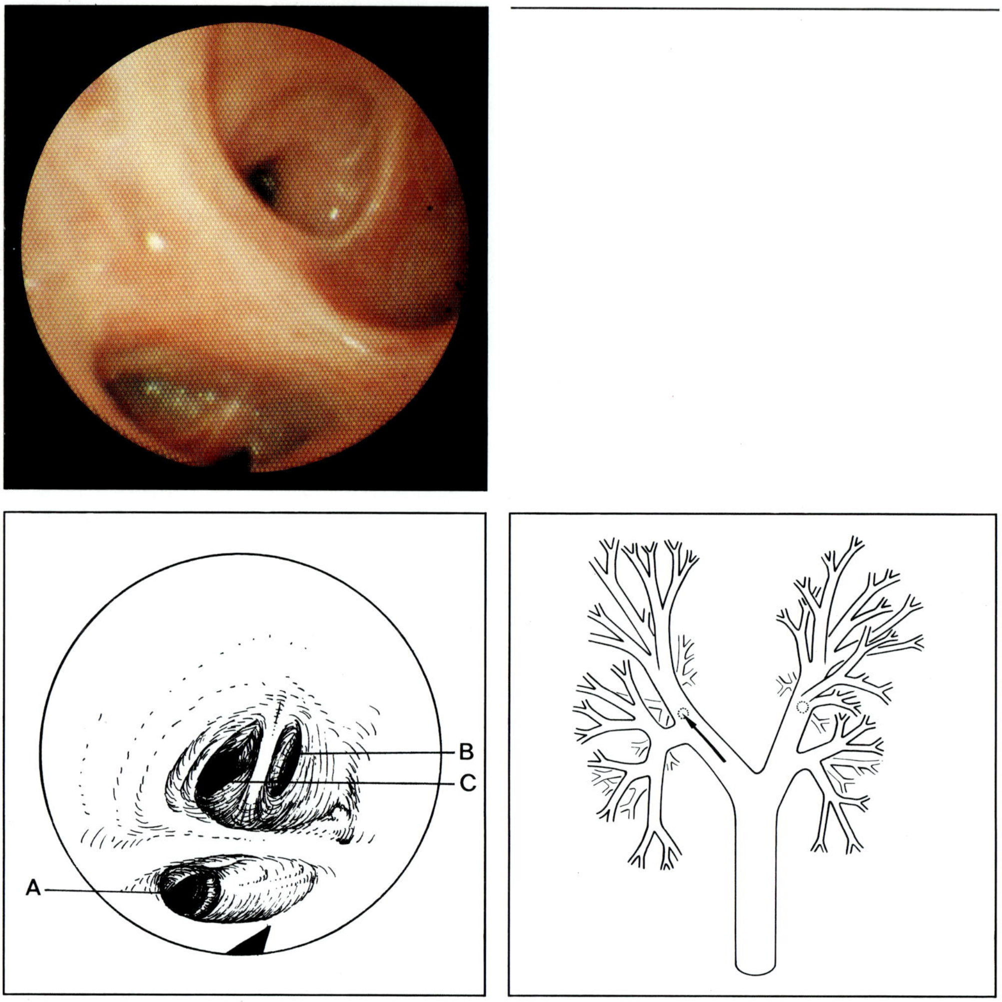

Abb. 209. Apikaler linker Unterlappensegmentbronchus. Die subsegmentale Kombination, a, b + c-Typ, findet sich in etwa 30%. Das 6er-Segment weist eine mehr oder weniger ausgeprägte, kraniokaudale, atemsynchrone Beweglichkeit auf; seine Inspektion ist leichter, wenn der Patient nach kurzer Hyperventilation vorübergehend nur sehr flach oder überhaupt nicht atmet. *A* LB6a angeschnitten, *B* LB6c, *C* LB6b (vgl. Abb. 210)

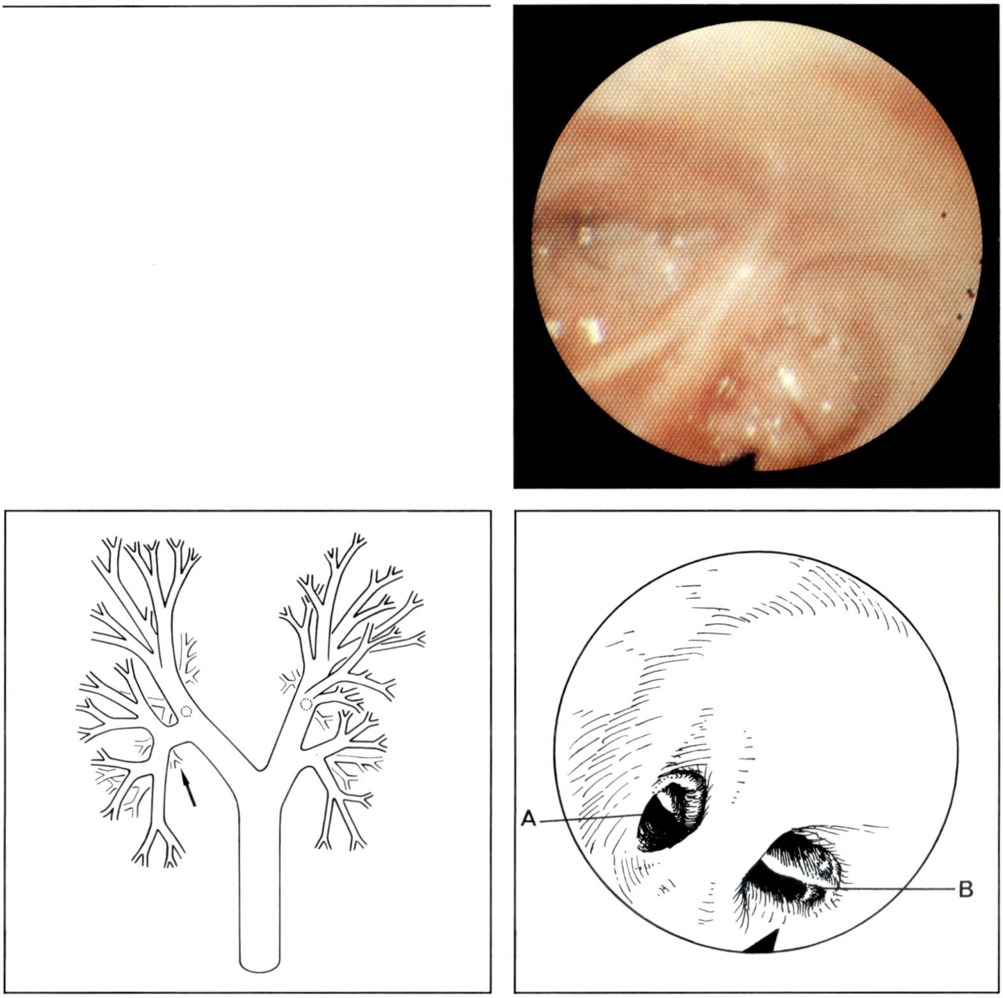

Abb. 210. Angeschnitten LB6a weist bei näherer Inspektion kleines Plattenepithelkarzinom auf; Röntgen negativ! Wichtigkeit der genauen segmentalen Inspektion (Bild: Karzinom; Zeichnung: normale Anatomie). *A* LB6a, *B* LB6c + b

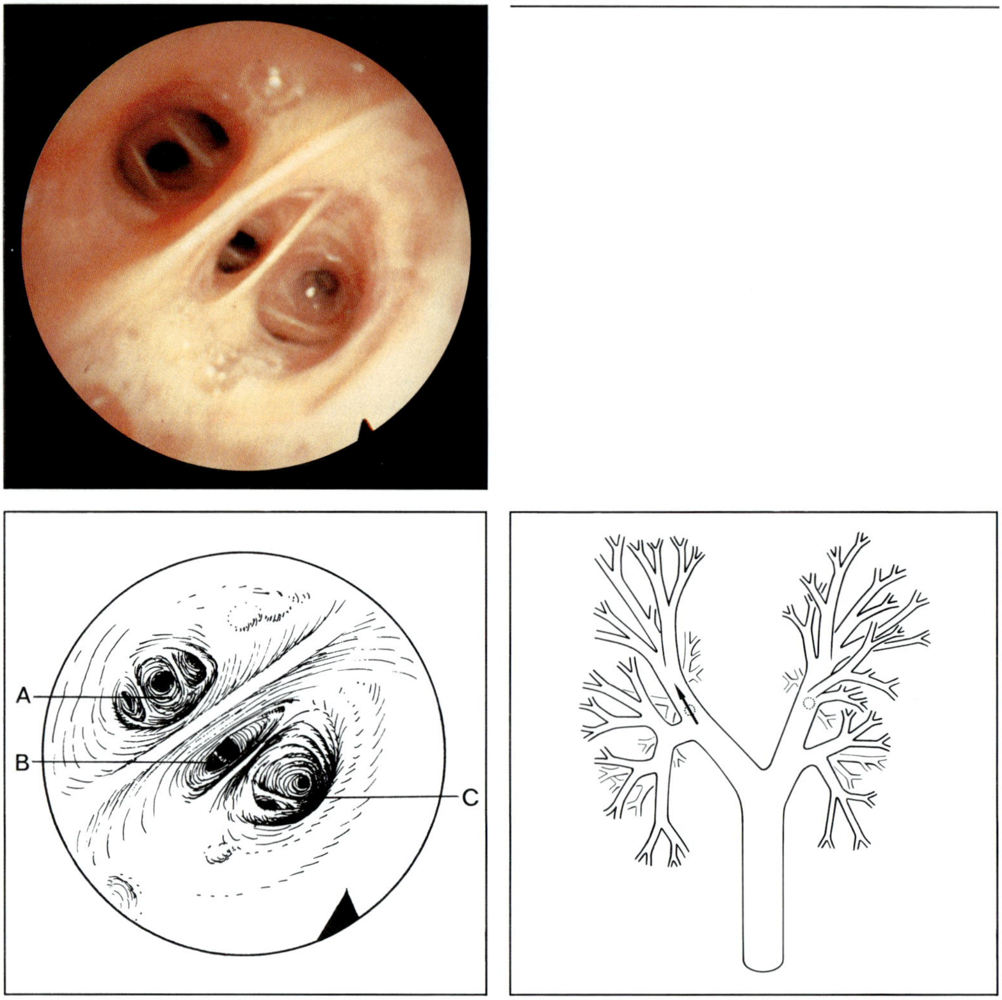

Abb. 211. Linker Unterlappenbronchus. Hier ist die typische Aufteilung in anterobasalen (8.), laterobasalen (9.) und posterobasalen (10.) Unterlappensegmentbronchus dargestellt, die in rund 75% vorkommt. Typisch ist das fast gemeinsame Ostium von LB9 u. 10, während LB8 deutlich getrennt ist. *A* LB8, *B* LB9, *C* LB10

21 Tumoren

Endoskopische Tumorzeichen lassen sich nach Ikeda (1974) in 2 Gruppen unterteilen: in direkte und indirekte Tumorzeichen.

Tumorzeichen. (Mod. nach Ikeda 1974)

I. Indirekte Tumorzeichen
   1. Stenose (= Einengung)
   2. Kompression
   3. Schwellung

II. Direkte Tumorzeichen
   1. Tumor
      a) Tumormasse
      b) Nekrose
   2. Infiltration [1]
      a) Gefäßdilatation
      b) Schleimhautunregelmäßigkeit
      c) Verstreichung der Knorpelstruktur
   3. Obstruktion (= Verlegung)

Eine Obstruktion kann durch einen Tumor, aber auch u. a. durch einen Fremdkörper, einen Schleimpfropf oder eine Bronchokonstriktion verursacht sein. Die Differenzierung einer tumorösen Obstruktion von einer postinfektiösen narbigen Stenose ist häufig nicht einfach. Die Zeichen der Infiltration können dann, sofern vorhanden, die Diagnose Tumor erhärten.

21.1 Indirekte Tumorzeichen (*Abb. 212–218*)

Abbildung 212–218 s. S. 250–256.

21.2 Direkte Tumorzeichen (*Abb. 219–230*)

Abbildung 219–230 s. S. 257–268.

---

[1] Infiltrationen gelten nur dann als sichere Tumorzeichen, wenn alle drei Veränderungen a–c vorliegen.

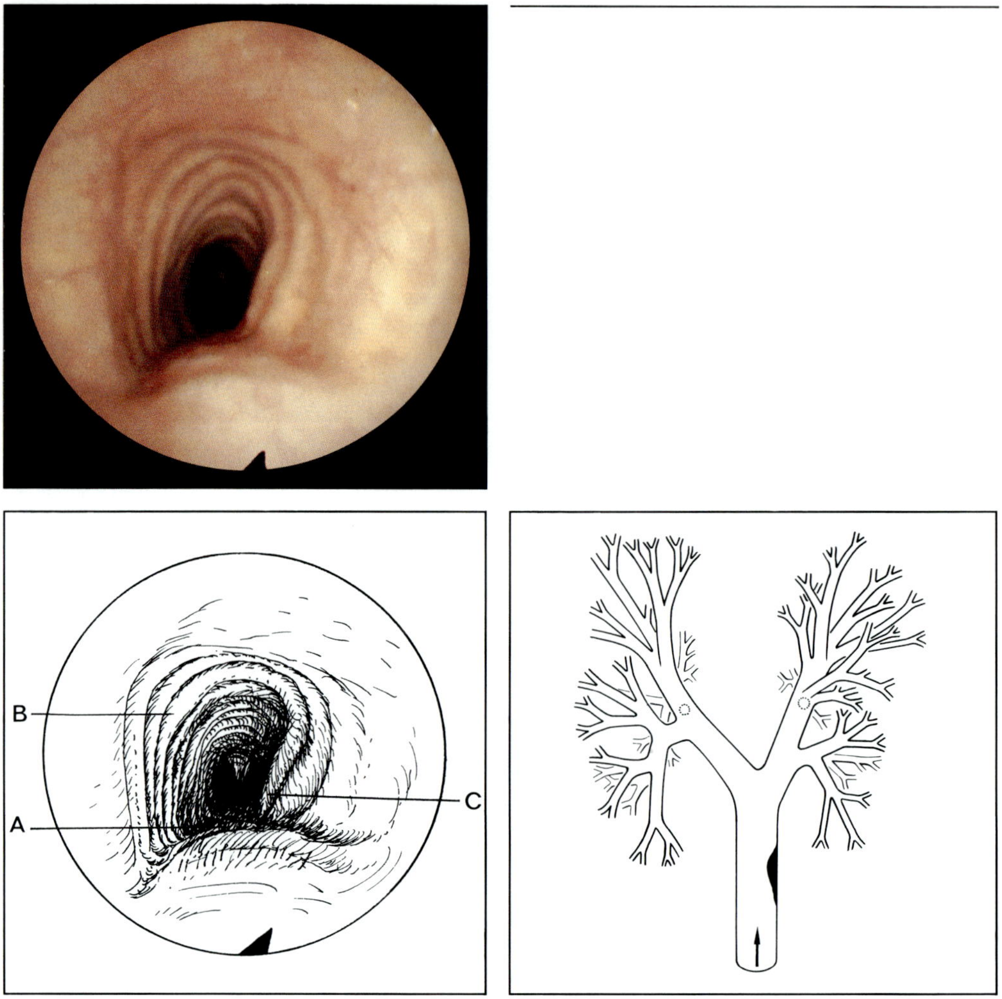

Abb. 212. Kompression der Trachea. Die Knorpelringe im mittleren Tracheadrittel sind von der rechten Seite komprimiert. Die Schleimhautkonturen und die Knorpelringe selbst sind jedoch nicht verstrichen. *A* Pars membranacea, *B* Knorpelspange, *C* Kompression

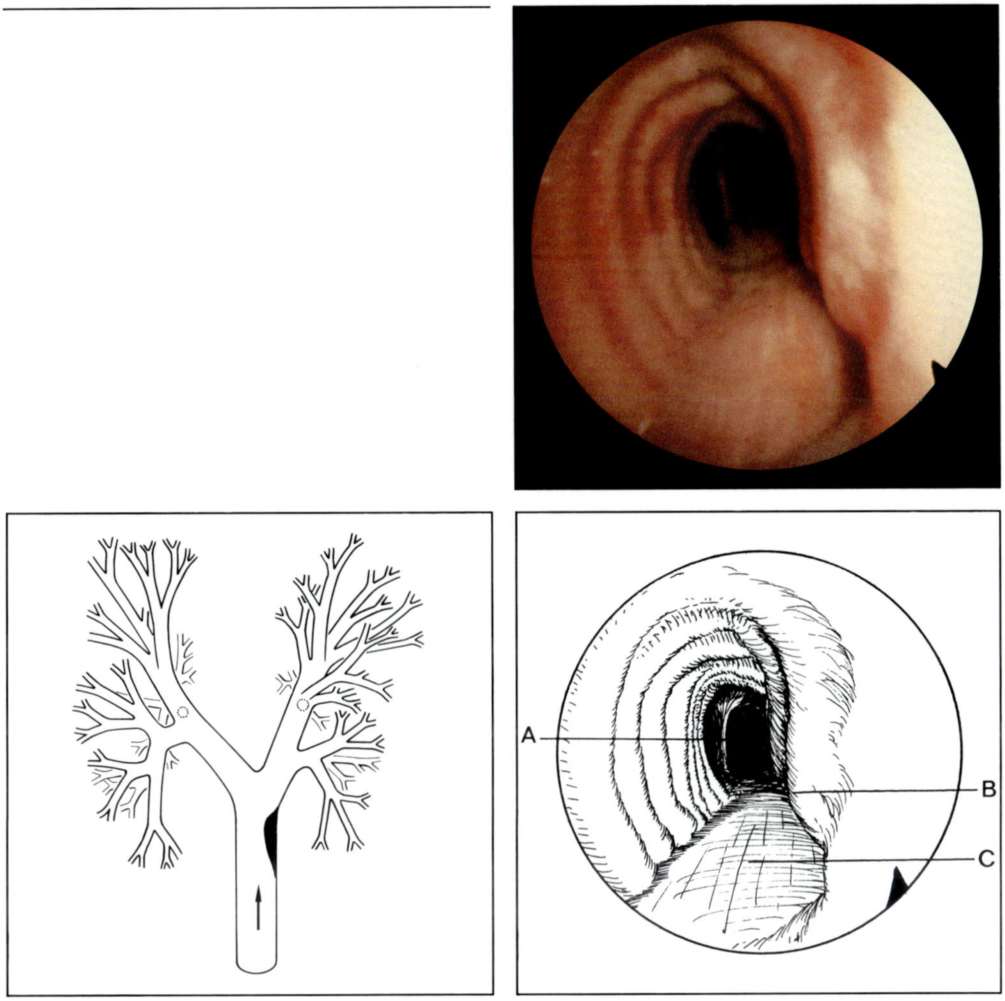

Abb. 213. Kompression der Trachea. Bedingt durch die Kompression ragen die Knorpelenden stärker in das Tracheallumen vor. Obwohl eine Gefäßdilatation erkennbar ist, sind die Schleimhaut- und Knorpelkonturen erhalten. Paratracheale Lymphknotenmetastasen bei einem kleinzelligen Karzinom des linken Hauptbronchus. *A* Hauptkarina, *B* Kompression, *C* Pars membranacea

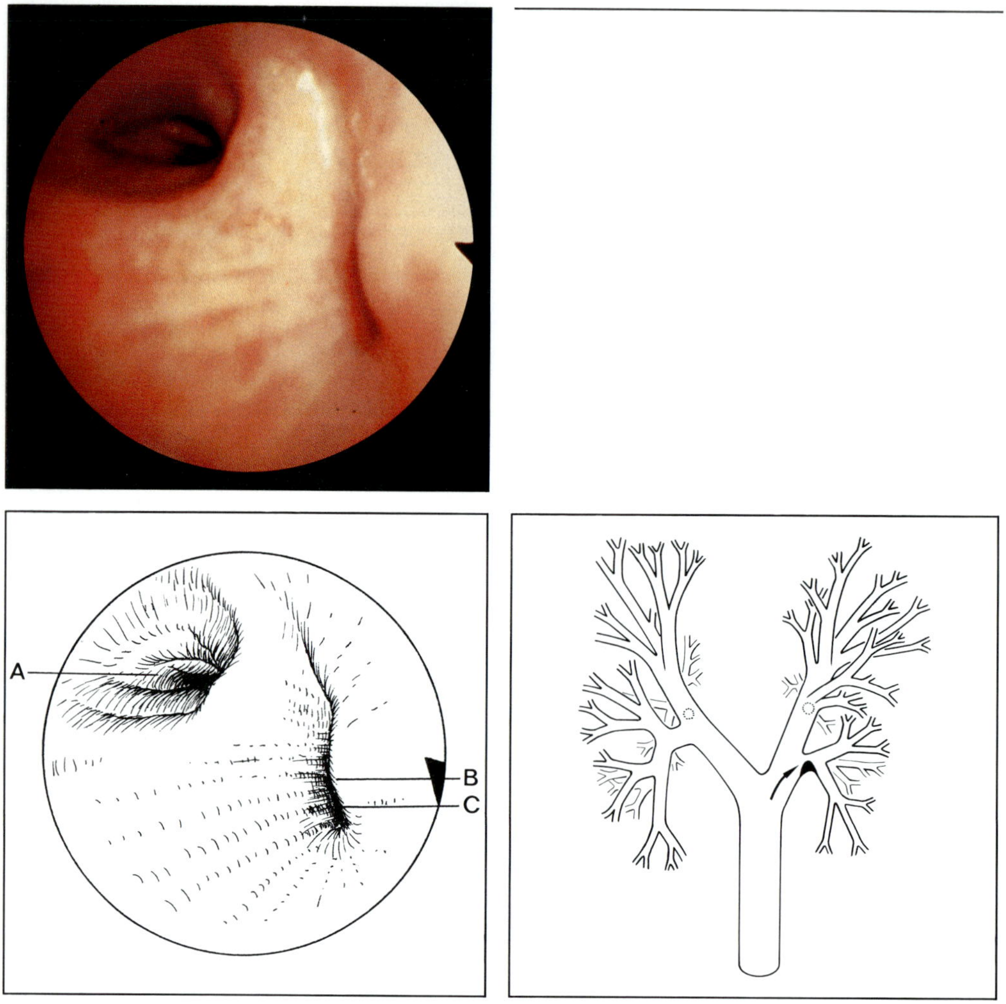

Abb. 214. Kompression des rechten Oberlappenbronchus. Die Kompression verursacht eine deutliche Stenose des Oberlappenbronchus, die Schleimhaut ist aber nicht verändert. Solche Befunde können u.a. durch knorpelige Anomalien oder schwielige Lymphknoten (Silikose) verursacht werden (vgl. Abb. 215). Mittellappenostium distal sichtbar. *A* Zwischenbronchus, *B* überragende Knorpelspange, *C* Ostium RB1 bis 3

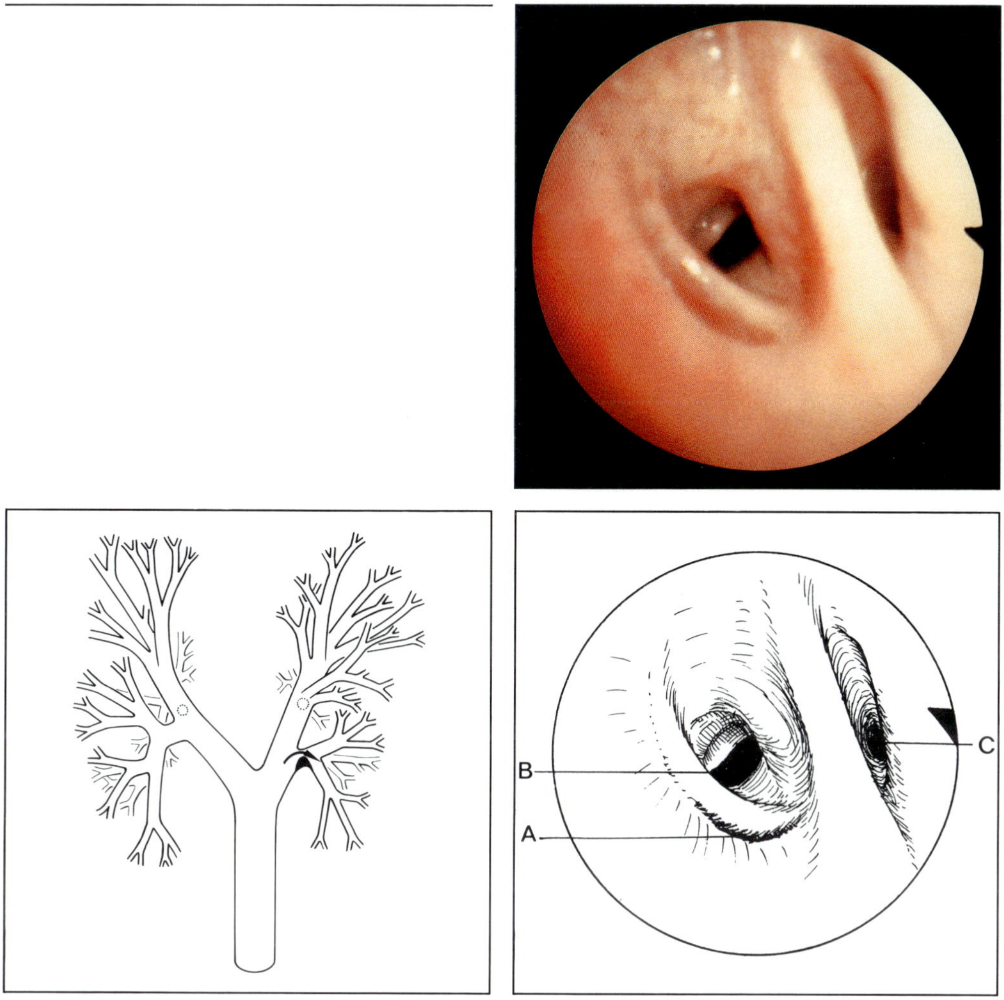

Abb. 215. Derselbe Fall wie Abb. 214. Durch Anhebung des rechten Oberlappendaches kommen die drei Ostien RB1 bis 3 zur Darstellung. RB1 ist schlitzförmig stenosiert, die Schleimhaut aber unauffällig. RB1-, RB2- und RB3-Typ. Silikotische Schwielenbildung. *A* RB2, *B* RB3, *C* RB1

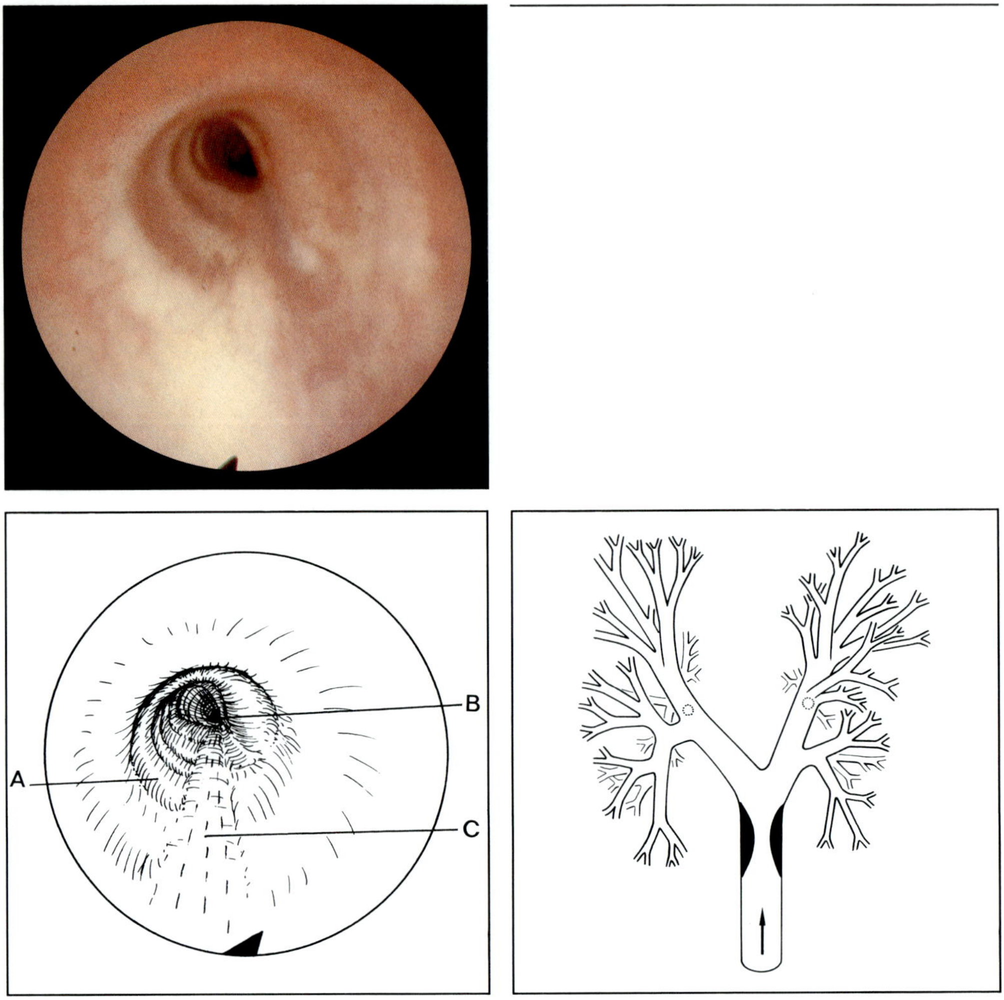

Abb. 216. Trachealstenose. Die Knorpelspangen sind zunächst hufeisenförmig, nehmen zur Peripherie hin aber eine immer stärker ringförmige Form an, bis sich die freien Enden treffen. Stenose durch angeborene Gefäßanomalie verursacht. *A* Knorpelspange, *B* Stenose, *C* Pars membranacea

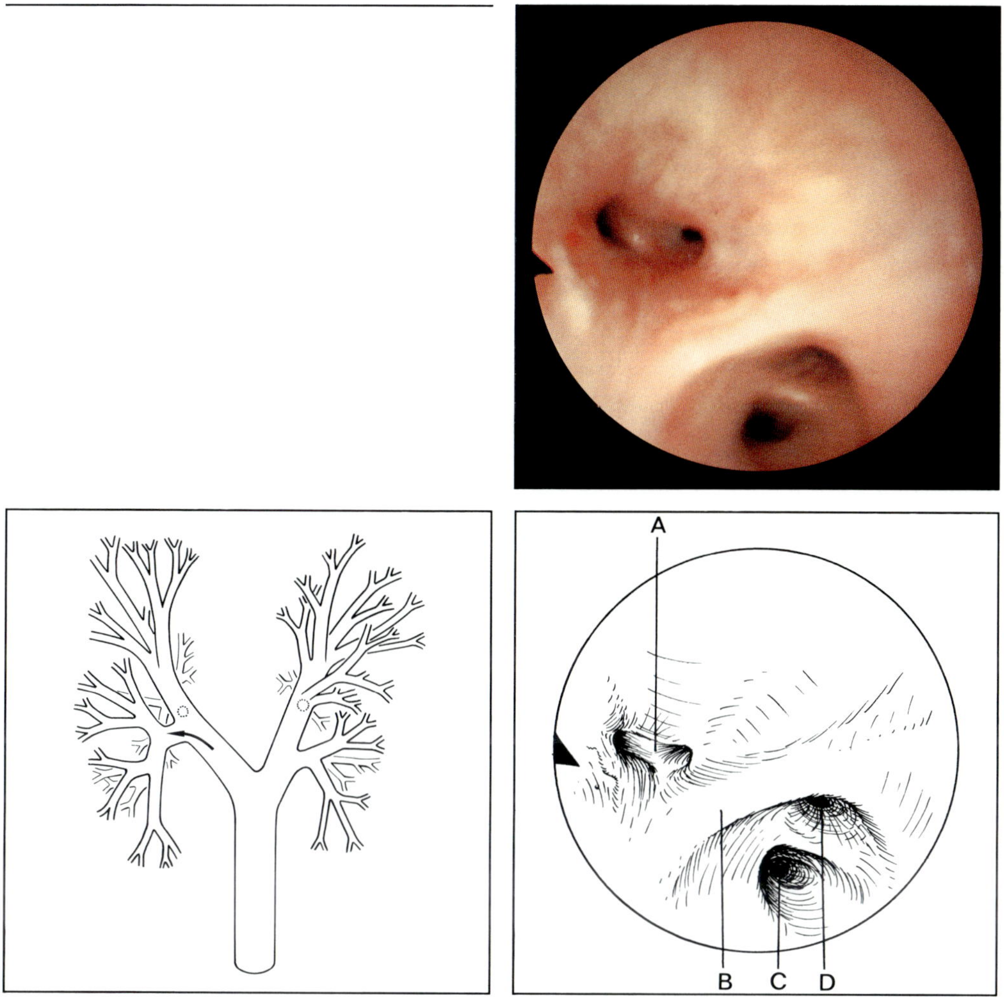

Abb. 217. Schwellung Lingula- und distaler Oberlappenbronchus links. Die Subkarina, die normalerweise scharfrandig ist (vgl. Abb. 203), weist hier eine eindeutige Schwellung auf. Durch diese Verplumpung werden die beiden Segmentostien SB4 u. 5 und diejenigen im distalen Oberlappen stenosiert. *A* Karina LB4 u. 5 im distalen Oberlappen, *B* linke Oberlappenkarina, *C* LB6, *D* linke Unterlappenkarina

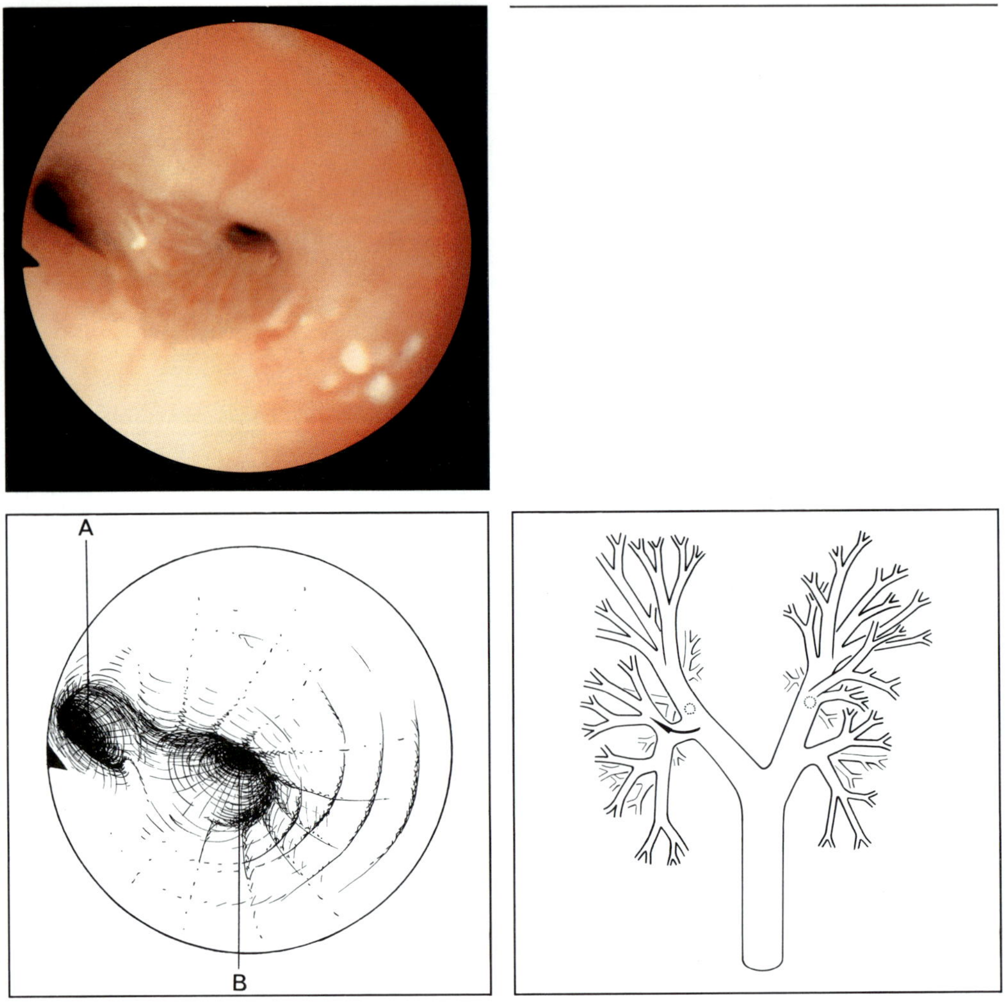

Abb. 218. Schwellung der Subkarina. Derselbe Fall wie Abb. 217. Neben der Schwellung ist eine verstärkte Gefäßzeichnung erkennbar, die Schleimhautoberfläche ist aber glatt, man kann noch nicht von einem infiltrativen Tumor sprechen. Röntgenologisch war ein peripherer Rundherd im LB4 nachweisbar, die Katheterung erbrachte ein Plattenepithelkarzinom. *A* Distaler linker Oberlappenbronchus, *B* Ostium LB4 u. 5

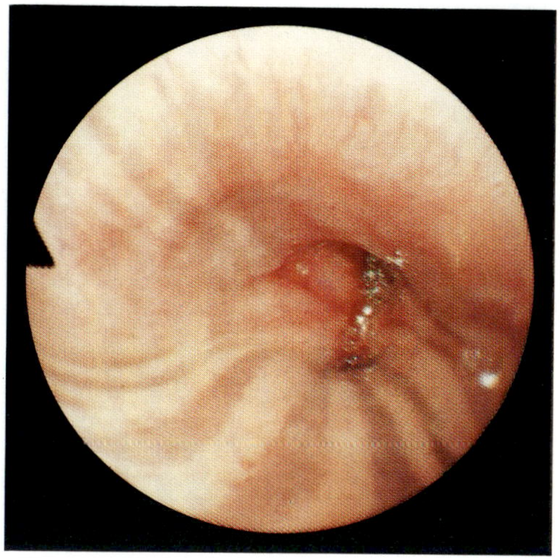

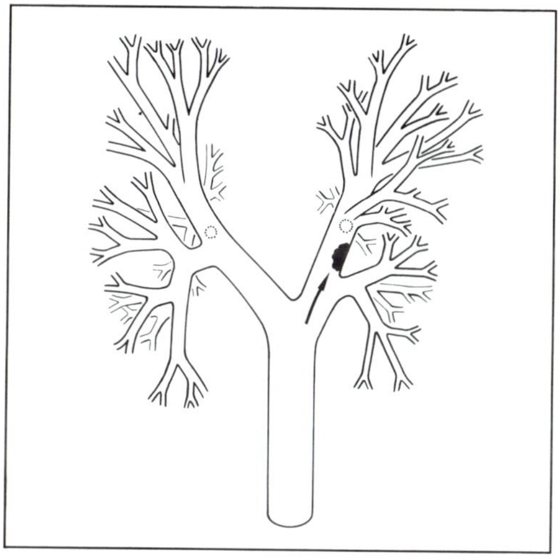

Abb. 219. Tumorinfiltration und Kompression zugleich. Das komprimierte Gebiet zeigt noch intakte Schleimhaut, während die Schleimhautmorphologie durch Tumorgewebe durch Infiltration zerstört ist: Konturenunterbrechung und -verstreichung (Plattenepithelkarzinom)

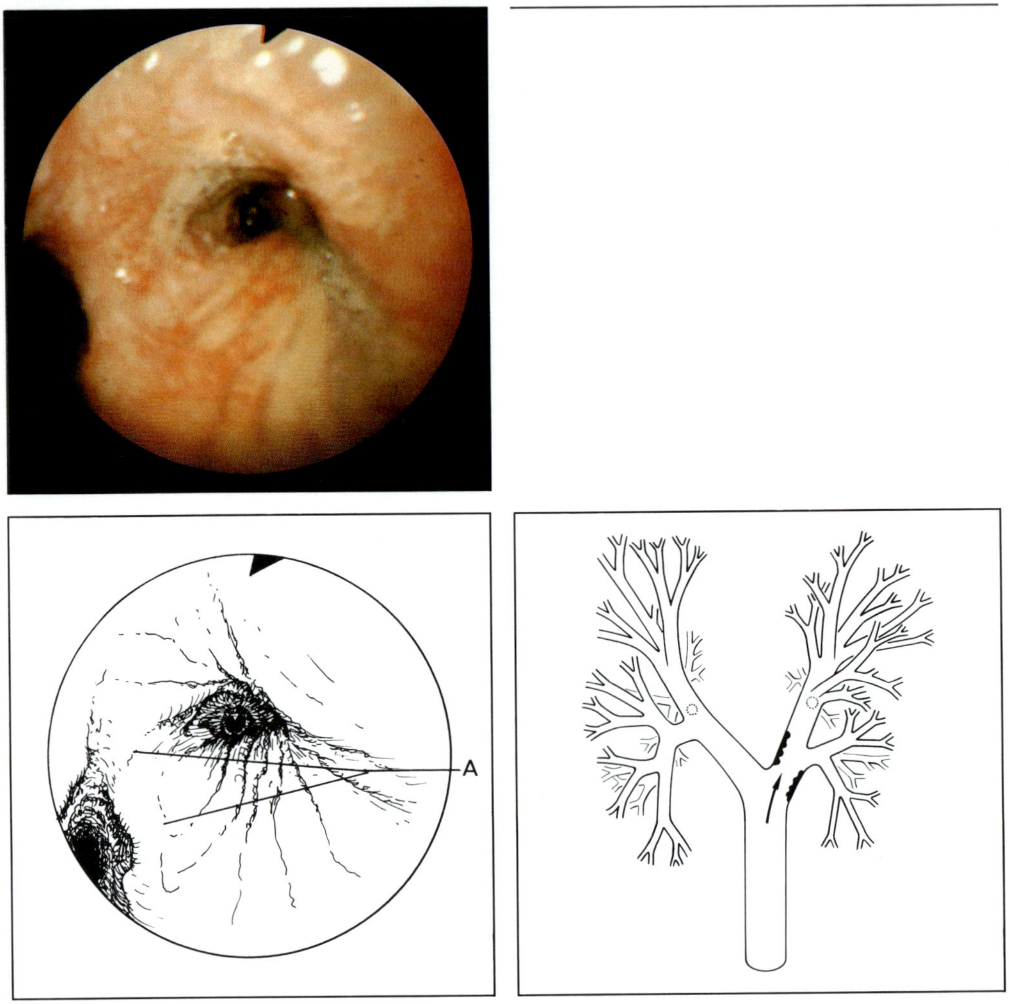

Abb. 220. Tumorinfiltration und Obstruktion. Rechter Hauptbronchus. Der Übergang von der normalen *Pars membranacea* zur Tumorinfiltration ist erkennbar: Die längsziehenden Faserzüge werden abrupt durch infiltratives Tumorwachstum unterbrochen. Darüber hinaus ist eine Gefäßdilatation und tumoröse Verlegung (Obstruktion) des Haupt-Zwischenbronchuslumens vorhanden. Plattenepithelkarzinom. *A* Flächenhafte Tumorinfiltration

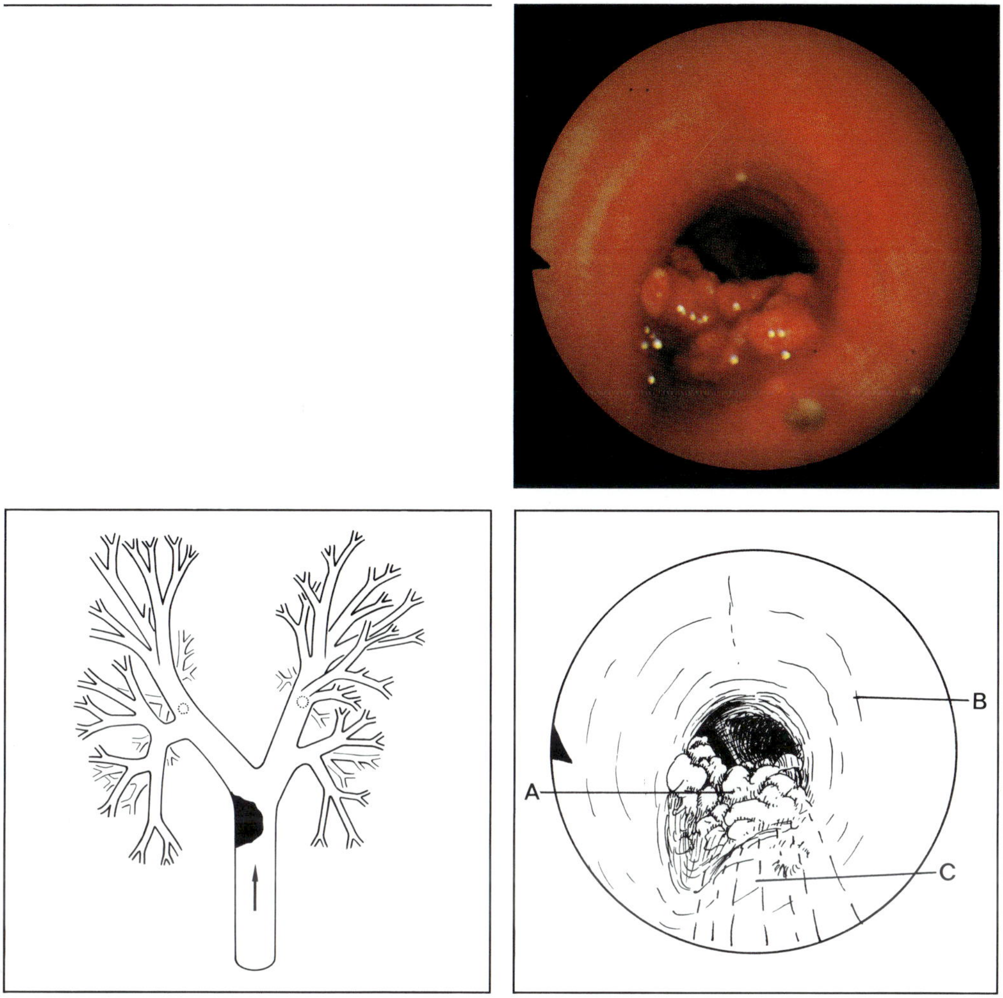

Abb. 221. Tumor. Trachea. Höckrig-blumenkohlartiges Plattenepithelkarzinom der Luftröhre. Beim Vorliegen eines solchen Befundes in der Trachea soll die Biopsie immer mittels eines starren Bronchoskopes durchgeführt werden. *A* Tumor, *B* Knorpelspangen, *C* Pars membranacea

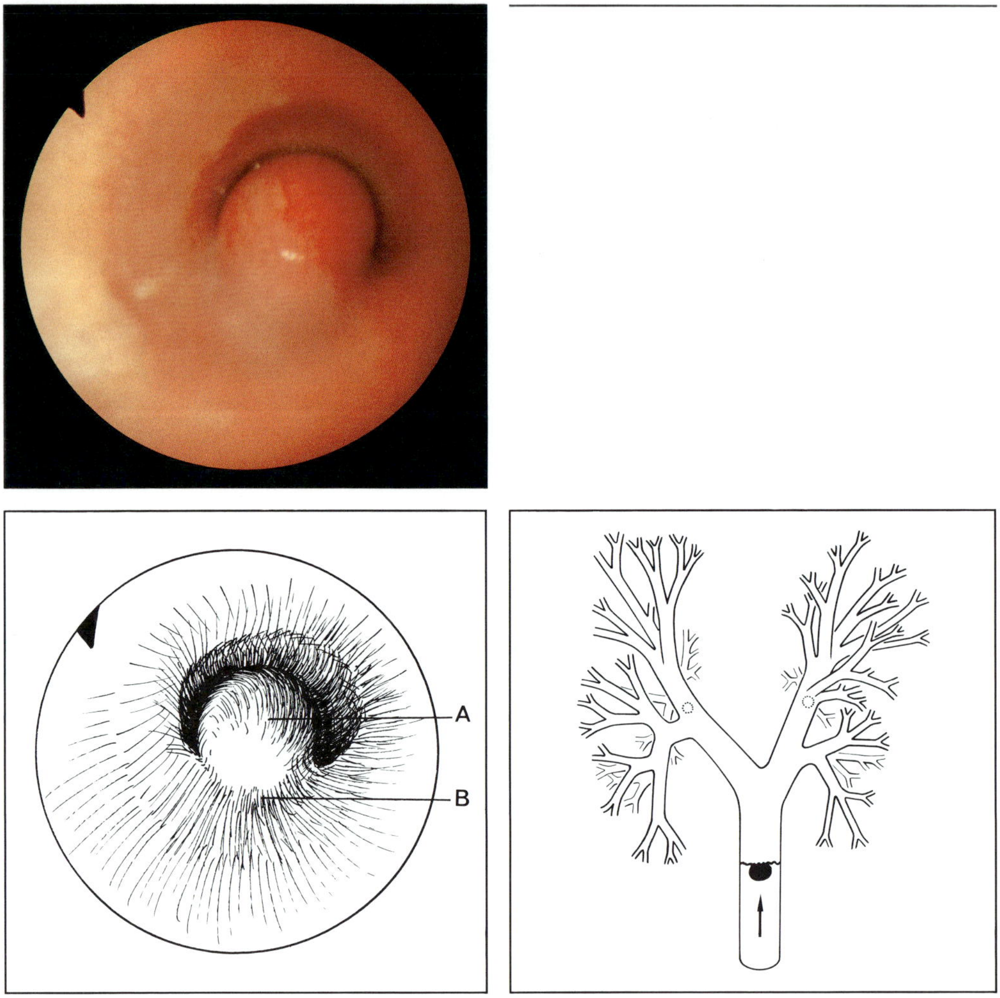

Abb. 222. Tumor. Trachea. Die 43jährige Patientin wurde wegen therapierefraktärem Asthma bronchoskopiert. Der breite Tumorhals spricht für eine Infiltration der Matrix in tiefere Wandschichten. Differentialdiagnose: Adenom, Fibrom, Zylindrom, Histologie (nach Manschettenresektion und End-zu-End-Anastomose): Zylindrom. *A* Zylindrom, *B* Tumorhals

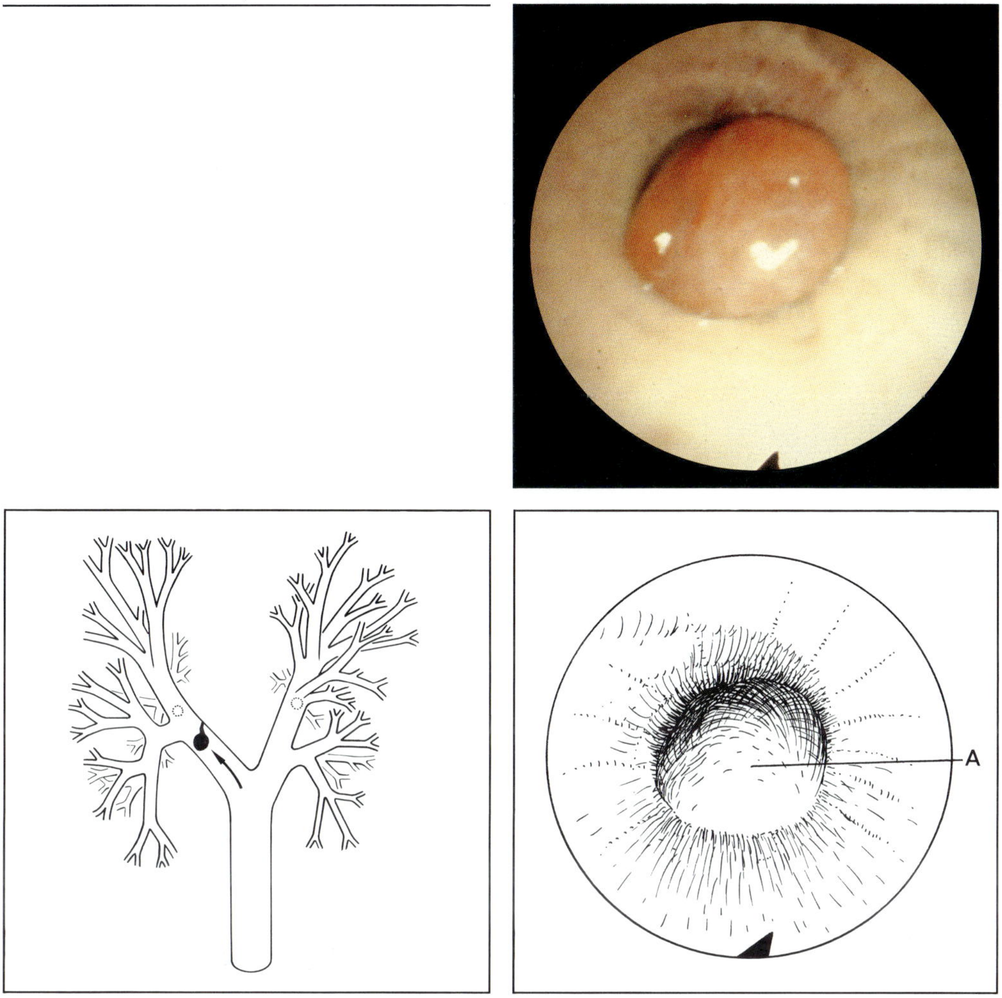

Abb. 223. Adenom. Linker Hauptbronchus. Dieser Tumor war gestielt und wies eine eindeutige Ventilfunktion auf. Die glatte Oberfläche und ihre rosa- bis kirschrote Farbe und die Vaskularisierung sprechen für ein Adenom. Biopsie nur durch ein starres Bronchoskop. *A* Adenom

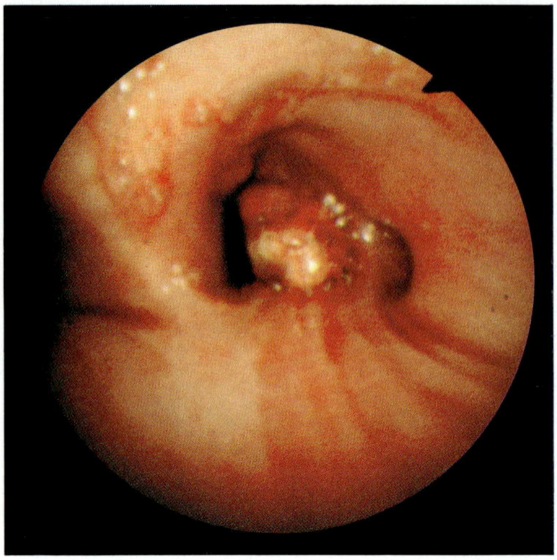

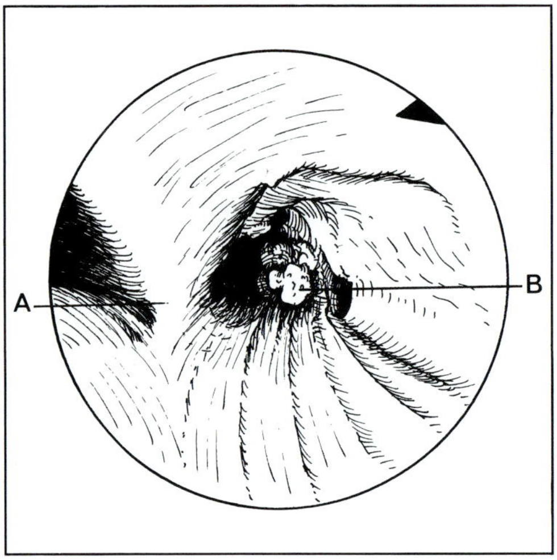

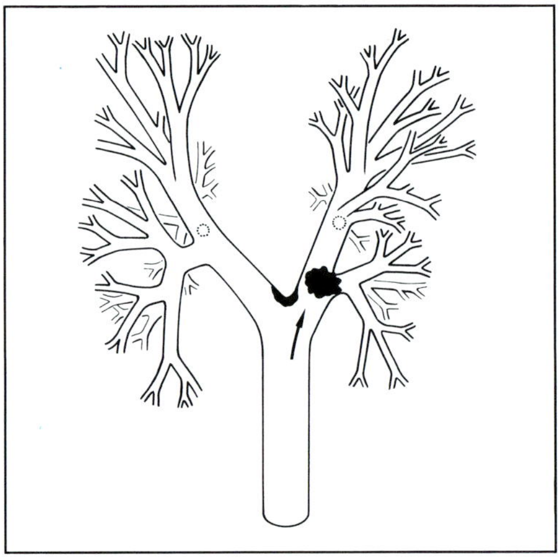

Abb. 224. Karzinom. Rechter Oberlappenbronchus. Der Tumor wächst exophytisch aus dem Oberlappenbronchus in den rechten Hauptbronchus und engt 80% seines Lumens ein. Die Hauptkarina erscheint verplumpt. Plattenepithelkarzinom. *A* Hauptkarina, *B* Tumor

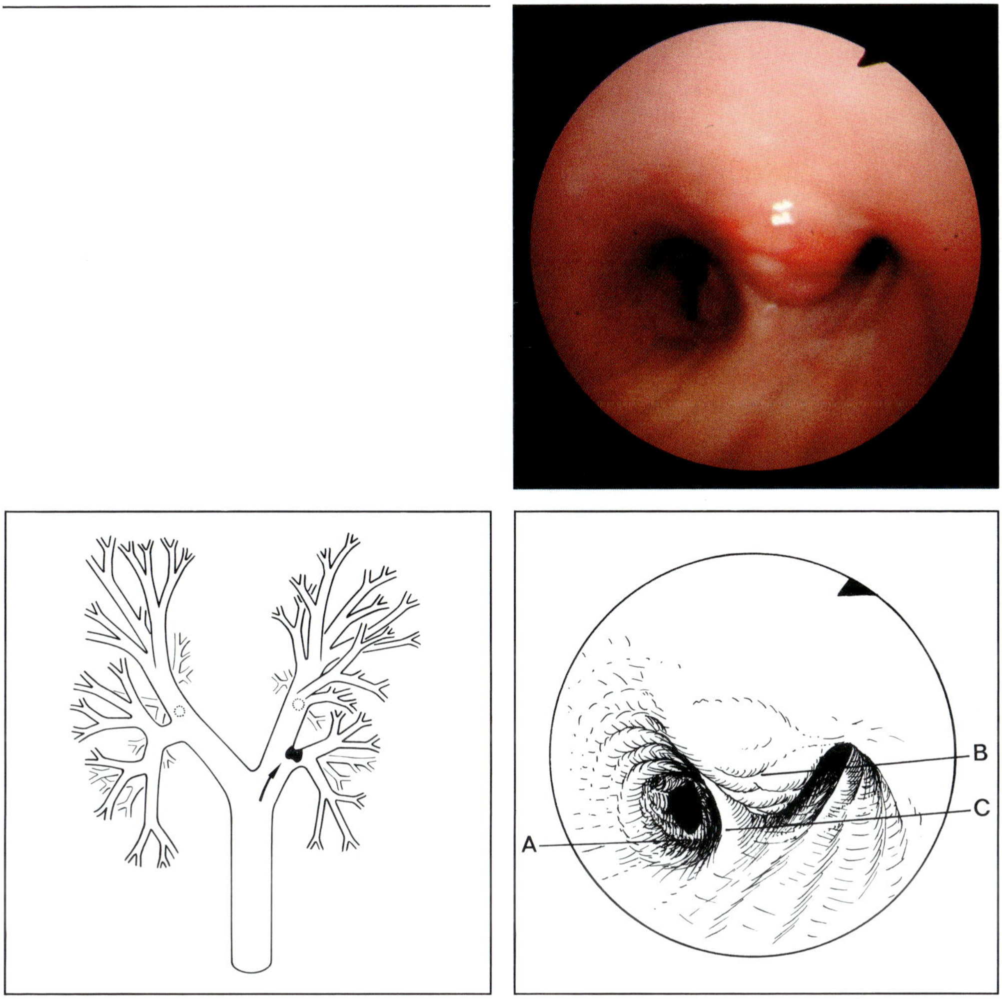

Abb. 225. Karzinom. Rechte Oberlappenkarina. Der Tumor wächst unterhalb der Schleimhaut und drängt sie in das Lumen. Die submuköse Infiltration findet sich häufig bei kleinzelligen und Adenokarzinomen, während Plattenepithelkarzinome die Schleimhaut zerstören und ersetzen. Kleinzelliges Karzinom. *A* Zwischenbronchus, *B* Tumor, *C* rechte Oberlappenkarina

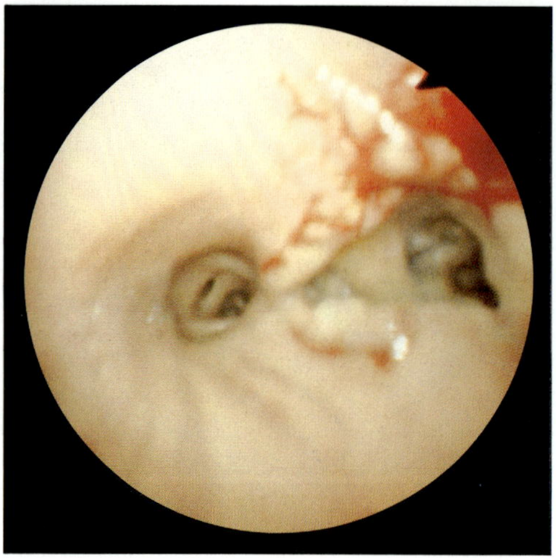

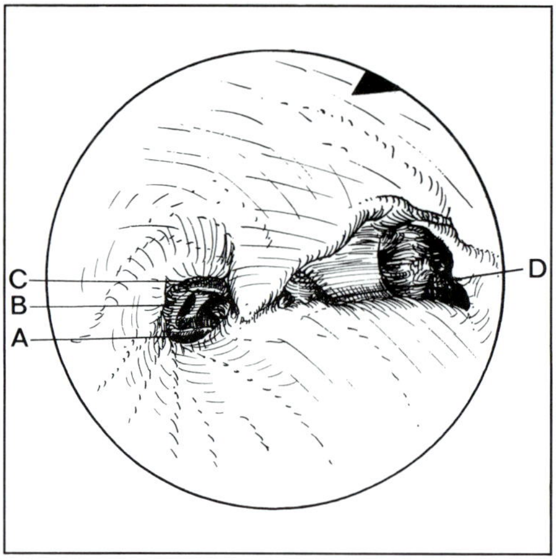

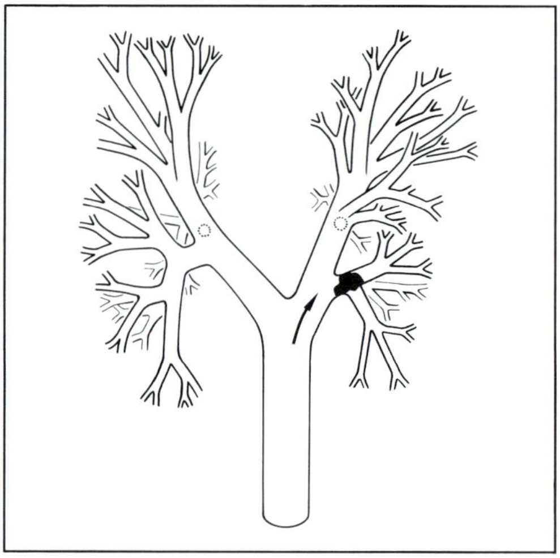

Abb. 226. Karzinom. Rechter Oberlappenbronchus. Der Tumor wies ausgedehnte Destruktionen und Nekrosen auf. Bei nekrotischen Tumoren sind optimale histologische Ergebnisse nur durch Probeentnahmen aus dem Tumorrand zu erzielen. Aufnahme nach Probeentnahme. Plattenepithelkarzinom. *A* RB6, *B* Zwischenbronchus, *C* Mittellappenbronchus, *D* nekrotischer Tumor

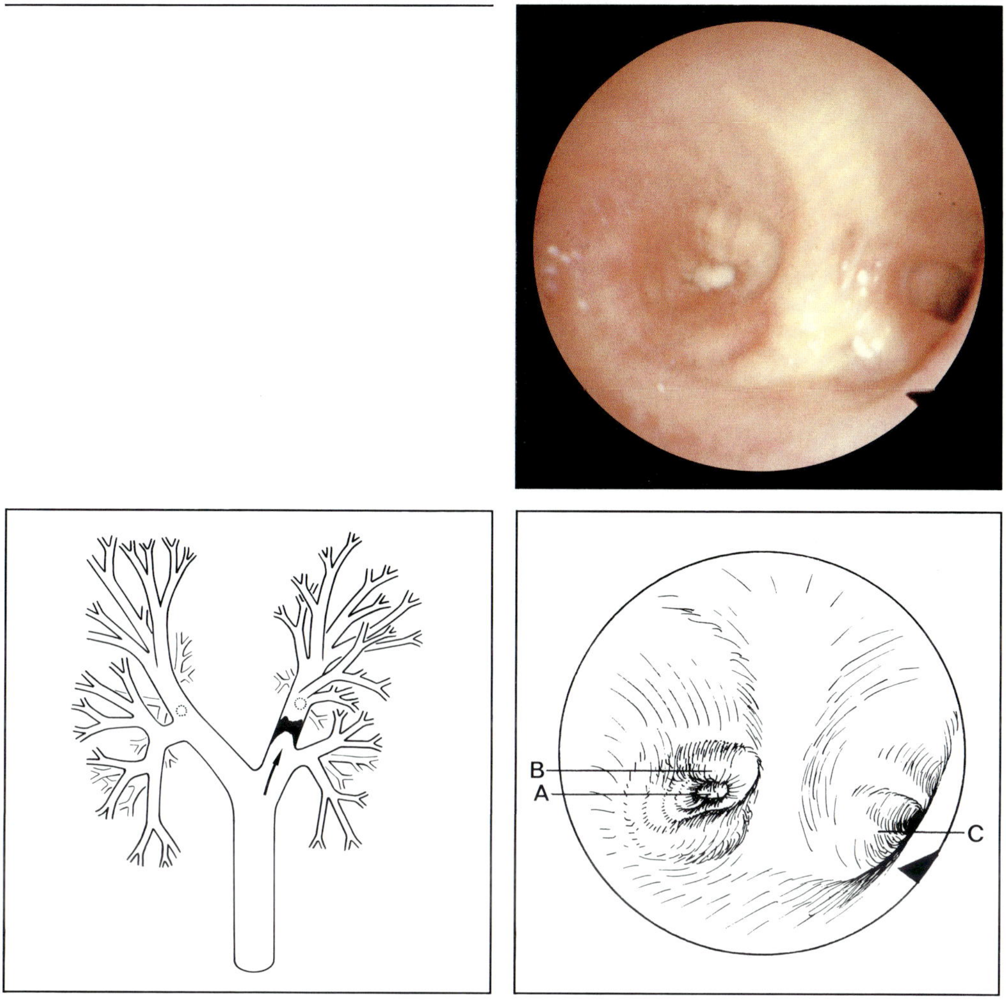

Abb. 227. Karzinom. Zwischenbronchus. Der Tumor verursacht eine totale Obstruktion des Zwischenbronchus. Proximal von der zentralen Nekrose weist die wulstige, ventrale Schleimhautkompression auf eine extraluminale Ummauerung. Plattenepithelkarzinom. *A* Tumor, *B* tumorbedingte Kompression, *C* Ostium des rechten Oberlappenbronchus

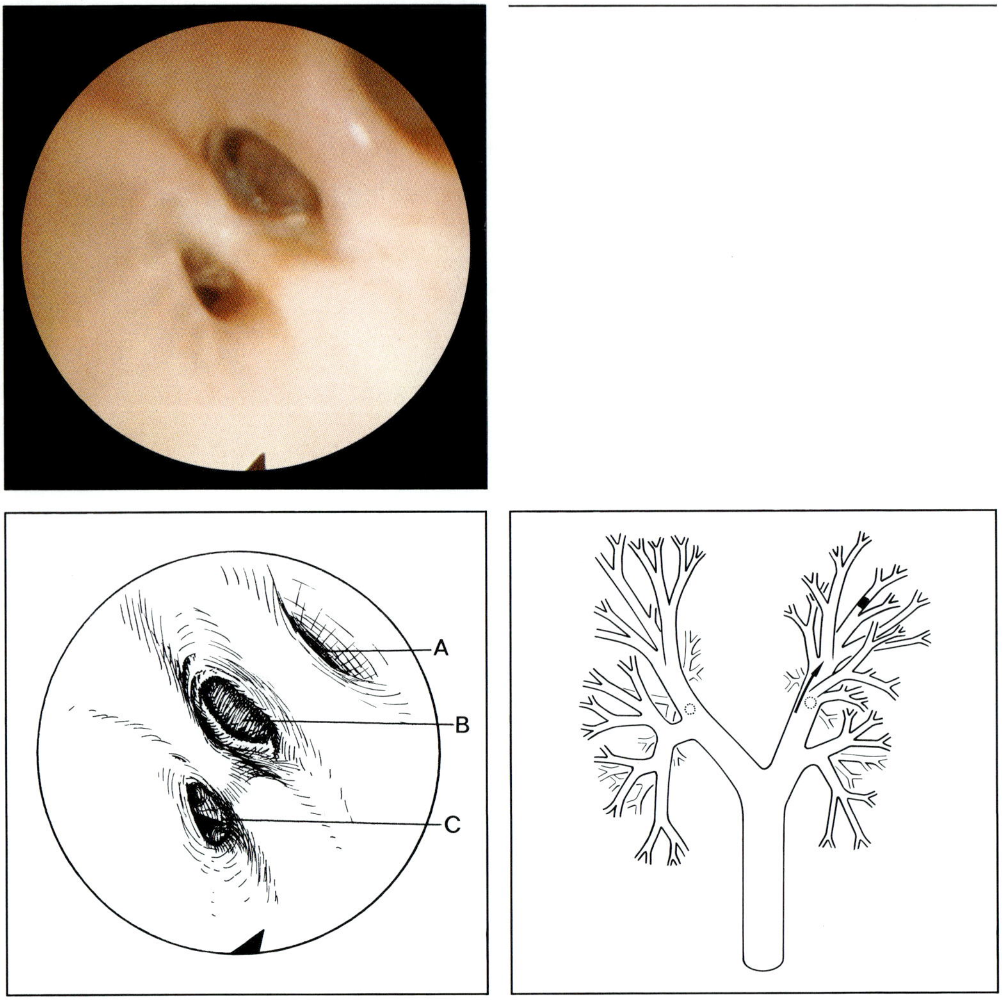

Abb. 228. Tumor. RB9. Eingenistet im Ostium vom RB9 liegt dieser relativ glatte Tumor, der das Lumen zu etwa 50% verlegt. Adenokarzinom. Sonographisch Lebermetastasen. *A* RB8, *B* Tumor in RB9, *C* RB10

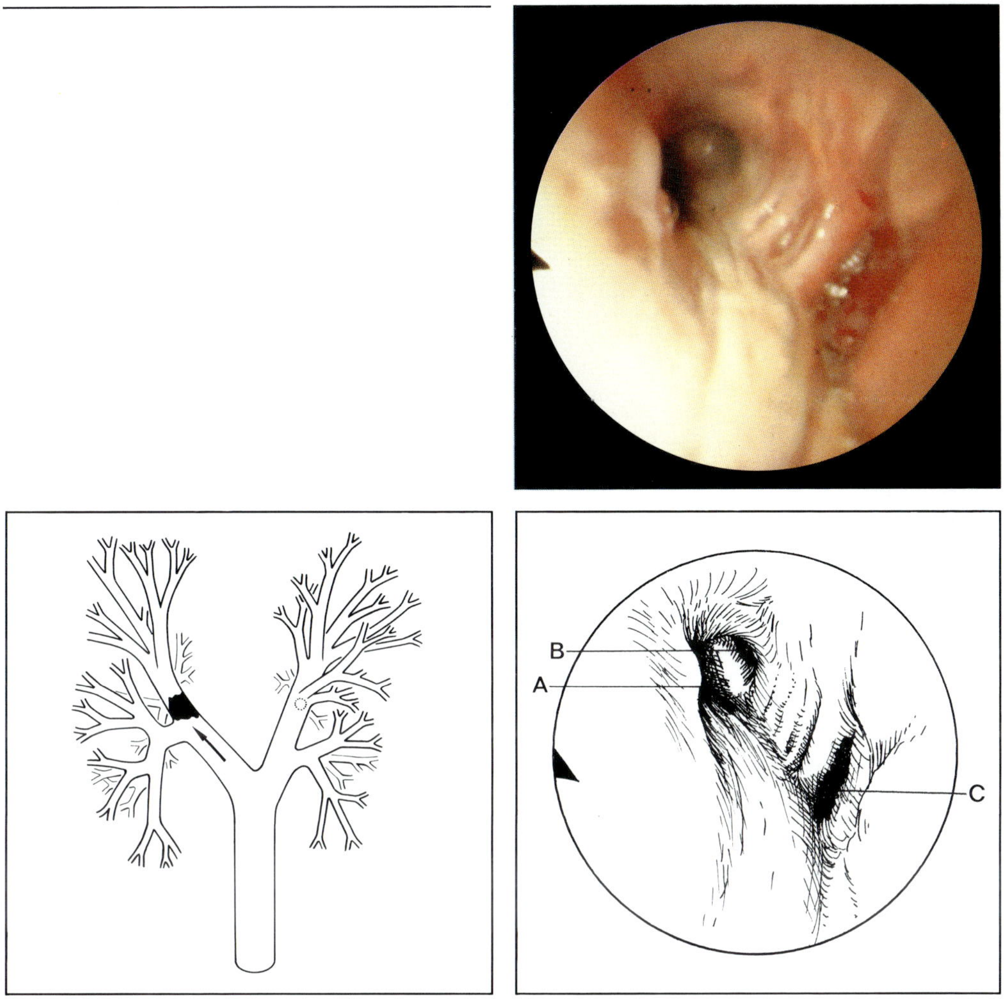

Abb. 229. Karzinom. Linker Unterlappenbronchus. Der rötlich-höckrige Tumor verlegt das ganze Lumen. Bei subkutan wachsenden Tumoren, die das linke Unterlappenostium verlegen, können Ober- und Unterlappenostium verwechselt werden, wobei LB4 u. 5 das Unterlappenostium vortäuschen. *A* Distaler linker Oberlappenbronchus. *B* Ostium der Lingula, *C* Tumor

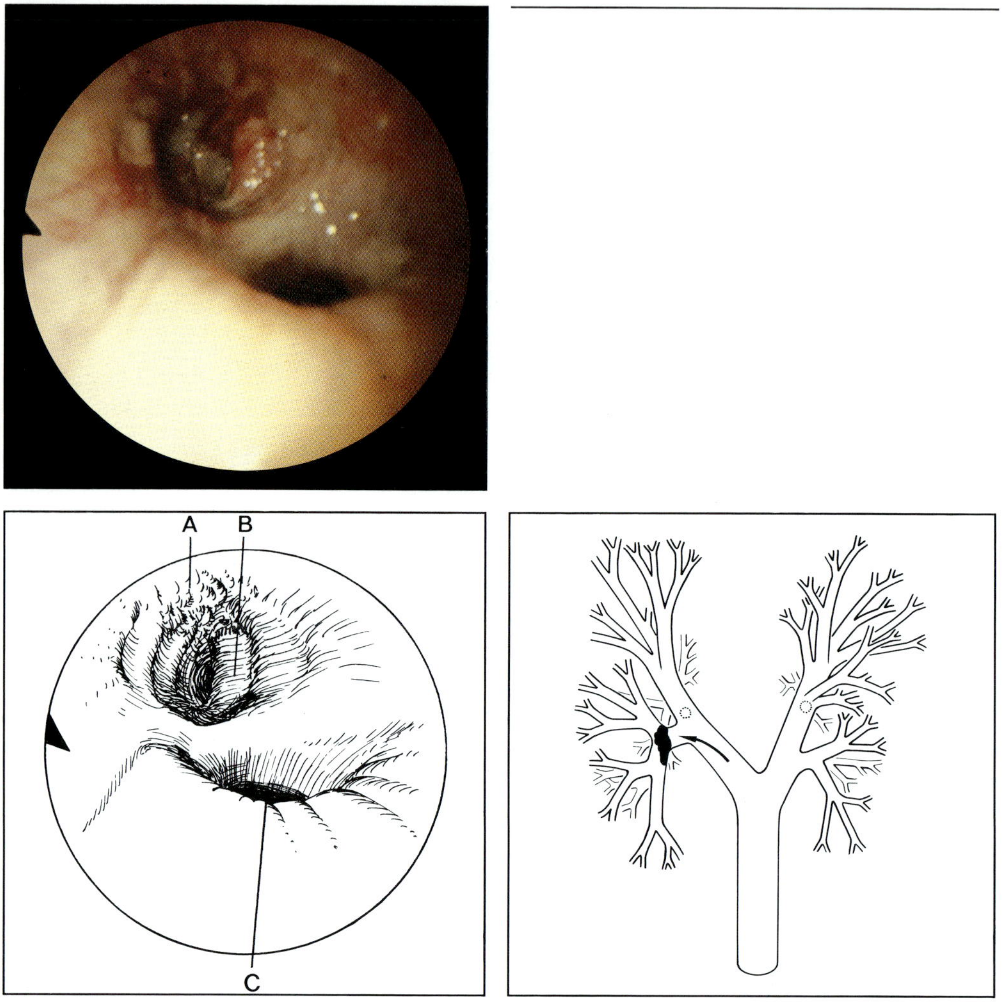

Abb. 230. Karzinom. Linker Oberlappenbronchus. Die typischen infiltrativen Tumorveränderungen liegen hier vor: Gefäßproliferation und -dilatation, veränderte Schleimhautkonturen, Verstreichung der Knorpelringe. *A* Tumor, *B* deformierter Knorpel, *C* Unterlappenbronchus links

21.3 Endoskopische Befunde vor und nach Polychemotherapie und Bestrahlung

Diese Befunde sind Ergebnisse einer kooperativen Studie der Ruhrlandklinik Essen und der Inneren Universitätsklinik (Tumorforschung) des Westdeutschen Tumorzentrums (Niederle et al. 1981 a, b; Nakhosteen u. Niederle 1983). Es wurde untersucht, ob routinemäßige bronchofiberskopische Kontrollen neben den klinisch-röntgenologischen und Tumormarkerverläufen zur besseren Erfassung von Remissionen und Rezidiven beim inoperablen kleinzelligen Bronchialkarzinom beitragen.

Die Behandlung erfolgte nach dem Therapieprotokoll „ACO II + RT" (*Abb. 231*). Vor Therapiebeginn erfolgte eine zytohistologische Typensicherung mittels flexibler oder starrer Bronchoskopie und eine Bronchofiberskopie mit Fotodokumentation. Die Fotodokumentation wurde mit dem in Kap. 15 beschriebenen System durchgeführt. Bereits nach dem vierten Therapiekurs fand bei klinisch-röntgenologischer Vollremission (CR) eine endoskopische Kontrolle statt. In regelmäßigen Abständen nach CR wurde kontrollbronchofiberskopiert. Die Kontrolluntersuchungen wurden gut toleriert, Komplikationen traten nicht auf. Es ließ sich feststellen, daß die Kontrollbronchofiberskopie zur besseren Definition der Vollremission beiträgt, zur frühzeitigen Rezidiverfassung aber nur in Ausnahmefällen geeignet ist.

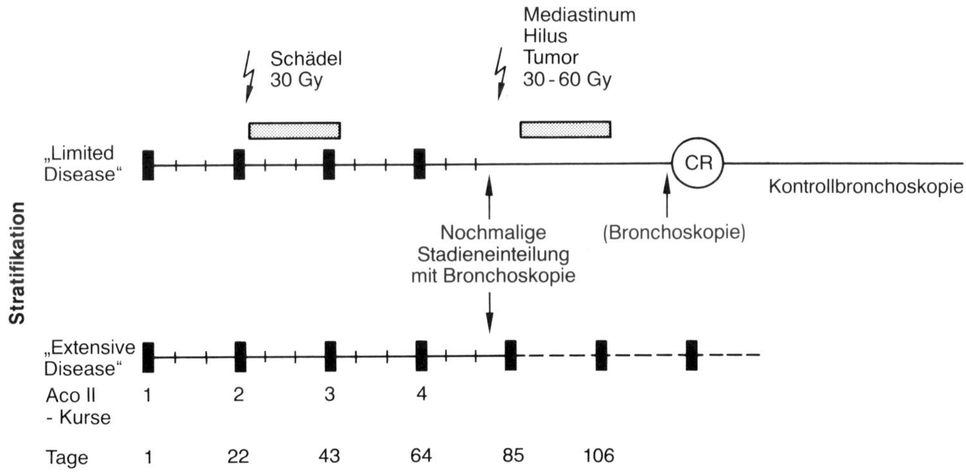

Abb. 231. Therapieplan der prospektiven Studie „ACO II plus RT" beim kleinzelligen Bronchialkarzinom im klinischen Stadium "limited disease"

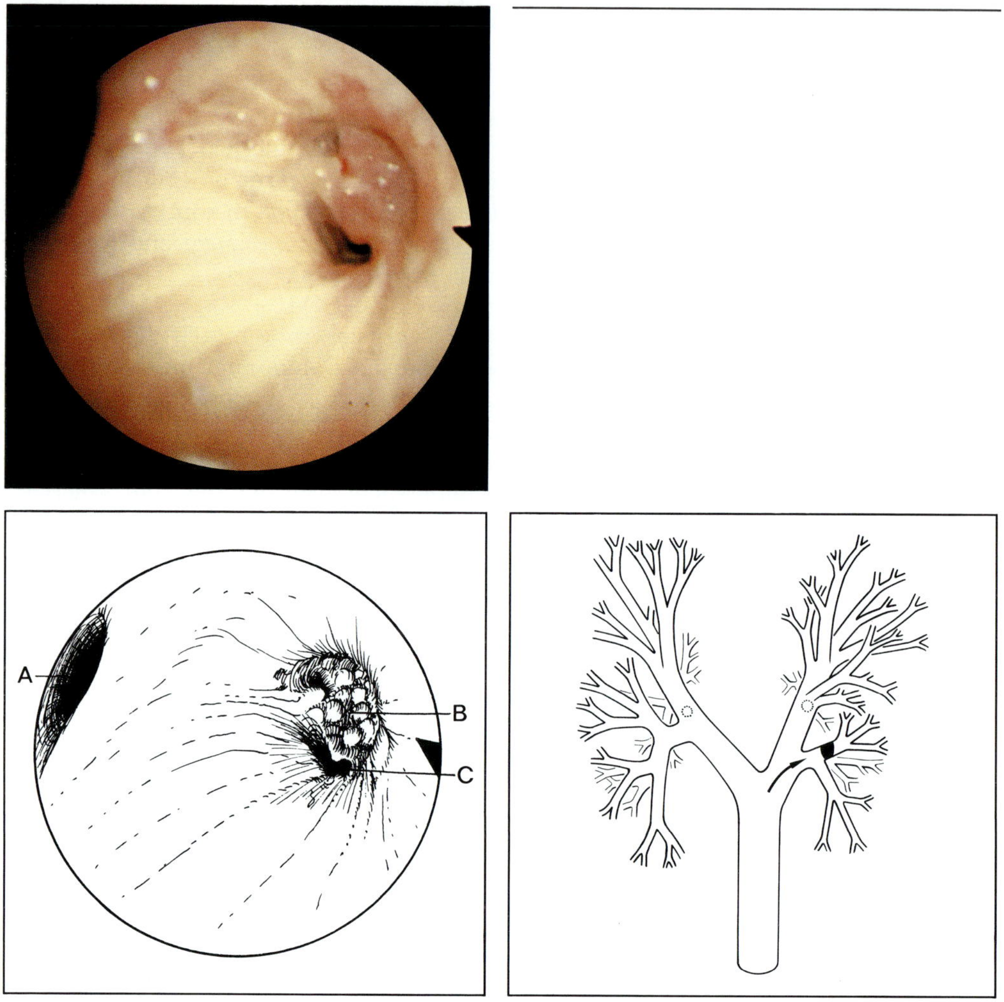

Abb. 232. Karzinom. RB1 u. 3. Der höckrige Tumor verursacht eine Obstruktion von RB1 u. 3. Mediastinoskopisch waren paratracheale und tracheobronchiale Lymphknotenmetastasen nachweisbar. Kleinzelliges Karzinom. *A* Zwischenbronchus, *B* Tumor, *C* RB2

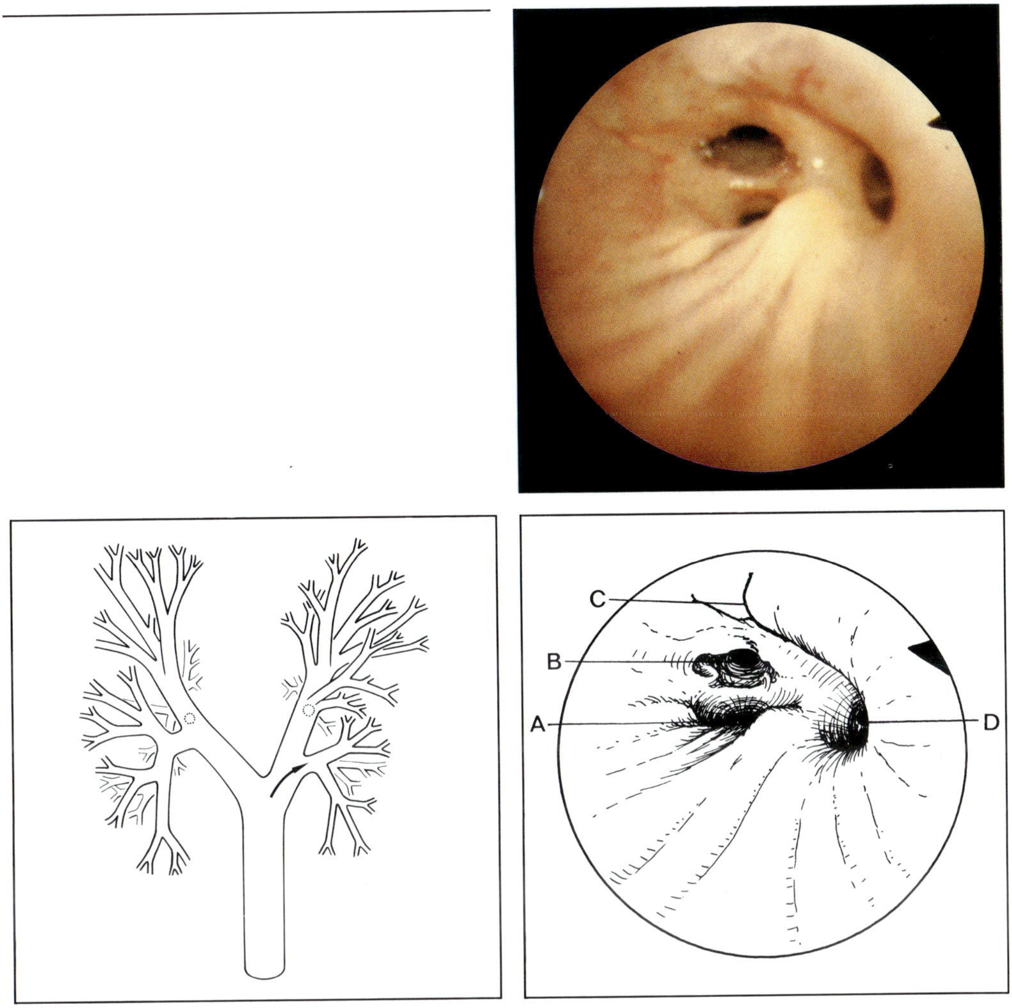

Abb. 233. Kontrolle nach klinisch-röntgenologischer und Tumormarker-CR. Lediglich eine angedeutete Schleimhautunregelmäßigkeit und Gefäßzeichnung am ventralen rechten Oberlappenostium erkennbar. Bestätigung der CR. *A* RB2, *B* RB3, *C* dilatiertes Gefäß, *D* RB1

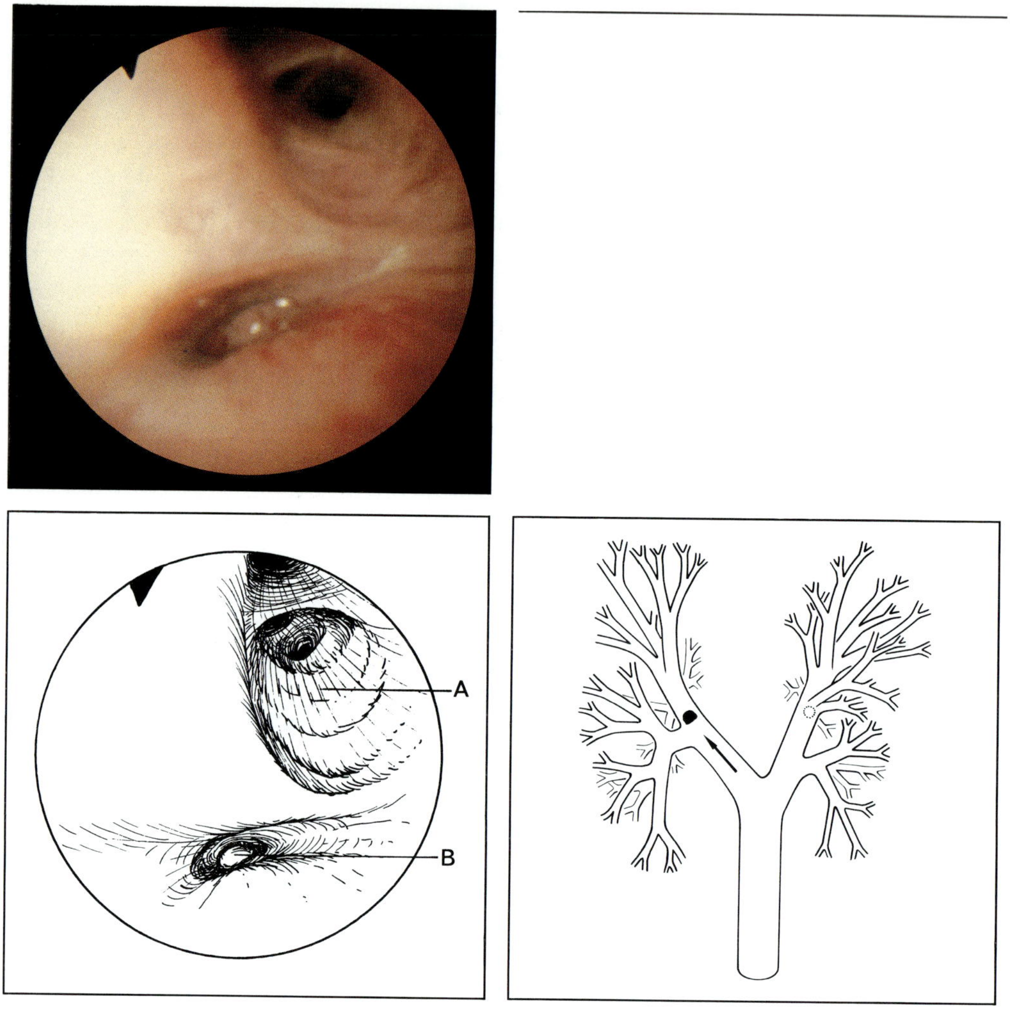

Abb. 234. Bronchialkarzinom. LB6. Das relativ glatte Karzinom wächst wahrscheinlich auch extraluminal und komprimiert das Dach von B6, wodurch das normalerweise rundliche Lumen schlitzförmig deformiert ist. Oat-cell-Karzinom. *A* Linker Unterlappenbronchus, *B* tumorös verlegtes Ostium von LB6

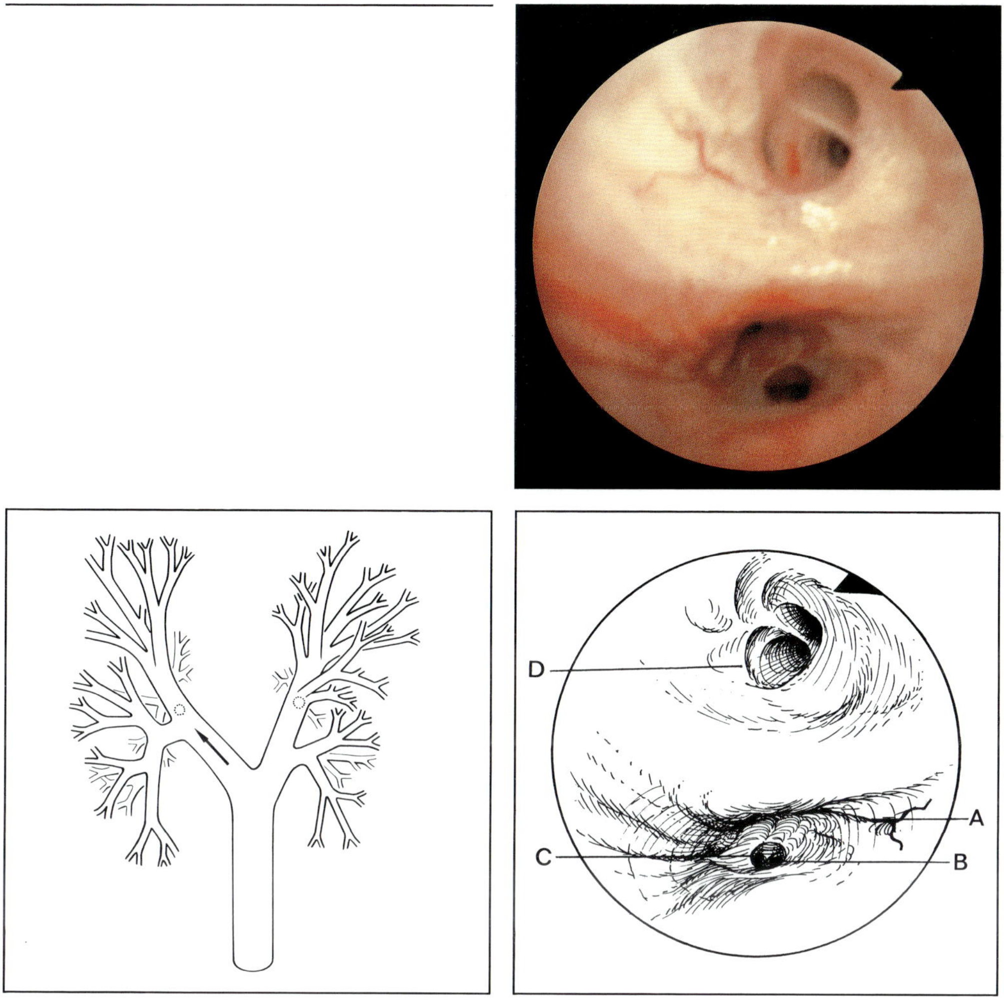

Abb. 235. Bronchialkarzinom nach Kombinationstherapie. CR (derselbe Patient wie Abb. 234). Außer einer Gefäßdilatation sowie narbigen Veränderungen besonders der medialen Seite des Ostiums keine Tumorzeichen. Zystohistologie ebenfalls negativ. *A* Gefäßdilatation, *B* LB6c, *C* LB6b, *D* linker Unterlappenbronchus

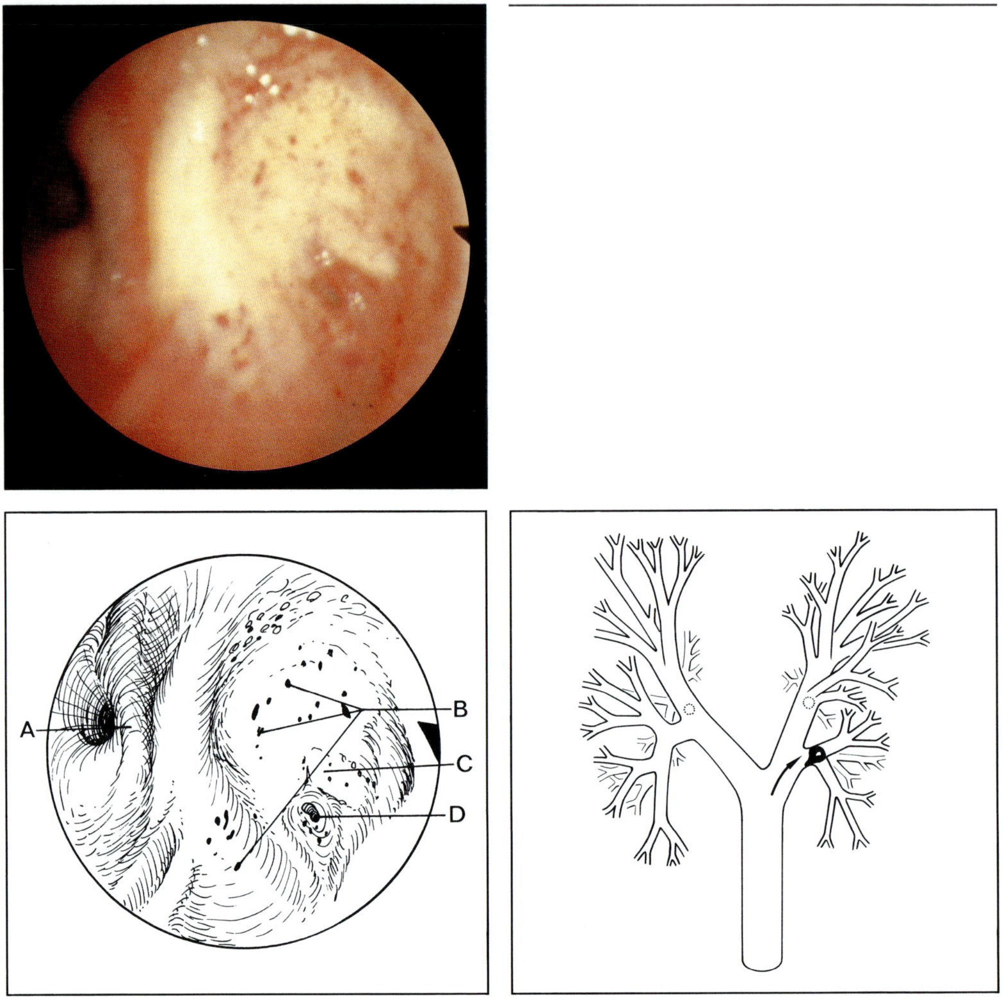

Abb. 236. Narbige Veränderungen und Zikatrisation nach Vollremission. Rechter Oberlappenbronchus. Diese Narbenplatte konnte 15 Monate nach CR festgestellt werden. Zytohistologische CR. *A* Knorpelige Verziehung im Zwischenbronchus, *B* Petechien, *C* narbige Platte, *D* punktförmiges Ostium

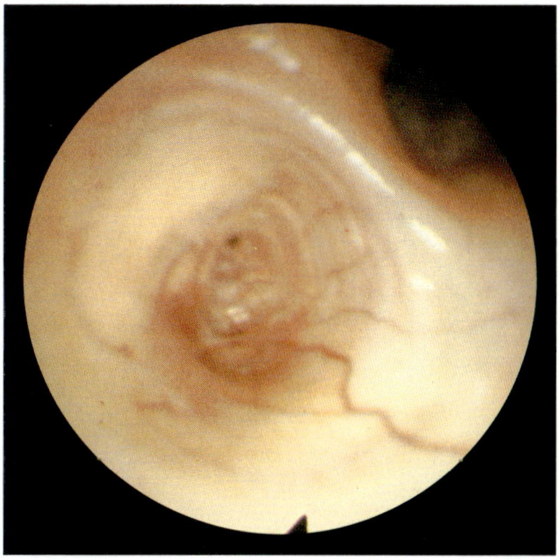

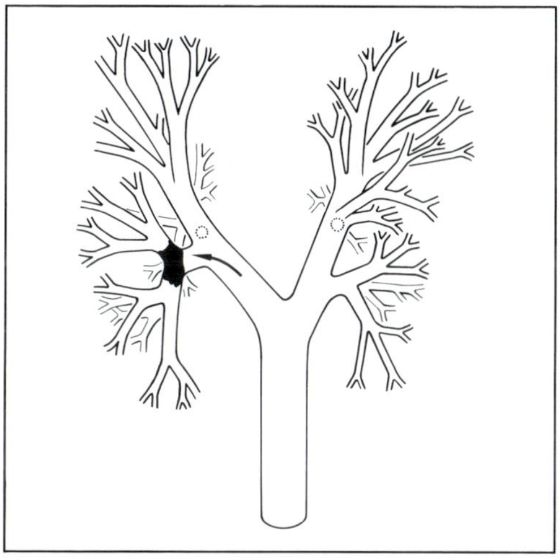

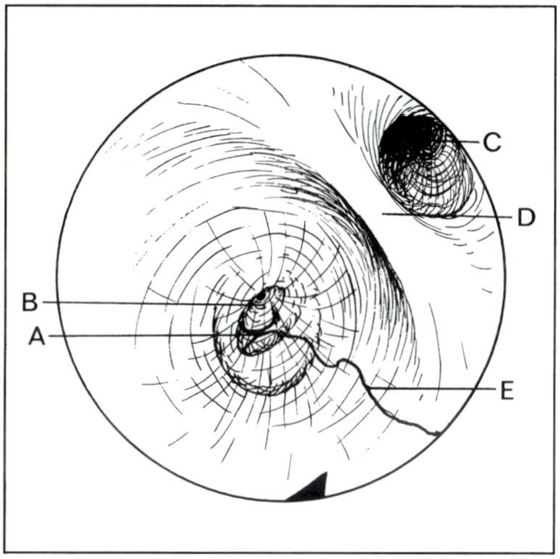

Abb. 237 und **238.** Vollremission (CR) nach Kombinationstherapie: "bridge sign" (Nakhosteen u. Niederle 1983). Die endoskopische Kontrolle bestätigte die klinische und röntgenologische Diagnose CR. Die narbige Brücke 8("bridge sign") bilden schrumpfende bindegewebige Veränderungen. Zytologie: Klasse II nach Papanicolaou („zytostatisch bedingte Zellveränderungen"), Histologie: Drüsengang mit nekrotischem dysplastischem Plattenepithel

Abb. 237. *A* "Bridge sign", *B* punktförmiges Ostium zum LB4 u. 5, *C* linker Unterlappenbronchus, *D* linke Oberlappenkarina, *E* dilatiertes Gefäß

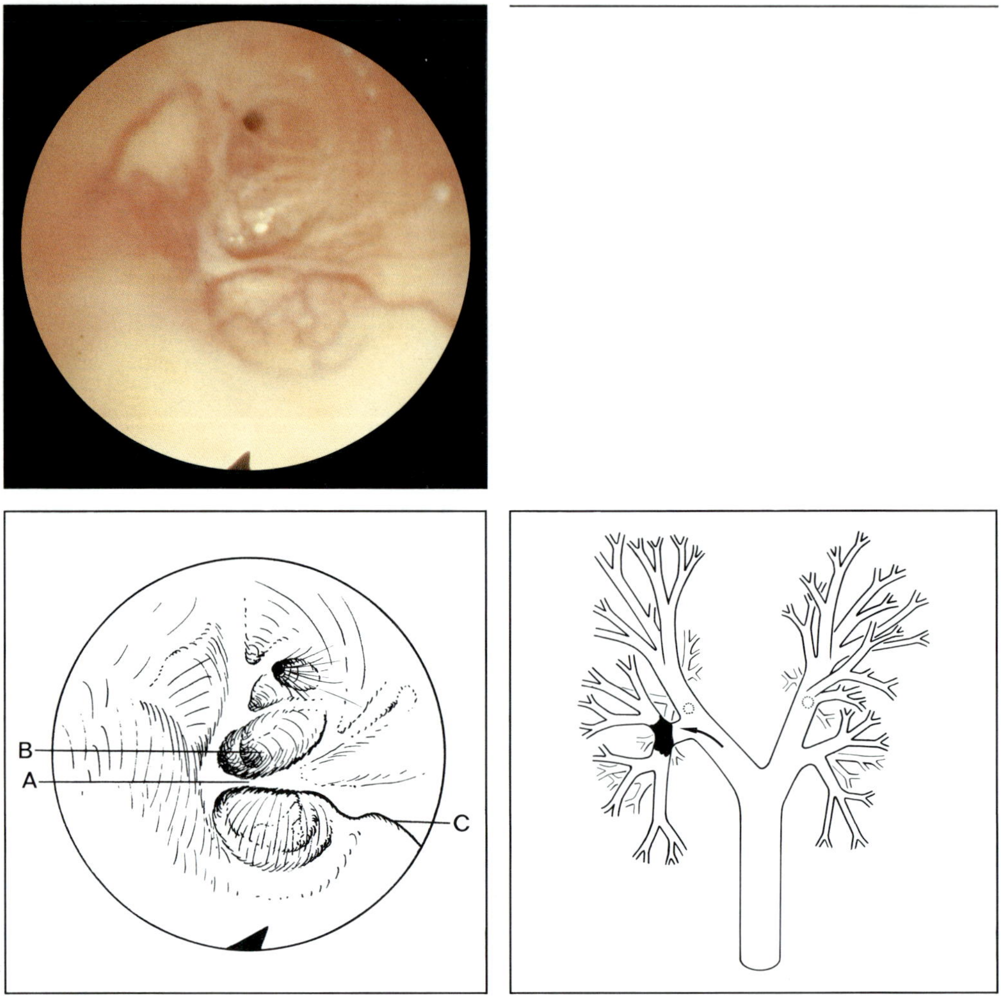

Abb. 238. *A* "Bridge sign", *B* narbige Platte, *C* dilatiertes Gefäß (s. auch Abb. 237)

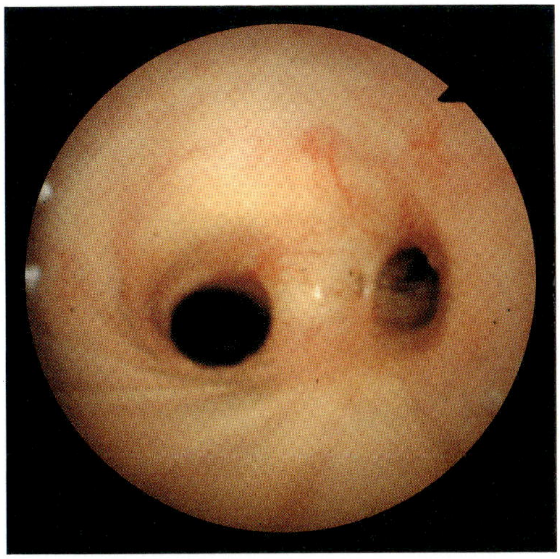

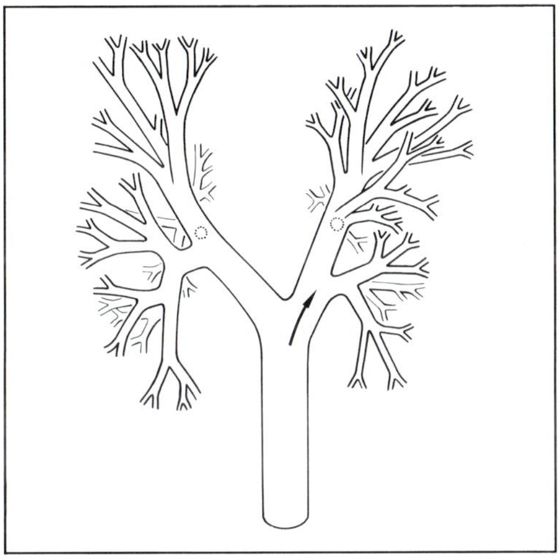

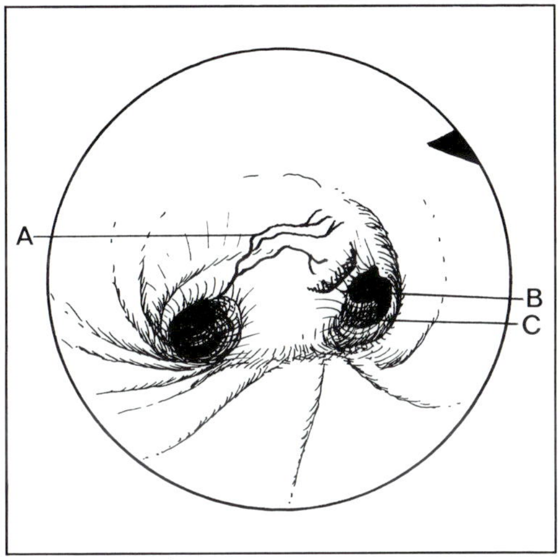

Abb. 239 und **240.** Bronchialkarzinom in CR: "bridge sign". Die narbige Brücke kann den makroskopischen Eindruck einer CR untermauern, da zytohistologisch tumornegativ. Vor Therapie war der Befund ein kleinzelliges Bronchialkarzinom, das den rechten Oberlappenbronchus fast komplett verlegte

Abb. 239. *A* Dilatiertes Gefäß, *B* "bridge sign", *C* Ostien zu den rechten Oberlappensegmenten

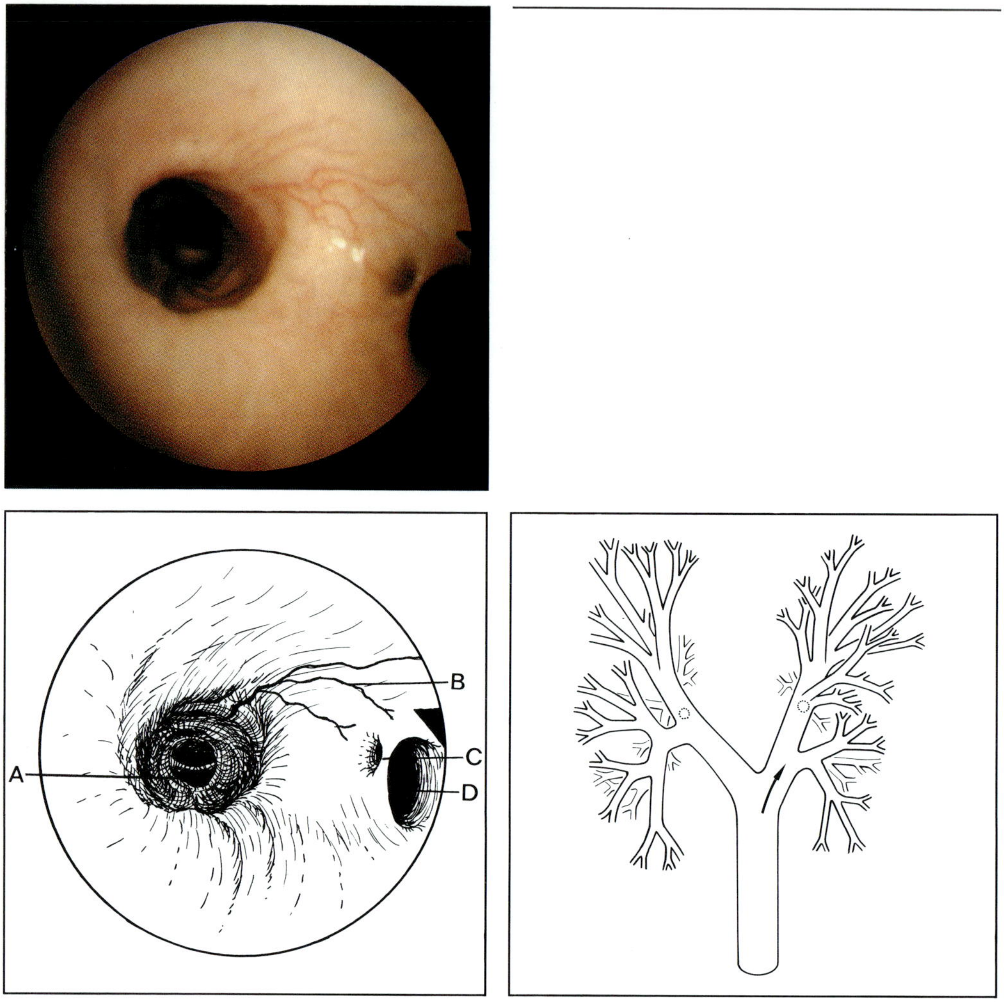

Abb. 240. *A* Zwischenbronchus, *B* Gefäßdilatation, *C* "bridge sign", *D* Ostien zu den rechten Oberlappensegmenten (s. auch Abb. 239)

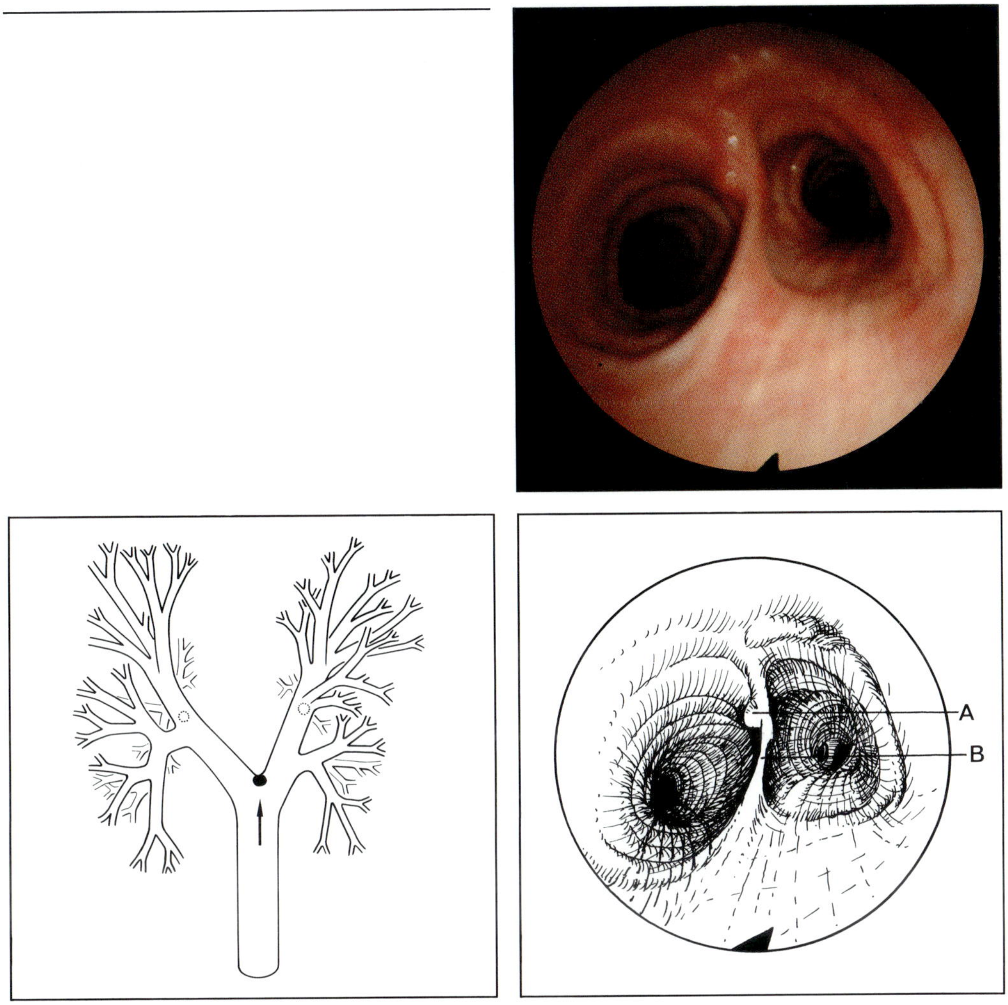

Abb. 241. Teilremission nach Chemotherapie. Der Tumor ist bis auf einen kleinen Rest auf der ventralen Seite der Hauptkarina nicht mehr nachweisbar. Zytologie: PAP IV, daher Bestrahlung, 18% der Patienten, bei denen klinisch-röntgenologisch eine CR vorlag, zeigten endoskopisch nur eine Teilremission (Niederle et al. 1981 a, b; Nakhosteen u. Niederle 1983). *A* Tumorrest, *B* Hauptkarina

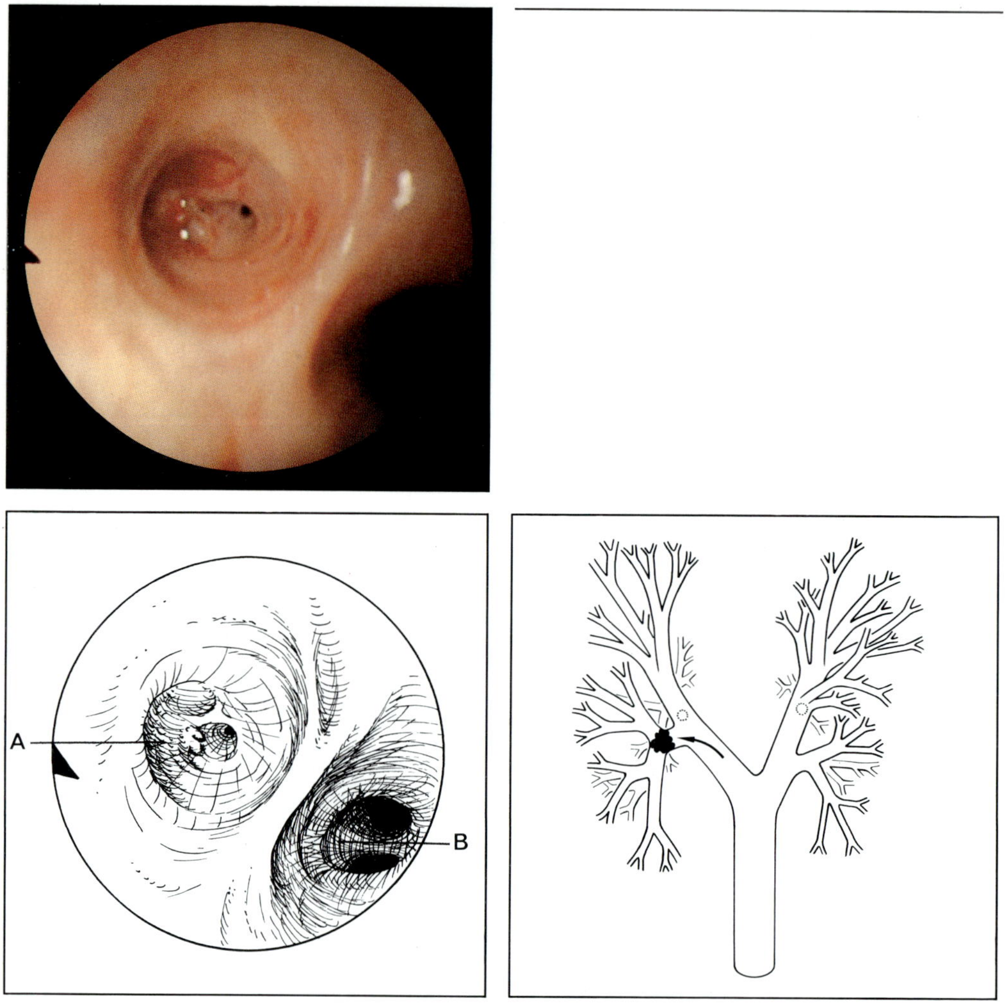

Abb. 242. Bronchialkarzinomrezidiv nach CR. Distaler linker Hauptbronchus. Schon von dieser Perspektive aus ist eine Gefäßdilatation und Infiltration im Oberlappenbronchus erkennbar. Zytologisch und histologisch Rezidiv. *A* Tumorrezidiv, *B* linker Unterlappenbronchus

Anhang

Wichtige Anschriften	
1. Coburger Lehrmittelanstalt Postfach 650 8630 Coburg BRD Tel.: 09561-6768	SCOPIN und SICK SCOPIN Bronchoskopie-Phantom; Übungsmodell der Mund-, Nasen- und Rachenpassagen und des Tracheobronchialbaums im Phantom integriert; Nakhosteen HERZ-LUNGEN-TISCHMODELL; weitere anatomische und Übungsmodelle
2. Glaxo Pharmazeutika Ballindamm 33 2000 Hamburg 1 Tel.: 040-33303-0	Dionosil aqueous; Salbutamol Inhalationslösung (Sultanol)
3. Olympus Europa Wendenstraße 14–16 2000 Hamburg 1 Tel.: 040-237730	Bronchofiberskope; Spezialzubehör (Dokumentationsbronchofiberskop, flexible Nadel, usw.); Video-Anlage
4. Portex (Über den Handel beziehbar)	„Bronchialverbinder" (Fiberoptic Bronchoscope swivel.) Art. Nr. 109/250/001/010
5. Pentax Medizintechnik mbH Julius-Vosseler-Straße 104 2000 Hamburg 54 Tel.: 040-56170	Bronchofiberskope und Zubehör
6. Rüsch GmbH Postfach 1620 7060 Waiblingen Tel.: 07151-4061	Cytologiekatheter, flexibler Endotrachealtubus BRONCHOFLEX, usw. (Artikel nur über den Handel beziehbar)
7. Storz GmbH Mittelstraße 8 7600 Tuttlingen Tel.: 07461-7080	Gliederoptik, starre Bronchoskope, Zubehör, Laserbronchoskop

Literatur

Abramson MJ, Stone CA, Holmes PW, Tai EH (1987) The role of bronchoalveolar lavage in the diagnosis of suspected opportunistic pneumonia. Aust NZJ Med 17:407–412

Adelman M, Haponik EF, Bleecker ER, Britt EJ (1985) Cryptogenic hemoptysis. Clinical features, bronchoscopic findings, and natural history in 67 patients. Ann Intern Med 102:829–834

Ahmad M, Livingston DR, Golish JA, Mehta AC, Wiedemann HP (1986) The safety of outpatient transbronchial biopsy. Chest 90:403–405

Alberti W, Bauer C, Bush M (1986) The management of recurrent or obstructive lung cancer with the Essen afterloading technique and the neodymium-YAG-laser. Tumor Diagn Ther [Suppl] 7:22–25

Alberti W, Bauer PC, Busch M (1986) Indications and preliminary results after Nd-YAG laser and afterloading therapy of obstructive lung carcinoma. First international meeting of Gamma Med users 15–16 May 1986, Evansville/IN

Albertini RF, Harrell JH, Moser KM (1974) Arterial hypoxemia induced by fiberoptic bronchoscopy. Chest 65:117

Allen MD, Baldwin JC, Fish VJ, Goffinet DR, Cannon WB, Mark JBD (1985) Combines laser therapy and endobronchial radiotherapy for unresectable lung carcinoma with bronchial obstruction. Am J Surg 150:71–77

Andersson E, Smidt CM, Sikjaer B, Ainge G, Poynter D (1977) Bronchial biopsies after beclomethasone dipropionate aerosol. Br J Dis Chest 71:35

Anderson WAD (1966) Pathology. Mosby, St Louis, p 714

Angebault M, Bonniot JP, Baud D, Farlet D, Homasson JP (1987) La cryotherapie dans le traitement des obstructions tracheo-bronchiques d'origine tumorale. Rev Pneumol Clin 43:13–18

Antić N (1981) Cardiac arrest as complication of bronchologic investigation. In: Nakhosteen JA, Maassen W (eds) Bronchology: research, diagnostic and therapeutic aspects. Nijhoff, Den Haag, pp 124–127

Arabian A, Spagnolo SV (1984) Laser therapy in patients with primary lung cancer. Chest 86:519–523

Ashburn WL, Moser KM (1973) Pulmonary ventilation and perfusion scanning in pulmonary embolism. In: Moser KM, Stein M (eds) Pulmonary thromboembolism. Yearbook Med, Chicago, p 216

Ashraf MH, Walesby RK, Shepherd MP, Nohl-Oser HC (1983) The surgeon's use of the rigid and flexible bronchoscopes in the diagnosis of bronchial carcinoma. Endoscopy 15:1–3

Atay Z (1981) The reliability of cytodiagnosis in determining malignancy and histogenetic tumour type. In: Nakhosteen JA, Maassen W (eds) Bronchology. Nijhoff, Den Haag, p 37

Atay Z, Brandt HJ (1975) Ergebnisse cytologischer Untersuchungen des Bronchialsekrets bei Lungentumoren im Verhältnis zum Tumorstadium (TNM-System). Dtsch Med Wochenschr 100:1269–1274

Atay Z, Brandt H-J (1977) Die Bedeutung der Zytodiagnostik der perbronchialen Feinnadelpunktion von mediastinalen oder hilären Tumoren. Dtsch Med Wochenschr 102:345

Atay Z, Preussler H (1973) Ergebnisse der vergleichenden Cytologie und Histologie von 921 malignen Tumoren aus 2500 Biopsien im Thorax. Verh Dtsch Ges Pathol 57:360–362

Atay Z, Hammesfohr R, Worch R, Ekinc C (1981) Zytologische Diagnose der peripheren Lungentumoren durch kombinierte Auswertung der Katheterbiopsien und gezielten Absaugungen. Prax Klin Pneumol 35:203–248

Babinski M, Smith RB, Klain M (1980) High frequency jet ventilation for laryngoscopy. Anesthesiology 52:178
Baigelman W, Bellin S, Cupples LA, Berenberg MJ (1986) Bacteriologic assessment of the lower respiratory tract in intubated patients. Crit Care Med 14:864–868
Baker RW, Jennings CD, Powell RD, Rehm SR (1984) Retention of intact cells on bronchoscopy brushes after cleaning. Am Rev Respir Dis 130:119–120
Balchum OJ, Profio AE, Doiron DR, Huth GC (1984) Imaging fluorescence bronchoscopy for localizing early bronchial cancer and carcinoma in situ. Prog Clin Biol Res 170:847–861
Balchum OJ, Doiron DR (1985) Photoradiation therapy of endobronchial lung cancer. Large obstructing tumors, nonobstructing tumors, and early-stage bronchial cancer lesions. Clin Chest Med 6:255–275
Balchum OJ, Doiron DR, Huth GC (1984) Photoradiation therapy of endobronchial lung cancers employing the photodynamik action of hematoporphyrin derivative. Lasers Surg Med 4:13–30
Balchum OJ, Doiron DR, Huth GC (1984) HpD photodynamik therapy for obstructing lung cancer. Prog Clin Biol Res 170:727–745
Ballenger JJ, Harding HB, Dawson FW, De Ruyter MG, Moore JA (1966) Cultural methods for measuring mucociliary activity. Am Rev Respir Dis 93 [Suppl]:61
Barrett-Conner E (1970) The nonvalue of sputum culture in the diagnosis of pneumococcal pneumonia. Am Res Respir Dis 103:845
Barrio JL, Harcup C, Baier HJ, Pitchenik AE (1987) Value of repeat fiberoptic bronchoscopies and significance of nondiagnostic bronchoscopic results in patients with the acquired immunodeficiency syndrome. Am Rev Respir Dis 135:422–425
Bartlett JG, Alexander J, Mayhew J, Sullivan-Siegler N, Gorbach SL (1976) Should fiberoptic aspirates be cultured? Am Rev Respir Dis 114:73
Barton AD, Lourenco RV (1973) Bronchial secretions and mucociliary clearance. Arch Intern Med 131:140
Barzó O, Molnár L, Tóth E (1981) A bronchofiberszkópia specialis diagnostikus es terapias alkalmazasa. Broncofiberskopie-symposium. Szolnok, Ungarn (Abstract) Ungarische Lungen- und Tuberkulose Gesellschaft, Budapest
Baumgartner WA, Mark JB (1981) Bronchoscopic diagnosis and treatment of stump suture granulomas. J Thorac Cardiovasc Surg 81:553
Beamis JF jr, Shapshay SM (1984) Nd-YAG laser therapy for tracheobronchial disorders. Postgrad Med 75:173–180
Benjamisson E, Klain M (1981) Intraoperative dual-mode independent lung ventilation of a patient with bronchopleural fistula. Anesth Analg 60:118–119
Berci G (1978) Flexible fiber and rigid (pediatric) instrumentation and documentation. Quo vadis? Chest (Supp) 73:768
Berke HL, Roslinski LM (1971) The roentgenographic determination of tracheal mucociliary transport rate in the rat. Am Ind Hyg Assoc J 32:174
Bezel R, Salfinger M, Braendli O (1985) Transmission von Mykobakterien durch das Fiberbronchoskop. Schweiz Med Wochenschr 115:1360–1365
Biermer A (1855) Lehre vom Auswurf. Verlag der Stahel'schen Buchhandlung, Würzburg
Bigby TD, Margolskee D, Curtis JL, Michael PF, Sheppard D, Hadley WK, Hopewell PC (1986) The usefulness of induced sputum in the diagnosis of Pneumocystis carinii pneumonia in patients with the acquired immunodeficiency syndrome. Am Rev Respir Dis 133:515–518
Black RE, Choi KJ, Syme WC, Johnson DG, Matlak ME (1984) Bronchoscopic removal of aspirated foreign bodies in children. Am J Surg 148:778–781
Blaha H, Cujnik F (1980) Morphologische Diagnostik: Bronchoskopisch-bioptische Diagnostik. Atemwegs Lungenkr 6:391
Bolk F, Wohanka N (1987) Fibrosierende Alveolitis der Lunge. Pharm Unserer Zeit 5:133–151
Bordelon JY jr, Legrand P, Gewin WC, Sanders CV (1983) The telescoping plugged catheter in suspected anaerobic infections. A controlled series. Am Rev Respir Dis 128:465–468
Borhaus EF, Deyrup IJ (1953) The effect of adenosine triphosphate on the cilia of the pharyngeal mucosa of the frog. Science 91:553
Brandt H-J (1955) Perbronchiale Nadelsaugbiopsie. In: Grunze H (Hrsg) Klinische Zytologie der Thoraxkrankheiten. Enke, Stuttgart, S 57

Brenner M, Ognibene FP, Lack EE, Simmons JT, Suffredini AF, Lane HC, Fauci AS, Parrillo JE, Shelhamer JH, Masur H (1987) Prognostic factors and life expectancy of patients with the acquired immunodeficiency syndrome and pneumocystis carinii pneumonia. Am Rev Respir Dis 136:1199–1206

Broaddus C, Dake MD, Stulbarg MS, Blumenfeld W, Hadley WK, Golden JA, Hopewell PC (1985) Bronchoalveolar lavage and transbronchial biopsy for the diagnosis of pulmonary infections in the acquired immunodeficiency syndrome. Ann Intern Med 102:747–752

Brutinel WM, Cortese DA, McDougall JC, Gillio RG, Bergstralh EJ (1987) A two-year experience with the neodymium-YAG laser in endobronchial obstruction. Chest 91:159–165

Brynitz S, Struve-Christensen E (1985) Transcarinal mediastinal needle biopsy as a supplement to bronchoscopic evaluation of neoplastic lung diseases. Endoscopy 17:18–20

Brynitz S, Struve-Christensen E, Borgeskov S, Bertelsen S (1985) Transcarinal mediastinal needle biopsy compared with mediastinoscopy. J Thorac Cardiovasc Surg 90:21–24

Bublitz G, Labitzke R (1967) Ergebnisse endobronchialer Kontaktbestrahlung des Bronchuscarcinoms mit Co-60-Perlen. Strahlentherapie 134:332

Büchner T, Hiddemann W, Wörmann B, Kleinemeier B, Schumann J, Göhde W, Ritter J, et al. (1985) Differential pattern of DNA-aneuplody in human malignancies. Path Res Pract 179:310–317

Burkhardt A, Gebbers JO (1983) Pathogenetisch komplexe Lungenerkrankungen (mit Betonung der Alveolitis und Fibrose). Spez pathol Anatomie, Bd 16. Pathologie der Lungen, Teil II. Springer, Berlin Heidelberg New York Tokyo, S 809–986

Canham EM, Kennedy TC, Merrick TA (1983) Unexplained pulmonary infiltrates in the compromised patient. An invasive investigation in a consecutive series. Cancer 52:325–329

Carlon GC, Miodownik S, Ray C, Kahn RC (1981) Technical aspects and clinical implications of high frequency jet ventilation with a solenoid valve. Crit Care Med 9:47

Casey KR (1987) Preventing endotracheal fires [letter]. Chest 91:637

Casson AG, Guy JR (1987) Foreign-body aspiration in adults. Can J Surg 30:193–194

Caughey G, Wong H, Gamsu G, Golden J (1985) Nonbronchoscopic bronchoalveolar lavage for the diagnosis for pneumocystis carinii pneumonia in the acquired immunodeficiency syndrome. Chest 88:659–662

Center for Disease Control (1977) Hepatitis surveillance report No 41. Atlanta, GA, USA

Chamberlain DW, Braude AC, Rebuck AS (1987) A critical evaluation of bronchoalveolar lavage. Criteria for identifying unsatisfactory specimens. Acta Cytol 31:599–605

Chopra S, Taplin GW, Simmons D, Elam D (1977) Effects of hydration and physical therapy on tracheal transport velocity. Am Rev Respir Dis 115:1009

Chuang MT, Raskin J, Krellenstein DJ, Teirstein AS (1987) Bronchoscopy in diffuse lung disease: evaluation by open lung biopsy in nondiagnostic transbronchial lung biopsy. Ann Otol Rhinol Laryngol 96:654–657

Chüden HG (1978) Video-Technik in der Klinik. Spielerei oder Fortschritt? Fortschr Med 26/27:1377

Clarke SW, Knight RK (1977) Fibreoptic bronchoscopy. Part I: Technique and appraisal. Practitioner 218:119

Coleman DL, Dodek PM, Luce JM, Golden JA, Gold WM, Murray JF (1983) Diagnostic utility of fiberoptic bronchoscopy in patients with pneumocystis carinii pneumonia and the acquired immune deficiency syndrome. Am Rev Respir Dis 128:795–799

Cortese DA (1986) Endobronchial management of lung cancer. Chest 89:234S–236S

Cortese DA, Kinsey JH (1984) Bronchoscopic phototherapy using hematoporphyrin derivative. Surg Clin North Am 64:941–946

Cortese DA, Pairolero PC, Bergstralh EJ, Woolner LB, Uhlenhopp MA, Piehler JM, Sanderson DR, et al. (1983) Roentgenographically occult lung cancer. A ten-year experience. J Thorac Cardiovasc Surg 86:373–380

Costabel U (1988) Die diagnostische bronchoalveoläre Lavage. Dtsch Ärzteblatt 85:1014–1018

Cox ID, Bagg LR, Russell NJ, Turner MJ (1984) Relationship of radiologic position to the diagnostic yield of fiberoptic bronchoscopy in bronchial carcinoma. Chest 85:519–522

Credle WF, Smiddy JF, Elliot RC (1974) Complications of fiberoptic bronchoscopy. Am Rev Respir Dis 109:67

Crystal RG, Gadek JE, Ferrans VJ, Fulmer JD, Line BR, Hunninghake GW (1981) Interstitial lung disease: current concept of pathogenesis, staging and therapy. Am J Med 70:542

Cunningham JH, Zavala DC, Corry RJ, Keim LW (1977) Trephine air drill, bronchial brush and fiberoptic transbronchial lung biopsies in immunosuppressed patients. Am Rev Respir Dis 115:213

Curie P, Curie M (1898) Sur une substance nouvelle radioactive, contenue dans la pechblende. C R Acad Sci [D] (Paris) 127:175

Dämmrich JR (1987) Histogenetische und funktionelle Charakterisierung der pulmonalen Adenocarcinome. Habilitation Med Universität Würzburg

Daniele RP, Elias JA, Epstein PE, Rossman MD (1985) Bronchoalveolar lavage: role in the pathogenesis, diagnosis, and management of interstitial lung disease. Ann Intern Med 102:93–108

Dedo HH (1981) Use of carbon dioxide laser technology in laryngeal and bronchial surgery. In: Nakhosteen JA, Maassen W (eds) Bronchology. Nijhoff, Den Haag, p 531

DeFine LA, Saleba KP, Gibson BB, Wesseler TA, Baughman R (1987) Cytologic evaluation of bronchoalveolar lavage specimens in immunosuppressed patients with suspected opportunistic infections. Acta Cytol (Baltimore) 31:235–242

De Monchy JG, Kauffman HF, Venge P, Koeter GH, Jansen HM, Sluiter HJ, De Vries K (1985) Bronchoalveolar eosinophilia during allergen-induced late asthmatic reactions. Am Rev Respir Dis 131:373–376

Denton RA, Dedhia HV, Abrons HL, Jain PR, Lapp NL, Teba L (1988) Long-term survival after endobronchial fire during treatment of severe malignant airway obstruction with the Nd-YAG laser. Chest 94:1086–1088

Dhillon DP, Haslam PL, Townsend PJ, Primett Z, Collins JV, Turner-Warwick M (1986) Bronchoalveolar lavage in patients with interstitial lung diseases: side affects and factors affecting fluid recovery. Eur J Respir Dis 68:342–350

Diagnosis and management of reactions to drug abuse (1977) Med Lett Drugs Ther 19:13 (Newsletter)

Dierkesmann R (1985) Wiederherstellung der Passage im Bronchialsystem durch Laser. Internist 26:18–21

Dierkesmann R, Huzley A (1983) Die Anwendung des Neodym-YAG-Lasers bei der Bronchoskopie. Prax Klin Pneumol 37:989

Doesel H (1969) Zur Bronchologie in der Pädiatrie. Therapiewoche 19:364

Dubrawsky C, Awe RJ, Jenkins DE (1975) The effect of bronchofiberscopy examination on oxygenation status. Chest 67:137

Dumon JF, Meric B, Surpas P, Ragni J (1985) Resection endoscopique au laser YAG en bronchologie. Bilan d'une experience de 5 ans. Schweiz Med Wochenschr 115:1336–1344

Dumon JF, Reboud E, Guidicelli R, Auconte F (1981) Treatment of the tracheobronchial lesions with a fiber laser. In: Nakhosteen JA, Maassen W (eds) Bronchology. Nijhoff, Den Haag, p 549

Dumon JF, Bourcereau J, Meric B, Jahjah F, Aucomte F, Dubin B (1983) Report of 1000 YAG laser endobronchial resections. In: Joffe C, Muckerheide A, Goldmann B (eds) Neodymium-YAG laser in medicine and surgery. Elsevier, Amsterdam

Dumon JF, Shapshay S, Bourcereau J, Cavaliere S, Meric B, Garbi N, Beamis J (1984) Principles for safety in application of neodymium-YAG laser in bronchology. Chest 86:163–168

Eden E Th (1981) Rigid or flexible bronchoscopy? In: Nakhosteen JA, Maassen W (eds) Bronchology. Nijhoff, Den Haag, p 217

Eicken C von (1937) Über das Bronchialkarcinom. Dtsch Med Wochenschr 61:383

Ellis JH (1975) Transbronchial biopsy via the flexible fiberoptic bronchoscope. Chest 68:542

Emslander HP (1984) Endobronchiale Laserbehandlung benigner und semimaligner Stenosen des Bronchialsystems. Prax Klin Pneumol 38:442–445

Emslander HP, Munteanu J, Praeuer HJ, Heinl KW, Hinke K, Sebening H, Daum S (1987) Palliative endobronchial tumor reduction by laser therapy. Procedure – immediate results – long-term results. Respiration 51:73–79

Emslander HP, Hinke K, Heinl KW, Worbs K, Ries G, Munteanu J, Daum S (1985) Endobronchiale Laser- und Afterloading-Behandlung. Laser 1:143–146

Emslander HP, Daum S (Hrsg) (1988) Fiberbronchoskopie. Dustri, München-Deisenhofen

Engel J (1981) Course of bronchography from 1959 to 1979 in a department of chest disease. In: Nakhosteen JA, Maassen W (eds) Bronchology. Nijhoff, Den Haag, p 151
Fajardo LF, Lee A (1975) Rupture of major vessels after radiation. Cancer 36:904–913
Feldman NT (1975) An assessment of transbronchial lung biopsy. N Engl J Med 293:299
Fisher JC (1983) The power density of surgical laser beam: its meaning and its measurement. Lasers Surg Med 2:301–315
Fishman JA (1988) An approach to pulmonary infection in AIDS. Hospital Practice. April: 196–204
Fleischman SJ, Lichter AJ, Buchanon G, Sichel RJS (1976) Investigation of idiopathic pleural effusion by thoracoscopy. Thorax 11:324
Flick GR, Barbers RG, Gong H jr (1986) Bedside bronchoalveolar lavage for the diagnosis of Pneumocystis carinii pneumonia in patients with the acquired immunodeficiency syndrome. AIDS Res 2:31–41
Flint KC, Leung KB, Hudspith BN, Brostoff J, Pearce FL, Johnson NM (1985) Bronchoalveolar mast cells in extrinsic asthma: a mechanism for the initiation of antigen specific bronchoconstriction. Br Med J 291:923–926
Forbes AR (1976) Halothane depresses mucosiliary flow in the trachea. Anesthesiology 45:59
Frey DJM, Gebert E, Deilmann M, Wolfart W (1979) Endobronchiale Eingriffe und Bronchoskopie bei Risikopatienten unter verbesserter Beatmungstechnik mit „Injekt-Beatmung". Prax Pneumol 33:979
Friedel H (1961 a) Die Katheterbiopsie des peripheren Lungenherdes. Tuberkulosebibliothek Nr 99. Barth, Leipzig
Friedel H (1961 b) Ein Anwendungsgebiet der bronchographischen Forschung: Die Katheterung der Lungenperipherie. Z Tuberk Erkr Thoraxorgane 115:304
Friedman M, Dougherty R, Nelson S, White R, Sackner M, Wanner A (1977 a) Acute effects of an aerosol hair spray on tracheal mucociliary transport. Am Rev Respir Dis 116:281
Friedman M, Stott FD, Poole DO, Dougherty R, Chapman A, Watson H, Sackner M (1977 b) A new roentgenographic method for estimating mucous velocity in airways. Am Rev Respir Dis 115:67
Fueter R (1976) Fiberbronchoskopie: Indikation und Bewertung. Diagnostik 9:419
Gaensler EA, Moister MVB, Hamm J (1964) Open lung biopsy in diffuse pulmonary disease. N Engl J Med 270:1319
George FW (1977) Current status and recent advances in the radiotherapy of lung cancer. Chest 71:635
Gilman MJ, Pen Wang K (1981) Transbronchial lung biopsy in sarcoidosis. Am Rev Respir Dis 122:721
Giordano A, Holsclaw DS (1976) Tracheal resection and mucociliary clearance. Ann Otol Rhinol Laryngol 85:631
Goeckenjan G, Meinke L (1977) Bronchofiberskopie bei akuter respiratorischer Insuffizienz. Intensivmedizin 14:290
Golden JA, Hollander H, Stulbarg MS, Gamsu G (1986) Bronchoalveolar lavage as the exclusive diagnostic modality for pneumocystis carinii pneumonia. A prospective study among patients with acquired immunodeficiency syndrome. Chest 90:18–22
Gong H jr (1983) Repeat fiberoptic bronchoscopy in patients with recurrent, unexplained hemoptysis. Respiration 44:225–233
Gonzales S, Bassewitz DB von, Grundmann E, Nakhosteen JA (1986) The ultrastructure heterogeneity of potentially preneoplastic lesions in the human bronchial mucosa. Path Res Pract 181:408–417
Goodman RM, Yergin BM, Landa JF, Golinvaux MH, Sackner MA (1978) Relationship of smoking history and pulmonary function tests to tracheal mucous velocity in nonsmokers, young smokers, ex-smokers and patients with chronic bronchitis. Am Rev Respir Dis 117:205
Goroszeniuk T, Nicholas IH, Marchant P, Turner JA, Johnson NM (1981) Premedication for fiberoptic bronchoscopy: Fentanyl, diazepam and atropin compared with papaveretum and hyoscine. Br Med J 281:486
Greenberger PA, Patterson R, Simon R, Lieberman P, Wallace W (1981) Pretreatment of high-risk patients requiring radiographic contrast media studies. J Allergy Clin Immunol 67:185

Greschuchna D, Maassen W (1973) Die lymphogenen Absiedlungswege des Bronchialkarzinoms. Thieme, Stuttgart
Greschuchna D, Maaßen W (1986) Das Bronchialkarzinom – Neue Erkenntnisse. Therapiewoche 36:1613–1621
Grimes DA, Cates W jr (1976) Deaths from paracervical anesthesia used for first-trimester abortion 1972–1975. N Engl J Med 295:1397
Grossman E, Jacobi AM (1974) Minimal optimal endotracheal tube size for fiberoptic bronchoscopy. Anesth Analg (Cleve) 53:475
Guidlines (1982) for competency and training in fiberoptic bronchoscopy. Section on bronchoscopy. Chest 81:739
Guidlines (1986) for fiberoptic bronchoscopy. ATS News 14:15
Guilmette RA, Muggenburg BA, Cambron BL (1986) Bronchoalveolar lavage: a new bioassay tool for plutonium inhalation exposures. J Occup Med 28:492–496
Gurney JW, Harrison WC, Sears K, Robbins RA, Dobry CA, Rennard SI (1987) Bronchoalveolar lavage: radiographic manifestations. Radiology 163:71–74
Gwin E, Boggan M, Pierce G, Kerby G, Ruth W (1974) Pleuroscopy and pleural biopsy with the bronchofiberscope (Abstract). Am Rev Respir Dis 109:690
Hagenmüller F (1988) Desinfektion von Fiberendoskopen. Aktuelle Aspekte. In: Emslander HP, Daum S (Hrsg) Fiberbronchoskopie. Dustrie, München-Deisenhofen, S 183–189
Hampeln P (1887) Über einen Fall von primärem Lungen-Pleura-Carcinom. St Petersburger Med Wochenschr 17:137–139
Hanson FN, Wesselius LJ (1987) Effect of bronchial brush size on cell recovery. Am Rev Respir Dis 136:1450–1452
Hanson RR, Zavala DC, Rhodes M, Keim LW, Smith LD (1976) Transbronchial biopsy via flexible fiberoptic bronchoscope: results in 164 patients. Am Rev Respir Dis 114:67
Harcup C, Baier HJ, Pitchenik AE (1985) Evaluation of patients with the acquired immunodeficiency syndrome (AIDS) by fiberoptic bronchoscopy. Endoscopy 17:217–220
Harrell II JH, Utley JR, Seagreen SL, Moser KM, Oneda K (1981) Iodine-125 implant with a flexible implant needle by fiberoptic bronchoscope. In: Nakhosteen JA, Maassen W (eds) Bronchology. Nijhoff, Den Haag, p 569
Harrow EM, Oldenburg FA, Smith AM (1985) Transbronchial needle aspiration in clinical practice. Thorax 40:756–759
Hatron PV, Wallaert B, Gosset D, Tonnel AB, Gosselin B, Voisin C, Devulder B (1987) Subclinical lung inflammation in primary Sjoegren's syndrome. Relationship between bronchoalveolar lavage cellular analysis findings and characteristics of the disease. Arthritis Rheum 30:1226–1231
Hattari S, Matsuda M, Tateishi R, Nishihara H, Horai T (1972) Oat cell carcinoma of the lung. Clinical and morphological studies in relation to its histogenesis. Cancer 30:1014–1024
Heimer D, Bar-Ziv J, Scharf SM (1985) Fiberoptic bronchoscopy in patients with hemoptysis and nonlocalizing chest roentgenograms. Arch Intern Med 145:1427–1428
Henschke UK (1960) "Afterloading" applicators for radiation therapy of the carcinoma of the uterus. Radiology 74:834
Herbut PA, Clerf LH (1946) Bronchogenic carcinoma: diagnosis by cytologic study of bronchoscopically removed secretions. J Am Med Assoc 130:1006–1012
Herf SM, Suratt PM, Arosa NS (1977) Deaths and complications associated with transbronchial lung biopsy. Am Rev Respir Dis 115:708
Hertle FH, Quarz W (1976) Anwendungsbereich der Fiberbronchoskopie bei bronchologischen Untersuchungen. Atemwegs Lungenkr 3:135
Hilaris B, Martini N, Loumanen RK (1979) Endobronchial interstitial implantation. Clin Bull 9:17–20
Hirsch FR, Ottesen G, Poedenphant J, Olsen J (1983) Tumor heterogeneity in lung cancer based on light microscopic features. Virchows Arch [Pathol Anat] 402:147–153
Hooper RG, Jackson FN (1985) Endobronchial electrocautery. Chest 87:712–714
Hopkins HH (1976) The physics of the fiberoptic endoscope. In: Berci G (ed) Endoscopy. Appleton Century Crofts, New York
Horsley JR, Miller RE, Amy RW, King EG (1984) Bronchial submucosal needle aspiration performed through the fiberoptic bronchoscope. Acta Cytol (Baltimore) 28:211–217

Hunninghake GW, Gadek JE, Kawanami O, Ferrans VI, Crystal RG (1979a) Inflammatory and immune processes in the human lung in health and disease: evaluation by bronchoalveolar lavage. Am J Pathol 97:149–206
Hunninghake GW, Fulmer JD, Young RC jr, Gadek JE, Crystal RG (1979b) Localization of the immune response in sarcoidosis. Am Rev Respir Dis 120:49–57
Hunninghake GW, Gadek J, Weinberger S, Kelman J, Elson N, Young R, Crystal RG (1979c) Comparison of the alveolitis of sarcoidosis and idiopathic pulmonary fibrosis. Chest (Suppl) 75:266
Hunninghake GW, Crystal RG (1981) Pulmonary sarcoidosis. A disorder mediated by excess helper T-Lymphocyte activity at site of disease activity. N Engl J Med 305:429–434
Huzly A (1960) An atlas of bronchoscopy. Grune & Stratton, New York
Huzly A (1972) Expériences avec le bronchoscope souple. Méd Hyg 30:674
Huzly A (1973) Erfahrungen mit der Fiberbronchoskopie. In: Ottenjann R (Hrsg) Fortschritte der Endoskopie, Bd 4. Schattauer, Stuttgart, S 5
Huzly A (1975) Bronchologie. In: Hein J von, Kleinschmidt H, Uehlinger E, Schmidt P-G (Hrsg) Handbuch der Tuberkulose, Bd III. Thieme, Stuttgart, S 177–180
Ikeda S, Yanai N, Ishikawa S (1968) Flexible Bronchofiberscope. Keio J Med 17:1
Ikeda S (1970) Flexible bronchofiberscope. Meeting of the American broncho-esophagological association, Hollywood Beach/Fla, 20–21 April 1970. Ann Otol 79:916
Ikeda S (1974) Atlas of flexible bronchofiberscopy. Thieme, Stuttgart
Ikeda S, Tsuboi E, Ono R, Ishikawa S (1971) Flexible bronchofiberscope. Jpn J Clin Oncol 1:55
Iravani J (1971) Physiologie und Pathophysiologie der Zilientätigkeit und des Schleimtransportes im Tracheobronchialbaum. Pneumologie 144:93
Iravani J, Melville GN (1974) Longterm effects of cigarette smoke on mucociliary function in animals. Respiration 31:358
Jackson C (1915) Peroral endoscopy and laryngeal surgery. Laryngoscope, St Louis/Mo
Jackson CV, Savage PJ, Quinn DL (1985) Role of fiberoptic bronchoscopy in patients with hemoptysis and a normal chest roentgenogram. Chest 87:142–144
Jones DK, Cavanagh P, Shneerson JM, Flower CD (1985) Does bronchography have a role in the assessment of patients with haemoptysis? Thorax 40:668–670
Joyner LR, Scheinhorn DJ (1975) Transbronchial forceps biopsy through the flexible fiberoptic bronchoscope. Chest 67:532
Junker K (1986) Thorakozervikale Lymphknotenmetastasen beim Bronchialkarzinom – Eine prospektive Autopsiestudie. Med Dissertation, Universität Bochum
Kahn FW, Jones JM, England DM (1986) The role of bronchoalveolar lavage in the diagnosis of invasive pulmonary aspergillosis. Am J Clin Pathol 86:518–523
Kartezky MS, Garvey JW, Brandstetter RD (1974) Effect of fiberoptic bronchoscopy on arterial gas tension. N Y State J Med 74:62
Kato H, Nishimiya K, Lay J (1981) Transbronchial needle aspiration biopsy via the fiberoptic bronchoscope. In: Nakhosteen JA, Maassen W (eds) Bronchology Nijhoff, Den Haag, p 307
Keogh BA, Crystal RG (1982) Alveolitis: the key to the interstitial lung disorders. Thorax 37:1
Kernan JD, Cracovaner AJ (1929) Carcinoma of the lung. Arch Surg 18:315–321
Keszler H, Klain M (1980) Tracheobronchial toilet without cardiorespiratory impairment. Crit Care Med 8:298
Khan MA, Corona F, Masson RG, Whitcombe ME (1976) Transbronchial lung biopsy for sarcoidosis. N Engl J Med 295:225
Khanavkar B, Alberti W, Nakhosteen JA (im Druck) Complications associated with afterloading brachytherapy for centrally occluding lung cancer
King EG (1973) Expanding diagnostic and therapeutic horizon: fiberoptic bronchoscopy. Chest 63:301
Kirby RR (1980) High frequency positive pressure ventilation (HFPPV): what role in ventilatory insufficiency? Anesthesiology 52:109
Klain M, Smith RB (1976) Fluidic technology. Anesthesia 31:750
Klain M, Smith RB (1977) High frequency percutaneous transtracheal jet ventilation. Crit Care Med 5:280
Klain M, Keszler H (1980) Circulatory assist by high frequency ventilation. Crit Care Med 8:232

Klassen KP, Andrews NC (1967) Biopsy of diffuse pulmonary lesions: a seventeen year experience. Ann Thorac Surg 4:117

Kleinholz EJ, Fussell J, McBrayer R (1973) Arterial blood gas studies during fiberoptic bronchoscopy. Am Rev Respir Dis 108:1014

Knight RK, Clarke SW (1977) Fiberoptic bronchoscopy. Part II: Applications. Practitioner 218:286

Koerner SK, Sakowitz AJ, Appelman RI, Becker NW, Schoenbaum SW (1975) Transbronchial lung biopsy for the diagnosis of sarcoidosis. N Engl J Med 293:268

Konietzko N, Klopfer M, Adam WE, Matthys H (1975) Die mukociliäre Klärfunktion der Lunge unter β-adrenerger Stimulation. Pneumologie 152:203

Kormos M (1981) Bronchoszkópia vagy bronchofiberszkopia. II. Bronchofiberskopie-Symposium, Szolnok, Ungarn (Abstract) Ungarische Lungen- u. Tuberkulose-Ges., Budapest

Kovnat DM, Shankar GS, Anderson WM, Snider GL (1974) Maximal extent of visualization of bronchial tree by flexible fiberoptic bronchoscopy. Am Rev Respir Dis 110:88

Kroidl RF (1981) Fiberoptische Bronchoskopie in der Praxis. In: Nakhosteen JA, Maassen W (eds) Bronchology. Nijhoff, Den Haag, p 497

Kronenberger H, Nerger KH, Rust M, Schneider M (1981) A new double lumen endotracheal tube for fiberoptic bronchoscopy. In: Nakhosteen JA, Maassen W (eds) Bronchology. Nijhoff, Den Haag, p 117

Kuwert E, Thraenhart O, Dermietzel R, Scheiermann N (1981) Zur Hepatitis B Wirksamkeit und Hepatoviruzidie von Desinfektionsverfahren auf der Grundlage des MADT, 3. Aufl., MHP Mainz

Lan RS, Lee CH, Tsai YH, Wang WJ, Chang CH (1987) Fiberoptic bronchial blockade in a small bronchopleural fistula. Chest 92:944–946

Landesamt für Datenverarbeitung und Statistik, NRW (1979–1985) Statistische Jahrbücher Nordrhein-Westfalen 1979–1985. Eigendruck, Düsseldorf

Leeks WD (1980) Disinfecting endoscopes: How not to transmit *mycocaterium tuberculosis* by bronchoscopy. Can Med J 123:275

Leers WD (1980) Disinfecting endoscopes: how not to transmit Mycobacterium tuberculosis by bronchoscopy. Can Med Assoc J 123:275–283

Levin DC, Wicks AB, Ellis JH jr (1974) Transbronchial lung biopsy via the flexible fiberoptic bronchoscope. Am Rev Respir Dis 110:4

Liebow AA (1968) New concepts and entities in pulmonary disease. The Lung. Williams & Williams, Baltimore

Loddenkemper R, Grosser H, Brandt HJ (1981) Thirty year experience with perbronchial fine needle aspiration. In: Nakhosteen JA, Maassen W (eds) Bronchology. Nijhoff, Den Haag, p 299

Lorch DG jr, John JF jr, Tomlinson JR, Miller KS, Sahn SA (1987) Protected transbronchial needle aspiration and protected specimen brush in the diagnosis of pneumonia. Am Rev Respir Dis 136:565–569

Lukomsky GI, Ouchinnikov AA, Bilal A (1981) Complications of bronchoscopy: comparison of rigid bronchoscopy under general anesthesia and flexible fiberoptic bronchoscopy under topical anesthesia. Chest 79:316

Maassen W (1962) Die bronchoskopische Probeexcision im Gesunden bei der Diagnostik und Operabilitätsbeurteilung des Bronchialkarzinoms. Tuberkulosearzt 16:34

Maassen W (1964) Die Bedeutung der Kathetersaugbiopsie und der Mediastinoskopie für die Diagnostik und Operabilitätsbeurteilung des Bronchialkarzinoms. Kongreß-Bericht 8. Wissenschaftliche Tagung Norddtsch Tb-Ges. Hansisches Verlagskontor, Lübeck, S 129–134

Maassen W (1969a) Katheterbiopsie-Mediastinoskopie. Beitr Klin Erforsch Tuberk Lungenkr 140:238

Maassen W (1969b) Katheterbiopsie-Mediastinoskopie. Verh Dtsch Tuberk-Tagung. Springer, Berlin Heidelberg New York, S 238–251

Maassen W (1972) Direkte Thorakoskopie ohne vorherige oder mögliche Pneumothoraxanlage. Endoscopy 4:95

Maassen W (1974) Diagnostische Maßnahmen in der Thoraxchirurgie. In: Zenker R, Deucher F, Schink W (Hrsg) Chirurgie der Gegenwart, Bd 3. Urban & Schwarzenberg, München

Maassen W (1976) Indikationen, Techniken und Erfordernisse zur Bronchoskopie. In: Ferlinz R, Frey R, Gerbenshagen HU, Rommel K-H (Hrsg) Bronchologische Eingriffe. Thieme, Stuttgart, S 27
Maassen W (1978) Pers. Mitteilung auf Frühlingstreffen d. Nordrh.-Westf. Lungen- u. Tbc.-Ges., 3. März
Macha H-N, Koch K, Stadler M, Schumacher W, Krummhaar D (1987) New technique for treating occlusive and stenosing tumors of the trachea and main bronchi: endobronchial irradiation by high dose irridium-192 combined with laser canalization. Thorax 42:511–515
Macha HN, Mai J, Stadler M, Koch K, Loddenkemper R, Krumhaar D, Schumacher W (1986) Neue Wege der Strahlentherapie des Bronchialkarzinoms. Die endobronchiale Kleinraumbestrahlung mit der Iridium-192-High-dose-After-loading-Technik in Kombination mit dem Nd-YAG-Laser. Dtsch Med Wochenschr 111:687–691
Macdonald JB (1975) Fiberoptic bronchoscopy today: a review of 255 cases. Br Med J 3:753
Marchevski A, Rosen MJ, Chrystal G, Kleinerman J (1985) Pulmonary complications of the acquired immunodeficiency syndrome: a clinicopathologic study of 70 cases. Hum Pathol 16:659–670
Mark EJ (1984) Lung biopsy interpretation. Williams & Wilkins, Baltimore London
Marquette CH, Ramon P, Courcol R, Wallaert B, Tonnel AB, Voisin C (1988) Bronchoscopic protected catheter brush for the diagnosis of pulmonary infections. Chest 93:746–750
Marx K-H (1988) Technischer Aufbau und typische Schäden an Fiberbronchoskopen bei unsachgemäßer Handhabung. Fiberbronchoskopie (Praxis der Anästhesiologie und Intensivmedizin, Band 1). Winkler, Bochum, S 153–162
McDowell EM (1987) Bronchogenic carcinomas. Current problems in tumor pathology, lung carcinomas. Churchill-Livingstone, Harlow, pp 255–285
Menne R, Junker K, Müller K-M (1984) Metastasen bösartiger Lungentumoren. Verh Dtsch Ges Pathol 68:242–245
Mertens T, Rasokat H, Leupold H, Buzello W, Franke M, Krüger G, Sehrbundt M, Diel V (1987) Empfehlungen für den Umgang mit HIV-Infizierten (und anderen infektiösen Patienten) in der Klinik. Med Klin 82:372–374
Miks VM, Kvale PA, Riddle JM, Lewis JW jr (1986) Broncholith removal using the YAG laser. Chest 90:295–297
Milburn HJ, Prentice HG, Bois RM du (1987) Role of bronchoalveolar lavage in the evaluation of interstitial pneumonitis in recipients of bone marrow transplants. Thorax 42:766–772
Milledge JS (1976) Therapeutic fiberoptic bronchoscopy in intensive care. Br Med J II:1427
Miller R, McGregor D (1980) Haemorrhage from carcinoma of the lung. Cancer 46:200–205
Millman M, Goodman AH, Goldstein IM, Millman FM, Van Campen SS (1983) Status Asthmaticus: use of acetylcysteine during bronchoscopy and lavage to remove mucous plugs. Ann Allergy 50:85–93
Mitchell DM, Emerson CJ, Collyer J, Collins JV (1980) Fibreoptic bronchoscopy: Ten years on. Br Med J 281:360
Mittal BB, Matuschak G, Culpepper J (1984) Endobronchial interstitial brachytherapy using a bronchofiberscope with a flexible injector system. Radiology 152:219–220
Mittal BB, Parsons J, Webster J, Deutsch M (1986) Transbronchial radioactive implantation using a flexible injector system. An improved technique for endobronchial brachytherapy. Radiother Onkol 5:11–13
Moser KM (1984) Diagnosis of acute, diffuse pulmonary infiltrates. JAMA 252:2044–2047
Mossberg B, Strandberg K, Philipson K, Camner P (1976) Tracheobronchial clearance in bronchial asthma: Response to β-adrenoreceptor stimulation. Scand J Respir Dis 57:119
Mountain CF (1986) A new international staging system for lung cancer. Chest 89:225–233
Moylan D, Strubler K, Unal A, Mohiuddin M, Ciampetro A, Boon R (1983) Work in progress. Transbronchial brachytherapy of recurrent bronchogenic carcinoma: a new approach using the flexible fiberoptic bronchoscope. Radiology 147:253–254
Müller K-M (1988) Early cancer of the lung. Recent Results Cancer Res 106:119–130
Müller K-M (1987) Pathologische Anatomie der Lungentumoren. Tumoren der Lunge. Thieme, Stuttgart New York, S 16–28
Müller K-M (1988) Die Bronchialschleimhaut und das Bronchialkarzinom. Atemw Lungenkr 14/8:370–374

Müller K-M (1983) Lungentumoren. Spezielle pathologische Anatomie, Bd 16/II. Pathologie der Lungen. II. Springer, Berlin Heidelberg New York Tokyo, S 1081–1274
Müller K-M (1979) Krebsvorstadien der Bronchialschleimhaut. Verh Dtsch Ges Pathol 63:112–131
Müller K-M (1986) Bronchialkarzinom. Verschiedene Formen – verschiedene Prognosen. Therapiewoche 36:1622–1627
Müller K-M, Reitemeyer E (1986) Lungentuberkulose und Lungenkrebs aus der Sicht des Pathologen. Oeff Gesundheitswes 48:481–487
Müller K-M, Müller G (1986) Morphologische Diagnostik. Diagnostik in der Pneumologie. Thieme, Stuttgart New York, S 175–199
Müller K-M, Junker K (1986) Lymphknotenmetastasen beim Bronchialkarzinom. MD GBK 49:69–71
Müller K-M, Menne R (1985) Small cell carcinoma of the lung: pathological anatomy. Recent Results in Cancer Research, vol 97. Springer, Berlin Heidelberg New York, Tokyo, pp 11–24
Müller K-M, Gonzales S (1986) Elektronenmikroskopische Befunde bösartiger Lungentumoren. Akta Onkol 26:70–80
Müller M, Konietzko N, Adam WE, Matthys H (1975) Die mukociliäre Klärfunktion der Lunge: Untersucht mit radioaktiv markiertem Schwefelkolloid. Klin Wochenschr 53:815
Murray JF, Felton CP, Garay SM, Gottlieb MS, Hopewell PC, Stover DE, Teirstein AS (1984) Pulmonary complications of the acquired immunodeficiency syndrome. Report of a national Heart, Lung, and Blood Institute workshop. N Engl J Med 310:1682–1688
Murray JF, Garay SM, Hopewell PC, Mills J, Snider GL, Stover DE (1987) NHLBI workshop summary. Pulmonary complications of the acquired immunodeficiency syndrome: an update. Report of the second National Heart, Lung and Blood Institute workshop. Am Rev Respir Dis 135:504–509
Nakhosteen JA (1977) Therapeutische Fiberbronchoskopie: Anwendungsmöglichkeiten in der Intensivmedizin. Intensivmed 14:418
Nakhosteen JA (1978a) Bronchofiberscopy in asthmatics: a method for minimizing risk of complications. Respiration 36:112
Nakhosteen JA (1978b) Fiberbronchoskopie: Trendanalyse nach 100 und 500 Untersuchungen. Med Welt 29:1688
Nakhosteen JA (1978c) Fiberoptic bronchoscopy in reversible airways disease. In: Tokito K (ed) Bronchoscopy. WCB, Tokyo, p 102
Nakhosteen JA (1978d) Fiberbronchoskopie: Eine Einführung. Thieme, Stuttgart, S 49
Nakhosteen JA (1979) Bronchofiberscopy in post-operative management of lung surgery patients. Thorac Cardiovasc Surg 27:362
Nakhosteen JA (1981) Methodische Untersuchungen zur Problematik der mukoziliären Klärfunktion. Habilitationsschrift, Universitätsklinik Essen
Nakhosteen JA, Mühlhoff G (1978a) Vergleichende Gegenüberstellung der derzeit erhältlichen Fiberbronchoskope anhand 300 Untersuchungen. Atemwegs Lungenkr 1:45
Nakhosteen JA, Niederle N (1983) Small cell lung cancer: serial bronchoscopy and documentation of endoscopic morphology – the bridge sign. Chest 83:12
Nakhosteen JA, Dohrn JA, Oevrenes A (1985) Status asthmaticus nach topischer Inhalationsanästhesie bei Asthma bronchiale. Atemw Lungenkr 8:338–339
Nakhosteen JA, Dohrn GA, Waßermann K, Oevrenes A (1985) Schwere Komplikationen nach topischer Inhalationsanästhesie mit 10% Lidocain für Bronchoskopien in Lokalanästhesie. Prax Klin Pneumol 39:307–308
Nakhosteen JA, Lindemann R, Orth U, Heye M (1982) Flexible needle and catheter suction biopsies in bronchofiberscopic diagnosis of peripheral and extraluminal lung tumors. III. Weltkongreß für Bronchologie, San Diego 4–6 März 1982 (Abstract). ACCP, Chicago
Nakhosteen JA, Niederle N (1983) Zur Anwendung der Bronchofiberskopie in der Intensivpflege. Anasth Intensivther Notfallmed 18:233–238
National Institutes of Health workshop summary (1985) Summary and recommendations of a workshop on the investitative use of fiberoptic bronchoscopy and bronchoalveolar lavage in individuals with asthma. J Aller Clin Immunol 76:145–147

Niederle N, Nakhosteen JA, Maassen W, Seeber S, Schmidt CG (1981 a) Zur bronchofiberskopischen Therapiekontrolle beim inoperablen Bronchialkarzinom. Verh Dtsch Ges Inn Med, Bergmann München 87:1083

Niederle N, Nakhosteen JA, Maassen W, Seeber S (1981 b) Advanced bronchogenic carcinoma: control of therapy by serial bronchoscopy. In: Nakhosteen JA, Maassen W (eds) Bronchology: research, diagnostic, and therapeutic aspects. Nijhoff, Den Haag, p 367

Norris CM (1948) Early clinical features of bronchogenic carcinoma; illustrative cases. Dis Chest 14:198

Oho K (1983) Indications for endoscopic Nd-YAG laser surgery in the trachea and bronchus. Endoscopy 15:302

Oho K, Amemiya R (1980) Practical fiberoptic bronchoscopy. Igaku-Shoin, Tokyo New York

Oho K, Kato H, Ogawa I (1979) A new needle for transfiberoptic bronchoscopic use. Chest 76:492

Ohtani T, Oho K, Amemiya R, Taiza O, Hayakawa K, Ogawa I, Hayata Y (1981) Experiments on tumor resection by laser surgery via the fiberoptic bronchoscope. In: Nakhosteen JA, Maassen W (eds) Bronchology. Nijhoff, Den Haag, p 537

Ogawa I (1978) Direct transbronchofiberscopic intratumoral injection of BCG-CWS in cases of lung cancer. In: Tokino K (ed) Bronchoscopy. WCB, Tokyo, p 108

Ono R, Loke J, Ikeda S (1981) Bronchofiberscopy with curette biopsy and bronchography in evaluation of peripheral lung lesions. Chest 79:162

Orenstein M, Webber CA, Cash M, Heurich AE (1986) Value of bronchoalveolar lavage in the diagnosis of pulmonary infection in acquired immune deficiency syndrome. Thorax 41:345–349

Osakabe Y, Suzuki H, Nakagami K, Kunieda T, Jonouchi H, Nagai N, Noguchi E (1981) Congenital bronchobiliary fistula diagnosed by bronchofiberscopy. In: Nakhosteen JA, Maassen W (eds) Bronchology, Nijhoff, Den Haag, p 579

Ossoff RH, Duncavage JA, Eisenman TS, Karlan MS (1983) Comparison of tracheal damage from laser-ignited endotracheal tube fires. Ann Otol Rhinol Laryngol 92:333–336

Oswald NC, Hinson KFW, Canti G, Miller AB (1971) The diagnosis of primary lung cancer with special reference to sputum cytology. Thorax 26:623

Otto H, Mieth I (1979) Morphology and therapeutic changes of interstitial lung disease. Respiration 38:171

Overlack A, Zielke C, Kolloch R, Dewes W, Christ F, Magnussen H (1987) Bronchographie im Rahmen der flexiblen Bronchoskopie. Indikationen und Ergebnisse bei Bronchiektasen. Dtsch Med Wochenschr 112:1126–1129

Papin TA, Lynch JP 3d, Weg JG (1985) Transbronchial biopsy in the thrombocytopenic patient. Chest 88:549–552

Patterson JR, Blaschke TF, Hunt KK, Meffin PJ (1975) Lidocain blood concentrations during fiberoptic bronchoscopy. Am Rev Resir Dis 112:53

Pearce SJ (1980) Fiberoptic bronchoscopy: is sedation necessary? Br Med J 281:779

Pearlberg JL, Sandler MA, Kvale P, Beute GH, Madrazo BL (1985) Computered-tomographic and conventional linear-tomographic evaluation of tracheobronchial lesions for laser photoresection. Radiology 154:759–762

Personne C, Colchen A, Leroy M, Vourch G, Toty L (1986) Indications and technique for endoscopic laser resections in bronchology. A critical analysis based upon 2284 resections. J Thorac Cardiovasc Surg 91:710–715

Pitchenik AE, Ganjei P, Torres A, Evans DA, Rubin E, Baier H (1986) Sputum examination for the diagnosis of pneumocystis carinii pneumonia in the acquired immunodeficiency syndrome. Am Rev Respir Dis 133:226–229

Poe RH, Israel RH, Marin MG, Ortiz CR, Dale RC, Wahl GW, Kallay MC, Greenblatt DG (1988) Utility of fiberoptic bronchoscopy in patients with hemoptysis and a nonlocalizing chest roentgenogram. Chest 93:70–75

Pool JL (1961) Bronchoscopy in the treatment of lung cancer. Ann Otol Rhinol Laryngol 70:1172–1178

Prakash UB (1985) The use of the pediatric fiberoptic bronchoscope in adults. Am Rev Respir Dis 132:715–717

Puar HS, Young RC, Armstrong EM (1985) Bronchial and transbronchial lung biopsy without fluoroscopy in sarcoidosis. Chest 87:303–306

Rabie T, Wilson RK, Easley JD, Teague RB, Bloom K, Lawrence EC, Ilaria R (1986) Palliation on bronchogenic carcinoma with 198Au implantation using the fiberoptic bronchoscope. Chest 90:641–645
Ranchod M (1977) The histogenesis and development of pulmonary tumorlets. Cancer 39:1135–1145
Rath GS, Schaff JT, Smider GL (1973) Flexible fiberoptic bronchoscopy. Techniques and review of 100 bronchoscopies. Chest 63:689
Rauscher C (1973) Respiratory failure: direct visualization of the bronchial tree. J Kans Med Soc 73:481
Rayl JE, Hall CJ, Rourke D, Spindler LJ (1978) Requirements for television bronchoscopy. Chest [Suppl] 73:764
Renz LE, Smiddy JW, Rauscher CR, Kerby GR, Ruth WE (1972) Bronchoscopy in respiratory failure. J Am Med Assoc 219:619
Renz D, Brandt L, Pokar K (1981) Die Verwendung von Ultraschall-Aerosol-Oberflächenanästhesie der Atemwege. Erste Erfahrungen mit einer neuen Technik der endotrachealen Intubation in Lokalanaesthesie. Anaesthesist 30:259
Reynolds HY, Newball HH (1974) Analysis of proteins and respiratory cells obtained from human lungs by bronchial lavage. J Lab Clin Med 84:559
Rudolph H (1987) AIDS-Prophylaxe in Krankenhaus und Praxis. Stellungnahme des Arbeitskreises für Krankenhaushygiene. Dt Ärztebl 84:1517–1519
Ruffles SP, Gayres JG (1987) Fatal bronchospasm after topical lignocaine before bronchoscopy. Br Med J 294:1658–1659
Sackner A (1975) Bronchofiberscopy. Am Rev Respir Dis 111:62
Sackner MA, Rosen MJ, Wanner A (1973 a) Effects of oxygen breathing and endotracheal intubation on tracheal mucous velocity of anesthetized dogs. Bull Physio Path Resp 9:403
Sackner MA, Rosen MJ, Wanner A (1973 b) Estimation of tracheal mucous velocity by bronchofiberscopy. J Appl Physiol 34:495
Sackner MA, Landa JF, Greeneltch N, Robinson MJ (1973 c) Pathogenesis and prevention of tracheobronchial damage with suction procedures. Chest 64:284
Sackner MA, Landa JF, Hirsch J, Zapata A (1975) Pulmonary effects of oxygen breathing: a six hour study in normal man. Ann Intern Med 82:40
Sackner MA, Epstein S, Wanner A (1976 a) Effect of beta adrenergic agonist aerosolized by freon propellant on tracheal mucous velocity and cardiac output. Chest 69:593
Sackner MA, Hirsch JA, Epstein S, Rywlin AM (1976 b) Effect of oxygen in graded concentration upon tracheal mucous velocity: a study in anesthetized dogs. Chest 69:164
Sackner MA, Reinhart M, Arkin B (1977) Effects of beclomethasone dipropionate on tracheal mucous velocity. Am Rev Respir Dis 115:1069
Sagel SS, Forrest JV (1974) Fluoroscopically assisted biopsy for mid and peripheral lung lesions. J Am Med Assoc 228:1136
Sahebjami H (1976) Iced saline lavage during bronchoscopy. Chest 69:131
Sahn SA, Scoggin C (1976) Fiberoptic bronchoscopy in bronchial asthma. Chest 1:39
Salzer G (1967) Klinische Überlegungen zur Histologie des Bronchiuskarzinoms. Das Fiasko der Klassifizierung. Thoraxchirurgie 15:121–124
Sanders RD (1967) Two ventilatory attachments for bronchoscopes. Delaware Med J 39:170
Sanderson DR, Fontana RS, Neel JB III (1981) Bronchoscopic cryosurgery. Mayo Clinic Experience. In: Nakhosteen JA, Maassen W (eds) Bronchology. Nijhoff, Den Haag, p 551
Santa Cruz R, Landa J, Hirsch J, Sackner MA (1974) Tracheal mucous velocity in normal man and patients with obstructive lung disease: effects of terbutaline. Am Rev Respir Dis 109:458
Satir P (1974) The present status of the sliding microtube model of ciliary motion. In: Sleigh MA (ed) Cilia and Flagella. Academic Press, London New York, p 131
Schenk DA, Bryan CL, Bower JH, Myers DL (1987) Transbronchial needle aspiration in the diagnosis of bronchogenic carcinoma. Chest 92:83–85
Schenk J, Schroll HP (1980) Methoden der Desinfektion und Sterilisation von Fiberendoskopen. Klinikarzt 9:360
Schieppati E (1958) Mediastinal lymph node puncture through the tracheal carina. Surg Gynecol Obstet 107:243

Schildge J, Freund U, Ortlieb H, Hasse J (1987) Die Therapie inoperabler und nach Primaerbehandlung rezidivierender maligner Tumoren im zentralen Bronchialsystem durch endoskopische Laserabtragung und endobronchiale Kleinraumbestrahlung. Helv Chir Acta 54:303–309

Schlehe H, Fritsche H-M, Daum S (1981) A new method for treatment of bronchial and lung bleeding. In: Nakhosteen JA, Maassen W (eds) Bronchology. Nijhoff, Den Haag, p 111

Schlungbaum W, Blum H, Brandt HJ (1962) Ergebnisse der endobronchialen Strahlentherapie des Bronchuscarcinoms. Radiol Austriaca 13:201

Schoenbaum SW, Koerner SK, Ramakrishna B, Goldman ML (1974) Transbronchial biopsy of peripheral lesions with fluoroscopic guidance: use of fiberoptic bronchoscope. J Can Assoc Radiol 25:39

Schray MF, McDougall JC, Martinez A, Edmundson GK, Cortese DA (1985) Management of malignant airway obstruction: clinical and dosimetric considerations using an iridium-192 afterloading technique in conjunction with the Neodymium-YAG-laser. Int J Radiat Oncol Biol Phys 11:403–409

Schumacher W (1985) Neue Möglichkeiten der Strahlentherapie endobronchialer Tumoren mit Hilfe des Afterloadingverfahrens auch in Kombination mit der Lasertechnik. Strahlentherapie 161:663–668

Schumacher W, Koch K, Frost D, Michel L, Pluemecke M, Luebbert K, Mai J, et al. (1985) Neue Möglichkeiten der Strahlentherapie endobronchialer Tumoren mit Hilfe des Afterloading-Verfahrens auch in Kombination mit der Lasertechnik. Strahlentherapie 161:663–668

Schuster DP, Snyder JV, Klain M, Crenvik A (1981) High-frequency jet ventilation during the treatment of acute fulminant pulmonary edema. Chest 80:682

Schuster G, Peters H (1981) Bronchoskopische Kryotherapie. In: Nakhosteen JA, Maassen W (eds) Bronchology. Nijhoff, Den Haag, p 555

Seagren SL, Harrell JH, Horn RA (1985) High dose rate intraluminal irradiation in recurrent endobronchial carcinoma. Chest 88:810–814

Senno A, Moallem S, Quijano ER, Adeyemo A, Clauss RH (1974) Thoracoscopy with the fiberoptic bronchoscope. J Thorac Cardiovasc Surg 67:606

Serafini SM, Wanner A, Michaelson ED (1976) Mucociliary transport in central and intermediate size airways: effect of aminophylline. Bull Physio Path Resp 12:415

Shapshay SM, Beamis JF jr (1986) Safety precautions for bronchoscopic Nd-YAG laser surgery. Otolaryngol Head Neck Surg 94:175–180

Shapshay SM, Beamis JF jr, Hybels RL, Bohigian RK (1987) Endoscopic treatment of subglottic and tracheal stenosis by radial laser incision and dilation. Ann Otol Rhinol Laryngol 96:661–664

Shure D, Fedullo PF (1983) Transbronchial needle aspiration of peripheral masses. Am Rev Respir Dis 128:1090–1092

Simon G (1978) Principles of chest X-ray diagnosis. 4th edn. Butterworth, London, p 245

Simon E (1981) Diagnostic rate and complications in 9878 flexible bronchoscopic examinations. Symposium on Bronchoscopy, Szolnok, Hungary, October 1981 (Abstract) Ungarische Lungen- und Tuberkulose-Ges., Budapest

Simpson FG, Arnold AG, Purvis A, Belfield PW, Muers MF, Cooke NJ (1986) Postal survey of bronchoscopic practice by physicians in the United Kingdom. Thorax 41:311–317

Sjöstrand U (1977) Review of the physiologic rationale for and development of high frequency positive pressure ventilation – HFJV. Acta Anaesthesiol Scand [Suppl] 64:7

Sjöstrand U (1980) High-frequency positive-pressure ventilation (HFPPV): a review. Crit Care Med 8:345

Slutsky AS, Drazen JM, Ingram RH, Kamm RD, Shapiro AH, Freidberg JJ, Loring SA, Lehr J (1980) Effective pulmonary ventilation with small-volume oscillations at high frequency. Science 209:609

Smiddy JF, Elliott RC (1973) The evaluation of hemoptysis with fiberoptic bronchoscopy. Chest 64:158

Smiddy JF, Ruth WE, Kerby GR, Renz LE, Raucher C (1971) A new technique of bronchial visualization with fiberoptics. J Kans Med Soc 72:441

Smith MJ, Dhillon DP, Hayler AM, Holt DW, Collins JV (1985) Is fibreoptic bronchoscopy in patients with lung cancer and hepatic metastases potentially dangerous? Br J Dis Chest 79:368–373

Somner AR, Hillis BR, Douglas AC (1958) Value of bronchoscopy in clinical practice: a review of 1109 examinations. Br Med J 1:1079

Spencer H (1985) Pathology of the lung, 4th edn. Pergamon, Oxford

Spiessl B, Hermanek P, Scheibe O, Wagner G (1985) TNM-Atlas. Illustrierter Leitfaden zur TNM/pTNM-Klassifikation maligner Tumoren. Springer, Berlin Heidelberg New York Tokyo

Springmeyer SC, Hackman RC, Holle R, Greenberg GM, Weems CE, Myerson D, Meyers JD, Thomas ED (1986) Use of bronchoalveolar lavage to diagnose acute diffuse pneumonia in the immunocompromised host. J Infect Dis 154:604–610

Stableforth DE, Clarke SW (1976) Flexible fiberoptic bronchoscopy including a review of currently available equipment. Br J Hosp Equip 1:172

Stallinger H, Wurnig P (1989) Fremdkörperaspiration im Kindesalter. Atemw Lungenkr 12:10–14

Stradling P (1973) Diagnostic bronchoscopy. Churchill, Edinburgh, Harlow New York

Suffredini AF, Ognibene FP, Lack EE, Simmons JT, Brenner M, Gill VJ, Lane HC, et al. (1987) Nonspecific interstitial pneumonitis: a common cause of pulmonary disease in the acquired immunodeficiency syndrome. Ann Intern Med 107:7–13

Summary and recommendations (1985a) of a workshop on the investigative use of fiberoptic bronchoscopy and bronchoalveolar lavage in asthmatic patients. Chest 88:136–138

Summary and recommendations (1985b) of a workshop on the investigative use of fiberoptic bronchoscopy and bronchoalveolar lavage in asthmatics. Am Rev Respir Dis 132:180–182

Suratt PM, Gwaltney JM, Sande MA (1976a) A rapid method of disinfecting the bronchofiberscope. Am Rev Respir Dis 114:1198

Suratt PM, Smiddy JF, Grubert BG (1976b) Deaths and complications associated with fiberoptic bronchoscopy. Chest 69:747

Taguchi H, Nagata T, Kawai H, Saito K, Wakabayashi T, Ito A, Hayashi T, Suzuki I, Tsuboi E (1981) High-frequency electrosurgical treatment of tracheal obstruction using the flexible bronchoscope. In: Nakhosteen JA, Maassen W (eds) Bronchology. Nijhoff, Den Haag, p 563

Tahir AH (1972) Bronchoscopy in respiratory failure. J Am Med Assoc 220:725

Tahir AH, Yarbrough WM, Adriani J (1973) Bronchofiberscope as an aid to endotracheal intubation and respiratory care in surgical patients. South Med J 66:772

Takayama O (1981) Comparative studies between CO_2 gas laser and YAG laser on the tracheal cilia. In: Nakhosteen JA, Maassen W (eds) Bronchology. Nijhoff, Den Haag, p 546

Thompson PD, Melmon KL, Richardson JA, Cohn K, Steinbrunn W, Cudihee R, Rowland M (1973) Lidocaine pharmacokinetics in advanced heart failure, liver disease and renal failure in humans. Ann Intern Med 78:499

Thraenhart O, Kuwert E, Dermietzel R, Scheiermann N, Wendt F (1978) Influence of different disinfectant conditions on the structure of the hepatitis B virus (Dane particle) as evaluated in the morphological alteration and disintegration test (MADT). Zentralbl Bakteriol Hyg [Orig A] 242:299

Turner-Warwick M, Haslam PL (1987) Clinical applications of bronchoalveolar lavage. Clin Chest Med 8:15–26

Tsuchiya R, Ogata T, Suamasu K, Ikeda S (1978) Prophylactic fiberoptic – bronchoscopical suction to prevent postoperative lung complication in lung cancer surgery. In: Takino K (ed) Bronchoscopy WCB, Tokyo, p 97

UICC (1979) TNM-Klassifikation der malignen Tumoren. 2nd edn. Springer, Berlin Heidelberg New York

Van As A (1974) The role of selective β-adrenoceptor stimulants in the control of ciliary activity. Respiration 31:146

Vergnon JM, Boucheron S, Bonamour D, Fournel P, Emonot A (1987) Destruction endobronchique des lesions tumorales: laser ou cryotherapie? Analyse preliminaire. Rev Pneumol Clin 43:19–25

Vincent RG, Pickren JW, Lane W, Bross I, Takite H, Houten L, Goutierez AC, Rzepka T (1977) The changing histopathology of lung cancer. A review of 1682 cases. Cancer 39:1647

Wall CP, Gaensler EA, Carrington CB, Hayes JA (1981) Comparison between transbronchial and open lung biopsy in chronic infiltrative lung disease. Am Rev Respir Dis 123:280

Wang KP, Haponik EF, Britt EJ, Khouri N, Erozan Y (1984) Transbronchial needle aspiration of peripheral pulmonary nodules. Chest 86:819–823

Wang KP, Terry PB (1983) Transbronchial needle aspiration in the diagnosis and staging of bronchogenic carcinoma. Am Rev Respir Dis 127:344–347

Wang KP, Marsh BR, Summer WR, Terry PB, Erozans YS, Baker RR (1980) Transbronchial needle aspiration for diagnosis of lung cancer. Chest 80:48

Wanner A, Amikam B, Sackner MA (1972a) A technique for bedside bronchofiberscopy. Chest 61:287

Wanner A, Zigkelboim A, Sackner MA (1972b) Nasopharyngeal airway: a facilitated access to the trachea. Ann Intern Med 75:593

Wanner A, Landa J, Nieman RE, Veraina J, Delgado I (1973a) Bedside bronchofiberscopy for atelectasis and lung abscess. JAMA 224:1281

Wanner A, Amikam B, Robinson MJ, Sackner MA (1973b) Comparison between the bacteriological flora of different segments of the airways. Respiration 30:561

Wanner A, Zarzecki S, Hirsch J, Epstein S (1975) Tracheal mucous transport in experimental canine asthma. J Appl Physiol 39:950

Watanabe K, Ikeda S (1981) Bronchography in pulmonary diseases. In: Nakhosteen JA, Maassen W (eds) Bronchology. Nijhoff, Den Haag, p 147

Webb J, Clarke SW (1980) A comparison of biopsy results using rigid and fiberoptic bronchoscopes. Br J Dis Chest 74:81

Wetzer K (1981) Die Katheterbiopsie nach Friedel beim peripheren Bronchialkarzinom. In: Nakhosteen JA, Maassen W (eds) Bronchology. Nijhoff, Den Haag, S 18

WHO (1981) Histological typing of lung tumors, 2nd edn. WHO, Geneva

Wießmann KJ (1988) Identifizierung von Pneumonie-Erregern. Dtsch Med Wochenschr 113:1417

Williams SJ, Pierces RJ, Davies NJH, Denison DM (1979) Methods of studying lobar and segmental function of the lung in man. Br J Dis Chest 73:97

Williams AJ, Santiago S, Lehrman S, Popper R (1987) Transcutaneous needle aspiration of solitary pulmonary masses: how many passes? Am Rev Respir Dis 136:452–454

Wimberly N (1979) A fiberoptic bronchoscopy technique to obtain uncontaminated lower airway secretions for bacterial culture. Am Rev Resp Dis 119:337

Witte MC, Opal SM, Gilbert JG, Pluss JL, Thomas DA, Olsen JD, Perry ME (1986) Incidence of fever bacteremia following transbronchial needle aspiration. Chest 89:85–87

Worth H, Schmitz K-F, Müller F, Hoffmann K, Breuer H-WM, Krech T (1988) Vergleichende Analyse bronchoskopischer Techniken zum Erregernachweis bei Pneumonien. Atemw Lungenkr 8:382–383

Zavala DC (1978) Flexible fiberoptic bronchoscopy. A training handbook. Publication Department Univ Iowa, Iowa City, IA

Zavala DC (1981) Bronchoscopy and cytology. In: Clark TJH (ed) Clinical investigation of respiratory disease. Chapman & Hall, London, pp 337–392

Zavala DC, Rhodes ML (1974) Foreign body removal: a new role for the fiberoptic bronchoscope. Am Rev Respir Dis 109:429

Zavala DC, Roassi NP, Bedell GN (1972) Bronchial brush biopsy. Ann Thorac Surg 13:519

Zavala DC, Richardson RH, Mukerjee P, Rossi NP, Bedell GN (1973) Use of the bronchofiberscope for bronchial brush biopsy: diagnostic results and comparison with other brushing techniques. Chest 63:889

Zavala DC, Richardson RH, Mukerjee PK, Bedell GN (1974) The use of fiberoptic bronchoscopy and brush biopsy in the diagnosis of suspected pulmonary malignancy. Am Rev Respir Dis 109:63

Zöllner F (1965) Gustav Killian: Father of bronchoscopy. Arch Otolaryng 82:656

Sach- und Namenverzeichnis